常见病中医辨证思路与论治策略

CHANGJIANBING

ZHONGYI BIANZHENG SILU YU LUNZHI CELUE

主编　王　鹏　刘丽丽
郑丽丽　冯　硕
岳元雷

中医论治系列丛书

中国出版集团有限公司
世界图书出版公司
广州 · 上海 · 西安 · 北京

图书在版编目（CIP）数据

常见病中医辨证思路与论治策略 / 王鹏等主编. 广州 : 世界图书出版广东有限公司, 2025. 8. -- ISBN 978-7-5232-2567-7

Ⅰ. R241

中国国家版本馆CIP数据核字第20258EC213号

书　　名	常见病中医辨证思路与论治策略 CHANGJIANBING ZHONGYI BIANZHENG SILU YU LUNZHI CELUE
主　　编	王　鹏　郑丽丽　岳元雷　刘丽丽　冯　硕
策划编辑	刘　旭
责任编辑	曾跃香
责任技编	刘上锦
装帧设计	米非米
出版发行	世界图书出版有限公司　世界图书出版广东有限公司
地　　址	广州市海珠区新港西路大江冲25号
邮　　编	510300
电　　话	(020) 84460408
网　　址	http://www.gdst.com.cn
邮　　箱	wpc_gdst@163.com
经　　销	新华书店
印　　刷	广州小明数码印刷有限公司
开　　本	787 mm×1092 mm　1/16
印　　张	29.25
字　　数	796千字
版　　次	2025年8月第1版　2025年8月第1次印刷
国际书号	ISBN 978-7-5232-2567-7
定　　价	138.00元

咨询、投稿：(020) 84460408　451765832@qq.com

编委会

◎主　编

王　鹏　郑丽丽　岳元雷　刘丽丽
冯　硕

◎副主编

秦照梅　蒋增虎　张云霞　张佳璐
耿代勇　高璟瑜　应红梅　温天桥

◎编　委（按姓氏笔画排序）

王　鹏　泰安市中医二院
冯　硕　惠民县中医院
司玉洁　淄博市中西医结合医院
刘丽丽　滕州市精神卫生中心
许广梅　利津县中心医院
李业伟　日照市岚山区巨峰中心卫生院
应红梅　大理白族自治州中医医院
张云霞　甘肃省中医院
张佳璐　北京市丰台区成寿寺街道社区卫生服务中心
苟东升　成都市龙泉驿区中医医院
岳元雷　山东第一医科大学附属颈肩腰腿痛医院
郑丽丽　五莲县康复医院（日照市康复医院）
秦照梅　山东中医药大学第二附属医院
耿代勇　金阳县天地坝镇马依足卫生院
高璟瑜　烟台万华医院
蒋增虎　冠县清泉街道社区卫生服务中心
温天桥　天门市中医医院

前言

在源远流长的中医体系中，辨证思路与论治策略犹如璀璨的明珠，是中医诊疗疾病的核心。所谓辨证，即中医通过望、闻、问、切收集患者的症状、体征等信息，依据中医理论对这些信息进行综合分析，判断疾病的病因、病位、病性及正邪关系等，从而辨别出疾病的证候类型。论治则是根据辨证的结果，制定相应的治疗原则和方法，选取合适的方剂、药物或其他疗法来进行治疗。

随着人们健康意识的提升，中医在疾病防治领域中越发受到重视。常见疾病，如不寐、头痛、胃痛等，时刻困扰着人们的生活。中医凭借独特的理论体系和丰富的临床经验，在这些常见病的治疗上展现出显著优势。中医不仅能有效缓解疾病的症状，还注重从整体出发，调整人体的阴阳平衡，达到标本兼治的效果，减少疾病的复发。然而，对众多中医从业者和中医爱好者而言，如何准确把握常见病的中医辨证思路与论治策略，是在临床实践和学习过程中面临的关键问题。为了帮助大家更好地解决这一难题，我们精心编写了《常见病中医辨证思路与论治策略》一书。

本书开篇深入阐述了中医辨证论治的基本理论，为后续内容奠定坚实基础。随后，按照科室分类，对呼吸内科、心内科、神经内科、消化内科、肾内科、风湿免疫科及骨伤科等科室的常见病展开详细论述。在疾病的讲解中，先对疾病进行概述，让读者对疾病有初步认识；接着详细剖析中医辨证思路，从病因病机到常见证型，条分缕析；最后给出具体的论治策略，包括方剂选用、药物加减及其他特色疗法等。本书将理论与实践紧密结合，列举了大量典型的临床病例，便于读者理解和应用。无论是初涉中医领域的医学生，还是在临床一线工作多年的中医从业者，抑或是对中医养生保健感兴趣的普通读者，都能从本书中汲取知识和灵感。

由于医学知识在不断更新，中医临床实践也在持续发展，尽管我们在编写过程中全力以赴，但书中难免存在不足之处。恳请广大读者在阅读过程中，不吝赐教，提出宝贵意见和建议，以便我们不断完善，让本书能够更好地服务于中医事业的发展，为大家的健康保驾护航。

《常见病中医辨证思路与论治策略》编委会

2025年2月

目录

——基础篇——

——疾病篇——

——病例篇——

基 础 篇

第一章　中医辨证体系

第一节　八 纲 辨 证

八纲是指表、里、寒、热、虚、实、阴、阳 8 个纲领。

通过对四诊所获得的病情资料，运用八纲进行综合分析，从而辨别疾病现阶段病变部位的浅深、病情性质的寒热、正邪斗争的盛衰和病证类别的阴阳，以作为辨证纲领的方法，称为八纲辨证。

八纲是从各种具体证的个性中抽象出来的带有普遍规律的纲领性证。表里是用以辨别疾病病位浅深的基本纲领；寒热和虚实是用以辨别疾病性质的基本纲领；阴阳则是区分疾病类别、归纳证的总纲，并用来概括表、里、寒、热、虚、实六纲。通过八纲辨证，可找出疾病的关键，掌握其要领，确定其类型，推断其趋势，为治疗指出方向。因此，八纲辨证是用于分析各种疾病共性的辨证方法，是其他辨证方法的基础，在诊断过程中能起到执简驭繁、提纲挈领的作用。

然而，八纲辨证对疾病本质的认识，尚不够深刻、具体。如八纲中的里证，还不能明确病变所在的具体脏腑；寒热不能概括湿、燥等邪气的病理性质；虚实所涵盖的各种具体证的内容尚未论及等。因此，八纲毕竟只是“纲”，八纲辨证的结果是比较笼统、抽象的，临床时不能只满足于对八纲的分辨，而应结合其他辨证分类方法，对疾病的证候进行深入的分析判断，才能为论治提供全面、可靠的依据。

八纲辨证是从 8 个方面对疾病本质作出纲领性的辨别，并不意味着把患者的各种临床表现划分为孤立而毫不相关的、界限分明的 8 个证。实际上，八纲之间既相互区别，又相互联系而不可分割。八纲之间的关系可概括为相兼、错杂、转化及真假等。因此，对于八纲辨证的内容，既要掌握八纲的基本证，又要熟悉八纲之间相互组合形成的各种证类型。

一、八纲基本证

(一)表证与里证

表、里是辨别病变部位外内、浅深的 2 个纲领。

表证与里证是相对的概念，如皮肤与筋骨相对而言，皮肤属表，筋骨属里；脏与腑相对而言，腑属表，脏属里；经络与脏腑相对而言，经络属表，脏腑属里；经络中三阳经与三阴经相对而言，三阳经属表，三阴经属里等。

表、里主要代表辨证中病位的外内、浅深，一般而论，身体的皮毛、肌腠、经络在外，属表；血脉、骨髓、脏腑相对在内，属里。因此，临床上一般把外邪侵犯肌表，病位浅者，称为表证；病在脏腑，病位深者，称为里证。从病势上看，外感病中病邪由表入里，是病渐增重为势进；病邪由里出表，是病渐减轻为势退。因而前人有病邪入里一层，病深一层，出表一层，病轻一层的认识。

辨别表里对外感疾病来说，尤为重要。这是由于内伤杂病的证候一般属于里证范畴，主要辨别"里"所在的具体脏腑的病位。而外感病则往往具有由表入里、由浅而深、由轻而重的发展传变过程。因此，表里辨证是对外感病发展的不同阶段的基本认识，它可说明病情的轻重、浅深及病机变化的趋势，可为把握疾病演变的规律和取得诊疗的主动性提供依据。

1.表证

(1)定义：表证指外感疾病的初期阶段，正(卫)气抗邪于肤表浅层，以新起恶寒发热为主要特征的轻浅证。

(2)临床表现：新起恶风寒，或恶寒发热，头身疼痛，打喷嚏，鼻塞流涕，咽喉痒痛，微有咳嗽、气喘，舌淡红，苔薄，脉浮。

(3)证候分析：六淫、疫疠等邪气，经皮毛、口鼻侵入机体，正邪相争于肤表，阻遏卫气的正常宣发、温煦功能，故见恶寒发热；外邪束表，经气郁滞不畅，不通则痛，故有头身疼痛；肺主皮毛，鼻为肺窍，皮毛受邪，内应于肺，鼻咽不利，故打喷嚏、鼻塞流涕，咽喉痒痛；肺气失宣，故微有咳嗽、气喘；病邪在表，尚未入里，没有影响胃气的功能，舌象没有明显变化，故舌淡红、苔薄；正邪相争于表，脉气鼓动于外，故脉浮。

(4)辨证要点：新起恶寒发热、脉浮等症状共见。

2.里证

(1)定义：里证指病变部位在内，即脏腑、气血、骨髓等受病所反映的证。

(2)临床表现：里证的范围极为广泛，凡非表证及半表半里证的特定证候，一般都属里证的范畴，因此其表现多种多样。

(3)证候分析：里证形成的原因有 3 个方面。一是外邪袭表，表证不解，病邪传里，形成里证；二是外邪直接入里，侵犯脏腑等部位，即所谓"直中"为病；三是情志内伤、饮食劳倦等因素，直接损伤脏腑气血，或脏腑气血功能紊乱而出现各种证候。由于里证形成的原因及发病机制不同，其证候表现亦各不相同。

(4)辨证要点：脏腑、气血、津液等失常所致的症状共见。

3.半表半里证

(1)定义：半表半里证指病变既非完全在表，又未完全入里，病位处于表里进退变化之中，以寒热往来等为主要表现的证。

(2)临床表现：寒热往来，胸胁苦满，心烦喜呕，默默不欲饮食，口苦，咽干，目眩，脉弦。

(3)证候分析：多属六经辨证中的少阳病证，是由在外感病邪由表入里的过程中，正邪分争，少阳枢机不利所致。

(4)辨证要点：寒热往来，胸胁苦满，口苦，咽干，目眩，脉弦等症状共见。

4.表证与里证的鉴别

表证和里证的辨别，主要审查寒热症状、内脏症状是否突出，以及舌象、脉象等的变化。

(1)外感病中，发热恶寒同时并见者属表证，但热不寒或但寒不热者属里证，寒热往来者属半表半里证。

(2)表证以头身疼痛、鼻塞、打喷嚏等为常见症状,内脏的症状表现不明显;里证则以内脏症状,如咳喘、心悸、腹痛、呕泻为主症,鼻塞、头身疼痛等非其常见症状;半表半里证则有其独特表现。

(3)表证和半表半里证的舌象变化不明显;里证舌象多有变化。表证多见于浮脉;里证多见于沉脉或其他多种脉象。

此外,辨表里证尚应参考起病的缓急、病情的轻重及病程的长短等。

(二)寒证与热证

寒、热是辨别疾病性质的2个纲领。

病邪有阳邪与阴邪之分,正气有阳气与阴液之别,寒证与热证实际上是机体阴阳偏盛、偏衰的具体表现,正如张景岳所言“寒热乃阴阳之化也”。阴盛或阳虚则表现为寒证,阳盛或阴虚则表现为热证。《素问·阴阳应象大论篇》所言“阳胜则热,阴胜则寒”和《素问·调经论篇》所言“阳虚则外寒,阴虚则内热”即是此意。

寒象、热象与寒证、热证既有区别,又有联系。例如,恶寒、发热等可被称为寒象或热象,是疾病的表现征象,与反映疾病本质的寒证或热证是不同的。一般情况下,疾病的本质和表现的征象多是相符的,热证多见于热象,寒证多见于寒象。但反过来,出现某些寒象或热象时,疾病的本质不一定就是寒证或热证。因此,寒热辨证,不能孤立地根据个别症状做判断,而应在综合分析四诊资料的基础上进行辨识。

辨清寒证与热证,对认识疾病的性质和指导治疗具有重要意义,是确定“寒者热之、热者寒之”治则的依据。

1.寒证

(1)定义:寒证指感受寒邪,或阳虚阴盛,导致机体功能活动减退所表现的具有“冷、凉”特点的证。由于阴盛可表现为寒的证候,阳虚亦可表现为寒的证候,故寒证又有实寒证与虚寒证之分。

(2)临床表现:恶寒(或畏寒)喜暖,肢冷蜷卧,冷痛喜温,口淡不渴,痰、涕、涎液清稀,小便清长,大便溏薄,面色㿠白,舌质色淡,苔白而润,脉紧或迟等。

(3)证候分析:由感受寒邪,或过服生冷寒凉所致,起病急骤,体质壮实者,多为实寒证;因内伤久病,阳气虚弱而阴寒偏胜者,多为虚寒证;寒邪袭于表者,多为表寒证;寒邪客于脏腑,或由阳虚阴盛所致者,多为里寒证。阳气虚弱,或因外寒阻遏阳气,形体失去温煦,故见恶寒(或畏寒)喜暖、肢冷蜷卧、冷痛喜温等症;阴寒内盛,津液未伤,所以口淡不渴,痰、涕、涎液、大小便等分泌物、排泄物澄澈清冷,苔白而润;外寒阻遏阳气或阳气不足,气血不能运行于面,则见面色㿠白,舌质色淡;寒邪束遏阳气则脉紧,阳虚推动缓慢则脉迟。

(4)辨证要点:恶寒喜暖与分泌物、排泄物澄澈清冷等症状共见。

2.热证

(1)定义:热证指感受热邪,或脏腑阳气亢盛,或阴虚阳亢,导致机体功能活动亢进所表现的具有“温、热”特点的证。由于阳盛可表现为热的证候,阴虚亦可表现为热的证候,故热证又有实热证、虚热证之分。

(2)临床表现:发热,恶热喜冷,口渴欲饮,面赤,烦躁不宁,痰涕黄稠,小便短黄,大便干结,舌红少津,苔黄燥,脉数等。

(3)证候分析:由外感火热阳邪,或过服辛辣温热之品,或寒湿郁而化热,或七情过激,五志化火等导致体内阳热过盛所致，病势急骤，形体壮实者，多为实热证；因内伤久病，阴液耗损而阳气偏亢者，多为虚热证；风热之邪袭于表者，多为表热证；热邪盛于脏腑，或由阴虚阳亢所致者，多为里热证。由于阳热偏盛，津液被耗，或因阴液亏虚而阳气偏亢，故见发热、恶热、面赤、烦躁不宁、舌红、苔黄、脉数等一派热象；热伤阴津，故见口渴欲饮、痰涕黄稠、小便短黄、大便干结、舌红少津等症。

(4)辨证要点：发热、恶热与分泌物、排泄物黏浊色黄等症状共见。

3.寒证与热证的鉴别

寒证与热证是机体阴阳偏盛、偏衰的反映，寒证的临床表现以“冷、凉”为特点，热证的临床表现以“温、热”为特点。临床上在鉴别寒证与热证时，应对疾病的全部表现进行综合观察，尤其是应以恶寒发热、对寒热的喜恶、口渴与否、面色的赤白、四肢的温凉，以及二便、舌象、脉象等作为鉴别要点(表 1-1)。

表 1-1　寒证与热证的鉴别

鉴别要点	寒证	热证
寒热喜恶	恶寒喜温	恶热喜凉
口渴	不渴	渴喜冷饮
面色	白	红
四肢	冷	热
大便	稀溏	秘结
小便	清长	短黄
舌象	舌淡，苔白润	舌红，苔黄燥
脉象	迟或紧	数

(三)虚证与实证

虚、实是辨别正邪盛衰的 2 个纲领，主要反映病变过程中人体正气的强弱和致病邪气的盛衰。

《素问・通评虚实论篇》说：“邪气盛则实，精气夺则虚。”《景岳全书・传忠录》亦说：“虚实者，有余不足也。”实主要指邪气盛实，虚主要指正气不足，所以实与虚是用以概括和辨别正邪盛衰的 2 个纲领。

由于正邪斗争是疾病过程中的根本矛盾，阴阳盛衰及其所形成的寒热证，亦存在着虚实之分，所以分析疾病过程中正邪的虚实关系，是辨证的基本要求，因而《素问・调经论篇》有“百病之生，皆有虚实”之说。通过虚实辨证，可以了解病体的正邪盛衰，为治疗提供依据。实证宜攻，虚证宜补，虚实辨证准确，攻补方能适宜，才能免犯实实虚虚之误。

1.虚证

(1)定义：虚证指人体阴阳、气血、津液、精髓等正气亏虚，以邪气不著为基本病理所导致的各种证。

(2)临床表现：由于损伤正气的不同及影响脏腑器官的差异，虚证的表现也各不相同。

(3)证候分析：虚证多由先天禀赋不足、后天失调或疾病耗损所致。如饮食失调，营血生化不足；思虑太过、悲哀惊恐、过度劳倦等，耗伤气血营阴；房事不节，耗损肾精元气；久病失治、误治，损伤正气；大吐、大泻、大汗、出血、失精等，使阴、阳、气、血耗损，均可形成虚证。

(4)辨证要点:临床表现具有“不足、松弛、衰退”的特征。

2.实证

(1)定义:实证指人体感受外邪,或疾病过程中阴阳气血失调,体内病理产物蓄积,以邪气盛实、正气不虚为基本病理所导致的各种证。

(2)临床表现:由于感邪性质与病理产物的不同,以及病邪侵袭、停积部位的差别,实证的表现也各不相同。

(3)证候分析:实证的形成主要有2个方面。一是由风、寒、暑、湿、燥、火、疫疠及虫毒等邪气侵犯人体,正气奋起抗邪所致;二是由内脏功能失调,气化失职,气机阻滞,形成痰、饮、水、湿、脓、瘀血、宿食等有形病理物质,壅聚停积于体内所致。

(4)辨证要点:临床表现具有“有余、亢盛、停聚”的特征。

3.虚证与实证的鉴别

虚证与实证主要可从病程、体质、症状及舌脉的特点等方面加以鉴别(表1-2)。

表1-2　虚证与实证的鉴别

鉴别要点	虚证	实证
病程	较长(久病)	较短(新病)
体质	多虚弱	多壮实
精神	多萎靡	多亢奋
声息	声低息微	声高气粗
疼痛	喜按	拒按
胸腹胀满	按之不痛,胀满时减	按之疼痛,胀满不减
发热	多为低热	多为高热
恶寒	畏寒,添衣近火得温则减	恶寒,添衣近火得温不减
舌象	舌质嫩,苔少或无	舌质老,苔厚腻
脉象	无力	有力

(四)阴证与阳证

阴、阳是归类病证类别的2个纲领。

阴阳是辨别病证的基本大法。阴、阳分别代表事物相互对立的2个方面,它无所不指,也无所定指,故疾病的性质、证的类别及临床表现,一般都可用阴阳进行概括或归类。《素问·阴阳应象大论篇》说:“善诊者,察色按脉,先别阴阳。”《类经·阴阳类》说:“人之疾病……必有所本,或本于阴,或本于阳,病变虽多,其本则一。”《景岳全书·传忠录》亦说:“凡诊病施治,必须先审阴阳,乃为医道之纲领,阴阳无谬,治焉有差?医道虽繁,而可以一言蔽之者,曰阴阳而已。”由此可见阴阳在辨别病证中的重要性。

阴证与阳证的划分是根据阴阳学说中阴与阳的基本属性。凡临床上出现具有兴奋、躁动、亢进、明亮、偏于身体的外部与上部等特征的临床表现、病邪性质为阳邪和病情变化较快的表证、热证、实证时,一般可归属为阳证的范畴;出现具有抑制、沉静、衰退、晦暗、偏于身体的内部与下部等特征的临床表现、病邪性质为阴邪和病情变化较慢的里证、寒证、虚证时,一般可归属为阴证的范畴。

阴阳是八纲中的总纲。表证与里证、寒证与热证、虚证与实证反映了病变过程中几种既对立又统一的矛盾现象。此三对证是分别从不同的侧面来概括病情的，所以只能说明疾病在某一方面的特征，而不能反映出疾病的全貌。六类证相互之间虽然有一定的联系，但既不能相互概括，也不能相互取代，六者在八纲中的地位是相等的。因此，为了对病情进行更高层面的归纳，可以用阴证与阳证概括其他六类证，即表证、热证、实证属阳，里证、寒证、虚证属阴，因此，阴阳两纲可以统帅其他六纲而成为八纲中的总纲。

阴证与阳证的划分不是绝对的，是相对而言的。如与表证相对而言，里证属于阴证，但里证又有寒热、虚实之分，相对于里寒证与里虚证而言，里热证与里实证则又归于阳证的范畴。因此，临床上在对具体病证归类时会存在阴中有阳、阳中有阴的情况。

二、八纲证之间的关系

八纲中，表里、寒热、虚实、阴阳各自概括着一个方面的病理本质，然而病理本质的各个方面是互相联系着的。寒热病性、正邪相争不能离开表里病位而存在，反之也没有可以离开寒热、虚实等病性而独立存在的表证或里证。因此，用八纲来分析、判断、归类证，并不是彼此孤立、绝对对立、静止不变的，而是可有相兼、错杂、转化，甚至真假难辨，并且随病变发展而不断变化。临床辨证时，不仅要注意八纲基本证的识别，更应把握八纲证之间的相互关系，只有将八纲综合起来对病情做综合性的分析，才能对证有比较全面、正确的认识。

八纲证间的相互关系，主要可归纳为证的相兼、证的错杂、证的转化及证的真假 4 个方面。

（一）证的相兼

广义的证的相兼，指各种证的相兼存在。本处所指狭义的证的相兼，是指在疾病的某一阶段，其病位无论是在表、在里，病情性质上没有寒与热、虚与实等相反的证存在的情况。

表里、寒热、虚实各自从不同的侧面反映疾病某方面的本质，故不能互相概括、替代，临床上的证不可能只涉及病位或病性的某一方面。因而辨证时，无论病位之在表、在里，必然要区分其寒热、虚实性质。论病性之属寒属热，必然要辨别病位在表或在里、是邪盛或是正虚；论病情之虚实，必察其病位之表里、病性之寒热。

根据证的相兼的概念，除对立三纲（表里、寒热、虚实）之外的其他任意三纲均可组成相兼证。经排列组合可形成表实寒证、表实热证、表虚寒证、表虚热证、里实寒证、里实热证、里虚寒证、里虚热证 8 类证。但临床实际中很少见到真正的表虚寒证与表虚热证。以往关于“表虚证”有 2 种说法：一是指外感风邪所致有汗出的表证（相对外感风寒所致无汗出的“表实证”而言）。其实表证的有无汗出，只是在外邪的作用下，毛窍的闭与未闭，是正邪相争的不同反映，毛窍未闭、肌表疏松而有汗出，不等于疾病的本质属虚，因此，表证有汗出者并非真正的虚证。二是指肺脾气虚所致卫表（阳）不固证（偏于虚寒），但实际上该证属于阳气虚弱所致的里虚寒证。

相兼证的临床表现一般多是相关纲领证候的叠加。例如，表实寒证与表实热证，既同属于表证的范畴，又分别属于寒证与热证，分别以恶寒重发热轻、无汗、脉浮紧，以及恶寒轻发热重、口微渴、汗出、脉浮数等为辨证要点；里实寒证与里实热证既同属于里实证的范畴，又分别属于寒证与热证，分别以形寒肢冷、面白、口不渴、痰稀、尿清、冷痛拒按、苔白、脉沉或紧，以及壮热、面赤、口渴、大便干结、小便短黄、舌红苔黄、脉滑数或洪数为辨证要点；里虚寒证与里虚热证既同属于里虚证的范畴，又分别属于寒证与热证，分别以畏寒肢冷、神疲乏力、尿清便溏、冷痛喜温喜按、舌淡胖苔白、脉沉迟无力，以及形体消瘦、五心烦热、午后颧红、口燥咽干、潮热盗汗、舌红绛、脉细数为辨证要点。

(二)证的错杂

证的错杂指在疾病的某一阶段,八纲中相互对立的两纲病证同时并见所表现的综合性证。在错杂的证中,矛盾的双方都反映着疾病的本质,因而不可忽略。临床辨证当辨析疾病的标本缓急、因果主次,以便采取正确的治疗。八纲中的错杂关系,从表里、寒热及虚实角度,分别可概括为表里同病、寒热错杂、虚实夹杂,但临床实际中表里与寒热、虚实之间是可以交互错杂的,如表实寒里虚热、表实热里实热等,因此临证时应对其进行综合分析。

1.表里同病

在同一患者身上,既有表证,又有里证,称为表里同病。表里同病的形成常见于以下 3 种情况:一是初病即同时出现表证与里证的表现;二是表证未罢,又及于里;三是内伤病未愈而又感外邪。

表里同病以表里与虚实或寒热分别排列组合,包括表里俱寒、表里俱热、表里俱虚、表里俱实、表热里寒、表寒里热、表虚里实与表实里虚 8 种情况。除去临床上少见的“表虚证”,表里同病可概括为以下 6 种情况。

(1)表里俱寒:如素体脾胃虚寒,复感风寒之邪,或外感寒邪,同时伤及表里,表现为恶寒重发热轻、头身疼痛、流清涕、脘腹冷痛、大便溏泄、脉迟或浮紧等。

(2)表里俱热:如素有内热,又感风热之邪,或外感风热未罢,又传及与里,表现为发热重恶寒轻、咽痛、咳嗽气喘、便秘尿黄、舌红苔黄、脉数或浮数等。

(3)表寒里热:如表寒未罢,又传及于里化热,或先有里热,复感风寒之邪,表现为恶寒发热、无汗、头身疼痛、口渴喜饮、烦躁、便秘尿黄、苔黄等。

(4)表热里寒:如素体阳气不足,复感风热之邪,表现为发热恶寒、有汗、头痛、咽痛、尿清便溏、腹满等。

(5)表里俱实:如饮食停滞,复感风寒之邪,表现为恶寒发热、鼻塞流涕、脘腹胀满、厌食便秘、脉浮紧等。

(6)表实里虚:如素体气血虚弱,复感风寒之邪,表现为恶寒发热、无汗、头身疼痛、神疲乏力、少气懒言、心悸失眠、舌淡脉弱等。

2.寒热错杂

在同一患者身上,既有寒证的表现,又有热证的症状,称为寒热错杂。寒热错杂的形成有 3 种情况:一是先有热证、复感寒邪,或先有寒证、复感热邪;二是先有外感寒证,寒郁而入里化热;三是机体阴阳失调,出现寒热错杂。

结合病位,可将寒热错杂概括为表里的寒热错杂与上下的寒热错杂。表里的寒热错杂包括表寒里热与表热里寒,详见表里同病;上下的寒热错杂包括上热下寒与上寒下热。

(1)上热下寒:若患者同时存在上焦有热与脾胃虚寒,则既有胸中烦热、咽痛口干、频欲呕吐等上部热证表现,又兼见腹痛喜暖、大便稀薄等下部寒证的症状。

(2)上寒下热:若患者同时存在脾胃虚寒与膀胱湿热,则既有胃脘冷痛、呕吐清涎等上部寒证的表现,同时又兼见尿频、尿痛、小便短黄等下部热证的症状。

3.虚实夹杂

同一患者,同时存在虚证与实证的表现,即为虚实夹杂。虚实夹杂的形成主要有 2 种情况:一是因实证邪气太盛,损伤正气,而致正气虚损,同时出现虚证;二是先有正气不足,无力祛除病邪,以致病邪积聚,或复感外邪,又同时出现实证。

结合病位，虚实夹杂可概括为表里或上下的夹杂。但辨别虚实夹杂的关键是分清虚实的孰多孰少、病势的孰缓孰急，为临床确立以攻为主或以补为主或攻补并重的治疗原则提供依据。因此，可将虚实夹杂概括为以虚为主的虚证夹实、以实为主的实证夹虚及虚实难分的虚实并重3种类型。

(1)虚证夹实：如温热病后期，虽邪热将尽，但肝肾之阴已大伤，此时邪少虚多，表现为低热不退、口干口渴、舌红绛而干、少苔无苔、脉细数等，治法当以滋阴养液为主，兼清余热之邪。

(2)实证夹虚：如外感温热病中常见的实热伤津证，为邪多虚少，表现为既见发热、便秘、舌红、脉数等里实热的实象，又见口渴、尿黄、舌苔干裂等津液受伤的虚象，治法当以清泻里热为主，兼以滋阴润燥。

(3)虚实并重：如小儿疳积证，往往虚实并重，既有大便泄泻、完谷不化、形销骨立等脾胃虚弱的表现，又有腹部膨大、烦躁不安、贪食不厌、舌苔厚浊等饮食积滞、化热的症状，治疗应消食化积与健脾益气并重。

(三)证的转化

在疾病的发展变化过程中，八纲中相互对立的证之间在一定条件下可以互易其位，相互转化成对立的另一纲证。但在证转化这种质变之前，往往有一个量变的过程，因而在证真正的转化之前，又可以呈现出证的相兼或错杂现象。

证转化后的结果有2种可能：一是病情由浅及深、由轻而重，向加重方向转化；二是病情由重而轻、由深而浅，向痊愈方向转化。

八纲证的转化包括表里出入、寒热转化、虚实转化3种情况。

1.表里出入

在一定条件下，病邪从表入里，或由里透表，致使表里证发生变化，称为表里出入。

(1)表邪入里：是指先出现表证，因表邪不解，内传入里，致使表证消失而出现里证。例如，外感病初期出现恶寒发热、头身疼痛、无汗、苔薄白、脉浮紧等症状，为表实寒证。若失治误治，表邪不解，内传于脏腑，继而出现高热、口渴、舌苔黄、脉洪大等症状，即是表邪入里，表实寒证转化为里实热证。

(2)里邪出表：是指某些里证在治疗及时、护理得当时，机体抵抗力增强，驱邪外出，从而表现出病邪向外透达的症状或体征。其结果并不是里证转化为表证，而是表明邪有出路，病情有向愈的趋势。例如，麻疹患儿疹不出而见发热、喘咳、烦躁等症，通过恰当调治后，使麻毒外透，疹子发出而烦热、喘咳等减轻、消退；外感温热病中，出现高热、烦渴等症，随汗出而热退身凉，烦躁等症减轻，便是邪气从外透达的表现。

邪气的表里出入，主要取决于正邪双方斗争的情况，因此，掌握病势的表里出入变化，对预测疾病的发展与转归，及时调整治疗策略具有重要意义。

2.寒热转化

寒证或热证在一定条件下相互转化，形成相对应的证，称为寒热转化。

(1)寒证化热：是指原为寒证，后出现热证，而寒证随之消失。寒证化热常见于外感寒邪未及时发散，而机体阳气偏盛，阳热内郁到一定程度，则寒邪化热，形成热证；或是寒湿之邪郁遏，而机体阳气不衰，由寒而化热，形成热证；或因使用温燥之品太过，亦可使寒证转化为热证。例如，寒湿痹病，初为关节冷痛、重着、麻木，病程日久，或过服温燥药物，而变成患处红肿灼痛等，则使寒证转化为热证。

(2)热证转寒：是指原为热证，后出现寒证，而热证随之消失。热证转寒常见于在邪热毒气严重的情况之下，因失治、误治，使邪气过盛，耗伤正气，阳气耗散，从而转为虚寒证，甚至出现亡阳的证候。例如，疫毒病初期，表现为高热烦渴、舌红脉数、泻痢不止等。由于治疗不及时，骤然出现冷汗淋漓、四肢厥冷、面色苍白、脉微欲绝等症，则是由热证转化为了寒证(亡阳证)。

寒证与热证的相互转化，是由正邪力量的对比所决定的，其关键又在机体阳气的盛衰。寒证转化为热证，是人体正气尚强，阳气较为旺盛，邪气才会从阳化热，提示人体正气尚能抗御邪气；热证转化为寒证，是邪气虽衰而正气不支，阳气耗伤并处于衰败状态，提示正不胜邪，病情加重。

3.虚实转化

在疾病的发展过程中，由于正邪力量对比的变化，致使虚证与实证相互转化，形成对应的证，称为虚实转化。实证转虚为疾病的一般规律，虚证转实临床少见，实际上常常是因虚致实，形成本虚标实的证。

(1)实证转虚：是指原先表现为实证，后来表现为虚证。正邪斗争的趋势，或是正气胜邪而向愈，或是正不胜邪而迁延。故病情日久，或失治误治，正气伤而不足以御邪，皆可由实证转化为虚证。例如，外感热病的患者，始见高热、口渴、汗多、烦躁、脉洪数等实热证的表现，因治疗不当，日久不愈，导致津气耗伤，而出现形体消瘦、神疲嗜睡、食少、咽干、舌嫩红无苔、脉细无力等虚象，即是由实证转化为虚证。

(2)虚证转实：是指正气不足，脏腑功能衰退，组织失去濡润、充养，或气机运化无力，以致气血阻滞，病理产物蓄积，邪实上升为矛盾的主要方面，而表现以实为主的证，因此，实为因虚致实的本虚标实证。例如，心阳气虚日久，温煦无能，推运无力，则可使血行迟缓而成瘀，在原有心悸、气短、脉弱等心气虚证的基础上，而后出现心胸绞痛、唇舌紫暗、脉涩等症，则是心血瘀阻证，此时血瘀之实的表现较心气之虚的表现更为突出。

总之，所谓虚证转化为实证，并不是指正气来复，病邪转为亢盛，邪盛而正不虚的实证，而是在虚证基础上转化为以实证为主要矛盾的证。其本质是因虚致实，本虚标实。

(四)证的真假

当某些疾病发展到严重或后期阶段时，可表现出一些与疾病本质不一致，甚至相反的“假象”，从而干扰对疾病真实面貌的认识，此即所谓证的真假。“真”是指与疾病内在本质相符的证；“假”是指在疾病发展过程中表现出的一些不符合常规认识的“假象”，即与病理本质所反映的常规证候不相应的某些表现。当出现证真假难辨时，一定要注意全面分析，去伪存真，抓住疾病的本质，以避免治疗时犯虚实、寒热的错误。

八纲证的真假主要可概括为寒热真假与虚实真假 2 种情况。

1.寒热真假

一般来说，寒证多表现为寒象，热证多表现为热象，只要抓住寒、热证的几个鉴别要点就可做出判断。但在某些疾病的严重阶段，当病情发展到寒极或热极的时候，有时会出现一些与其寒热病理本质相反的“假象”症状或体征，从而影响对寒、热证的准确判断。具体来说，有真热假寒和真寒假热 2 种情况。

(1)真热假寒：是指疾病的本质为热证，却出现某些“寒象”的表现，又称为“热极似寒”。如里热炽盛之人，除出现胸腹灼热、神昏谵语、口臭息粗、渴喜冷饮、小便短黄、舌红苔黄而干、脉有力等里热证的典型表现外，有时会伴随出现四肢厥冷、脉迟等“寒象”症状。从表面来看，这些

“寒象”似乎与疾病的本质(热证)相反,但实际上这些表现是由邪热内盛,阳气郁闭于内而不能布达于外导致,而且邪热越盛,厥冷的症状可能越重,即所谓“热深厥亦深”。因此,这些“寒象”实为热极格阴的表现,本质上也是热证疾病的反映,只不过是较常规热证的病机和表现更为复杂而已。

(2)真寒假热:是指疾病的本质为寒证,却出现某些“热象”的表现,又称为“寒极似热”。如阳气虚衰、阴寒内盛之人,除出现四肢厥冷、小便色清、便质不燥甚至下利清谷、舌淡苔白、脉无力等里虚寒证的典型表现外,还可出现自觉发热、面色发红、神志躁扰不宁、口渴、咽痛、脉浮大或数等“热象”症状。从表面来看,这些“热象”似乎与疾病的本质(寒证)相反,但实际上这些表现是由阳气虚衰,阴寒内盛,逼迫虚阳浮游于上、格越于外导致,而非体内真有热。同时,这些“热象”与热证所致有所不同。如虽自觉发热,但触之胸腹无灼热,且欲盖衣被;虽面色发红,但为泛红如妆,时隐时现;虽神志躁扰不宁,但感疲乏无力;虽口渴,却欲热饮,且饮水不多;虽咽喉疼痛,但不红肿;虽脉浮大或数,但按之无力。因此,这些“热象”实为寒极格阳的表现,本质上也是寒证疾病的反映,但较一般寒证的病机和表现更为复杂。

当出现上述“热极似寒”或“寒极似热”的情况时,一定要注意在四诊合参、全面分析的基础上,透过现象抓本质。在具体辨别时,应注意以下几个方面:①了解疾病发展的全过程。一般情况下,“假象”容易出现在疾病的后期和危重期。②辨证时应以身体内部的症状和舌象等作为判断的主要依据,外部、四肢的症状容易表现为“假象”。③“假象”和“真象”存在不同。如“假热”之面赤,是面色苍白而泛红如妆,时隐时现,而里热炽盛的面赤却是满面通红;“假寒”常表现为四肢厥冷伴随胸腹部灼热,揭衣蹬被;而阴寒内盛者则往往身体蜷卧,欲近衣被。

2.虚实真假

一般来说,虚证的表现具有“不足、松弛、衰退”的特征,实证的表现具有“有余、亢盛、停聚”的特征。但疾病较为复杂或发展到严重阶段,可表现出一些不符合常规认识的征象,也就是当患者的正气虚损严重,或病邪非常盛实时,会出现一些与其虚、实病理本质相反的“假象”症状或体征,从而影响对虚、实证的准确判断。具体来说,有真实假虚和真虚假实 2 种情况。

(1)真实假虚:是指疾病的本质为实证,却出现某些“虚羸”的现象,即所谓“大实有羸状”。例如,实邪内盛之人,出现神情默默、身体倦怠、不愿多言、脉象沉细等貌似“虚羸”的表现,是由于火热、痰食、湿热、瘀血等邪气或病理产物大积大聚,以致经脉阻滞,气血不能畅达,其病变的本质属实。因此,虽默默不语但语时声高气粗,虽倦怠乏力却动之觉舒,虽脉象沉细却按之有力,与虚证所导致的真正“虚羸”表现不同。同时还伴随疼痛拒按、舌质苍老、舌苔厚腻等实证的典型表现,是“大实有羸状”的复杂病理表现。

(2)真虚假实:是指疾病的本质为虚证,反出现某些“盛实”的现象,即所谓“至虚有盛候”。例如,正气内虚较为严重之人,出现腹胀腹痛、二便闭涩、脉弦等貌似“盛实”的表现,为脏腑虚衰,气血不足,运化无力,气机不畅所致,其病变的本质属虚。因此,腹虽胀满而有时缓解,不似实证之持续胀满不减;腹虽痛,不似实证之拒按,而是按之痛减;脉虽弦,但重按无力,与实证所致表现不同,同时伴随神疲乏力、面色无华、舌质娇嫩等虚证的典型表现,是“至虚有盛候”的复杂病理表现。

当出现上述“大实有羸状”或“至虚有盛候”的情况时,一定要注意围绕虚、实证的表现特点和鉴别要点综合分析,仔细辨别,从而分清虚、实的真假。

(张佳璐)

第二节　气 血 辨 证

气血辨证是根据患者的症状、体征等，分析、判断疾病当前病理本质是否存在气血亏损或运行障碍的证候。

气血病常见证型有虚实之分。虚证有气虚证、气陷证、气不固证、气脱证、血虚证及血脱证等。实证有气滞证、气逆证、气闭证及血瘀证、血热证、血寒证等。

气与血密切相关，病理上两者常互相影响，或同时发病，或互为因果。临床上常见的气血同病证型有气血两虚证、气滞血瘀证、气不摄血证、气随血脱证、气虚血瘀证等。

一、气虚类证

气虚类证包括气虚证、气陷证、气不固证及气脱证。

（一）气虚证

（1）定义：气虚证是指元气不足，脏腑功能减退，以气短、神疲、脉虚等为主要表现的虚弱证。

（2）临床表现：气短懒言，神疲乏力，或头晕目眩，自汗，舌质淡嫩，脉虚。动则诸症加重。

（3）证候分析：先天不足，或后天失养，久病、重病、劳累过度、年老等原因，导致元气不足，推动、固摄、防御、气化不力。元气不足，脏腑功能减退，故气短懒言、神疲乏力；气虚推动乏力，营血不能上荣，则头晕目眩、舌淡嫩；卫气虚弱，不能固摄津液，则自汗；气虚鼓动无力，故脉虚；“劳则气耗”，故活动劳累后诸症加重。

临床常见的气虚证有心气虚证、肺气虚证、脾气虚证、肾气虚证、胃气虚证、肝胆气虚证等，也可多脏气虚证候并存。

气虚可导致血虚、阳虚、痰湿、水停、气滞、血瘀及易感外邪等多种病理变化，也可与血虚、阴虚、阳虚、津亏等相兼为病。

（4）辨证要点：气短懒言、神疲乏力、脉虚等症状共见。

（二）气陷证

（1）定义：气陷证是指气虚无力升举而下陷，以气坠、内脏下垂为主要表现的虚弱证。气陷一般是指中焦脾虚气陷，故又称为中气下陷证或脾虚气陷证。

（2）临床表现：头晕眼花，耳鸣，神疲气短，气坠或内脏下垂，或脱肛、阴挺等，舌质淡嫩，脉弱。

（3）证候分析：气陷证为气虚的特殊表现形式，因气虚无力升举而下陷。清阳不升，头目耳失养，故见头晕眼花、耳鸣；元气不足，脏腑功能衰退，故见神疲气短；气虚无力升举，内脏位置不能维固而下坠，故见气坠，或内脏下垂，或有脱肛、阴挺。舌质淡嫩、脉弱为气虚之征。

（4）辨证要点：气坠或脏器下垂与气虚等症状共见。

（三）气不固证

（1）定义：气不固证是指气虚而失其固摄功能，以自汗，或出血，或二便失禁等为主要表现的虚弱证。

（2）临床表现：有气虚证的证候表现，并有自汗，易感外邪；或各种出血；或二便失禁，遗精，滑胎。

(3)证候分析:气不固证为气虚的特殊表现形式,因气虚而不能固摄。肺气亏虚,肌腠不密,卫气不固故常有自汗,易感外邪;脾气亏虚,不能统摄血液,血溢脉外故见各种出血;肾气亏虚,下元固摄失职则二便失禁、遗精、滑胎。

(4)辨证要点:自汗,或出血,或二便失禁等肺、脾、肾脏气失于固摄的特征性表现与气虚等症状共见。

(四)气脱证

(1)定义:气脱证是指元气亏虚已极,气息欲脱,以气息微弱、昏迷或昏仆、汗出不止、脉微欲绝等为主要表现之证。

(2)临床表现:呼吸微弱而不规则,昏迷或昏仆,汗出不止,肢厥身凉,面色苍白,口开目合,手撒身软,二便失禁,脉微欲绝,舌质淡白,苔白润。

(3)证候分析:多由气虚进一步发展,元气亏极而外脱。元气欲脱,脏气衰微,肺无力司呼吸,则呼吸微弱而不规则;津随气泄则汗出不止;气脱下元失固,则二便失禁;神失所主故昏迷或昏仆;脾气外泄,则口开目合、手撒身软;心气欲绝,无力鼓动血脉,则肢厥身凉、面色苍白、脉微欲绝。

若为大失血所致者,称为气随血脱证。气脱与亡阳常同时出现,证候基本相同,故临床又称为阳气外脱证。

(4)辨证要点:气息微弱,或昏仆,以及汗出不止、脉微欲绝等症状共见。

二、血虚类证

血虚类证包括血虚证和血脱证。

(一)血虚证

(1)定义:血虚证是指血液亏少,不能濡养脏腑、经络、组织,以面白、舌淡、脉细等为主要表现的虚弱证。

(2)临床表现:面色淡白或萎黄,口唇、眼睑、爪甲色淡,心悸多梦,手足发麻,头晕眼花,妇女经血量少色淡、愆期甚或闭经,舌淡脉细。

(3)证候分析:先天不足,或后天失养,脾胃虚弱,生化乏源;或各种急慢性出血;或思虑过度,暗耗阴血;或瘀血阻络,新血不生等所致。血液亏少,不能濡养头目,上荣舌面,故面色淡白或萎黄,口唇、眼睑色淡,头晕眼花;血不养神,心神不宁,故心悸多梦;血少不能濡养筋脉、肌肤,故手足麻木、爪甲色淡;血海空虚,冲任失充,故妇女月经量少色淡、愆期甚或闭经;脉细无力为血虚而脉失充盈之征。

(4)辨证要点:面白、舌淡、脉细等症状共见。

(二)血脱证

(1)定义:血脱证是指突然大量出血或长期反复出血,以致血液亡脱,以面色苍白、脉微欲绝或芤为主要表现之证,又称为脱血证。

(2)临床表现:面色苍白,眩晕,心悸,舌淡,脉微欲绝或芤。

(3)证候分析:大量失血以致血液突然耗失,或血虚进一步发展,以致血液亡脱,血脉空虚。血液亡脱,脉络空虚,不能上荣头面故面色苍白、舌色淡白;不能上荣头目故眩晕;不能营养心脉故心悸、脉微欲绝或芤。

血脱常伴随气脱、亡阳。

(4)辨证要点:面色苍白、脉微欲绝或芤等症状共见。

三、气滞类证

气滞类证包括气滞证、气逆证及气闭证。

(一)气滞证

(1)定义:气滞证是指人体某一部分,或某一脏腑经络的气机阻滞,运行不畅,以胀闷、疼痛、脉弦等为主要表现的证,又称为气郁证、气结证。

(2)临床表现:胀闷,疼痛,脉弦。

(3)证候分析:忧郁悲伤、思虑过度,而致情志不舒,气机郁滞;或痰饮、瘀血、食积、虫积、砂石等邪气阻塞,或阴寒凝滞、湿邪阻碍等导致气机郁滞;或因脏气虚弱,运行乏力而气机阻滞。气机运行不畅,不通则痛,故胀闷、疼痛;气机不利,脉气不舒,故见脉弦。因气聚散无常,故疼痛多见于胀痛、窜痛、攻痛,部位不定,按之无形,时轻时重,并且胀痛常在嗳气、肠鸣、矢气、叹息后减轻,或随情绪的忧思恼怒与喜悦而加重或减轻。

(4)辨证要点:胀闷、疼痛、脉弦等症状共见。

(二)气逆证

(1)定义:气逆证是指气机升降失常,气上冲逆而不调,以咳喘,或呕恶,或头痛眩晕等为主要表现的证。

(2)临床表现:咳嗽、喘息,呃逆、嗳气、恶心、呕吐,头痛、眩晕、昏厥,气从少腹上冲胸咽。

(3)证候分析:多因气滞不顺而上逆。肺气失于肃降而上逆则咳嗽、喘息;胃气失于和降而上逆则呃逆、嗳气、恶心、呕吐;肝气失调,升发太过而无制,气血上冲头目则头痛、眩晕、昏厥;肝气循经上冲则气从少腹上逆胸咽。

(4)辨证要点:咳喘,或呕恶,或头痛、眩晕,肺、胃、肝等脏腑气上冲逆的特征性表现与气滞等症状共见。

(三)气闭证

(1)定义:气闭证是指邪气阻闭脏器,以致气机逆乱,闭塞不通,以神昏、晕厥、绞痛等为主要表现的证。

(2)临床表现:神昏、晕厥,脏器绞痛,二便闭塞,呼吸气粗、声高,脉沉实有力等。

(3)证候分析:大怒、暴惊、忧思过极,或因瘀血、砂石、蛔虫、痰浊等邪气闭阻气机。气机闭塞,神失所主则神昏、晕厥;有形实邪闭阻气机,故脏器绞痛;气机闭阻不通则二便闭塞;邪气阻闭,肺气不通,故呼吸气粗、声高;实邪内阻,故脉沉实有力。

(4)辨证要点:神昏、晕厥或绞痛等症状多见。

四、血瘀证

(1)定义:血瘀证是指瘀血内阻,以疼痛、肿块、出血、舌紫、脉涩等为主要表现的证。

凡离开经脉的血液,未能及时排出或消散,而停留于某一处;或血液运行受阻,壅积于经脉或器官之内,失去生理功能,均属瘀血。

(2)临床表现:疼痛如针刺、固定、拒按、夜间加重。体表肿块青紫,腹内肿块坚硬而推之不移。出血紫暗或夹有血块,大便色黑如柏油状。面色黧黑,唇甲青紫,眼下紫斑,肌肤甲错,腹部青筋显露,皮肤出现丝状红缕。妇女经闭,或为崩漏。舌质紫暗、紫斑、紫点,舌下脉络曲张,或舌边有青紫色条状线。脉涩，或结代，或无脉。

(3)证候分析：外伤、跌仆，离经之血未及时排出或消散；或气滞血行不畅，或因寒而血脉凝滞，或因热而血液浓缩壅聚，或气虚推动无力，血行缓慢等，导致瘀血内阻。气血运行受阻，不通则痛，故刺痛、固定、拒按；夜间血行缓慢，瘀阻加重故夜间疼痛加重；淤积不散而凝结体表，故肿块青紫，腹内肿块坚硬不移；瘀血阻塞脉络，使血液不能循经运行，溢出脉外，故出血紫暗，或夹有血块；瘀血阻络，血行障碍，全身得不到气血的温煦濡养，故面色黧黑，口唇、舌体、指甲青紫色暗；瘀久不消，营血不能濡养，故肌肤甲错；血脉不通，血不循经，则崩漏；瘀血内阻，冲任不通，故经闭；血行受阻，故丝状红缕，腹壁青筋显露，脉细涩，或结、代脉，或无脉。

(4)辨证要点：刺痛、肿块、出血等特征与舌紫脉涩等症状共见。

五、血热证

(1)定义：血热证是指脏腑火热炽盛，热迫血分，以出血、疮疖及实热症状为主要表现的证，又称为血分的热证。

(2)临床表现：咳血、吐血、衄血、尿血、便血，血色鲜红，质地黏稠，女子月经先期量多；或局部疮疖红肿热痛，心烦口渴，身热，舌红绛，脉滑数。

(3)证候分析：外感温热之邪；或其他邪气化热；或情志过极，气郁化火；或过食辛辣燥热之品等致火热内炽，迫及血分。热在血分，迫血妄行则咳血、吐血、衄血、尿血、便血，女子月经先期量多；邪热煎熬，血液浓缩壅聚，故血色鲜红质地黏稠；热在血分，热炽血壅肉腐，故局部疮疖红肿热痛；心烦口渴、身热、舌红绛、脉滑数为邪热伤阴耗液之实热表现。

(4)辨证要点：出血、疮疖与实热等症状共见。

六、血寒证

(1)定义：血寒证是指寒邪客于血脉，凝滞气机，血行不畅，以拘急冷痛、肤色紫暗与实寒症状为主要表现的证，又称为血分的寒证。

(2)临床表现：手足冷痛、肤色紫暗发凉；或少腹拘急冷痛；或月经愆期、经色紫暗、夹有血块；舌淡紫、苔白、脉沉迟弦涩。

(3)证候分析：寒邪侵犯血脉，或阴寒内盛，凝滞脉络，血行不畅。寒在血脉，脉道收引，血行不畅，故手足冷痛、肤色紫暗发凉，或少腹拘急冷痛；寒邪客于胞宫，经血受阻，故月经愆期、经色紫暗、夹有血块；舌淡紫、苔白、脉沉迟弦涩为阴寒内盛，气血运行不畅所致。

(4)辨证要点：拘急冷痛、肤色紫暗与实寒等症状共见。

七、气血同病类证

气病或血病发展到一定的程度，往往影响到另一方的生理功能而发生病变，从而表现为气血同病的证。临床常见的气血同病证候有气滞血瘀证、气虚血瘀证、气血两虚证、气不摄血证及气随血脱证等。

各证的临床表现，一般是2个基本证候的相合存在。气滞血瘀证、气血两虚证的病机，常常是气滞血瘀、气虚血虚互为因果；气虚血瘀证、气不摄血证，一般是气虚在先、为因、为本，血瘀或血虚在后、为果、为标，但其证候表现不一定前者重、后者轻；气随血脱证则是因大失血而致血脱在先，元气随之消亡的危急证候。

(冯　硕)

第三节　津液辨证

津液辨证是根据患者的症状、体征等，分析、辨别疾病当前病理本质是否存在津液亏虚或运化障碍的证候。

津液病证主要包括水液停聚而形成的痰证、饮证、水停证及津液亏虚证。

一、痰证

（1）定义：痰证是指痰浊内阻或流窜，以咳痰、呕恶、眩晕、体胖、苔腻、脉滑等为主要表现的证。

（2）临床表现：咳嗽咳痰，痰质黏稠，胸闷；脘痞纳呆，泛恶呕吐痰涎；头重眩晕，神昏而喉中痰鸣；局部有圆滑柔韧的包块，如瘰疬、瘿瘤、乳癖、痰核等；神志错乱而为癫、狂、痴、痫等。形体肥胖，舌苔腻，脉滑。

（3）证候分析：外感六淫、饮食不当、情志刺激、过逸少动等原因，导致肺、脾、肾功能失常，水液不能正常输布而凝结成痰，停聚于局部或全身。痰浊停聚于肺，肺气失宣则咳嗽咳痰、痰质黏稠、胸闷；痰浊中阻，胃失和降则脘痞纳呆、泛恶呕吐痰涎；痰蒙清窍则头重眩晕、神昏而喉中痰鸣；痰停积于皮下、肌肉、咽喉，故出现圆滑柔韧的包块，如瘰疬、瘿瘤、乳癖、痰核等；痰浊蒙蔽心神，神志错乱而为癫、狂、痴、痫等；形体肥胖、苔腻、脉滑为痰浊内盛之征。

根据痰的性状和兼症的不同，可分为寒痰、热痰、湿痰、燥痰、风痰、瘀痰及脓痰等。临床常见的痰证有痰蒙心神证、痰热闭神证、痰火扰神证、痰阻心脉证、痰阻胸阳证、痰浊阻肺证、痰热壅肺证、痰热结胸证、痰热腑实证、燥痰结肺证、痰阻胞宫（或精室）证、痰湿内盛证、痰阻经络证、风痰阻络证、痰气郁结证、脓痰蕴肺证、风痰闭神证、瘀痰阻络证等，其证候除有痰的表现外，必兼有其他病性和痰所停部位的症状。

痰浊为病，颇为广泛，且见症多端，因而有“百病多因痰作祟”“怪病多痰”之说。

（4）辨证要点：咳痰、呕恶、眩晕等特征与体胖、苔腻、脉滑等症状共见。

二、饮证

（1）定义：饮证是指水饮停聚于腔隙或胃肠，以胸闷脘痞、泛吐清水、咳痰清稀、胸胁饱满、苔滑脉弦等为主要表现的证。

（2）临床表现：脘腹痞胀，水声辘辘，泛吐稀涎或清水；或咳嗽气喘，咳痰清稀色白，胸闷心悸，甚或喉间哮鸣有声；或胸胁饱满，支撑胀痛，随呼吸、咳嗽、转侧而痛增。并可见眩晕、舌淡胖、苔白滑、脉弦。

（3）证候分析：为外邪侵袭，或中阳素虚，水液输布障碍，停聚于局部所致。饮停于胃肠，故见脘腹痞胀满闷、水声辘辘、泛吐稀涎或清水；饮停于心肺，故见咳嗽气喘、咳痰清稀色白、胸闷心悸，或喉间哮鸣有声；饮停于胸胁，故见胸胁饱满，支撑胀痛，随呼吸、咳嗽转侧而痛增；清阳不升，饮邪上泛，故见眩晕、舌淡胖、苔白滑；脉弦为饮邪内停之征。

根据饮停部位的不同，临床有饮停胃肠证、饮客心肺证、饮停胸胁证等，表现出各自的证候特点。

(4)辨证要点：胸闷脘痞、泛吐清水、咳痰清稀、胸胁饱满等与苔滑脉弦等症状共见。

三、水停证

(1)定义：水停证是指体内水液停聚，以水肿尿少、腹满如鼓、舌淡胖、脉弦等为主要表现的证。

(2)临床表现：水肿尿少，或腹满如鼓，叩之声浊，舌淡胖，苔滑，脉沉弦。

(3)证候分析：风邪外袭，或湿邪内阻，或久病肾虚，使肺、脾、肾的功能失常而水液停聚；或因瘀血内阻，经脉不利，水液内停。水邪泛溢肌肤，则水肿；水液停聚于腹腔，则腹满如鼓，叩之声浊；水液内停，气化失司，则尿少。舌淡胖，苔滑，脉沉弦为水湿内停之征。

(4)辨证要点：水肿尿少、腹满如鼓等与舌淡胖，脉沉弦等症状共见。

痰、饮、水、湿之间的关系密切。四者均为体内水液停聚的病理性产物，其形成均与肺、脾、肾三脏功能失调，水液气化失常有关。痰稠浊而黏，多停于肺，也可随气流窜全身，见症复杂，一般有咳痰多的主症；饮较痰稀而较水浊，常停聚于某些腔隙及胃肠，以停聚处的症状为主要表现；水清稀流动性大，以水肿尿少为主症；湿无明显形质可见，以肢体闷重酸困为主要表现。由于痰、饮、水、湿本属一类，难以截然划分，且可相互转化、兼并，故常互相通称，有痰饮、痰湿、水饮、水湿、湿痰等。

四、津液亏虚证

(1)定义：津液亏虚证是指体内津液亏少，脏腑、组织、官窍失去滋润、濡养、充盈，以口渴尿少、口鼻唇舌皮肤干燥等为主要表现的证。

(2)临床表现：口咽干燥，唇焦而裂，鼻干，眼窝深陷，皮肤干燥，甚或枯瘪，渴欲饮水，小便短少而黄，大便干结，舌红少津，脉细而数。

(3)证候分析：脾胃虚弱，运化无权；或长期进食减少，津液化生匮乏；或高热、汗吐泻太过，或燥热伤津等导致津液亏虚。津液亏少，上不能滋润五官咽喉，故口咽干燥、唇焦而裂、渴欲饮水、鼻干、眼窝深陷、舌体少津；下不能化生尿液，滋润大肠，故小便短少而黄、大便干结；外不能润泽肌肤，故皮肤干燥，甚或枯瘪；内不能充盈脉道，故脉细。舌红、脉数为阴液亏少不能遏制阳气，或尚有火热之邪为害。

一般津液损伤程度较轻，仅为水液亏少者，称为伤津、津亏，以干燥症状为主要表现；继发于汗、吐、泻等之后，体液暴失，津液损伤程度较重者，称为液耗、液脱，常有皮肤枯瘪、眼窝深陷的临床特征。临床上常将两者通称而不做严格区分。

外界燥邪耗伤津液所见证候，为燥淫证，属于外燥；体内津液亏虚必见干燥症状，为津液亏虚证，属于内燥。

常见证型有肺燥津伤证、胃燥津亏证、肠燥津亏证等，均有干燥见症，并表现出各自脏器的证候特点。

津液亏虚证属于阴虚的范畴，气虚、血虚与津液亏虚可互为因果或同病，而形成阴液亏虚、津气亏虚、津枯血燥等证。

(4)辨证要点：口渴、尿少与口、鼻、唇、舌皮肤干燥等症状共见。

（刘丽丽）

第四节　三 焦 辨 证

三焦辨证是清代医家吴鞠通依据《黄帝内经》关于三焦所属部位的概念，将外感温热病的各种证归纳为上、中、下三焦病证，用以阐明三焦所属脏腑在温热病过程中的病理变化、证候表现及其传变规律，并指导治疗的一种辨证方法。

三焦病证，其实质就是三焦所属脏腑病理变化和临床表现。由于温病有自上而下的传变特点，因此三焦分证也标志着温病发展过程中的不同病理阶段。上焦病证主要包括手太阴肺经和手厥阴心包经的病变，多为温病的初起阶段；中焦病证主要包括手阳明大肠经、足阳明胃经和足太阴脾经的病变，多为温病的中期阶段；下焦病证主要包括足少阴肾经和足厥阴肝经的病变，属温病的末期阶段。

三焦辨证是从“纵”的方面客观地反映温病发病规律的，卫气营血辨证是从“横”的方面反映温病发展变化规律的，这被公认为温病的两大辨证纲领。两者一纵一横，经纬交错，相得益彰。两者结合使用，就能把病变阶段、病位浅深、所犯脏腑及病情轻重等完整地反映出来，为临床治疗提供更全面可靠的依据。

一、三焦病证

（一）上焦病证

（1）定义：上焦病证是指各种温热之邪侵袭上焦部位的手太阴肺经或手厥阴心包经所表现的证。

温热病邪侵袭人体，从口鼻而入，自上而下。鼻通于肺，始手太阴，而肺又与皮毛相合而统卫气，所以温热病从一开始，就出现肺卫受邪的相应证候。温热之邪犯肺以后，其传变有 2 种不同的趋向。一种为“顺传”，即病由上焦传入中焦，而出现中焦足阳明胃经的证候；另一种为“逆传”，即从手太阴肺经而传入手厥阴心包经，出现“逆传心包”的证候。因此，上焦病证有“邪热犯卫”“邪热壅肺”与“逆传心包”三类证。

（2）临床表现：发热，微恶风寒，汗出，口渴，头痛，舌边尖红，脉浮数；或但热不寒，咳嗽，气喘，汗出，口渴，苔黄，脉数；或高热，肢厥，神昏谵语，舌謇，舌质红绛。

（3）证候分析：肺主皮毛，温热之邪犯表，卫气失和，肺失宣降，故见发热、微恶风寒、舌边尖红、脉浮数等症；温邪上扰清窍则头痛；伤津则口渴；逼津外越则汗出。若邪热入里，壅滞于肺，肺失清肃，肺气上逆，则见咳嗽、气喘；邪热已由表入里，故但热不寒；邪热内盛，则汗出、口渴、苔黄、脉数。若手太阴肺经邪热不解，逆传心包，热扰心神，则见神昏谵语、舌謇；里热壅盛，蒸达于外，故见高热不退；阳热内郁，不达于四肢，故而肢厥；温热灼伤营阴，则舌质红绛。

（4）辨证要点：“邪热犯卫”以发热、微恶风寒、咳嗽、舌边尖红、脉浮数等为辨证要点；“邪热壅肺”以但热不寒、咳喘、苔黄、脉数等为辨证要点；“逆传心包”以高热、神昏、舌质红绛等为辨证要点。

（二）中焦病证

（1）定义：中焦病证是指温热之邪传入中焦脾胃，邪从燥化或邪从湿化所表现的证。

温病自上焦开始，顺传至中焦，则脾胃二经受病。脾与胃虽同居中焦，互为表里，而其特性各不相同，胃属足阳明经，喜润恶燥，润则中焦浊气下行，肠道滋润；燥则浊气不通而郁闷，邪入中焦而从燥化，则出现阳明的燥热之证。脾性喜燥而恶湿，燥则促进脾的运化功能，使水谷精微上升而输布；湿则脾气抑遏而运化失常，邪入中焦而从湿化，则出现足太阴脾经的湿热之证。因此中焦病证有"中焦燥热证"和"中焦湿热证"两类证。

(2)临床表现：身热面赤，呼吸气粗，腹满便秘，神昏谵语，渴欲饮冷，口干唇裂，小便短赤，舌苔黄燥或焦黑起刺，脉沉实有力；或身热不扬，头身重痛，胸脘痞闷，泛恶欲呕，大便不爽或溏泄，舌苔黄腻，脉濡而数。

(3)证候分析：胃性喜润恶燥，邪入阳明，中焦燥热，热炽津伤，胃肠失润，燥屎内停，则见腹满、便秘；邪热蒸腾则身热面赤；侵扰心神，则见神昏谵语；灼津耗液，则见渴欲饮冷、口干唇裂、小便短赤；上迫于肺，则见呼吸气粗；苔黄燥或焦黑起刺，脉沉实有力，为燥热内结，津液被劫之征。脾性喜燥恶湿，若邪从湿化，中焦湿热，脾失健运，胃失和降，故胸脘痞闷、泛恶欲呕、大便不爽或溏泄；湿遏热伏，郁于肌腠，故身热不扬；湿性重着，湿热郁阻，气机不和，故头身重痛；苔黄腻、脉濡数，为湿热内蕴之征。

(4)辨证要点："中焦燥热"以身热神昏、腹满便秘、苔黄燥、脉沉实等为辨证要点；"中焦湿热"以身热不扬、脘痞欲呕、便溏不爽、苔黄腻、脉濡数等为辨证要点。

(三)下焦病证

(1)定义：下焦病证是指温热病邪犯及下焦，劫伤肝肾之阴所表现的证。

温热病邪，久羁中焦，易消灼津液而下劫肾阴，并因乙癸同源而连及肝脏，故多为肝肾阴伤之证。因此，下焦病证有"肾阴亏虚证"和"肝阴亏虚证"两类证。

(2)临床表现：身热颧红，手足心热甚于手足背，口燥咽干，神倦，耳聋，脉虚大；或见手足蠕动，甚或瘛疭，心中憺憺大动，神倦脉虚，舌绛苔少，甚或时时欲脱。

(3)证候分析：温病后期，邪传下焦，易损肝肾之阴。肾阴亏耗，耳失充养，故耳聋；神失阴精充养，故神疲；阴亏不能制阳，虚热内生，故口燥咽干、手足心热甚于手足背、脉虚大。热邪久羁，真阴被灼，水不涵木，肝阴亏虚，筋失所养，拘挛迫急，以致出现手足蠕动，甚或瘛疭；心中憺憺大动，为阴虚水亏，虚风内扰所致；神倦脉虚，舌绛苔少，甚或欲脱，均为阴精耗竭之征。

(4)辨证要点："肾阴亏虚"以身热颧红、口燥咽干、神倦耳聋等为辨证要点；"肝阴亏虚"以手足蠕动、神倦脉虚、舌绛苔少等为辨证要点。

二、三焦病证的传变

(一)一般传变

1.顺传

一般多由上焦手太阴肺经开始，传入中焦，进而传入下焦，标志着病情由浅入深、由轻到重的病理进程。

2.逆传

病邪从肺卫而传入心包者，称为"逆传"，说明邪热炽盛，病情重笃。

(二)特殊传变

三焦病证的传变，虽然自上而下，但这仅是一般而言，也并不是固定不变的。有的患者邪犯上焦，经治而愈，并无传变；有的患者又可自上焦径传下焦；有的患者病直起于中焦，由中焦再传肝肾的，这与六经病证的循经传、越经传相似；也有患者发病即见下焦肝肾阴亏证候的，这与六经病证中的直中相类似。此外，还有两焦病证错综互见和病邪弥漫三焦的，这又与六经病证的合病、并病相似。因此，临床对三焦病势的判断，应综合临床资料，全面地加以分析。

（岳元雷）

第五节　六经辨证

六经辨证是汉代医家张仲景根据《素问·热论篇》的有关论述，在其《伤寒论》中创立的，用以阐明外感病发生、发展、传变规律的一种辨证方法。六经辨证将外感病发生、发展过程中所表现的不同证，以阴阳为纲，归纳为三阳病（太阳病、阳明病、少阳病）和三阴病（太阴病、少阴病、厥阴病）两大类病证，分别从正邪斗争关系、病变部位、病势进退缓急等方面阐述外感病各个阶段的病变特点。

六经病证的临床表现，均以经络脏腑为病理基础。其中，三阳病证以六腑的病变为基础，三阴病证以五脏的病变为基础。一般而言，三阳病阶段，抗病力强，病势亢奋，性质多实多热；三阴病阶段，抗病力弱，病势衰减，性质多虚多寒。六经辨证的重点在于分析外感风寒所引起的一系列病理变化及其传变规律，但由于风寒之邪入里可以化热，寒湿郁久亦可发热，因此，六经辨证中亦广泛“论热”。

六经辨证的应用，不限于外感病，也可用于内伤杂病。但在诊治规律方面，其具有重于外而轻于内、详于寒而略于温的倾向，所以六经辨证不能完全等同于内伤杂病的脏腑辨证与经络辨证，也未能完全概括所有外感病的辨证，而主要适用于外感风寒一类病变的辨证论治。六经辨证是中医临床辨证的首创，为后世各种辨证方法的形成奠定了基础。

一、六经病证

辨六经病证主要是将伤寒病变的过程中所表现的各种症状和体征，结合人体抗病能力的强弱和病势的进退缓急等各种情况，进行病位、病因、病性、病势等方面的综合分析，并明确其演变规律，将其众多而各异的证候归纳为太阳病、阳明病、少阳病、太阴病、少阴病、厥阴病六大类证型，作为临床论治的依据。各经的病变，在病理的进程中，常会累及其所主的经络及相关的脏腑，反映出相应的病理证候。

（一）太阳病

太阳之经上自头项，下至背足，循行人体最外围，且太阳之经统摄营卫之气，外应皮毛，故主一身之表，为诸经之藩篱。风寒之邪外袭人体，大多从太阳经而入，正气奋起抗邪，于是首先表现出来的就是太阳病。

太阳病的主要脉症是“恶寒，头项强痛，脉浮”。由于风寒束表，卫阳被遏，肌腠失于温煦，故恶风寒；太阳经脉受邪，经气不利，气血运行受阻，故头、项及背部作痛；正邪抗争于表，脉气鼓动于外，故脉浮。无论病程长短，但见此主要脉症，即可诊断为太阳病。

邪犯太阳，随其浅深而证有经腑之分。正邪抗争于肤表浅层所表现的证，即成太阳经证；若太阳经证不愈，病邪可循经入腑，乃成为太阳腑证。

1.太阳经证

太阳经证是指风寒之邪侵犯人体肌表，正邪抗争，营卫失和所表现的证。太阳经证为伤寒病的初起阶段，由于患者感受风寒邪气偏重不同及患者体质的差异，临床又有太阳伤寒证和太阳中风证之分。

(1)太阳伤寒证：是指以寒邪为主的风寒之邪侵犯太阳经脉，卫阳被遏，以恶寒、无汗、脉浮紧等为主要表现的证。

临床表现：恶寒，发热，头项强痛，身体疼痛，无汗，脉浮紧，或见气喘。

证候分析：风寒外邪以寒邪为主而侵犯太阳之表，卫阳被遏，肌表失于温煦，则见恶寒；寒邪郁表，卫阳奋起抗邪，正邪交争，故发热；寒性收引，卫阳郁遏，经气不畅，筋脉失于温养，故头身疼痛；寒性阴凝，致使肌腠致密，玄府不开，故虽身热而无汗；寒邪凝束，正气抗邪，故脉浮而紧。寒邪袭表，若内舍于肺，肺气失宣，则可见呼吸喘促。

辨证要点：恶寒、无汗、脉浮紧等症状共见。

(2)太阳中风证：是指以风邪为主的风寒之邪侵袭太阳经脉，卫强营弱，以恶风、汗出、脉浮缓等为主要表现的证。

临床表现：发热，恶风，头痛，汗出，脉浮缓，或见鼻鸣，干呕。

证候分析：卫为阳，营为阴，风寒外邪以风邪为主侵犯太阳经，卫受邪而阳浮于外，与邪气相争则发热；邪郁太阳之经，风性轻扬向上，常致头部经气不畅而头痛；风性开泄，以致卫外不固，营不内守则汗出，由于汗出，肌腠疏松，故而恶风。肌疏汗出，营阴不足，故脉浮缓。若外邪侵及于肺胃，肺气失宣则鼻鸣；胃气失降则干呕。由于本证汗出而肌腠疏松，脉浮而缓，所以又有“表虚证”之称，这是相对于太阳伤寒证的“表实证”而言的，并非绝对的虚证。

辨证要点：恶风、汗出、脉浮缓等症状共见。

2.太阳腑证

太阳腑证是指太阳经证不解，病邪由太阳之表内传其膀胱或小肠等太阳之腑所表现的证。根据病因、病机、病位不同，临床又分为太阳蓄水证和太阳蓄血证。

(1)太阳蓄水证：是指太阳经证不解而内传膀胱腑，邪与水结，膀胱气化不利，水液停蓄，以太阳经证及小便不利、小腹胀满并见为主要表现的证。

临床表现：发热，恶寒，小便不利，小腹胀满，渴欲饮水，或水入即吐，脉浮或浮数。

证候分析：太阳经证不解，故仍见发热、恶寒、脉浮或浮数等表证症状。表邪内传膀胱之腑，气化功能失职，邪与水结，水液停蓄，故见小便不利、小腹胀满。水停而气不化津，津液不能上承，故渴欲饮水。但若饮多则水阻气机益甚，以致水逆犯胃，胃失和降，则出现饮入即吐的“水逆”之症。

辨证要点：太阳经证与小便不利、小腹胀满等症状共见。

(2)太阳蓄血证：是指太阳经证失治，邪热内传，与血相结于手太阳小肠腑，以少腹急结、神乱如狂、但小便自利为主要表现的证。

临床表现：少腹急结或硬满，神乱如狂，小便自利，大便色黑如漆，脉沉涩或沉结。

证候分析：太阳经证失治，邪热随经内传，与血相结，瘀热结于下焦少腹(手太阳小肠腑)，故致少腹急结，甚则硬满；热瘀内结，上扰心神，故见神志错乱如狂，甚则发狂；病在肠腑，未影响膀胱气化功能，故小便自利；瘀血下行随大便而出，故大便色黑如漆。脉沉涩或沉结，为瘀热阻滞，脉道不利所致。

辨证要点：少腹急结、神乱如狂、小便自利等症状共见。

（二）阳明病

在外感伤寒病变发展过程中，是阳热亢盛、胃肠燥热所表现的证。其性质属实热证，为正邪斗争的极期阶段。

阳明病的主要病机在《伤寒论》中简要地概括为“胃家实”。“胃家”包括胃与大肠；“实”指邪气亢盛，正盛邪实。阳明病的成因可以是多方面的，多由太阳经证不解，表邪内传阳明，化热入里而成；或因少阳病失治，邪热传入阳明而成；或因素体阳盛，初感外邪迅速从阳化热；亦可在三阴病正气恢复，阳胜阴退的过程中，转出阳明而经历本病。

阳明病的主要脉症为“身热，不恶寒，反恶热，汗自出，脉大”。由于阳明经为多气多血之经，里热炽盛，蒸腾于外，故身热；邪热迫津外泄，故汗自出；表邪已入里化热，阳明邪热独盛，故不恶寒，反恶热；热盛而气涌，脉道充盈，故脉大而有力。

阳明病之中，可因邪热内实的机制不同，又分为阳明经证和阳明腑证。一般来说，腑证较经证为重，从病的发展来说，往往经证的邪热进一步亢盛，消烁津液，导致肠燥腑实形成腑证。

1.阳明经证

（1）定义：阳明经证是指邪热亢盛，充斥于阳明之经，弥漫于全身，而肠中尚无燥屎内结，以大热、大汗、大渴、脉洪大等为主要表现的证。

（2）临床表现：身大热，不恶寒，反恶热，汗大出，大渴引饮，或心烦躁扰，气粗似喘，面赤，苔黄燥，脉洪大。

（3）证候分析：邪入阳明，化热化燥，充斥阳明经，弥漫于全身，故身大热；邪热炽盛，迫津外泄，故汗大出；热盛伤津，且汗出复伤津液，故口大渴而引饮；邪热上扰，心神不安，故心烦躁扰；热斥气血，涌盛于面，故面赤；热迫于肺，呼吸不利，故气粗似喘；热灼津伤，故舌苔黄燥；热壅脉道，气血涌盛，故脉洪大有力。

（4）辨证要点：大热、大汗、大渴、脉洪大，“四大”症状共见。

2.阳明腑证

（1）定义：阳明腑证是指邪热内盛于里，邪热与肠中糟粕相搏，燥屎内结，阻滞肠道，以潮热汗出、腹满便秘、舌苔黄燥、脉象沉实为主要表现的证。本证往往是阳明经证进一步发展的结果。

（2）临床表现：日晡潮热，手足濈然汗出，脐腹胀满，疼痛拒按，大便秘结不通，甚则神昏谵语、狂躁、不得眠，舌苔黄厚干燥或起芒刺，甚至苔焦黑燥裂，脉沉实或滑数。

（3）证候分析：肠腑实热弥漫，阳明经气旺于晡时，正邪相争更剧，故潮热日晡更盛；四肢禀气于阳明，热逼津泄甚于四末，故手足濈然汗出；邪热与糟粕结于肠中，致使大便秘结，腑气不通，故脐腹胀满，痛而拒按；邪热亢盛，上扰心神，轻则不得眠，重则神昏谵语，甚至狂乱不宁；苔黄燥而有芒刺，或焦黑燥裂，为燥热内结，津液被劫之故；有形之邪壅实于里，阻滞气机，抑遏血脉，脉气不利，故脉反沉迟但必有力；若邪热结而不甚，热迫血涌，则脉滑数。

（4）辨证要点：潮热汗出、腹满便秘、舌苔黄燥、脉象沉实等症状共见。

（三）少阳病

（1）定义：少阳病是指邪犯少阳胆腑，枢机不利，经气不畅，以寒热往来、胸胁苦满、脉弦等为主要表现的病。因邪郁于机体表里之间，故又称为半表半里证。

（2）临床表现：寒热往来，口苦，咽干，目眩，胸胁苦满，默默不欲饮食，心烦喜呕，脉弦。

（3）证候分析：少阳病证多由病邪已离太阳之表，而尚未进入阳明之里所致，亦可由厥阴病证自里达表，转出少阳而成。

正邪相争于半表半里，正胜则邪出于表与阳争而发热；邪胜则邪入于里与阴争而恶寒，正邪进退交争，故见寒热往来不定。胆热上泛则口苦；胆热灼津则咽干；胆热上扰清窍则头目昏眩；胆热扰神则心烦；邪郁少阳，经气不利，故胸胁苦满；胆热扰胃，胃失和降，则默默不欲饮食，甚至欲呕；脉弦为肝胆受病之征。

(4)辨证要点：寒热往来、胸胁苦满、脉弦等症状共见。

(四)太阴病

(1)定义：太阴病是指由多种原因导致脾阳虚衰，寒湿内生，以腹满时痛、自利、口不渴等为主要表现的病。太阴病为三阴病之轻浅阶段，其病变特点为虚寒证。

(2)临床表现：腹满而吐，食不下，口不渴，自利，时腹自痛，四肢欠温，脉沉缓而弱。

(3)证候分析：太阴病的发生，可由三阳治疗不当，损伤脾阳而陷入；也可由于内阳虚怯，风寒之邪直犯而起病。

脾阳虚衰，寒湿内生，气虚湿阻，中焦气机不利，则腹满；阳虚寒凝，腹中挛急，则时腹自痛；阳虚寒湿内盛，水液不化则口淡不渴；寒湿下趋，并走于下，故而自利；脾病及胃，脾虚失运，胃失和降，则食纳减少，或见呕吐；脾主四肢，中阳内虚，不能温煦四末，则四肢欠温；脾虚气弱，脉气亦鼓动无力，故脉沉缓而弱。

(4)辨证要点：腹满时痛、自利、口不渴等症状共见。

(五)少阴病

少阴病是指在伤寒六经病变的后期出现心肾功能减退、全身阴阳衰惫的虚寒病。少阴病的形成，可在三阳阶段汗下过度，内夺阳气；或吐泻不止，津脱阳亏；亦可外邪入侵，直犯少阴。少阴病通常是伤寒病变发展过程的后期阶段，也往往是病情最危险的阶段。

少阴之为病，以“脉微细，但欲寐”为主要脉症。由于阳气衰微，营血不足，不鼓血行，不充脉道，故脉微而细；心肾衰减，神气失养，精神极度衰惫，似睡而非睡，呈昏沉迷糊“但欲寐”之状。

由于少阴为心肾，统水火之气，故少阴病有少阴寒化证和少阴热化证。但就伤寒病而言，少阴病仍以少阴寒化为主证，故以“脉微细，但欲寐”为主要脉症。

1.少阴寒化证

(1)定义：少阴寒化证是指病邪深入少阴，心肾阳气衰惫，从阴化寒，阴寒独盛，以精神疲惫、下利清谷、四肢厥冷、脉微细等为主要表现的虚寒证。

(2)临床表现：无热恶寒，脉微细，但欲寐，四肢厥冷，下利清谷，小便清长，或呕吐不食，或口渴喜热饮，饮而不多。

(3)证候分析：少阴阳气衰微，阴寒内盛，周身失于温养，四末失于通达，故无热恶寒、四肢厥冷；心肾阳衰，脉气鼓动亦微，故脉微细；阳气不振，神失鼓舞，故呈但欲寐的疲惫之状；心肾阳虚，火不暖土，升降失常，故见下利清谷、呕吐不食；下焦阳气虚寒，不能主持水液，化气升津，故小便清长、渴喜热饮但饮而不多。

(4)辨证要点：精神疲惫、下利清谷、四肢厥冷、脉微细等症状共见。

2.少阴热化证

(1)定义：少阴热化证是指病邪深入少阴从阳化热，阴虚阳亢，以心烦不眠、口燥咽干、脉细数等为主要表现的虚热证。

(2)临床表现：心中烦热，夜不得眠，口燥咽干，或咽痛，舌红少苔，脉细而数。

(3)证候分析:邪入少阴从火化热,灼伤真阴,水不济火,心火独亢,内扰心神,则心中烦热、夜不得眠;阴液不足,苗窍失润则口燥咽干;阴不制阳,虚火循肾经上攻咽喉,则咽痛;少阴阴血不充,虚火内炽,故舌红少苔、脉细而数。

(4)辨证要点:心烦不眠、口燥咽干、脉细而数等症状共见。

(六)厥阴病

(1)定义:厥阴病是指伤寒病发展到较后阶段,以出现阴阳对峙、寒热错杂、厥热胜复等为特点的病。厥阴为六经之末,故厥阴病多由他经传变而成,常见于伤寒病变末期病情出现生死转机的阶段。

厥阴经是阴经之尽,阳经之始,故其生理乃循阴尽阳生之机,而由阴出阳,主司阴阳之气的交接。病至厥阴,势必干扰阴阳出入和交接之机,产生阴阳逆乱、变化多端的病变,其证候既可以极寒或极热,也可寒热错杂。由于足厥阴肝经属肝络胆而挟胃,因此,厥阴病证以肝、胆、胃的症状为主要表现。

厥阴病以阴阳错杂为主线,而又各有偏寒和偏热的区别,常以"上热下寒"为厥阴病的提纲。

(2)临床表现:消渴,气上撞心,心中疼热,饥而不欲食,食则吐蛔。

(3)证候分析:此处所述为上热下寒、寒热错杂的症状。上热为胃中有热,表现为消渴、气上撞心、心中疼热;下寒为肠中有寒,症状为饥而不欲食、食则吐蛔。邪入厥阴,厥热上逆,上冲胃脘,则自觉气上撞心、心中疼热;胃热消烁津液,则消渴饮水不止。同时,虽胃热而知饥,但肠中有寒,寒郁而食之不化,故又不欲食;勉强进食,则必引起胃气上逆而致呕吐,若肠内有蛔虫者,常可因呕逆剧烈而引发吐蛔。

(4)辨证要点:胃热肠寒、寒热交错等症状共见。

二、六经病证的传变

六经病证是脏腑经络病理变化的临床反应,而脏腑、经络之间是不可分割的整体,所以某一经的病变,常常会涉及另一经,从而表现出传经、直中、合病及并病的证候。

(一)传经

病邪从外侵入,逐渐向里传变,由某一经的病证转变为另一经的病证,称为"传经"。传经与否,取决于感邪的轻重、病体的强弱及治疗是否得当3个方面。邪胜正衰,则发生病传;正胜邪退,则病证转愈。体强者,病多传于三阳经;体弱者,病易转三阴经。识别六经病证的界线,是辨别传变的关键。六经病变传经的一般规律有以下3条。

1.循经传

按伤寒六经顺序传变者,称为循经传。例如,太阳病不愈,传入阳明;阳明不愈,传入少阳;三阳不愈,传入三阴,其中,首传太阴,次传少阴,终传厥阴。此外,另有一说,即按太阳→少阳→阳明→太阴→厥阴→少阴相传。

2.越经传

不按上述循经次序,而是隔一经或隔两经相传者,称为越经传。例如,太阳病不愈,不传少阳而传阳明;或太阳病不传少阳、阳明而直传太阴。越经传的产生多为病邪偏盛,正气不足所致。

3.表里传

六经中互为表里的阴阳两经相传者,称为表里传。例如,足太阳膀胱经传足少阴肾经;足阳明胃经传足太阴脾经；足少阳胆经传足厥阴肝经。表里相传中，从阳经传入阴经的，是邪盛正虚，由实转衰、病情加重的表现；而从阴经传出阳的，是正能胜邪、病情向愈的表现。

（二）直中

伤寒病的发病，凡病邪不由阳经传入而直入阴经发病者，称为直中。直中多发于正气先虚而又复感重邪之人，较之传经更为严重。一般而言，直中太阴者病尚浅，直中少阴者病较深，直中厥阴者则病更深。但亦有学者认为，直中者并非不经过体表，只因感邪太盛，伤于表后迅速入里，其表证短暂轻浅，而里证非常显著。

（三）合病

凡伤寒未经传变，两经或三经证候同时出现者，称为合病。如《伤寒论》中有“太阳阳明合病”“太阳少阳合病”“三阳合病”等。在合病中，往往某一经偏盛，其症状较为突出，临证应予注意。

（四）并病

伤寒病凡一经病证未罢又出现另一经证候者，称为并病。例如，《伤寒论》中有“太阳阳明并病”“太阳少阳并病”“阳明少阳并病”。一般来说，并病者的两经症状可以明显区分，且先后出现。

（耿代勇）

第二章　中医治则

第一节　治病求本

治病求本就是寻找出疾病的根本原因，并针对根本原因进行治疗。本和标是一个相对的概念，有多种含义，可用以说明病变过程中各种矛盾的主次关系。例如，从正邪双方来说，正气是本，邪气是标；从病因与症状来说，病因是本，症状是标；从疾病先后来说，旧病、原发病是本，新病、继发病是标。

在临床运用治病求本这一治疗法则时，必须正确掌握“正治与反治”“治标与治本”两种情况。

一、正治与反治

（一）正治

正治是逆疾病证候性质而治的一种常用治疗方法，又称逆治。逆是指采用方药的性质与疾病的性质相反，即采用“寒者热之”“热者寒之”“虚则补之”“实则泻之”等治疗方法。正治法适用于疾病的征象与本质相一致的病证，是临床上最常用的一种治疗方法。

（二）反治

反治是顺从疾病“假象”而治的一种治疗方法，又称从治。从是指采用方药的性质顺从疾病的“假象”，与疾病的“假象”相一致而言；究其实质，还是针对疾病本质而进行治疗的方法，故实质上依然是“治病求本”。反治主要有“热因热用”“寒因寒用”“塞因塞用”“通因通用”等。

1.热因热用

用热性药物治疗具有假热症状的病证，适用于阴盛格阳的真寒假热证。

2.寒因寒用

用寒性药物治疗具有假寒症状的病证，适用于阳盛格阴的真热假寒证。

3.塞因塞用

用补益药物治疗具有虚性闭塞不通症状的病证，适用于因虚而闭阻的真虚假实证，如脾虚腹胀、血枯闭经等症。

4.通因通用

用通利药物治疗具有实性通泄症状的病证，如食积泄泻、瘀血崩漏等症。

二、治标与治本

在复杂多变的病证中，常有标本主次的不同，因而在治疗上就应有先后缓急的区别。

(一)急则治标

急则治标适用于标病甚急之证。这是指在疾病的发展过程中，当出现了紧急危重的证候，影响到患者生命或影响本病的治疗时，所采用的一种救急的治法。例如，肝病患者，当出现腹水胀满、呼吸喘促、二便不通的危急证候时，治疗应先解决标证的腹水，通利大小便，使腹水消退，再治肝的本病。再如，肺结核、胃溃疡患者，在疾病过程中，出现咯血、呕血或便血等出血症状时，也应先止血以治其标，待血止后，再分别治其本病。

(二)缓则治本

缓则治本适用于慢性病或急性病之恢复期。这是指在一般情况下，治病必须治疗疾病的根本。例如，肺结核患者，若属于阴虚肺燥型，常见午后发热、咳嗽等症，治疗时不应把重点放在退热止咳方面以治标，而应着重滋阴润肺方面以治本。因为解决了阴虚肺燥，提高了机体的抗病能力，所以发热、咳嗽等症也能跟着消失。

急则治标与缓则治本的实质，是根据疾病的先后、轻重、缓急等主要矛盾与次要矛盾的关系而提出治疗方法的2个步骤。通过治标、救急等手段，就能为治本创造有利条件，其目的是更好地治本。

(三)标本兼治

标本兼治适用于标本病并重之证。例如，外感热病过程中，因于里实热不解而阴液大伤，表现为腹满硬痛，大便燥结、身热、口干唇裂、舌苔焦燥等正虚邪实、标本俱急的证候，治当标本兼顾，泻下与滋阴两法同用，清泻实热以治本，滋阴增液以治标。若单用泻下，则有进一步耗竭津液之弊；单用滋阴，又不足以泻在里之实热。而两者同用，则泻下实热即可存阴，滋阴润燥，“增水行舟”，亦有利于通下，标本同治，相辅相成，即可达到邪去液复之目的。再如，气虚之人患感冒病，若单纯益气，则易留邪而表证难解；若只解表，则易出汗多而伤其正气。此时可益气与解表两法同时并用，以益气为治本，解表为治标，标本同治。

临床应用或先治本，或先治标，或标本兼治，既要掌握其原则性，又要有一定的灵活性。最后还应指出，标本关系并不是绝对的、一成不变的，而是在一定条件下可以相互转化。因此，在临证时还要注意掌握标本转化的规律，以便始终抓住疾病的主要矛盾，做到治病求本。

(司玉洁)

第二节 扶正祛邪

一、扶正与祛邪的关系

所谓扶正即扶助正气、增强体质、提高机体抗邪能力，扶正多用补虚方法。所谓祛邪即祛除病邪，使邪祛正安；祛邪多用泻实之法。扶正与祛邪，两者可相互为用，相辅相成。扶正使正气加强，有助于机体抗邪；祛邪能够排除病邪的侵害，使邪祛正安，有利于正气的保存和恢复。

二、扶正祛邪的运用

运用扶正祛邪法则时，主要根据正邪在矛盾斗争中的地位来决定扶正与祛邪的主次和先后。一般有以下 5 种情况。

(一)扶正

扶正适用于正气虚为主的虚性的病证。使用扶助正气的方药，或采用其他疗法，并配合适当的饮食与体育锻炼，以增强体质、提高机体的抗病能力，从而达到祛除邪气、战胜疾病、恢复健康之目的。临床可根据患者的具体情况，分别运用益气、养血、滋阴、助阳等方法。

(二)祛邪

祛邪适用于邪实而正虚不显的病证。用祛逐邪气的方药，或运用针灸、手术等其他疗法，以祛除病邪，达到邪去正复之目的。临床可根据患者的具体情况，分别用发汗、攻下、清解、消导、涌吐等方法。

(三)扶正与祛邪兼用

扶正与祛邪兼用适用于正虚邪实的病证。两者兼用则扶正不留邪，祛邪又不会伤正。在应用时，须分清虚实的主次。正虚为主者，应以扶正为主，兼顾祛邪；而邪实为主者，则以祛邪为主，兼顾扶正。

(四)先祛邪后扶正

先祛邪后扶正适用于虽然邪盛正虚，但正气尚能耐攻，或同时兼顾扶正反助邪的病证。如瘀血导致的崩漏证，瘀血不去，则崩漏难止，故应先用活血祛瘀法治疗，然后才给予补血。

(五)先扶正后祛邪

先扶正后祛邪适用于正虚邪实，以正虚为主的病证。因正气过于虚弱，兼以攻邪，则反而更伤正气，故应先扶正而后祛邪。如某些虫积患者，因正气太虚弱，不宜驱虫，应先健脾以扶正，使正气得到一定恢复之时，然后再给予驱虫消积。

(应红梅)

第三节 调整阴阳

一、阴阳平衡和阴阳失调的定义

阴阳平衡和阴阳失调是中医病理的基础。《素问·生气通天论》曰："阴平阳秘，精神乃治。"张景岳也说："阴阳之道，本贵和平。"都阐述了阴阳平衡是一个人正常的生理状态，要保持身体健康，必须保持人体的阴阳平衡。中医这种阴阳平衡的观点，包括人和自然环境的平衡，即所谓"内外环境"之间的平衡；人体内脏、气血、经络、脏腑之间的平衡，即所谓"内环境平衡"。西医认为人体内水、电解质、酸碱度、渗透压等都要保持稳定状态，细胞内液与细胞外液也要保持平衡，人体与外界环境也要通过摄入、排泄、气体交换，来保持平衡状态，只有这样人体健康才能得到保障。在这一点上，中西医的理论是息息相通的。

阴阳平衡是人体正常的生理基础，阴阳失调是人体的病理表现。对错综复杂、变化多端的病理现象，在现代医学高度发达的今天，仍用阴阳来概括，是否妥当？这在医学界是有待讨论的问题。

中医病因学认为，六淫致病是在外邪作用下引起正邪相争而造成脏腑、气血、经络的功能失调，归根结底也就是人体内的阴阳失调而引起的病理变化。六淫致病，虽然表现为正邪斗争极为复杂的过程。有正胜邪退、邪盛正衰、正邪相争各个阶段，但其基本病理变化是阴阳失调的表现。

如风邪客表引起的发热、头痛、脉浮等一系列变化是阳偏盛；如寒邪客表引起的发冷、头痛、骨关节疼痛是阴偏盛；如湿热交阻或湿热熏蒸引起的病理变化，虽然不是单纯的阴偏盛或阳偏盛，但是也离不开阴阳失调的总的病理变化，反之亦然。对于七情致病，《素问·举痛论》中说："怒则气上，恐则气下，悲则气消，思则气结，喜则气缓，惊则气乱。"《素问·阴阳应象大论》中也说："暴怒伤阴，暴喜伤阳。"总之，七情内伤所引起的病理变化，主要是影响内脏气机，使气机升降失常，气血运行逆乱。中医认为，气为阳、血为阴，而脏腑又有阴阳之分。所以，七情内伤所引起的气滞、血瘀、痰阻、水停等病理变化也可以用阴阳失调来概括；七情内伤所导致的气滞、血瘀、痰阻、水停等病理变化也可以用调理脏腑阴阳来解决。至于其他原因致病的病理变化也离不开阴阳失调，如饮食劳倦引起的脏腑功能紊乱、气血功能失调为房劳内伤引起的肾阴虚、肾阳虚。有人研究后得出，肿瘤的病因、病机与机体的阴阳失调有着密切关系，并提出由阴虚到阳虚的发病过程，认为阳虚一般发病较早，阴虚一般表明疾病发展到后期。程钟龄在《医学心语》中总结说："至于病之阴阳，热者为阳，实者为阳，在表者为阳，寒者为阴，虚者为阴，在里者为阴。"张景岳也说："医道虽繁，而可以一言以蔽之，曰阴阳而已。"

中医认为，阴阳失调是疾病病理变化的根本，与西医有许多共同之处。西医的病理学是一门十分复杂而又在不断发展的学问。但在错综复杂的病理变化中，也可以归纳为几个基本的病理过程，如炎症的反应过程是各种各样的细菌、病毒、物理因素、化学因素所致，但炎症的病因病理过程，诸如充血、水肿、渗出、白细胞浸润、巨噬细胞的出现等是大体一致的。阴阳失调是疾病病理变化的共性，是基本病理变化的过程。有研究表明，环磷酸腺苷和环磷酸鸟苷的比值降低是阳虚患者的共同表现，反之，阴虚患者则比值升高；有学者也证明，凡阴虚火旺者可使尿中儿茶酚胺排泄量增多。这说明中医阴虚、阳虚、阴阳失调是有其物质基础的。

阴阳平衡是人体正常的生理基础。阴阳失调是人体的病理表现，是中医病理学的根本机制，是一切病理变化的基本表现。阴阳失调可以概括疾病的病理变化机制和临床病理变化的总过程。

二、阴阳失调的基本类型

(一)阳偏盛型

《黄帝内经》中的"阳盛则热"指的就是这种类型。此型大多出现在疾病的早期，机体感受阳邪，表现为发热、头痛、口渴、脉浮数或洪数，而阴液未损伤或未大伤者。有教授认为："阳盛而阴尚不病的，临床上有两种类型，一为热在营卫之候，身热、汗自出，不恶寒反恶热；另一为热在气分之候。"另外，七情内伤引起的如心火暴发、肝火上炎的初起阶段，阴液尚不伤的实火证，也属于这种类型。

(二)阴偏盛型

《黄帝内经》中的"阴盛则寒"属于这种类型。主要是感受阴邪的初起证候，阳气未明显受伤者。有教授认为："阴盛而阳尚不病的亦有两种情况，一为表寒证，另一为里寒证。"

(三)阴虚阳亢型

《黄帝内经》中的“阳盛则阴病”指的就是这种类型。阴阳是相互对立、相互制约的统一体。在病理过程中，阳盛了必然要消耗阴液而“热灼阴伤”；反之阴虚不能制阳也会导致阳亢。如热病后期三甲复脉汤证、增液承气汤证、黄连阿胶汤证，内伤杂病中肾水不足、肝火上亢、心肾阴虚、心火上炎等，选用的六味地黄丸、交泰丸、天王补心丹等都是治疗此类型的。

(四)阳虚阴盛型

《黄帝内经》中的“阴盛则阳病”指的就是这种类型。由于阴邪亢盛而损阳伤气或阳虚不能制阴而引起的病理变化。《伤寒论》中的太阴病、少阴病皆属此类型。内伤杂病常见的肾虚水肿用金匮肾气丸、脾虚泄泻用理中汤皆属此类型。

(五)阳偏衰型

阳偏衰型一为素体阳虚，另一为久病体虚，以阳偏虚为主要症状者。但严格来讲，“阳根于阴，阴根于阳”“阴阳可分而不可离”。临床上表现为单纯阳虚或阴虚者是很少见的。

(六)阴偏衰型

阴偏衰型和阳偏衰型相似。一为素体阴虚者，另一为指素体阴虚久病者。

(七)阴阳两虚型

根据阴阳互根的原理，在疾病过程中阴损及阳、阳损及阴而造成阴阳两虚的证候是十分常见的。

(八)阴阳格拒型

根据阴阳学说的观点，阴阳两者除互根、互约外，还要互交，两者不能互交就会造成阴阳失交，甚至阴阳格拒。临床上的心肾失交、脾肾失交、戴阳证等，就是这种类型的病理表现。

(九)亡阴亡阳型

亡阴亡阳是疾病的极期，濒临死亡的临床表现。《素问·生气通天论》谓“阴阳离决，精气乃绝”，就是指的这种情况。临床上亡阳、亡阴有时难以截然分开，但从治疗要求上来说却要严格分开，只有这样才能救命于危急时刻。所以，在临证中就要认真辨证以区别亡阳、亡阴孰轻孰重。一般认为伤寒后期易亡阳，温病后期易亡阴，这是前人的宝贵经验，值得遵循。

上面把阴阳失调分为九大类型，但病理变化是十分复杂的，这几种类型远远不能概括千变万化的临床证候。所以，在九型之下还可细分。阳偏虚型还可以进一步划分为表阳虚、心阳虚、脾阳虚、肾阳虚、脾肾阳虚等；阴偏虚型还可分为心阴虚、肺阴虚、胃阴虚、肝阴虚、肾阴虚、肝肾阴虚、肺胃阴虚等。这样分来，纲目分明、纲举目张、提纲挈领，能够比较正确、完备地反映阴阳失调的具体情况。

三、调整阴阳是中医的根本治则

阴阳失调是疾病发生的根本机制，是病理变化的基本过程，而疾病产生的症状是阴阳失调的外在表现。因此，调整阴阳使其从失衡的状态恢复平衡，就是中医治病的根本原则。《素问·至真要大论》中的“谨察阴阳所在而调之，以平为期”，这个“以平为期”就是调整阴阳以达到恢复平衡的根本目的。

就临床治疗来说，阴阳失调虽可粗分为九大类型，在治疗上，具体说来就是阳偏盛则泻其阳，“体若燔炭、汗出而散”“热者寒之”“温者清之”，这些都是泻阳的具体办法。至于选择什么方法最恰当，只有在临证时具体情况具体分析了。

就目前学术界而言，调整阴阳是中医治疗的总原则已经得到确认。根据我国目前医疗卫生工作的特点，提出防重于治的卫生工作方针和中医学中上工治未病的思想，都强调了疾病的防治要发于机先的重要意义。未病是指相对于疾病与健康而言的临界状态，是脏腑阴阳失衡之端倪，其治疗皮毛、调和脏腑，皆无出于调整阴阳。

治病求本作为一条治则主要提出了治疗目标，而这个目标是变化的，体现了标与本的相对和绝对关系，但要完成其间的转化，仍然要靠调整阴阳。

调整阴阳是治疗的总原则，因为它既提出了治疗目标，又体现为治疗的手段。它不仅在治疗的总体方面如此，在治疗的具体方面也是如此。因为正、邪、证、方、药都是以阴阳作为最高学术规范的，其治疗原则自然无出其上，它是以一条思维模式贯穿于中医治疗的思维之中的。

以平为期是对调整阴阳目标值的界定，其消除外邪的扰动和平衡内部的振荡，治于权衡，旨在恢复生命的恒常运动。

扶正祛邪、标少缓急、正治反治、同治异治、泻实补虚等都是调整阴阳模式具体化的不同形式，即通过调整统一体内矛盾双方的运动变化来实现预期目标。

随证治之在于具体情况具体分析，谨察阴阳所在而调之。因为在千变万化的临床实践中，证无定证、法无定法、方无定方，要在圆机活法、知常达变，这是中医治则中的高级层次，是调整阴阳的化境。

三因制宜则强调常中有变，变中有常。即疾病不仅是从人体这个小宇宙中来进行调控，而且还要从天、地、人这个大宇宙中来认识，因为我们对疾病的认识仅仅靠直觉辨识还是不够的，还要经过理论思维从其经验中提取调整阴阳的必要参量，并贯穿在实践之中。

四、以平为期是治疗的最终目的

疾病的发生本质在于阴阳平衡关系的失调失衡。因此，补偏救弊、调整阴阳平衡就成了中医治疗的基本手段和要达到的最终目的。所有的治疗原则、治疗方法都是为恢复阴阳平衡服务的。人体是一个和谐的自稳态系统，机体内部通过阴阳的运动进行扶正祛邪、使阴平阳秘，达到新的稳态平衡，此即为健康的状态；达到稳态以后，又进行新的阴阳运动，不断扶正祛邪、调整阴阳。人体自身的生命运动，自始至终贯穿着“以平为期”的自组织、自调整、自适应的运动。

无论是养生防老抗病，还是补偏救弊祛邪，都以阴阳的和调稳定平衡，即“以平为期”为最终目的和结果。所以说，调整阴阳、以平为期是中医治则的最高境界。

（郑丽丽）

第四节　三 因 制 宜

三因制宜是指治疗疾病要根据季节、地区，以及人的体质、性别、年龄等不同情况，而制定适宜的治疗方法。主要包括因时制宜、因地制宜及因人制宜。

一、因时制宜

根据不同季节气候特点，来考虑治疗用药的原则，即为“因时制宜”。如春夏季节，气候温热，阳气升发，人体腠理疏松开泄，即使患外感风寒，也不宜过用辛温发散药物，以免开泄太过，耗伤气阴；而秋冬季节，气候寒凉，人体腠理致密，阳气内敛，此时若非大热之证，当慎用寒凉药物，以防伤阳。《素问·六元正纪大论》指出："用寒远寒，用凉远凉，用温远温，用热远热，食宜同法"，正是这个道理。此外，暑多挟湿，暑天应注意解暑化湿；秋天干燥，宜辛凉润燥，亦属因时制宜。

二、因地制宜

根据不同地区的地理特点，来考虑治疗用药的原则，即为"因地制宜"。不同地区，由于地势高低、气候条件及生活习惯各异，人的生理活动和病变特点也不尽相同。如西北方天气寒凉，其病多外寒而里热，应散其外寒，而凉其里热；东南方天气温热，因阳气外泄，易生内寒，所以应收敛其外泄的阳气，而温其内寒。又如外感风寒证，西北严寒地区，用辛温解表药量较重，常用麻桂；东南温热地区，用辛温解表药量较轻，多用荆防。这也是地理气候不同的缘故，所以治病须因地制宜。

三、因人制宜

根据患者年龄、性别、体质等不同特点，来考虑治疗用药的原则，即为"因人制宜"。

（一）年龄

如老年人，因生机减退，患病多虚证或虚实夹杂，治疗虚证宜补，但有实邪时攻邪则要慎重，用药量应比青壮年较轻。小儿生机旺盛，但气血未充、脏腑娇嫩，易寒易热，易虚易实，病情变化较快，故治小儿病忌投峻攻、少用补益，用药量宜轻。

（二）性别

男女性别不同，各有其生理特点，妇女有经、带、胎、产等情况，治疗用药应加以考虑。如在妊娠期，对峻下、破血、滑利、走窜伤胎或有毒药物，应当禁用或慎用；产后则应考虑气血亏虚和恶露情况等。

（三）体质

体质有强弱与寒热之偏。阳盛或阴虚之体，慎用温热之剂；阳虚或阴盛之体，慎用寒凉伤阳之药。《素问·五常政大论》指出："能毒者以厚药，不胜毒者以薄药"，说明了体质不同、治疗用药常不同。此外，有的患者素有某些慢性病或职业病，以及情志因素、生活习惯等，在诊治时也应注意。

（高璟瑜）

第三章 针刺技术与推拿技术

第一节 针刺技术

一、毫针

(一)目的

采用不同型号的金属毫针刺激人体的腧穴，以调和气血、疏通经络，从而达到扶正祛邪、防治疾病的目的。适用于各种急慢性疾病。

(二)用物准备

治疗盘，毫针盒(内备不同型号的毫针)或一次性毫针，0.5%碘伏，棉签，棉球，镊子，弯盘，必要时备毛毯和屏风等。

(三)操作方法

1.进针法

(1)指切进针法：又称爪切进针法。一般用左手拇指或示指指甲切按在穴位旁边，右手持针，用拇指、示指、中指夹持针柄近针根处紧靠左手指甲面将针刺入。此法适宜短针的进针。

(2)夹持进针法：又称骈指进针法。用左手拇指、示指捏消毒干棉球，夹住针身下端，将针尖固定在所刺入腧穴皮肤表面位置，右手捻动针柄，将针刺入腧穴。此法适用于肌肉丰满部位和长针的进针。

(3)舒张进针法：用左手拇指、示指将所刺腧穴部位的皮肤绷紧，右手持针，使针从左手拇指、示指的中间刺入。此法主要用于皮肤松弛或有皱褶部位的腧穴，如腹部的穴位。

(4)提捏进针法：用左手拇指、示指将所刺腧穴部位的皮肤捏起，右手持针，从捏起的皮肤顶端将针刺入。此法主要用于皮肉浅薄部位的腧穴进针，如印堂穴。

2.进针角度

(1)直刺：针身与皮肤表面呈 90°垂直刺入。此法适用于人体大部分腧穴。

(2)斜刺：针身与皮肤表面呈 45°左右刺入。此法适用于肌肉较浅薄处或内有重要脏器或不宜于直刺、深刺的腧穴。

(3)平刺：又称横刺，针身与皮肤表面呈 15°左右沿皮刺入。此法适用于皮薄肉少部位的腧穴，如头部。

3.进针深度

进针深度是指针身刺入皮肉的深度，一般根据患者体质、年龄、病情及针刺部位而定。①体质：身体瘦弱者，宜浅刺；肌肉丰满者，宜深刺。②年龄：小儿和年老体弱者，宜浅刺；中青年身强体壮者，宜深刺。③病情：阳证、新病宜浅刺；阴证、久病宜深刺。④部位：头面、胸背及皮薄肉少处的腧穴，宜浅刺；四肢、臀、腹及肌肉丰满处的腧穴，宜深刺。

4.行针基本手法

(1)提插法：当针刺入腧穴一定深度后，将针身提到浅层，再由浅层插到深层，以加大刺激量，使局部产生酸、麻、胀、重等感觉。

(2)捻转法：当针刺入腧穴一定深度后，将针身大幅度捻转，幅度越大，频率越快，刺激量也就越大。当针刺部位出现酸、麻、胀、重等感觉时，医师手下也会有沉、紧、涩的感觉，即为“得气”，说明针刺起到了作用。

5.补泻手法

(1)补法：进针慢而浅，出针后揉按针孔。多用于虚证。

(2)泻法：进针快而深，后不按针孔。多用于实证。提插轻，捻转幅度小，留针后不捻转，出针后多揉按提插重，捻转幅度大，留针时间长并反复捻转。

(3)平补平泻法：进针深浅适中，刺激强度适宜，提插和捻转的幅度中等，进针和出针用力均匀。适用于一般患者。

(四)操作程序

(1)备齐用物，携至床旁，做好解释，取得患者配合。

(2)协助患者松开衣着，按针刺部位，取合理体位。

(3)选好腧穴后，先用拇指按压穴位，并询问患者有无感觉。

(4)消毒进针部位后，按腧穴深浅和患者胖瘦，选取合适的毫针，同时检查针柄是否松动，针身和针尖是否弯曲或带钩。医师消毒手指。

(5)根据针刺部位，选择相应进针方法，正确进针。

(6)当刺入一定深度时，患者局部产生酸、麻、胀、重等感觉或向远处传导，即为“得气”。得气后调节针感，一般留针 10～20 分钟。

(7)在针刺和留针过程中，密切观察患者有无晕针、滞针等情况。若出现意外，应紧急处理。

(8)起针：一般用左手拇(示)指指端按压在针孔周围皮肤处，右手持针柄慢慢捻动将针尖退至皮下，迅速拔出，随即用无菌干棉球轻压针孔片刻，防止出血。最后检查针数，以防遗漏。

(9)操作完毕，协助患者穿好衣服，安置舒适卧位，整理床位。

(10)清理用物，归还原处。

(五)注意事项

(1)患者过于饥饿、疲劳、精神过度紧张时，不宜立即进行针刺。对身体瘦弱、气虚血亏的患者，进行针刺时手法不宜过强，并应尽量选用卧位。

(2)妊娠 3 个月以内者，不宜针刺小腹部的腧穴。妊娠 3 个月以上者，腹部、腰骶部腧穴也不宜针刺。至于三阴交、合谷、昆仑、至阴等一些通经活血的腧穴，在怀孕期亦禁刺。当妇女行经时，若非为了调经，亦不应针刺。

(3)小儿囟门未合时，头顶部的腧穴不宜针刺。

(4)常有自发性出血或损伤后出血不止的患者，不宜针刺。

(5)皮肤有感染、溃疡、瘢痕或肿瘤的部位，不宜针刺。

(6)对胸、胁、腰、背脏腑所居之处的腧穴，不宜直刺、深刺。肝大、脾大、肺气肿患者更应注意。如刺胸、背、腋、胁等部位的腧穴，若直刺过深，有伤及肺脏的可能，使空气进入胸腔，导致创伤性气胸。轻者出现胸痛、胸闷、心慌、呼吸不畅；甚则出现呼吸困难、唇甲发绀、出汗、血压下降等症。因此，医师在进行针刺过程中精神必须高度集中，令患者选择适当的体位，严格掌握进针的深度、角度，以防事故的发生。

(7)针刺眼区和项部的风府、哑门等穴，以及脊椎部的腧穴，要注意掌握一定的角度，不宜大幅提插、捻转和长时间留针，以免伤及重要组织器官，产生严重后果。

(8)对尿潴留的患者在针刺小腹部腧穴时，也应掌握适当的针刺方向和角度、深度等，以免误伤膀胱等器官，出现意外事故。

二、三棱针

(一)目的

三棱针古称锋针，三棱针刺法具有开窍泄热、活血祛瘀、疏经通络、治疗顽固性痹证的作用，既适用于实证和热证，也适用于寒实证。常用于某些急症和慢性病，如昏厥、高热、中暑、中风闭证、急性咽喉肿痛、目赤红肿、顽癣、疖痈初起、扭挫伤、疳疾、痔疮、久痹、头痛、丹毒、指(趾)麻木等。

(二)用物准备

治疗盘、三棱针、0.5%碘伏、棉签、弯盘等。

(三)操作方法

1.点刺

先在腧穴部位上下推按，使血聚集穴部，常规消毒皮肤、针尖后，右手持针对准穴位迅速刺入0.3 cm，立即出针，轻轻按压针孔周围，使出血数滴，然后用消毒干棉球按压针孔止血。

2.刺络

用三棱针缓慢地刺入已消毒的较细的浅静脉，使少量出血，然后消毒干棉球按压止血。

3.散刺

散刺又叫豹纹刺，按不同疾病有两种不同刺法。

(1)顽癣、疖肿初起(未化脓)，严密消毒后可在四周刺出血。

(2)扭伤、挫伤后局部瘀肿，在瘀肿局部消毒后如豹纹般散刺出血。左手按压施术部位的两侧，或夹起皮肤，使皮肤固定，右手持针，将经过严密消毒的腧穴或反应点的表皮挑破，使出血或流出黏液，也可再刺入0.5 cm左右深，将针身倾斜并使针尖轻轻提高，挑断皮下部分纤维组织，然后局部消毒，覆盖敷料。

(四)操作程序

(1)备齐用物，携至床旁，做好解释，取得患者配合。

(2)患者取合理体位，协助松开衣着，暴露施针部位，进行皮肤消毒。

(3)右手拇指、示指持住针柄，中指扶住针尖部，露出针尖1～2分，以控制针刺深浅度，针刺时左手捏住指(趾)部，或夹持、舒张皮肤，右手持三棱针针刺，根据病情，选择相应刺法。

(4)在施针过程中，应观察患者面色、神情，询问有无不适反应，预防晕针。

(5)操作完毕后，协助患者穿好衣服，安置舒适体位，整理床位。

(6)清理用物,归还原处。

(五)注意事项

(1)三棱针刺激颇强,治疗时须让患者体位舒适,并嘱患者与医师配合,还须注意预防晕针。

(2)由于三棱针针刺后针孔较大,必须严密消毒,防止感染。

(3)点刺、散刺必须做到浅而快,切勿刺伤动脉,出血不宜过多,一般以数滴为宜。

(4)身体虚弱,气血两亏,常有自发性出血或损伤后出血不易止住的患者,不宜使用。

(5)每日或隔日针治1次,3～5次为1个疗程。急症也可每日治2次。若治疗需出血较多,每周治疗1～2次为宜。

三、电针

(一)目的

电针是在针刺腧穴"得气"后,在针上通以接近人体生物电的微量电流,以防治疾病的一种疗法。适用于治疗各种痛证、痹证、痿证、中风后遗症、外伤性瘫痪、脏器功能失调,以及针刺麻醉等。

(二)用物准备

治疗盘、电针仪、无菌毫针、无菌干棉球、棉签、0.5%碘伏、弯盘、浴巾、屏风等。

(三)操作程序

(1)备齐用物,携至床旁,做好解释,取得患者配合。

(2)根据所选穴位取合适体位,嘱患者排尽小便。

(3)选好腧穴后,先用拇指按压穴位,问患者是否有酸、痛感觉,以校准穴位。

(4)局部皮肤用0.5%碘伏消毒。

(5)按毫针刺法进针。

(6)患者有酸、麻、胀、重等感觉后,调节电针仪的输出电位器至"零",再将电针仪的2根输出导线分别连接在同侧肢体的两根毫针针柄上。

(7)开启电针仪的电源开关,选择适当波型(密波脉冲频率常为50～100次/秒,能降低神经应激功能;疏波脉冲频率常为2～5次/秒,刺激作用较强,能引起肌肉收缩,提高肌肉、韧带张力;其他还有疏密波、断续波、锯齿波等)。慢慢旋转电位器,由小至大逐渐调节输出电流到所需量值(患者有麻刺感,局部肌肉有抽动,即是所需的强度)。

(8)通电过程中应观察患者的忍受程度,以及导线是否脱落,有无晕针、弯针、折针等情况。

(9)通电时间视病情及患者体质而定,一般为5～20分钟。

(10)电针完毕,将电位器拨回至"零"位,关闭电源,拆除输出导线,将针慢慢提至皮下,迅速拔出,用无菌干棉球按压针孔片刻。

(11)操作完毕,协助患者穿好衣服,安置适当体位,整理床位。

(12)清理用物,归还原处。

(四)注意事项

(1)电针仪在使用前须检查性能是否良好。若电流输出时断时续,须注意导线接触是否良好,应检修后再用。干电池使用过一段时间,若电流输出微弱,就要换新电池。

(2)电针仪最大输出电压在40 V以上者,最大输出电流应控制在1 mA以内,避免发生触电事故。直流电或脉冲直流电有电解作用,容易引起断针和灼伤组织,不能作电针仪的输出电流。

(3)调节电流量时,应逐渐从小到大,切勿突然增强,防止引起肌肉强烈收缩、患者不能忍受,或造成弯针、断针、晕针等意外。

(4)有心脏病者,避免电流回路通过心脏。近延髓和脊髓部位使用电针时,电流输出量宜小,切勿通电过大,以免发生意外。孕妇慎用。

(5)经温灸过的毫针,针柄因烧黑氧化而不导电;有的毫针柄是用铝丝绕制而成,并经氧化处理镀成金黄色,氧化铝绝缘不导电。以上2种毫针应将电针仪输出线夹持在针体上。

(秦照梅)

第二节　推拿技术

一、目的

推拿疗法又称按摩疗法。由医师运用各种手法于患者体表一定部位或穴位上,以达到治疗疾病的一种疗法。推拿疗法具有扶正祛邪、散寒止痛、健脾和胃、导滞消积、疏通经络、滑利关节、强筋壮骨等作用,更具有保健强身、预防疾病、延年益寿的效果。适用于发热畏寒、头痛身痛、咳喘并作、脘痛纳呆、腹胀泄泻、痹证、痿证、中风后遗症、月经失调、跌打损伤、腰伤腿痛、关节不利、痈肿疮疖,以及骨折后遗症等。

二、适应证与禁忌证

(一)适应证

推拿的适应证非常广泛,几乎覆盖各个临床科室的疾病,但主要的治疗病种集中在骨伤科、内科、妇产科、儿科、五官科等,同时也广泛应用于美容、减肥及医学保健。

(1)内科的主要病症:胃脘痛、便秘、泄泻、胃下垂、胆囊炎、感冒、咳嗽、哮喘、高血压、冠心病、眩晕、失眠、消渴、中风后遗症、面瘫、阳痿等。

(2)骨伤科的主要病症:颈椎病、落枕、颈椎间盘突出症、前斜角肌综合征、肩关节周围炎、肩关节撞击综合征、冈上肌肌腱炎、肩峰下滑囊炎、肱二头肌长头肌腱滑脱、肱二头肌长头肌腱炎、肱骨外上髁炎、肱骨内上髁炎、腕管综合征、腱鞘囊肿、脊椎后关节紊乱、急性腰肌扭伤、慢性腰肌劳损、腰椎间盘突出症、第三腰椎横突综合征、骶髂关节扭伤、梨状肌综合征、髋关节扭伤、髋关节滑囊炎、退行性髋关节炎、退行性膝关节炎、膝关节创伤性滑膜炎、膝关节侧副韧带损伤、膝关节半月板损伤、髌下脂肪垫劳损、踝关节扭伤、踝管综合征、跟腱周围炎、跟痛症等。

(3)妇产科的主要病症:产后少乳、乳痈、产后身痛、月经失调、原发性痛经、闭经、慢性盆腔炎、围绝经期综合征、产后耻骨联合分离症、子宫脱垂等。

(4)儿科的主要病症:肌性斜颈、脑性瘫痪、小儿脊柱侧弯、厌食、疳积、腹泻、便秘、遗尿、脱肛、惊风、夜啼、感冒、发热、咳嗽、呕吐、小儿麻痹后遗症、桡骨小头半脱位等。

(5)五官科的主要病症:近视、耳鸣、耳聋、鼻炎、慢性咽炎,以及急、慢性扁桃体炎等。

(二)禁忌证

(1)各种传染性疾病。

(2)结核性和感染性疾病。

(3)所操作的部位皮肤有烧伤、烫伤或有皮肤破损的皮肤病。

(4)各种恶性肿瘤,特别是与施术面重合或交叉部位的肿瘤。

(5)胃、十二指肠等急性穿孔。

(6)骨折和较严重的骨质疏松症患者。

(7)月经期、怀孕期的腹部和腰骶部操作。

(8)有严重心、脑、肺部疾病患者,有出血倾向的血液病患者。

(9)患有某种精神类疾病,不能与医师合作的患者。

(10)大醉或过饱、过饥、过度劳累的患者。

此外,诊断尚不明确者、急性软组织损伤且局部肿胀严重者(如急性脊柱损伤伴有脊髓炎症状、急性踝关节扭伤等),以及骨关节结核、骨髓炎、老年性骨质疏松症等骨病患者亦不适合运用推拿手法,临床应多加鉴别以明确诊断。

三、用物准备

准备治疗巾或大浴巾。

四、操作程序

(1)备齐物品,作好解释,取得患者配合。

(2)取适宜体位,协助松开衣着,暴露治疗部位,注意保暖。

(3)在治疗部位上铺治疗巾,腰、腹部进行按摩时,先嘱患者排尿。

(4)按确定的手法进行操作,操作时用力、频率、摆动幅度均匀,动作灵活。

(5)操作过程中随时观察患者对手法治疗的反应,若有不适,应及时调整手法或停止操作,以防发生意外。

(6)操作手法轻重快慢适宜,用力需均匀,禁用暴力。每次推拿时间一般为15～30分钟。

(7)操作完毕后,清理用物,归还原处。

五、常用操作方法

(一)推法

用指、掌或肘部着力于一定部位上,进行单方向的直接摩擦。用指称指推法;用掌称掌推法;用肘称肘推法。操作时指、掌、肘要紧贴体表,用力要稳,速度缓慢而均匀,以能使肌肤深层透热而不擦伤皮肤为度。此法可在人体各部位使用,能提高肌肉的兴奋性,促使血液循环,并有舒筋活络作用。

(二)一指禅推法

用拇指指腹或指端着力于推拿部位,腕部放松,沉肩、垂肘、悬腕,以肘部为支点,前臂做主动摆动,带动腕部摆动和拇指关节做屈伸活动。手法频率为每分钟120～160次,压力、频率、摆动幅度要均匀,动作要灵活,操作时要求达到患者有透热感。常用于头面、胸腹及四肢等处。具有舒筋活络、调和营卫、健脾和胃、祛瘀消积的功能。

(三)揉法

用手掌大鱼际、掌根或拇指指腹着力,腕关节或掌指做轻柔缓和的摆动。操作时用力要轻柔，动作要协调而有节律，一般频率为每分钟120～160次。适用于全身各部位。具有宽胸理气、消积导滞、活血化瘀、消肿止痛等作用。

(四)摩法

用手掌掌面或手指指腹附着于一定部位或穴位，以腕关节连同前臂进行节律性环旋运动。此法操作时肘关节自然弯曲，腕部放松，指掌自然伸直，动作要缓和而协调，频率为每分钟120次左右。此法刺激轻柔，常用于胸腹、胁肋部位。具有理气和中、消食导滞、调节肠胃蠕动等作用。

(五)抹法

抹法是指以指腹、手掌掌面、大鱼际等作用于受术部位做弧形运动以产生摩擦刺激的一种手法。抹法是一种较随意的手法。抹法是一种轻柔手法，适用于头面部和胸胁部。具有醒神开窍、安神明目、通络止痛等作用。

(六)搓法

搓法是指医师用双手手掌等夹住患者肢体由近心端至远心端进行快速搓动的一种手法。两手做反方向运动，用力要均匀适中；搓动频率要快，手法在肢体上移动要慢。患者肢体宜放松，自然下垂。多用于四肢部、腰背部，特别是上肢部。搓法由擦、揉、摩等多种动作形态组成，具有滑利关节、疏通经络等作用。

(七)按法

按法是指用拇指指腹、全掌、肘或肢体其他部位直接施加垂直方向压力于一定部位或穴位上，且力量保持一定时间的一种手法。不宜迅猛加力，以免造成机体组织损伤或影响力量深透。在整个过程中始终保持垂直加力，不可改变用力方向。操作结束时，应逐渐减少压力，手不可突然离开操作面。拇指按法可用于全身穴位，掌按、肘按常用于肌肉丰厚部位的腰背部、下肢后部等。具有理筋整复、舒筋活络、散瘀止痛等作用。

(八)抖法

用双手或单手握住患者肢体远端，做小幅度的上下连续颤动，称为抖法。用双手握住患者上肢的腕部或下肢的足踝部，慢慢将被抖动的肢体向前外方抬高一定的角度(上肢坐位情况下向前外抬高约60°，下肢在仰卧情况下抬离创面30°)，然后两前臂同时施力，做连续的小幅度的上下抖动，使抖动时所产生的抖动波似波浪般的传递到肩部及腰部。注意抖动幅度要小，频率要快。主要适用于颈椎病、肩关节周围炎、髋部伤筋及疲劳性四肢酸痛等病证。

(九)捏法

用拇指和其他手指在施术部位做对称性的挤压，称为捏法。可单手操作，亦可双手操作。因拇指与其他手指配合的多寡而有三指捏法、五指捏法等名称。用拇指和示指、中指指面，或用拇指和其余四指指面夹住肢体或肌肤，相对用力挤压，随即放松，再用力挤压、放松，重复以上挤压、放松动作，并循序移动。拇指与其余手指要以指面着力，施力时双方力量要对称，动作要连贯而有节奏，用力要均匀柔和。主要适用于疲劳性四肢酸痛、颈椎病等病证。

六、注意事项

(1)推拿前医师要审证求因，明确诊断，全面了解患者的病情，排除推拿禁忌证。

(2)推拿前患者应穿着舒适的衣服，需要时可裸露部分皮肤，以利推拿。

(3)推拿前医师一定要修剪指甲，不戴戒指、手链、手表等硬物，以免划破患者皮肤，并注意推拿前后个人卫生的清洁。

(4)推拿时医师要随时调整姿势,使自己处在一个合适、松弛的体位上,从而有利于发力和持久操作。同时也要尽量让患者处于一个舒适、放松的体位上,这样有利于推拿治疗的顺利进行。

(5)推拿时医师要保持身心安静、注意力集中,从而在轻松的状态下进行推拿,也可以放一些轻松的音乐。

(6)推拿时医师力度不要太大,并注意观察患者的全身反应,一旦患者出现头晕、心慌、胸闷、四肢冷汗、脉细数等现象,医师应立即停止推拿,采取休息、饮水等缓解措施。

(7)急性软组织损伤局部疼痛肿胀较甚、瘀血甚者,宜选择远端穴位进行操作,病情缓解后再进行局部操作。

(8)患者过于饥饿、饱胀、疲劳、精神紧张时,不宜立即进行推拿。

(9)推拿时要保持一定的室温和清洁肃静的环境,既不可过冷,也不可过热,以防患者感冒和影响推拿的效果。

(10)推拿后,若患者感觉疲倦可以休息片刻,再做其他活动。

(蒋增虎)

疾　病　篇

第四章　呼吸内科常见病的诊治

第一节　咳　　嗽

咳嗽是由六淫之邪侵袭肺系，或脏腑功能失调，内伤及肺，肺气不清，失于宣肃所成，临床以咳嗽、咳痰为主症的疾病。咳指有声无痰，嗽指有痰无声，咳嗽则是有声有痰之症也。

《素问·宣明五气论》："五气所病……肺为咳。"《素问·咳论》："五脏六腑皆令人咳，非独肺也。"《河间六书·咳嗽论》："咳谓无痰而有声，肺气伤而不清也，嗽为无声有痰，脾湿动而为痰也，咳嗽谓有声有痰……"《景岳全书》："咳嗽之要，止惟二证，何有二证？一天外感，一天内伤，而尽之矣。"

本病证相当于现代医学上的呼吸道感染，肺炎，急、慢性支气管炎，支气管扩张，肺结核，肺气肿等肺部疾病。

一、病因病机

（一）外感咳嗽

六淫外邪，侵袭肺系，多因肺的卫外功能减弱或失调，以致在天气寒暖失常、气温突变的情况下，邪从口鼻或皮毛而入，均可使肺气不宣，肃降失司而引起咳嗽。由于四时主气的不同，因而感受外邪亦有区别。风为六淫之首，其他外邪多随风邪侵袭人体，所以，外感咳嗽有风寒、风热和燥热之分。

（二）内伤咳嗽

内伤致咳的原因甚多，有因肺的自身病变；有因其他脏腑功能失调，内邪干肺所致。他脏及肺的咳嗽，可因嗜好烟酒，过食辛辣，熏灼肺胃；或过食肥甘，脾失健运，痰浊内生，上干于肺致咳；或由情志刺激，肝失条达，气郁化火，火气循经上逆犯肺，引起咳嗽。因肺脏自病者，常因肺系多种疾病迁延不愈，肺脏虚弱，阴伤气耗，肺的主气及宣降功能失常，而致气逆为咳。

外感咳嗽与内伤咳嗽可相互影响。外感咳嗽如迁延失治，邪伤肺气，更易反复感邪，咳嗽屡发，肺气日损，渐转为内伤咳嗽；而内伤咳嗽患者，由于脏腑虚损，肺脏已病，表卫不固，因而易受外邪而使咳嗽加重。

二、诊断与鉴别诊断

(一)诊断

1.病史

患者有肺系病史或有其他脏腑功能失调伤及肺脏病史。

2.临床表现

临床表现以咳嗽为主。

(二)鉴别诊断

1.哮病、喘证

哮病、喘证、咳嗽均有咳嗽的表现。哮病以喉中哮鸣有声,呼吸困难气促,甚则喘息不能平卧为主症,发作与缓解均迅速。喘证以呼吸困难,甚则张口抬肩,不能平卧为主要临床表现。咳嗽则以咳嗽、咳痰为主症。

2.肺胀

肺胀除咳嗽外,还伴有胸部膨满,咳喘上气,烦躁心慌,甚则面目紫暗,肢体水肿,病程反复难愈。

3.肺痨

肺痨以咳嗽、咯血、潮热、盗汗、消瘦为主症的肺脏结核病,具有传染性。X线检查可见斑片状或空洞、实变等表现。

4.肺癌

肺癌以咳嗽、咯血、胸痛、发热、气急为主要表现的恶性疾病,X线检查可见包块,细胞学检查可见癌细胞。

三、辨证与治疗要点

(一)辨证要点

首先辨外感与内伤。外感咳嗽多为新病,发病急,病程短,常伴肺卫表证,属于邪实,治疗当以宣通肺气,疏散外邪为主,根据脉象、舌苔、痰色、痰质及咳痰难易等情况,辨明风寒、风热、燥热之不同,治以发散风寒,疏散风热,清热润燥等法。内伤咳嗽多为久病,常反复发作,病程长,可伴其他脏腑病证,多属邪实正虚,治疗当以调理脏腑,扶正祛邪,分清虚实主次处理。

(二)治疗要点

外感咳嗽治宜疏散外邪,宣通肺气为主。内伤咳嗽治宜调理脏腑为主,健脾、清肝、养肺补肾,对虚实夹杂者应标本兼治。

四、辨证论治

(一)风寒袭肺

1.临床表现

咽痒咳嗽声重,咳痰稀薄色白;鼻塞流涕、头痛,肢体酸痛,恶寒发热,无汗;舌苔薄白,脉浮或浮紧。

2.治疗原则

疏风散寒,宣肺止咳。

3.代表处方

杏苏散:茯苓 20 g,杏仁、紫苏叶、法半夏、枳壳、桔梗、前胡、生甘草各 10 g,陈皮 5 g,大枣 5 枚,生姜 3 片。

4.加减应用

(1)咳嗽甚者加矮地茶、金沸草各 10 g,祛痰止咳。

(2)咽痒者加葶苈子、蝉蜕各 10 g。

(3)鼻塞声重者加辛夷花、苍耳子各 10 g。

(4)风寒咳嗽兼咽痛,口渴,痰黄稠(寒包火),加天花粉 20 g,黄芩、桑白皮、牛蒡子各 10 g。

(二)风热咳嗽

1.临床表现

咳嗽频剧,咳声粗亢;痰黄稠,咳嗽汗出,咳痰不爽;发热恶风,喉干口渴,舌苔薄黄,脉浮数。

2.治疗原则

疏风清热,宣肺止咳。

3.代表处方

桑菊饮:芦根 20 g,桑叶、菊花、薄荷、杏仁、桔梗、连翘、生甘草各 10 g。

4.加减应用

(1)肺热内盛者加黄芩、知母各 10 g,以清泻肺热。

(2)咽痛者配射干、赤芍各 10 g。

(3)口干咽燥,舌质红,加南沙参、天花粉各 20 g。

(三)风燥伤肺

1.临床表现

新起咳嗽,咳声嘶哑,咽喉干痛;干咳无痰或痰少而粘连成丝状,不易咳出或痰中带血丝;或初起伴鼻塞、头痛、微寒、身热等表证,舌质红干而少苔、苔薄白或薄黄,脉浮数或细数。

2.治疗原则

疏风清肺,润燥止咳。

3.代表处方

桑杏汤:沙参、梨皮各 20 g,浙贝母 15 g,桑叶、豆豉、杏仁、栀子各 10 g。

4.加减应用

(1)津伤甚者加麦冬、玉竹各 20 g。

(2)热重者加石膏 20 g(先煎),知母 10 g。

(3)痰中带血丝加白茅根 20 g,生地黄 10 g。

(4)另有凉燥证乃由燥证加风寒证而成,可用杏苏散加紫菀、冬花、百部各 10 g 治之,以达温而不燥,润而不凉。

(四)痰湿蕴肺

1.临床表现

咳嗽反复发作,咳声重浊,胸闷气憋,痰色白或带灰色;伴体倦、脘痞、食少,腹胀便溏;苔白腻,脉濡滑。

2.治疗原则

燥湿化痰、理气止咳。

3.代表处方

二陈汤合三子养亲汤。①二陈汤：茯苓 20 g，法半夏、陈皮、生甘草各 10 g。②三子养亲汤：苏子15 g，白芥子 10 g，莱菔子 20 g。

4.加减应用

(1)寒痰较重者，痰黏白如泡沫者，加干姜、细辛各 10 g，温肺化痰。

(2)脾虚甚者加党参 20 g，白术 10 g，健脾益气。

(五)痰热郁肺

1.临床表现

咳嗽、气息粗促或喉中有痰声，痰稠黄、咳吐不爽或有腥味或吐血痰；胸胁胀满，咳时引痛，面赤身热，口干引饮，舌红，苔薄黄腻，脉滑数。

2.治疗原则

清热肃肺，化痰止咳。

3.代表处方

清金化痰汤：茯苓 20 g，浙贝母 15 g，黄芩、栀子、知母、麦冬、桑白皮、瓜蒌、桔梗、生甘草各 10 g，橘红 6 g。

4.加减应用

(1)痰黄而浓有热腥味者，加鱼腥草、冬瓜子各 20 g。

(2)胸满咳逆、痰多、便秘者，加葶苈子、生大黄各 10 g(先煎)。

(六)肝火犯肺

1.临床表现

气逆咳嗽，干咳无痰或少痰；咳时引胁作痛，面红喉干；舌边红，苔薄黄，脉眩数。

2.治疗原则

清肝泻火，润肺止咳化痰。

3.代表处方

黛蛤散加黄芩泻白散。①黛蛤散：海蛤壳 20 g，青黛 10 g(包煎)。②黄芩泻白散：黄芩、桑白皮、地骨皮、粳米、生甘草各 10 g。

4.加减应用

(1)火旺者加冬瓜子 20 g，栀子、牡丹皮各 10 g，以清热豁痰。

(2)胸闷气逆者加葶苈子 10 g，瓜蒌皮 20 g，以理气降逆。

(3)胸胁痛者加郁金、丝瓜络各 10 g，以理气和络。

(4)痰黏难咳加浮海石、浙贝母、冬瓜仁各 20 g，以清热豁痰。

(5)火郁伤阴者加北沙参、百合各 20 g，麦冬 15 g，五味子 10 g，以养阴生津敛肺。

(七)肺阴虚损

1.临床表现

干咳少痰或痰中带血或咯血；潮热，午后颧红，盗汗，口干；舌质红、少苔，脉细数。

2.治疗原则

滋阴润肺，化痰止咳。

3.代表处方

沙参麦冬汤：沙参、玉竹、天花粉、扁豆各 20 g，桑叶、麦冬、生甘草各 10 g。

4.加减应用

(1)咯血者加白及 20 g,三七 15 g,侧柏叶、仙鹤草、阿胶(烊服)、藕节各 10 g,以止血。

(2)午后潮热,颧红者加银柴胡、地骨皮、黄芩各 10 g。

(3)肾不纳气,久咳不愈,咳而兼喘者可用参蚧散加熟地黄、五味子各 10 g。

五、其他治法

(一)中成药疗法

(1)麻黄止嗽丸、小青龙糖浆适用于风寒袭肺咳嗽。

(2)桑菊感冒片、蛇胆川贝液适用于风热咳嗽。

(3)秋燥感冒冲剂、二母宁嗽丸适用于风燥咳嗽。

(4)半贝丸、陈夏六君丸适用于痰湿蕴肺咳嗽。

(5)琼玉膏、玄参甘桔冲剂适用于肺阴虚损咳嗽。

(6)千金化痰丸、三蛇胆川贝末适用于肝火犯肺咳嗽。

(7)双黄连口服液、清金止嗽丸适用于痰热郁肺咳嗽。

(二)针灸疗法

(1)选肺俞、脾俞、合谷、丰隆等穴,以平补平泻手法,每日 1 次,适用于脾虚痰湿咳嗽。

(2)选肺俞、足三里、三阴交等穴,针用补法,每日 1 次,适用于肺阴虚损咳嗽。

(3)选肺俞、列缺、合谷等穴,毫针浅刺用泻法,每日 1 次,适用于外感咳嗽。

(4)选肺俞、尺泽、太冲、阳陵泉等穴,以平补平泻手法,每日 1 次,适用于肝火犯肺咳嗽。

(三)饮食疗法

(1)薏苡仁、山药各 60 g,百合、柿饼各 30 g,同煮米粥,每早晚温热服食,适用于脾虚痰湿咳嗽。

(2)大雪梨 1 个,蜂蜜适量,去梨核入蜂蜜,放炖盅内蒸熟,每晚睡前服 1 个,适用于肺阴虚损咳嗽。

(3)新鲜芦根(去节)100 g,粳米 50 g 同煮粥,每日 2 次温服,适用于肺热咳嗽。

(4)百合 30 g,糯米 50 g,冰糖适量,煮粥早晚温服,适用于肺燥咳嗽。

六、预防

(1)平素应注意气候变化,防寒保暖,预防感冒。

(2)易感冒者可服玉屏风散。

(3)加强锻炼,增强抗病能力。

(4)咳嗽患者饮食不宜过于肥甘厚味、辛辣刺激。

(5)内伤久咳者,应戒烟。

(张佳璐)

第二节　哮　　病

哮病是一种发作性的痰鸣气喘疾病,临床以发时喉中有哮鸣声,呼吸气促困难,甚则喘息不能平卧为特征。辨证分型主要有发作期与缓解期两大类。发作期分为络伤冷哮证、络伤热哮证、络伤风痰哮证、络伤寒包热哮证、络伤虚哮证；缓解期分为肺络绌急证、肺脾络虚证、肺肾络虚证、瘀阻肺络证。治疗以“发时治标，平时治本”“络以通为用”为基本原则，但应根据正邪虚实、病程新久以及全身症状随证变法，尤应重视宣肺通络。哮病属反复发作性肺络疾病，缠绵难愈，预后不良。

一、病因病机

（一）病因

1.外邪袭络

外感风寒或风热之邪，未能及时表散，蕴于肺络，肺络失调，壅阻肺络之气，气不布津，聚液生痰，痰浊内生而致哮喘。

（1）风：风为阳邪，易袭人体阳位，肺之阳络居外，上为华盖，正为阳位，故风邪容易侵袭肺之阳络，正如《素问・太阴阳明论》曰：“伤于风者，上先受之。”风性主动，侵袭肺之气络，导致肺络失调，气络绌急、挛缩，肺失宣降，气不化津，聚液生痰，发为哮喘。

（2）寒：寒为阴邪，其性凝滞、收引，故寒邪侵袭肺脏，常可导致肺之气络拘紧挛缩、舒缩失调，肺气升降失常，津液输布失常，津液凝聚，痰浊内生而致哮。

（3）热（火）：火热之性炎上，易伤及人体津液，炼液成痰。若侵袭肺络，未能及时表散，蕴于肺络，可壅阻肺气，气不布津，聚液生痰，痰浊内生而致哮喘。

2.情志伤络

情志不遂，忧思气结，肺络郁滞，肺络之气痹阻，气机不利，或郁怒伤肝，肝气上逆犯肺，络脉闭塞，肺失宣降，津液代谢障碍，痰浊内生而致哮喘。

3.饮食碍络

饮食不节，暴饮暴食，气机阻滞，肺络壅塞，或偏嗜肥甘厚味、辛辣炙煿，蕴热生痰，阻于肺络，或过食生冷，寒饮内停，聚于肺络，或进食海膻发物，污秽毒邪经脾转输至肺，肺络不利，以致肺络失调，痰浊内生，壅塞气道，而致哮喘诱发。

4.体虚络伤

素质不强，肾虚精气不足则沿络脉子盗母气，而致肺络失调，络气虚滞。病后体虚，或反复感冒、咳嗽日久等，皆可导致肺气耗伤，气络空虚。肺络之气不足，阳虚阴盛，气不化津，痰饮内生，或阴虚阳盛，热蒸液聚，痰热胶固，痰阻肺络，络息成积，均可导致哮喘的反复发作，迁延难愈。

5.痰饮伏络

伏痰藏于肺络，每因气候变化、饮食失宜、情志刺激、劳累过度而诱发，以致脏腑阴阳失调，素体偏盛偏虚，痰饮深伏肺络，络脉损伤，肺络瘀塞，对津液的运化失常，肺不能布散津液，脾不能输化水精，肾不能蒸化水液，而致凝聚成痰。痰湿阻塞肺之气络，气络郁滞，影响肺之宣发肃降，导致哮喘的发生。

（二）病机

1.基本病机

（1）络痰遇感：哮喘的病理因素以痰为主。痰的产生主要由于人体津液不归正化，凝聚而成，若伏藏肺络，经久不愈，久之必入络脉，痰饮深伏肺络，络脉损伤，肺络瘀塞，络息成积，成为哮喘发病的潜在“夙根”。由各种诱因，如气候变化、饮食失宜、情志刺激、劳累过度，这些诱因往往错杂相关，其中尤以气候变化为主。哮喘“夙根”的实质，主要在于脏腑阴阳失调，素体偏盛偏虚，肺络郁滞，痰瘀阻络，络脉受损，对津液的运化失常，肺不能布散津液，脾不能输化水精，肾不能蒸化水液，而致凝聚成痰，若痰伏肺络则成为哮喘发病的潜在病理因素。

发作时的基本病理变化主要为“伏痰”遇感引触，痰随气升，气因痰阻，相互搏结，壅塞气道，肺络气管狭窄，通畅不利，络气郁滞，肺络之气宣降失常，引动停积之痰，痰络互结，壅于气道，而致痰鸣如吼，气息喘促。正如《类证治裁》所说：“症由痰热内郁，风寒外束，初失表散，邪留肺络。宿根积久，随感辄发……胶痰与阳气并于膈中，不得泄越，热壅气逆，声粗为哮。”

(2)络气闭逆：郁怒伤肝，肝气上逆犯肺或肺朝百脉、主治节功能失调，逆犯脾肾两脏，以致肺络郁滞，肺络之气闭阻，气机不利，络脉闭塞，肺失宣降，津液代谢障碍，痰浊内生而致哮喘。

(3)肺络失调：是指肺之气络由于受到多种外感和内伤病因的影响而出现肺络绌急、舒缩失度的表现。外感风寒之邪，邪气束肺，肺失宣降，肺络绌急不通，气不化津，聚液生痰而致哮喘；风热或风燥之邪侵袭肺络，耗气伤津，肺络失润，舒缩失常，肺气不利，津液不得输布，聚生痰浊，引发哮喘；风湿之邪侵袭肺脏，常因其重浊、黏滞之性，阻滞于肺络，引起肺络挛缩不舒，气机停滞，津聚成痰，肺气宣降失常，引发哮喘；若内有“伏痰”停积于肺络，则可引起肺络绌急不舒，肺气不利，气与痰搏，痰鸣如吼，导致肺络舒缩失调、绌急挛缩，诱发哮喘。若哮喘失治、误治，反复发作，耗伤肺气，以致气络空虚，气失所主，气不布津，反聚而生痰，常致哮喘迁延难愈、发作加重；饮食不节，耗伤脾气，久则土不生金，肺气不足，络脉空虚失养，舒缩无度，肺络绌急，通调失司，痰浊内伏，发为哮喘；久病房劳，肾气亏虚，金水不相生，以致肺络失养、绌急收缩，易致外邪侵袭，哮喘反复发作。总之，肺络失调包括虚实两方面，总体病机均由肺络绌急、舒缩失调，以致肺络失调，津液失布，痰气搏结，发为哮喘。

(4)肺肾络虚：哮喘长期反复发作，寒痰伤及脾肾阳络，痰热耗灼肺肾阴络，则可从实转虚，表现为肺、脾、肾等脏气虚弱之候。肺虚不能主气，肺络之气不足，络气虚滞，气不化津，则痰浊内蕴，肃降无权，并因卫外不固，而更易外邪袭络而诱发。肾虚精气亏乏，摄纳失常，阳络、气络失于温煦，肾络空虚，则阳虚水泛为痰，或阴虚虚火灼津成痰，阴络、血络失于濡养，津液耗伤，肾络受损，上干于肺，加重肺络之气升降失常。

(5)心肾络衰：哮喘大发作肺肾络虚，严重者肺不能治节心血运行，肾虚命门之火不能上济于心，心之阳络亦受累。痰浊壅盛，上蒙清窍，痰饮阻络，络气亏虚，肺肾之络两亏，气阴耗伤，心肾阳络两衰，而致喘脱危候。

2.病机演变

哮喘大发作，持续不解，邪实与正虚错综并见，病久入络，肺肾络虚，痰浊壅盛，痰湿阻络，肺络失调。严重者肺不能治节心血运行，肾虚命门之火不能上济于心，心之阳络亦受累，而致络脉壅塞细急，络息成积，甚至发生喘急鼻翕，胸高气促，张口抬肩，汗出肢冷，面色青紫，肢体水肿，烦躁昏昧等络伤喘脱危候。若长期不愈，反复发作，病由肺脏影响及脾、肾、心，络虚不荣，络脉损伤，可致肺气胀满不能敛降之肺胀重证。

久病入络，久病多瘀，久病多痰，肺络失调，络气郁滞，气不化津，痰湿内生，酿生毒邪，进而浸渍肺络，严重影响肺之生理特性及功能，致使病情愈加复杂。

二、诊查要点

(1)多与先天禀赋有关，家族中可有哮病史。常由气候突变，饮食不当，情志失调，劳累等诱发。

(2)呈反复发作性。发时常多突然,可见鼻痒、喷嚏、咳嗽、胸闷等先兆。喉中有明显哮鸣声,呼吸困难,不能平卧,甚至面色苍白,唇甲青紫,约数分钟、数小时后缓解。

(3)平时可一如常人,或稍感疲劳、食欲缺乏。但病程日久,反复发作,导致正气亏虚,可常有轻度哮鸣,甚至在大发作时持续难平,出现喘脱。

三、鉴别诊断

(一)哮病与喘证

哮病和喘证都有呼吸急促、困难的表现。哮必兼喘,但喘未必兼哮。哮指声响言,喉中哮鸣有声,是一种反复发作的独立性疾病;喘指气息言,为呼吸气促困难,是多种肺系急慢性疾病的一个症状。《临证指南医案·哮》认为喘证之因,若由外邪壅遏而致者,"邪散则喘亦止,后不复发……若因根本有亏,肾虚气逆,浊阴上冲而喘者,此不过一二日之间,势必危笃……若夫哮证……邪伏于里,留于肺俞,故频发频止,淹缠岁月"。分别从症状特点及有无复发说明两者的不同。

(二)哮病与支饮

支饮亦可表现痰鸣气喘的症状,大多由于慢性咳嗽经久不愈,逐渐加重而成咳喘,病情时轻时重,发作与间歇的界限不清,以咳嗽和气喘为主,与哮病之间歇发作,突然起病,迅速缓解,喉中哮鸣有声,轻度咳嗽或不咳有明显的差别。

四、辨证论治

(一)辨证思路

首先应辨清正邪虚实。发时以邪实为主,注意是否兼有表证。而未发时以正虚为主,应辨阴阳之络偏虚,肺脾肾三脏络脉之所属。若久发正虚,虚实错杂,当按病程新久及全身症状辨别其主次。其次应注意外感与内伤之不同。外感多为风寒、风热、风湿之邪侵袭肺络所致;内伤则多为"伏痰"壅滞于肺络,以致肺络绌急。

(二)治疗原则

当宗朱丹溪"未发以扶正气为主,既发以攻邪气为急"之说,以"发时治标,平时治本"为基本原则,同时根据络病理论"络病必通,寓通于补"治疗原则,虚实不同确定通补络脉治疗大法。发时攻邪治标,祛痰通络,寒痰宜温化宣肺通络,热痰当清畅肺络化痰,属风痰者又当祛风涤痰通络,寒热错杂者当清温并施,表证明显者兼以解表开络。平时应扶正治本,肺络绌急者宜解绌理络,肺脾络虚者当健脾益气和络,肺肾络虚者应补益肺肾养络,瘀阻肺络者宜化瘀通络。反复日久,正虚邪实者,又当兼顾,不可单纯拘泥于祛邪或补虚。若发生喘脱危候,当给予扶正救脱,补虚荣络。

(三)辨证分型

1.络伤冷哮证

(1)证候:喉中痰鸣如水鸡声,呼吸急促,喘憋气逆,胸膈满闷如塞,咳不甚,痰少咯吐不爽,色白而多泡沫,口不渴或渴喜热饮,形寒怕冷,天冷或受寒易发,面色青晦,舌苔白滑,脉弦紧或浮紧。

(2)治法:宣肺散寒化痰,缓急通络平喘。

(3)方药:射干麻黄汤或小青龙汤加减。

2.络伤热哮证

(1)证候:喉中痰鸣如吼,喘而气粗息涌,胸高胁胀,咳呛阵作,咳痰色黄或白,黏浊稠厚,排吐不利,口苦,口渴喜饮,汗出,面赤,或有身热,甚至有好发于夏季者,舌苔黄腻、质红,脉滑数或弦滑。

(2)治法:清热宣肺化痰,清畅肺络定喘。

(3)方药:定喘汤或越婢加半夏汤加减。

3.络伤风痰哮证

(1)证候:喉中痰涎壅盛,声如曳锯,或鸣声如吹哨笛,喘急胸满,但坐不得卧,咳痰黏腻难出,或为白色泡沫痰液,无明显寒热倾向,面色青黯,起病多急,常倏忽来去,发前自觉鼻、咽、眼、耳发痒,喷嚏,鼻塞,流涕,胸部憋塞,随之迅即发作,舌苔厚浊,脉滑实。

(2)治法:祛风涤痰,通络平喘。

(3)方药:三子养亲汤加减。

4.络伤寒包热哮证

(1)证候:喉中哮鸣有声,胸膈烦闷,呼吸急促,喘咳气逆,咳痰不爽,痰黏色黄,或黄白相兼,发热,恶寒,无汗,身痛,口干欲饮,大便偏干,舌苔白腻厚黄、舌尖边红,脉弦紧。

(2)治法:清化痰热,散寒平喘,解表开络。

(3)方药:小青龙加石膏汤或厚朴麻黄汤加减。

5.络伤虚哮证

(1)证候:喉中哮鸣如鼾,声低,气短息促,动则喘甚,发作频繁,甚则持续喘哮,口唇、爪甲青紫,咳痰无力,痰涎清稀或质黏起沫,面色苍白或颧红唇紫,口不渴或咽干口渴,形寒肢冷或烦热,舌质淡或偏红或紫黯,脉沉细或细数。

(2)治法:补肺纳肾,降气化痰,荣养肺络。

(3)方药:平喘固本汤加减。

6.肺络绌急证

(1)证候:呼吸急促,喉中哮鸣,胸闷憋气,咳嗽不已,伴形寒肢冷,面色晦滞带青,口不渴,舌苔白滑,脉弦紧或浮紧;或伴烦闷,汗出,面赤,口渴喜饮,舌质红、苔黄腻,脉滑数或弦数。

(2)治法:寒哮者温肺化痰,解绌理络;热哮者清肺化痰,解绌理络。

(3)方药:寒哮用射干麻黄汤加减;热哮用定喘汤加减。

7.肺脾络虚证

(1)证候:气短声低,喉中时有轻度哮鸣,痰多质稀,色白,自汗,怕风,常易感冒,倦怠无力,食少便溏,舌质淡、苔白,脉细弱。

(2)治法:健脾益气,补肺和络。

(3)方药:六君子汤加减。

8.肺肾络虚证

(1)证候:短气息促,动则为甚,吸气不利,咳痰质稀起沫,脑转耳鸣,腰酸腿软,心慌,不耐劳累。或五心烦热,颧红,咽干,舌质红少苔,脉细数;或畏寒肢冷,面色苍白,舌苔淡白、质胖,脉沉细。

(2)治法:补肺益肾,补虚养络。

(3)方药:生脉地黄汤合金水六君煎加减。

9.瘀阻肺络证

(1)证候:咳逆倚息不得卧,胸闷喘促,面色黧黑,心下痞坚,口唇发绀,面浮肢肿,舌紫暗苔白,脉细涩。亦有急性肺络瘀塞证,常见久卧患者突发胸痛,伴有呼吸喘促,口唇发绀,甚至猝死。

(2)治法:益肺温阳,清热化痰,化瘀通络。

(3)方药:木防己汤加减。

五、特殊疗法

(一)穴位贴敷、注射、埋线疗法

1.适应证

哮喘缓解期,体质偏虚寒的患者。

2.取穴

双肺俞、双胃俞、双志室、膻中;双脾俞、双风门、双膏肓、天突;双肾俞、双定喘、双心俞、中脘。

3.操作

取白芥子、细辛、延胡索、甘遂按 4∶4∶1∶1 的比例共研细末,取药末 10 g,以老姜汁(生姜去皮绞汁过滤)10 mL 调和成 1 cm×1 cm×1 cm 大小的药饼,用 5 cm×5 cm 的胶布贴于穴位上,背部穴位均取双侧。每次 1 组,3 组交替使用。每次贴药 1 小时,10 天贴 1 次,共治疗 9 次,疗程为3 个月。

穴位贴敷、注射、埋线疗法是在中医“冬病夏治”“治未病”理论指导下,配合了现代医学“透(经)皮给药系统”理论,体现了“未病先防,已病防变”的思想。如《素问·四气调神大论》所说:“是故圣人不治已病治未病,不治已乱治未乱,此之谓也。”

冬病夏治穴位贴敷、注射、埋线疗法是在伏天自然界阳气最旺盛之时,顺时就势摄取阳气进行中药穴位敷贴治疗,药物经皮吸收发挥作用。对于穴位贴敷临床多采用白芥子、细辛、延胡索、甘遂等辛温之品助热化痰,贴敷于肺俞、心俞、膈俞,以预防哮喘和改善症状。对于穴位埋线选穴主要有肺俞、膻中、足三里、定喘穴、膏肓俞等穴位。临床常用的穴位注射方式有四联针穴位注射(地塞米松、氨茶碱、山莨菪碱、利多卡因)、黄芪注射液穴位注射、卡介苗多糖核酸穴位注射等。

穴位贴敷、注射、埋线疗法能够协调脏腑、疏通经络、调和气血、补虚泻实,使之达到“阴平阳秘”的状态。在固本培元、扶助正气的同时,能明显改善哮喘症状、减轻发作时对机体的损害、提高患者的生活质量,立足临床疗效,发挥中医特色。

(二)发疱疗法

发疱疗法是非火热性灸法的一种,古代称为“天灸”,现代称为药物发疱灸、自灸、冷灸等。它是指将某些对皮肤有刺激性的药物涂抹或贴敷在穴位或病处,使穴位局部皮肤充血、发疱,甚至化脓,有如火燎之状,从而达到治疗疾病的一种外治疗法。治疗后所发的水疱会不断刺激穴位,且吸收缓慢,从而维持一个较长的化学、机械刺激作用。主要目的是把药物迅速渗透到皮肤组织中使病灶皮肤处于炎症状态,可大大增加药物吸收率。临床主要采用穴位贴敷发疱疗法、拔罐发疱疗法、药饼发疱疗法、发疱膏发疱疗法等。

（三）耳穴压籽疗法

1.适应证

适用于咳嗽变异性哮喘。

2.取穴

肝，肺，气管，神门，皮质下，风溪。

3.操作

用王不留行籽贴敷耳穴表面，行中等刺激，两耳交替，隔天1次，10次为1个疗程。

（四）针灸疗法

1.哮喘反复

（1）取穴：定喘、膏肓、肺俞、太渊。

（2）操作：补法或补泻兼施。每日1次，1个月为1个疗程。

2.哮喘发作

（1）取穴：鱼际。

（2）操作：直刺或针尖向掌心斜刺，深5分左右，留针20分钟，每隔5分钟捻转行针1次。每次针一侧，每日1次，左右交替，10次为1个疗程。

3.虚证哮喘

（1）取穴：中府、云门、天府、华盖、肺俞。

（2）操作：采用补法或补泻兼施法针刺。每日1次，10次为1个疗程。

4.肺脾两虚

（1）取穴：脾俞、肺俞、章门、足三里为主穴，可配用膻中、膏肓、中脘。

（2）操作：补法为主或平补平泻，背俞穴可用温针法或针罐法。隔天1次，1个月为1个疗程。

5.肺肾两虚

（1）取穴：肾俞、肺俞、关元、章门为主穴，可配用太溪、气海、志室、定喘、足三里。

（2）操作：以补法为主，背俞穴用温针或针后加灸。隔天1次，1个月为1个疗程。

针灸疗法具有适应证广、疗效明显、操作方便、经济安全等优点。临床选穴主要有肺俞、定喘、足三里、天突、膻中、大椎、合谷、丰隆、肾俞等。目前认为，针灸治疗支气管哮喘具有提高免疫力、抗炎、抗过敏、降低气道阻力、改善肺功能、平喘等作用。

六、预防与调护

（一）预防

（1）消除或尽量避免接触变应原。

（2）控制呼吸道感染。

（3）根据身体情况，做适当的体育锻炼，以逐步增强体质、提高抗病能力。

（二）调护

1.生活调护

（1）注意气候的影响。

（2）慎戒接触可诱发哮喘的各种因素，如煤气、杀虫气雾剂、农药、汽油、油漆，以及屋尘、蟑螂、花粉等变应原，积极戒烟。

(3)注意保暖，防止感冒，避免寒冷空气的刺激。

2.饮食调护

(1)饮食宜清淡，忌肥甘油腻、辛辣甘甜，防止生痰、生火。

(2)避免海膻发物、烟尘异味。

3.精神调护

(1)保持心情舒畅，避免不良情绪的影响。

(2)劳逸适当，防止过度疲劳，平时可服玉屏风散、肾气丸等药物，以调护正气，提高抗病能力。

（王　鹏）

第三节　喘　　证

喘即气喘、喘息。临床表现以呼吸困难，甚至张口抬肩，鼻翼翕动，不能平卧为特征者，谓之喘证。喘证可见于多种急慢性疾病过程中，不仅见于肺系疾病，还可因其他脏腑病变影响肺所致，因此应结合辨病。现代医学中肺炎、喘息性支气管炎、肺气肿、肺源性心脏病、心脏性哮喘、癔症等发生呼吸困难时，可参照本节辨证论治。

一、病因病机

喘证的病因概言之有外感、内伤两大类。外感为六淫外邪侵袭肺系，内伤为饮食不当、情志失调、劳欲久病等。如《丹溪心法·喘》说："六淫七情所感伤，饱食动作，脏气不和，呼吸之息，不得宣畅而为喘急。亦有脾肾俱虚，体弱之人，皆能发喘。"本病主要病机为邪壅肺气，宣降不利；或精气虚衰，肺肾摄纳失常。

(一)实喘在肺

实喘多为外邪、痰浊、肝郁气逆，邪壅肺气，宣降不利所致。若重感风寒，内舍于肺，邪实气壅，肺气不宣；或表邪未解，内已化热，热为寒遏，肺失宣降，气逆作喘；或过食生冷肥甘，聚湿生痰，痰浊上干，壅阻肺气，升降不利，发为喘促；或郁怒伤肝，肝气上逆于肺，肺气不降，气逆而喘。实喘病久伤正，可由肺及肾。

(二)虚喘在肺、肾

虚喘责之肺、肾，因阳气不足、阴精亏耗，而致肺肾出纳失常，且尤以气虚为主。慢性咳嗽、肺痨等肺系病证，迁延不愈，久病肺虚，气失所主，气阴亏耗，不能下荫于肾，肾元亏虚，肾不纳气而短气喘促；或劳欲伤肾，精气内夺，肾之真元伤损，根本不固，气失摄纳，出多入少，逆气上奔为喘；或肾阳衰弱，肾不主水，水邪泛滥，凌心犯肺，肺气上逆，心阳不振，亦可致喘。若虚喘复感外邪，或夹痰浊，则病情虚实错杂，每多表现为邪气壅阻于上，肾气亏虚于下的上盛下虚证候。

二、辨证论治

有学者认为喘证由多种疾病引起，病因复杂，病情虚实错杂，常兼夹咳嗽、咳痰症状，临证时应全面分析病情，根据具体情况分清主次，权衡标本，辨证选方用药。实证以祛邪化痰定喘为主；虚证则以扶正固本纳气平喘为主；虚实夹杂者，当补益与祛邪相结合。在病变脏腑方面，主要病位在肺和肾，涉及肝脾。

（一）实喘

1.外寒内饮证

主要临床特点为喘息咳逆，呼吸急促，胸部胀闷，痰多稀薄而带泡沫，常有头痛、恶寒，或有发热，口不渴，无汗，舌苔薄白，脉浮紧。治宜宣肺散寒。方选小青龙汤加减。

2.痰浊阻肺证

主要临床特点为喘而胸满，咳嗽痰多，咯吐不利，兼有呕恶，食少，舌苔白腻，脉滑或濡。治宜祛痰降逆，宣肺平喘。方选二陈汤合平胃散加减。

3.肺气郁闭证

主要临床特点为每遇情志刺激而诱发，发时突然呼吸短促，息粗气憋，胸闷胸痛，咽中如窒，但喉中痰鸣不著，平素忧思抑郁，失眠，心悸，苔薄，脉弦。治宜开郁降气平喘。方选五磨饮子加减。

（二）虚喘

1.肺气虚耗证

主要临床特点为喘促短气，气怯声低，喉有鼾声，咳声低弱，痰吐稀薄，自汗畏风，或见咳呛，痰少质黏，烦热而渴，咽喉不利，面颧潮红，舌质淡红或有苔剥，脉软弱或细数。治宜补肺益气养阴。方选生脉散合补肺汤加减。

2.肾虚不纳证

主要临床特点为喘促日久，动则喘甚，气不得续，形瘦神惫，跗肿，汗出肢冷，面青唇紫，舌淡苔白或黑而润滑，脉微细或沉弱；或见喘咳，面红烦躁，口咽干燥，汗出如油，舌红少津，脉细数。治宜补肾纳气。方选金匮肾气丸合参蛤散加减。

三、临证经验

治喘证应根据喘证的不同病期，分清在肺、在脾、在肾，辨别寒、热、虚、实，掌握标本缓急的不同，进行调治，方可获得满意疗效。

（一）急性发作期

重在治肺，化痰平喘。《寿世保元·痰喘》言："肺胀喘满，胸高气急，两胁煽动，陷下作坑，两鼻窍张，闷乱嗽渴，声嗄不鸣，痰涎壅塞。"指出喘证发作的基本病机是"痰涎壅塞"。其治法，《金匮要略》明确指出："病痰饮者，当以温药和之。"在临证中，重视辨痰，若痰液清稀易咳出，当用温肺逐饮法，方选小青龙汤。喘咳胸闷、痰气不利者，加杏仁、苏子、白前化痰利气；咳喘声重，胸满气逆者，加射干、前胡、厚朴、紫菀宣肺降气化痰。若见痰液黏稠，色黄不易咳出，宜宣肺逐饮法，方选越婢加半夏汤。里热较重，息粗鼻翕，可选麻杏石甘汤或清热降逆汤加味。若见痰液多而易咳，宜降气化痰法，痰色白者选苏子降气汤，色黄者选苏子二陈汤。若痰液清稀易咳，伴呼气困难，用辛开淡降法，方选二陈五苓散；病久痰液清稀易咳，伴吸气困难为主者，喜用温肾纳气化痰法，选方以金匮肾气丸为主，可随症加入阿胶、胡桃肉、蛤蚧等化痰平喘之品。

(二)慢性迁延期

权衡虚实,标本兼治。喘证在慢性迁延期常表现为虚实并见。临床既有气短喘促、动则喘甚、神疲乏力、食少便溏、脉细弱等肺脾肾虚的表现,又有咳嗽痰多、苔腻等痰湿内蕴的症状。清代叶天士《临证指南医案·喘》指出:"在肺为实,在肾为虚。"此是就肺与肾发病的临床表现。临证首先应分清虚实,实喘者,呼吸深长有余,呼出为快,气粗声高,伴有痰鸣咳嗽,脉数有力,病势多急;虚喘者,呼吸短促难续,深吸为快,气怯声低,少有痰鸣咳嗽,脉象微弱或浮大中空,病势徐缓,时轻时重,遇劳则甚。实喘者多见亢奋状,因而常多怒急躁而语言不休;虚喘者多见抑制状,常见表情淡漠貌。实证形盛,虚证形衰。由于慢性迁延期往往肺肾同病,治疗宜标本兼顾,重以治肾,辅以治肺。麻黄辛温,解表散寒,宣肺平喘,为治咳喘之妙药。根据肾中阴阳的偏颇,以麻黄配贞元饮、金匮肾气丸或七味都气丸同服,较单纯治肾的疗效为佳。

(三)临床缓解期

病在脾肾,培补为宜。喘证临床缓解期,喘息平定,寒热消退,病情稳定,则采用"缓则治其本"之法。因"脾为生痰之源""肾虚则水泛为痰""肾主纳气",故脾肾亏虚,则痰浊内生。临床缓解期的治疗除了补肺外,重在培补脾肾,具体包括益肾、健脾、调肺气、养肺阴等治法,用汤剂或膏剂缓缓图治,作正本清源之计。治法上以补虚为主,泻实为辅,常用培土生金法或金水相生法,选方六君子汤、金水六君煎、金匮肾气丸、生脉散、参蛤散等。肾主藏精,内寄元阴元阳,立方遣药时,常遵"阴中求阳""阳中求阴"之旨,使阳得阴助而生化无穷,阴得阳升而泉源不竭。如在七味都气丸滋肾阴的基础上,佐用少量鹿角胶或蛤蚧;用附子、肉桂温补肾阳时,地黄为必备之品;用鹿角胶时,常配以龟甲,益阴和阳。如此配伍用药,使阴阳平衡,免失偏颇。

(王　鹏)

第四节　肺　痨

肺痨是具有传染性的慢性虚弱疾病,由于劳损在肺,故称肺痨。肺痨相当于西医中的肺结核,是肺病中的常见病,临床以咳嗽、咯血、潮热、盗汗及身体逐渐消瘦为主要临床特征。其病因包含内外两部分,外因为感染"瘵虫",内因为正气虚弱。肺痨的病位在肺,但可传及其他脏腑,尤以脾肾为主,同时也涉及心肝。病理性质主要为阴虚,进而可见阴虚火旺或者气阴两虚,甚则阴损及阳,在临床先后表现各个不同证候类型。辨证分型主要有络损阴虚证、虚火灼络证、气阴虚络证和阴阳虚络证,治疗当以补虚培元和抗痨杀虫为原则,调补脏器重点在肺,并应注意脏腑整体关系,同时补益脾肾。根据"主乎阴虚"的病理特点,以滋阴为主法,火旺者兼以清火,如合并气虚、阳虚见证者,则同时兼顾。肺痨是复杂的慢性虚弱性疾病,并且带有传染性,应做到防治结合。

一、病因病机

肺痨的致病因素有内外二因。络气虚弱为本,即为内因;痨虫感染,即为外因。本因络气虚弱,尤以阴虚,复又感染痨虫,进一步耗损肺阴,进而演变发展,见阴虚火旺或者气阴两虚,甚则阴损及阳。

(一)病因

1.痨虫侵络

与患者直接接触,致痨虫侵入人体脉络。举凡酒食、问病、看护,或者与患者朝夕相处,都是导致感染的条件。诚如华佗在《中藏经·传尸》所言:“或因酒食而迁,或因问病吊丧而得……钟此病死之气,染而为疾。”后宋代《三因极一病证方论·劳瘵诸证》指出:“诸证虽曰不同,其根多有虫。”许叔微《普济本事方》中说:“肺虫居肺叶之内,蚀人肺体,故成瘠疾,咯血声嘶。”都明确指出“瘵虫”或称“肺虫”传染是本病的特殊致病因子,在病原学说上明确了痨虫感染是形成本病的病因。

2.络气虚弱

(1)禀赋不足:由于先天素质不强,小儿发育未充,“痨虫”入侵致病。如唐王焘《外台秘要·灸骨蒸法图》指出:“婴孺之流,传注更苦。”

(2)酒色劳倦:酒色过度,耗损精血,络虚受感。元代葛可久之《十药神书》所云:“盖因人之壮年,血气充聚,津液完足之际,不能守养,惟务酒色,岂分饥饱,日夜耽欲,无有休息,以致耗散精液。”虚火上炎,克伐肺金,而成肺痨病。

(二)病机

1.基本病机

(1)痨虫食络:与患者直接接触,致痨虫侵入人体脉络为害,病位在肺,故以肺络为首。由于肺主呼吸,受气于天,吸清呼浊,痨虫入侵肺络,侵蚀肺体,而致发病。肺络受损,其功能必不全,故临床表现多见干咳、咽燥、痰中带血及喉疮声嘶等肺系症状。

(2)络伤阴虚:肺喜润而恶燥,且为娇脏,外感六淫之邪从皮毛、口鼻而入,肺络受损,导致肺虚,尤以阴虚为著。若肺脏本体虚弱,或因酒色过度,耗损精血,导致肺虚,痨虫乘虚入侵肺络,侵蚀肺叶,肺体受病,阴分先伤,致络伤阴虚。正如《名医杂著》所云:“男子二十前后,色欲过度,耗伤精血,必生阴虚火动之病。”故《丹溪心法·痨瘵》云:“痨瘵主乎阴虚。”

(3)络伤气虚:肺痨的病位在肺,但由于脏腑间有相互滋生、制约的关系,在病理状态下,肺脏本身的变化必然引起其他脏腑的病变,其中以脾肾两脏为密切。肺虚子盗母气则脾亦虚;肺虚肾失滋生之源,或肾虚相火灼金,上耗母气,可致“肺肾两虚”。均可导致脏腑气虚,功能失常。其本质是气阴两虚:肺阴虚与脾气虚两候同时出现,伴见疲乏、食少、便溏等脾虚症状。在肺阴亏损基础上的肾虚,则伴见骨蒸、潮热、男子遗精、女子月经不调等肾虚症状。

(4)络伤阳虚:在络伤气虚的基础之上,肺、脾、肾三脏同病,气阴耗损,继续损伤正气,阴损及阳,肺、脾、肾三脏交互亏损,而见阴阳两虚之候。

2.病机演变

从“瘵虫”侵犯的病变部位而言,则主要在肺。若肺脏本体虚弱,卫外功能不强,或因其他脏器病变耗伤肺气,导致肺虚,则“瘵虫”极易犯肺,侵蚀肺体,而致发病。由于肺主呼吸,受气于天,吸清呼浊,在临床表现上,多见干咳、咽燥、痰中带血,以及喉疮声嘶等肺系症状。故瘠疾中以肺痨为最常见。病理性质主要为阴虚火旺,并可导致气阴两虚,甚则阴损及阳。一般而言,初起肺体受损,肺阴耗伤,肺失滋润,故见肺阴亏损之候;继则阴虚生内热,而致阴虚火旺;或因阴伤气耗,阴虚不能化气,导致气阴两虚,甚则阴损及阳,而见阴阳两虚之候。

由于脏腑之间有相互滋生、制约的关系，肺脏病变可以影响整体，故有“其邪辗转，乘于五脏”，主要传及脾、肾，终因精血亏损发展至肺、脾、肾三脏交互亏损。“久病入络”“久病伤正”“瘵虫”日久更甚，肺络受损日甚，终至肺之气血阴阳俱虚，严重影响肺之生理特性和功能，致使病情愈加复杂。

二、诊查要点

(1)有与肺痨患者的长期密切接触史。

(2)以咳嗽、咯血、潮热、盗汗及形体明显消瘦为主要临床表现。

(3)初期患者仅感疲劳乏力、干咳、食欲缺乏，形体逐渐消瘦。

三、鉴别诊断

(一)肺痿

肺痨与肺痿有一定的联系和区别。两者病位均在肺，但肺痿是肺部多种慢性疾病后期转归而成，如肺痈、肺痨、久嗽等导致肺叶萎弱不用，俱可成痿。正如清代《笔花医镜·虚劳》所说：“肺金痿者，其受病不同，及其成劳则一也。”《外台秘要·传尸方》曾指出：“传尸之疾……气急咳者名曰肺痿。”提示肺痨后期可以转成肺痿，但必须明确肺痨并不等于就是肺痿，两者有因果轻重的不同。若肺痨晚期，出现干咳、咳吐涎沫等症者，即已转属肺痿之候，在临床上肺痿是以咳吐浊唾涎沫为主症，而肺痨是以咳嗽、咯血、潮热、盗汗为特征。

(二)虚劳

早在《黄帝内经》《金匮要略》中，肺痨均归属于“虚劳”“虚损”的范围，提示本病的发展每可导致患者身体日益消瘦，体虚不复，形成劳损。及至唐、宋，因认识到本病具有传染性，乃进一步与虚劳明确区分开来，明、清医籍有时将肺痨附于虚劳之后论述，既认为两者有一定的联系，又说明有不同之处。对比言之，肺痨具有传染特点，是一个独立的慢性传染性疾病，有其发生、发展及传变规律，虚劳病缘于内伤亏损，是多种慢性疾病虚损证候的总称；肺痨病位主要在肺，不同于虚劳的五脏并重，以肾为主；肺痨的病理主要在阴虚，不同于虚劳的阴阳并重。但合而言之，肺痨后期表现虚劳重证者，也可按照虚者补之、损者益之的原则施治。

四、辨证论治

(一)辨证思路

本病首辨病变脏器。本病病位在肺，病情进展可累及脾、肾，甚则传遍五脏，故有“其邪辗转，乘于五脏”之说。次辨病理性质。初起以肺阴虚为主，继则阴虚生内热，而致阴虚火旺；或因阴伤气耗，阴虚不能化气，导致气阴两虚，甚则阴损及阳，而见阴阳两虚之候。本病证候繁多，总论病机，肺阴亏损贯穿始终，故应当注意“主乎阴虚”与四大主症的轻重主次。

(二)治疗原则

补虚培元、抗痨杀虫为治疗肺痨的基本原则。补虚，复其真元；杀虫，绝其病根。根据体质强弱分别主次，但尤需重视补虚培元，增强正气，以提高抗病能力。调补脏器重点在肺，并应注意脏腑整体关系，同时补益脾肾。治疗大法应根据“主乎阴虚”的病理特点，主要是补阴虚，以滋阴为主。火旺者兼以降火，略助以益气。亦有少数兼见阴阳两虚者，则兼顾之。

(三)辨证分型

1.络损阴虚证

(1)证候:干咳、咳声短促,或咳少量黏痰,或痰中带有血丝、色鲜红,胸部隐隐闷痛,午后自觉手足心热,或见少量盗汗,皮肤干灼,口干咽燥,疲倦乏力,纳食不香,苔薄白、边尖红,脉细数。

(2)证机概要:阴虚肺燥,肺失滋润,肺伤络损。

(3)治法:滋阴润肺。

(4)方药:月华丸加减。

2.虚火灼络证

(1)证候:呛咳气急,痰少质黏,或吐痰黄稠量多,时时咯血、血色鲜红、混有泡沫痰涎,午后潮热,骨蒸,五心烦热,颧红,盗汗量多,口渴心烦,失眠,性情急躁易怒,或胸胁掣痛。男子遗精,女子月经不调;形体日益消瘦。舌干而红,苔薄黄而剥,脉细数。

(2)证机概要:肺肾阴伤,水亏火旺,燥热内灼,络损血溢。

(3)治法:滋阴降火。

(4)方药:百合固金汤合秦艽鳖甲散加减。

3.气阴虚络证

(1)证候:咳嗽无力,气短声低,咳痰清稀色白、量较多、偶或夹血,或咯血,血色淡红,午后潮热,伴有畏风、怕冷,自汗与盗汗可并见,纳少神疲,便溏,面色㿠白,颧红,舌质光淡、边有齿印,苔薄,脉细弱而数。

(2)证机概要:阴伤气耗,络脉不充,肺脾两虚,肺气不清,脾虚不健。

(3)治法:益气养阴。

(4)方药:保真汤或参苓白术散加减。

4.阴阳虚络证

(1)证候:咳逆喘息少气,咳痰色白有沫,或夹血丝,血色黯淡,潮热,自汗,盗汗,声嘶或失音,面浮肢肿,心慌,唇紫,肢冷,形寒,或见五更泄泻,口舌生糜,大肉尽脱。男子遗精阳痿,女子经闭。苔黄而剥、舌质光淡隐紫,少津,脉微细而数,或虚大无力。

(2)证机概要:阴伤及阳,精气虚竭,肺、脾、肾三脏络脉俱损。

(3)治法:滋阴补阳。

(4)方药:补天大造丸加减。

五、预防与调护

(一)预防

(1)对于本病应注意防重于治,要求在接触患者时,身佩安息香或用雄黄擦鼻。

(2)须饮食适宜,不可饥饿,体虚者,可服补药。

(3)平衡饮食,加强体育锻炼,增强体质。

(4)新生儿及时接种卡介苗。

(5)对于患者来说,居室开窗受阳光照射,保持室内空气流通,衣物被褥要经常洗晒,餐具可煮沸消毒;不要随地吐痰;要将痰吐在纸上烧掉;在隔离期不要到公共场所去活动,也不要近距离对别人咳嗽、高声谈笑，咳嗽、打喷嚏时要用手帕或手巾掩口鼻等，以免传染给他人。

（二）调护

（1）患病之后，了解其病程的缠绵性，做好患者的心理工作，注意其情绪变化，让其保持信心、耐心，配合治疗。

（2）应重视摄生，戒酒色，节起居，禁恼怒，息妄想，慎寒温，适当进行体疗锻炼，如太极拳、气功等。

（3）加强食养，可吃甲鱼、雌鸡、老鸭、牛羊乳、蜂蜜，或常食猪羊肺，以脏补脏；白木耳、百合、山药、梨、藕、枇杷之类，以补肺、润燥、生津。

（4）忌食一切辛辣刺激动火燥液之物，如辣椒、葱、姜、韭菜、醇酒等。

（冯　硕）

第五章 心内科常见病的诊治

第一节 真 心 痛

真心痛是指以突然发作的剧烈而持久的胸骨下部后方或心前区压榨性、闷胀性或窒息性疼痛为临床表现特点的一种严重病症，是胸痹的进一步发展。疼痛可放射到左肩、左上肢前内侧，以及无名指、小指，一般持续时间较长，常伴有心悸、水肿、肢冷、喘促、面色苍白、汗出、焦虑及恐惧感等症状，甚至危及生命。多因劳累、情绪激动、饱食、受寒等因素诱发。《灵枢·厥病篇》描述了真心痛的发作和预后，称："真心痛，手足青至节，心痛甚，旦发夕死，夕发旦死。"

现代医学的冠状动脉粥样硬化性心脏病、心肌梗死、心律失常、心源性休克等，出现真心痛的临床表现时，可参考本节进行辨证论治。

一、病因病机

真心痛病因病机和"胸痹"类同，与年老体衰、阳气不足、七情内伤、气滞血瘀、痰浊化生、寒邪侵袭及血脉凝滞等因素有关。若寒凝气滞、血瘀痰浊、闭阻心脉、心脉不通，可出现心胸疼痛（胸痹），严重者部分心脉突然闭塞，气血运行中断，可见心胸猝然大痛，而发为真心痛。

真心痛之病位在心，其本在肾。总的病机是本虚标实，本虚是发病基础，标实是发病条件，急性发作时以标实为主，由心之气血失调、心脉痹阻不畅导致。

二、诊断

（一）症状

突然发作胸骨后或心前区剧痛，呈压榨性或窒息性疼痛。疼痛常可放射至左肩背和前臂，持续时间可长达数小时或数天，可兼心悸、恶心、呕吐等。

（二）检查

1.心电图检查

根据 ST 段或 T 波的异常变化来判断心肌缺血的部位及程度，同时根据相应导联所出现病理性 Q 波及 ST 段抬高的表现，来确定心肌梗死的部位。

2.影像学检查

冠状动脉 CTA 以及冠状动脉造影有助于诊断。

3.血清学检查

血清肌钙蛋白、心肌酶等检查有助于诊断。

三、辨证

本病病位在心,其本在肾,本虚标实是其发病的主要机制,而在急性期则以标实为主。

若心气不足,运血无力,心脉瘀阻;或心血亏虚,气血运行不利,可见心动悸、脉结代(心律失常)。若心肾阳虚,水邪泛滥,水饮凌心射肺,可出现心悸、水肿、喘促(心力衰竭),或亡阳厥脱,亡阴厥脱(心源性休克),或阴阳俱脱,最后导致阴阳离决。

(一)气虚血瘀证

(1)证候:心胸刺痛,胸部闷窒,动则加重,伴短气乏力,汗出心悸,舌体胖大,边有齿痕,舌质暗淡或瘀点、瘀斑,舌苔薄白,脉弦细无力。

(2)分析:元气素虚,无力推动血液运行,血行缓慢而滞涩,闭阻心脉,心脉不通,则心胸刺痛,胸部闷窒;动则耗气更甚,故短气乏力,汗出;气虚,心搏加快,故心悸;舌体胖大,边有齿痕,苔薄白为气虚之象;舌质暗淡,有瘀点、瘀斑为血瘀之征。

(二)寒凝心脉证

(1)证候:胸痛彻背,胸闷气短,心悸不宁,神疲乏力,形寒肢冷,舌质淡暗,苔白腻,脉沉迟,迟缓或结代。

(2)分析:寒邪内侵,阳气不运,气机阻痹,故见胸痛彻背;胸阳不振,气机不利,故见胸闷气短,心悸不宁;阳气不足,上不荣头面,外不达四肢,故见面色苍白,形寒肢冷;舌淡暗,苔白腻,脉沉迟缓或结代,均为寒凝心脉、阳气不运之候。

(三)正虚阳脱证

(1)证候:心胸绞痛,胸中憋闷或有窒息感,喘促不宁,心慌,面色苍白,大汗淋漓,烦躁不安或表情淡漠;重则神志昏迷,四肢厥冷,口开目合,手撒尿遗,脉疾数无力或脉微欲绝。

(2)分析:阳气虚衰,胸阳不运,痹阻气机,血行瘀滞,故见胸憋闷、绞痛或有窒息感;少气不续,不能维持正常心搏,故心慌,喘促不宁;大汗淋漓,烦躁不安或表情淡漠,乃为阳脱阴竭;阳气消乏,清阳不升,或失血过多,血虚不能上承,故见神志昏迷;气血不能达四末,则四肢厥冷;营阴内衰,正气不固,故口开目合,手撒遗尿;脉疾数无力或脉微欲绝,乃亡阳伤阴之征。

四、治疗

本病在发作期必须选用有速效止痛作用的药物,以迅速缓解心痛症状。疼痛缓解后予以辨证施治,常以补气活血、温阳通脉为法治疗。

(一)中药治疗

1.气虚血瘀

(1)治法:益气活血,通脉止痛。

(2)处方:保元汤合血府逐瘀汤加减。

方中人参、黄芪补气益心;桃仁、红花、川芎活血祛瘀;赤芍、当归、牛膝养血活血;柴胡、枳壳、桔梗行气豁痰宽胸;生地黄、肉桂敛汗温阳定悸;甘草调和诸药。

另外,可选用速效救心丸,每日 3 次,每日 4~6 粒,急性发作时每次 10~15 粒。

2.寒凝心脉

(1)治法:温补心阳,散寒通脉。

(2)处方:当归四逆汤加减。

方中当归补血活血;芍药养血和营;桂枝温经散寒;细辛祛寒除痹止痛;炙甘草、大枣益气健脾,通行血脉。

本证寒象明显,可加干姜、蜀椒、荜茇、高良姜;气滞,加白檀香;痛剧急,予苏合香丸,每次服1～4 丸。

3.正虚阳脱

(1)治法:回阳救逆,益气固脱。

(2)处方:四味回阳饮加减。

方中以红参大补元气;附子、炮姜回阳;可加肉桂、山茱萸、龙骨、牡蛎温助心阳,敛汗固脱;加玉竹配炙甘草养阴益气。阴竭亡阳,合生脉散。

另外,可选用丹参滴丸,10～15 粒,每日 3 次;或用参附注射液 100 mL 加 5%葡萄糖注射液 250 mL,静脉滴注。

(二)针灸治疗

1.基本处方

内关、郄门、阴郄、膻中。内关、郄门同经相配,郄门、阴郄二郄相配,更和心包之募膻中,远近相配,共调心气。

2.加减运用

(1)气虚血瘀证:加脾俞、足三里、气海以益气通络。诸穴针用补法。

(2)寒凝心脉证:加心俞、厥阴俞、命门以温经祛寒、通络止痛。诸穴针用补法,或加灸法。

(3)正虚阳脱证:重灸神阙、关元以回阳救逆固脱。余穴针用补法。

3.其他

(1)耳针疗法:取心、神门、交感、皮质下、内分泌,每次选 3～4 穴,强刺激,留针 30～60 分钟。

(2)电针疗法:取膻中、巨阙、郄门、阴郄,用连续波,快频率刺激 20～30 分钟。

(3)穴位注射疗法:取心俞、厥阴俞、郄门、足三里,每次选 2 穴,用复方丹参注射液或川芎嗪注射液,每穴注射 2 mL,每日 1 次。

(4)头针疗法:取额旁 1 线,平刺激,持续捻转 2～3 分钟,留针 20～30 分钟。

(张佳璐)

第二节 心　悸

心悸是指阴阳失调,气血失和,心神失养,出现心中悸动不安,甚则不能自主的一类病证。一般多呈阵发性,每因情绪波动或劳累过度而发。心悸发作时常伴不寐、胸闷、气短,甚则眩晕、喘促、心痛、晕厥。心悸包括惊悸和怔忡。

西医中的心律失常、心功能不全、神经症等,凡以心悸为主要表现者,可参照本篇辨证论治。

一、病因病机

本病的发生既有体质因素、饮食劳倦或情志所伤，亦有因感受外邪或药物中毒所致。其虚证者，多因气血阴阳亏虚，引起阴阳失调，气血失和，心神失养；实证者常见痰浊、瘀血、水饮、邪毒，而致心脉不畅，心神不宁。

（一）感受外邪

正气内虚，感受温热邪毒，首先犯肺系之咽喉，邪毒侵心，耗气伤阴，气血失和，心神失养，发为心悸；或感受风寒湿邪，痹阻血脉，日久内舍于心，心脉不畅，发为心悸。正如叶天士所说："温邪上受，首先犯肺，逆传心包。"《素问・痹论》所云："脉痹不已，复感于邪，内舍于心。"

（二）情志所伤

思虑过度，劳伤心脾，心血暗耗，化源不足，心失所养，发为心悸；恚怒伤肝，肝气郁结，久之气滞血瘀，心脉不畅，发为心悸，或气郁化火，炼液成痰，痰火上扰，心神不宁，发为心悸；素体心虚胆怯，暴受惊恐，致心失神、肾失志，心气逆乱，发为惊悸，日久则稍惊即悸，或无惊亦悸。正如《素问・举痛论》所云："惊则心无所倚，神无所归，虑无所定，故气乱矣。"

（三）饮食不节

嗜食肥甘厚味，煎炸炙煿之品，或嗜酒过度，皆可蕴热化火生痰，痰火扰心，心神不宁，发为心悸；或饮食不节，损伤脾胃，脾运呆滞，痰浊内生，心脉不畅，而发心悸。正如唐容川所云："心中有痰者，痰入心中，阻其心气，是以跳动不安。"

（四）体质虚弱

先天心体禀赋不足，阴阳失调，气血失和，心脉不畅，发为心悸；或素体脾胃虚弱，化源不足，或年老体衰，久病失养，劳欲过度，致气血阴阳亏虚，阴阳失调，气血失和，心失所养，而发为心悸。

（五）药物所伤

用药不当，或药物毒性较剧，损及于心，而致心悸。心悸病因为外感与内伤，其病机则为气血阴阳亏虚，心失濡养；或邪毒、痰饮、瘀血阻滞心脉，心脉不畅，心神不宁。其病机关键为阴阳失调，气血失和，心神失养。其病位在心，但与肺、脾、肝、肾密切相关。

本证以虚证居多，或因虚致实，虚实夹杂。虚者以气血亏虚，气阴两虚，心阳不振，心阳虚脱，心神不宁为常见；实者则以邪毒侵心，痰火扰心，心血瘀阻，水饮凌心为常见。虚实可相互转化，如脾失健运，则痰浊内生；脾肾阳虚，则水饮内停；气虚则血瘀；阴虚常兼火旺，或夹痰热。实者日久，可致正气亏耗；久病则阴损及阳，阳损及阴，形成阴阳两虚等复杂证候。

二、诊断

(1)自觉心慌不安、神情紧张，不能自主，心搏或快速，或缓慢，或心跳过重，或忽跳忽止，呈阵发性或持续性。

(2)伴有胸闷不适，易激动，心烦，少寐，乏力，头晕等，中老年发作频繁者，可伴有心胸疼痛，甚则喘促、肢冷汗出，或见晕厥。

(3)脉象对心悸的诊断有重要意义。心悸者常见疾、促、结、代、迟、涩、雀啄等脉象；听诊示心搏或快速，或缓慢，或忽跳忽止，或伴有心音强弱不匀等。

(4)发作常由情志刺激、惊恐、紧张、劳倦过度、饮酒饱食等因素而诱发。

(5)检查：血液分析、测血压、X线胸片、心电图、动态心电图、心脏彩超检查等，有助于病因及心律失常的诊断。

三、鉴别诊断

(一)心痛

除见心慌不安、脉结代外,必以心痛为主症,多呈心前区或胸骨后压榨样痛、闷痛,常因劳累、感寒、饱餐或情绪波动而诱发,多呈短暂发作。但甚者心痛剧烈不止,唇甲发绀,或手足青至节,呼吸急促,大汗淋漓,甚至晕厥,病情危笃。心痛常可与心悸合并出现。

(二)奔豚

奔豚发作之时,亦觉心胸躁动不安。《难经·五十六难》曰:“发于小腹,上至心下,若豚状,或上或下无时。”称之为肾积。《金匮要略·奔豚气病脉证治》曰:“奔豚病从少腹起,上冲咽喉,发作欲死,复还止,皆从惊恐得之。”故本病与心悸的鉴别要点为:心悸为心中剧烈跳动,发自于心;奔豚乃上下冲逆,发自少腹。

(三)卑惵

《证治要诀·怔忡》描述卑惵症状为:“痞塞不欲食,心中常有所歉,爱处暗室,或倚门后,见人则惊避,似失志状。”卑惵病因为“心血不足”,虽有心慌,一般无促、结、代、疾、迟等脉象出现,是以神志异常为主的疾病,与心悸不难鉴别。

四、辨证论治

(一)辨证要点

1.辨虚实

心悸证候特点多为虚实相兼,故当首辨虚实。虚当审脏腑气、血、阴、阳何者偏虚,实当辨痰、饮、瘀、毒何邪为主。其次,当分清虚实之程度。正虚程度与脏腑虚损情况有关,即一脏虚损者轻,多脏虚损者重。在邪实方面,一般来说,单见一种夹杂者轻,多种合并夹杂者重。

2.辨脉象

脉搏的节律异常为本病的特征性征象,故须辨脉象。如脉率快速型心悸,可有一息六至之数脉,一息七至之疾脉,一息八至之极脉,一息九至之脱脉,一息十至以上之浮合脉。脉率过缓型心悸,可见一息四至之缓脉,一息三至之迟脉,一息二至之损脉,一息一至之败脉,两息一至之夺精脉。脉律不整型心悸,脉象可见有数时一止,止无定数之促脉;缓时一止,止无定数之结脉;脉来更代,几至一止,止有定数之代脉,或见脉象乍疏乍数,忽强忽弱之雀啄脉。临床应结合病史、症状,推断脉症从舍。一般认为,阳盛则促,数为阳热。若脉虽数、促而沉细、微细,伴有面浮肢肿,动则气短,形寒肢冷,舌质淡者,为虚寒之象。阴盛则结,迟而无力为虚寒,脉象迟、结、代者,一般多属阴类脉。其中,结脉表示气血凝滞,代脉常表示元气虚衰、脏气衰微。凡久病体虚而脉象弦滑搏指者为逆,病情重笃而脉象散乱模糊者为病危之象。

3.辨病与辨证相结合

对心悸的临床辨证应结合引起心悸原发疾病的诊断,提高辨证准确性,如功能性心律失常所引起的心悸,常表现为心率快速型心悸,多属心虚胆怯,心神不宁,于活动后反而减轻;冠心病心悸,多为阴虚气滞,气虚气滞,或气阴两虚,肝气郁结,久之痰瘀交阻所致;病毒性心肌炎引起的心悸,初起多为风温先犯肺卫,继之热毒逆犯于心,随后呈气阴两虚、瘀阻络脉证;风湿性心肌炎引起的心悸,多由风湿热邪杂至,合而为痹,痹阻心脉所致;病态窦房结综合征多由心阳不振,心搏无力所致；慢性肺源性心脏病所引起的心悸，则虚实兼夹为患，多心肾阳虚为本，水饮内停为标。

4.辨惊悸怔忡

大凡惊悸发病，多与情志因素有关，可由骤遇惊恐，忧思恼怒，悲哀过极或过度紧张而诱发，多为阵发性，实证居多，但也存在内虚因素。病来虽速，病情较轻，可自行缓解，不发时如常人。怔忡多由久病体虚、心脏受损所致，无精神因素亦可发生，常持续心悸，心中惕惕，不能自控，活动后加重。病来虽渐，病情较重，每属虚证，或虚中夹实，不发时亦可见脏腑虚损症状。惊悸日久不愈，亦可形成怔忡。

（二）治疗原则

心悸由脏腑气血阴阳亏虚、心神失养所致者，治当补益气血，调理阴阳，以求气血调畅，阴平阳秘，配合应用养心安神之品，促进脏腑功能的恢复。心悸由邪毒、痰浊、水饮、瘀血等实邪所致者，治当清热解毒、化痰蠲饮、活血化瘀，配合应用重镇安神之品，以求邪去正安，心神得宁。临床上心悸表现为虚实夹杂时，当根据虚实轻重之多少，灵活应用清热解毒、益气养血、滋阴温阳、化痰蠲饮、行气化瘀、养心安神、重镇安神之法。

（三）分证论治

1.心虚胆怯

（1）主症：心悸不宁，善惊易恐，稍惊即发，劳则加重。

（2）兼次症：胸闷气短，自汗，坐卧不安，恶闻声响，失眠多梦而易惊醒。

（3）舌脉：舌质淡红，苔薄白，脉动数或细弦。

（4）分析：心为神舍，心气不足易致神浮不敛，心神动摇，失眠多梦；胆气怯弱则善惊易恐，恶闻声响；心胆俱虚则更易为惊恐所伤，稍惊即悸；心位胸中，心气不足，胸中宗气运转无力，故胸闷气短；气虚卫外不固则自汗；劳累耗气，心气益虚，故劳则加重。脉动数或细弦为气血逆乱之象。

（5）治法：镇惊定志，养心安神。

（6）方药：安神定志丸。加琥珀、磁石、朱砂。方中龙齿、琥珀、磁石镇惊宁神，朱砂、茯神、菖蒲、远志安神定惊，人参补益心气。兼见心阳不振，加附子、桂枝；兼心血不足，加热地、阿胶；心悸气短，动则益甚，气虚明显时，加黄芪以增强益气之功；气虚自汗加麻黄根、浮小麦、瘪桃干、乌梅；气虚夹瘀者，加丹参、桃仁、红花；气虚夹湿，加泽泻，重用白术、茯苓；心气不敛，加五味子、酸枣仁、柏子仁，以收敛心气，养心安神；若心气郁结，心悸烦闷，精神抑郁，胸胁胀痛，加柴胡、郁金、合欢皮、绿萼梅、佛手。

2.心脾两虚

（1）主症：心悸气短，失眠多梦，思虑劳心则甚。

（2）兼次症：神疲乏力，眩晕健忘，面色无华，口唇色淡，纳少腹胀，大便溏薄，或胸胁胀痛，善太息。

（3）舌脉：舌质淡，苔薄白，脉细弱或弦细。

（4）分析：心脾两虚主要指心血虚、脾气弱之气血两虚证。思虑劳心，暗耗心血，或脾气不足，生化乏源，皆可致心失血养，心神不宁，而见心悸、失眠多梦。思虑过度可劳伤心脾，故思虑劳心则甚。血虚则不能濡养脑髓，故眩晕健忘；不能上荣肌肤，故面色无华，口唇色淡。纳少腹胀，大便溏薄，神疲乏力，均为脾气虚的表现。气血虚弱，脉道失充，则脉细弱。肝气郁结则胸胁胀痛，善太息，脉弦。

（5）治法：补血养心，益气安神。

（6）方药：归脾汤。方中当归、龙眼肉补养心血；黄芪、人参、白术、炙甘草益气以生血；茯神、远志、酸枣仁宁心安神；木香行气，使补而不滞。气虚甚者重用人参、黄芪、白术、炙甘草，少佐肉桂，取少火生气之意；血虚甚者加熟地黄、白芍、阿胶。

若心动悸脉结代，气短，神疲乏力，心烦失眠，五心烦热，自汗盗汗，胸闷，面色无华，舌质淡红少津，苔少或无，脉细数，为气阴两虚。治以益气养阴、养心安神，用炙甘草汤加减。本方益气补血，滋阴复脉。若兼肝气郁结，胸胁胀痛，泛酸、善太息，可改用逍遥散合左金丸为煎剂，以补益气血，调达肝郁，佐金以平木。

3.阴虚火旺

（1）主症：心悸少寐，眩晕耳鸣。

（2）兼次症：形体消瘦，五心烦热，潮热盗汗，腰膝酸软，咽干口燥，小便短黄，大便干结，或急躁易怒，胁肋胀痛，善太息。

（3）舌脉：舌红少津，苔少或无，脉细数或促。

（4）分析：肾阴亏虚，水不济火，以致心火亢盛，扰动心神，故心悸少寐；肾主骨生髓，腰为肾之府，肾虚则髓海不足，骨骼失养，故腰膝酸软，眩晕耳鸣；阴虚火旺，虚火内蒸，故形体消瘦，五心烦热，潮热盗汗，口干咽燥，小便短黄，大便干结；舌红少津，少苔或无苔，脉细数或促，为阴虚火旺之征。若肝气郁结，肝火内炽则急躁易怒，胁肋胀痛，善太息。

（5）治法：滋阴清火，养心安神。

（6）方药：天王补心丹或朱砂安神丸。阴虚心火不亢盛者，用天王补心丹。方中生地黄、玄参、麦冬、天冬养阴清热；当归、丹参补血养心；人参补益心气；朱砂、茯苓、远志、枣仁、柏子仁养心安神；五味子收敛心气；桔梗引药上行，以通心气。合而用之有滋阴清热，养心安神之功。汗多加山萸肉。若阴虚心火亢盛者，用朱砂安神丸。方中朱砂重镇安神；当归、生地黄养血滋阴；黄连清心泻火。合而用之有滋阴清火，养心安神之功。因朱砂有毒，不可过剂。本证亦可选用黄连阿胶汤。

若肾阴亏虚，虚火妄动，梦遗腰酸者，此乃阴虚相火妄动，治当滋阴降火，方选知柏地黄丸加味，方中知母、黄柏清泻相火，六味地黄丸滋补肾阴，合而用之有滋阴降火之功。若兼肝郁，急躁易怒，胁肋胀痛，善太息，治法为养阴疏肝，可在六味地黄丸基础上加枳壳、青皮，常可获效。

4.心阳不振

（1）主症：心悸不安，动则尤甚，形寒肢冷。

（2）兼次症：胸闷气短，面色㿠白，自汗，畏寒喜温，或伴心痛。

（3）舌脉：舌质淡，苔白，脉虚弱或沉细无力。

（4）分析：久病体虚，损伤心阳，心失温养，则心悸不安；不能温煦肢体，故面色㿠白，肢冷畏寒。胸中阳气虚衰，宗气运转无力，故胸闷气短。阳气不足，卫外不固，故自汗出。阳虚则无力鼓动血液运行，心脉痹阻，故心痛时作。舌质淡，脉虚弱无力，为心阳不振之征。

（5）治法：温补心阳。

（6）方药：桂枝甘草龙骨牡蛎汤。方中桂枝、炙甘草温补心阳，生龙齿、生牡蛎安神定悸。心阳不足，形寒肢冷者，加黄芪、人参、附子；大汗出者，重用人参、黄芪、浮小麦、山萸肉、麻黄根；或用独参汤煎服；兼见水饮内停者，选加葶苈子、五加皮、大腹皮、车前子、泽泻、猪苓；夹有瘀血者，加丹参、赤芍、桃仁、红花等；兼见阴伤者，加麦冬、玉竹、五味子；若心阳不振，以心动过缓为著者，酌加炙麻黄、补骨脂、附子，重用桂枝。如大汗淋漓，面青唇紫，肢冷脉微，气喘不能平卧，为亡阳征象，当急予独参汤或参附汤，送服黑锡丹，或参附注射液静脉注射或静脉点滴，以回阳救逆。

5.水饮凌心

(1)主症：心悸眩晕，肢面水肿，下肢为甚，甚者咳喘，不能平卧。

(2)兼次症：胸脘痞满，纳呆食少，渴不欲饮，恶心呕吐，形寒肢冷，小便不利。

(3)舌脉：舌质淡胖，苔白滑，脉弦滑或沉细而滑。

(4)分析：阳虚不能化水，水饮内停，上凌于心，故见心悸；饮溢肢体，故见水肿。饮阻于中，清阳不升，则见眩晕；阻碍中焦，胃失和降，则脘痞，纳呆食少，恶心呕吐。阳气虚衰，不能温化水湿，膀胱气化失司，故小便不利。舌质淡胖，苔白滑，脉弦滑或沉细而滑，为水饮内停之象。

(5)治法：振奋心阳，化气利水。

(6)方药：苓桂术甘汤。本方通阳利水，为“病痰饮者，当以温药和之”的代表方剂。方中茯苓淡渗利水，桂枝、炙甘草通阳化气，白术健脾祛湿。兼见纳呆食少，加谷芽、麦芽、神曲、山楂、鸡内金；恶心呕吐，加半夏、陈皮、生姜；尿少肢肿，加泽泻、猪苓、防己、葶苈子、大腹皮、车前子；兼见肺气不宣，水饮射肺者，表现胸闷、咳喘，加杏仁、前胡、桔梗以宣肺，加葶苈子、五加皮、防己以泻肺利水；兼见瘀血者，加当归、川芎、刘寄奴、泽兰叶、益母草；若肾阳虚衰，不能制水，水气凌心，症见心悸，咳喘，不能平卧，尿少水肿，可用真武汤。

6.心血瘀阻

(1)主症：心悸不安，胸闷不舒，心痛时作。

(2)兼次症：面色晦暗，唇甲青紫。或兼神疲乏力，少气懒言；或兼形寒肢冷；或兼两胁胀痛，善太息。

(3)舌脉：舌质紫暗或舌边有瘀斑、瘀点，脉涩或结代。

(4)分析：心血瘀阻，心脉不畅，故心悸不安，胸闷不舒，心痛时作；若因气虚致瘀者，则气虚失养，兼见神疲乏力，少气懒言；若因阳气不足致瘀者，则阳虚生外寒而见形寒肢冷；若因肝气郁结，气滞致瘀者，则因肝郁气滞而兼见两胁胀痛，善太息；脉络瘀阻，故见面色晦暗，唇甲青紫；舌紫暗，舌边有瘀斑、瘀点，脉涩或结代，为瘀血内阻之征。

(5)治法：活血化瘀，理气通络。

(6)方药：桃仁红花煎。方中桃仁、红花、丹参、赤芍、川芎活血化瘀；延胡索、香附、青皮理气通络；生地黄、当归养血和血。合而用之有活血化瘀，理气通络之功。若因气滞而血瘀者，酌加柴胡、枳壳、郁金；若因气虚而血瘀者，去理气药，加黄芪、党参、白术；若因阳虚而血瘀者，酌加附子、桂枝、生姜；夹痰浊，症见胸闷不舒，苔浊腻者，酌加瓜蒌、半夏、胆南星；胸痛甚者，酌加乳香、没药、蒲黄、五灵脂、三七等。瘀血心悸亦可选丹参饮或血府逐瘀汤治疗。

7.痰浊阻滞

(1)主症：心悸气短，胸闷胀满。

(2)兼次症：食少腹胀，恶心呕吐，或伴烦躁失眠，口干口苦，纳呆，小便黄赤，大便秘结。

(3)舌脉：苔白腻或黄腻，脉弦滑。

(4)分析：痰浊阻滞心气，故心悸气短。气机不畅，故见胸闷胀满。痰阻气滞，胃失和降，故食少腹胀，恶心呕吐。痰郁化火，则见口干口苦，小便黄赤，大便秘结，苔黄腻等热象。痰火上扰，心神不宁，故烦躁失眠。痰多、苔腻、脉弦滑，为内有痰浊之象。

(5)治法：理气化痰，宁心安神。

(6)方药：导痰汤。方中半夏、陈皮、制南星、枳实理气化痰；茯苓健脾祛痰；远志、酸枣仁宁心安神。纳呆腹胀，兼脾虚者，加党参、白术、谷芽、麦芽、鸡内金；心悸伴烦躁口苦，苔黄，脉滑数，系痰火上扰，心神不宁，可加黄芩、苦参、黄连、竹茹，制南星易胆南星，或用黄连温胆汤；痰火伤津，大便秘结，加大黄、瓜蒌；痰火伤阴，口干盗汗，舌质红，少津，加麦冬、天冬、沙参、玉竹、石斛；烦躁不安，惊悸不宁，加生龙骨、生牡蛎、珍珠母、石决明以重镇安神。

8.邪毒侵心

(1)主症：心悸气短，胸闷胸痛。

(2)兼次症：发热，恶风，全身酸痛，神疲乏力，咽喉肿痛，咳嗽，口干渴。

(3)舌脉：舌质红，苔薄黄，脉浮数或细数或结代。

(4)分析：感受风热毒邪，侵犯肺卫，邪正相争，故发热恶风，全身酸痛，咽喉肿痛，咳嗽；表证未解，邪毒侵心，心体受损，耗气伤津，故心悸气短，胸闷胸痛，神疲乏力，口干口渴；舌红，苔薄黄，脉浮数，或细数，或结代，为风热毒邪袭表、侵心、气阴受损之征。

(5)治法：辛凉解表，清热解毒。

(6)方药：银翘散加减。方中金银花、连翘辛凉解表，清热解毒；薄荷、荆芥、豆豉疏风解表，透热外出；桔梗、牛蒡子、甘草宣肺止咳，利咽消肿；淡竹叶、芦根甘凉清热，生津止渴。合而用之有辛凉解表，清热解毒之功。若热毒甚，症见高热，咽喉肿痛，加板蓝根、大青叶、野菊花、紫花地丁等清热解毒之品；胸闷胸痛者，加牡丹皮、赤芍、丹参等活血化瘀之品；口干口渴甚者，加生地黄、玄参；若热盛耗气伤阴，症见神疲，气短，脉细数，或结代者，合生脉散益气养阴，敛心气。

若感受湿热之邪，湿热侵心，症见心悸气短，胸闷胸痛，腹泻，腹痛，恶心呕吐，腹胀纳呆，舌质红，苔黄腻者，治当清热祛湿，芳香化浊，方选甘露消毒丹或葛根芩连汤加减。若热病后期，邪毒已去，气阴两虚者，治当益气养阴，方选生脉散加味。

五、转归预后

心悸的转归预后与病因、诱因、发展趋势，以及发作时对血流动力学的影响密切相关。心悸因受惊而起，其病程短、病势浅，全身情况尚好，一般在病因消除或经过适当治疗或休息之后便能逐渐痊愈；但亦有惊悸日久不愈，逐渐变成怔忡。若为脏腑受损，功能失调，气血阴阳亏虚所致心悸，则病程较长、病势较重，经积极合理治疗亦多能痊愈。若出现下列情况则预后较差：心悸而汗出不止，四肢厥冷，喘促不得卧，下肢水肿，面青唇紫，脉微欲绝者；心悸而出现各种怪脉（严重心律失常之脉象）者；心悸突然出现昏厥抽搐者；心悸兼有真心痛者。以上情况皆是病情严重之证候，均应及时治疗和监护，密切观察病情变化。

（王　鹏）

第三节　心　　衰

心衰是由不同病因引起心脉气力衰竭，心体受损，心动无力，血流不畅，逐渐引起诸脏腑功能失调，以心悸、喘促、尿少、水肿等为主要临床表现的危重病证。心衰在临床有急、慢之分。其急者表现为怔忡，气急，不能平卧，呈坐位，面色苍白，汗出如雨，口唇发绀，阵咳、咳出粉色泡沫样痰，脉多疾数。慢者表现为心悸，短气不足以息，夜间尤甚，不能平卧或睡中憋醒，胸中如塞，口唇、爪甲发绀，烦躁，腹胀，右肋下癥块，下肢水肿。

心衰的病位在心，但与肺、脾、肝、肾有关。其发生可源于心脏本身，也可源于其他四脏，其病机关键为心肾阳虚，肺肝血瘀，为本虚标实之疾。其本虚有气虚、阳损、阴伤，或气阴两虚，或阴阳俱损；其标实为气滞、血瘀、水结。治疗当标本兼治，急则治标，缓则治本。治本为益气温阳敛阴，治标为化瘀、利水、逐饮。中医治疗在改善症状、提高生命质量、减少再住院率、降低病死率等方面具有优势。

一、诊断标准

(一)中医诊断标准

(1)病史：原有心脏疾病，如心痛，心悸，肺心同病等，多因外感、过劳而复发或加重。

(2)主症：心悸气短，活动后加重，乏力。

(3)次症：咳喘不能平卧，尿少，水肿、下肢肿甚，腹胀纳呆，面色晦暗或黧紫，口唇紫黯，颈静脉曲张，胁下癥块，急者咳吐粉红色泡沫样痰，面色苍白，汗出如雨，四肢厥冷，更甚者昏厥，脉象数疾、雀啄、促、结代、屋漏、虾游。

具备病史，主症，可诊断为心衰之轻症。若在病史，主证的基础上，兼有次症 2 项者，可明确诊断。

(二)西医诊断标准

目前诊断标准尚不统一，也无特异性检查指标，但根据临床表现，呼吸困难和心源性水肿的特点，以及无创性和(或)有创性辅助检查及心功能测定，一般即可做出诊断。临床诊断应包括心脏病的病因、病理解剖、病理生理、心律及心功能分级等诊断。

1.心衰的定性诊断指标

(1)主要标准：①夜间阵发性呼吸困难或端坐呼吸。②劳累时呼吸困难和咳嗽。③颈静脉曲张。④肺部啰音。⑤心脏肥大。⑥急性肺水肿。⑦第三心音奔马律。⑧静脉压升高＞1.57 kPa (16 cmH_2O)。⑨肺循环时间＞25 秒。⑩肝颈静脉回流征阳性。

(2)次要标准：①踝部水肿。②夜间咳嗽。③活动后呼吸困难。④肝大。⑤胸腔积液。⑥肺活量降低到最大肺活量的 1/3。⑦心动过速(心率＞120 次/分)。

(3)主要或次要标准：治疗中 5 天内体重下降≥4.5 kg。

确诊必须同时具有以上 2 项主要标准，或者具有 1 项主要或 2 项次要标准。

2.心功能的分级标准

(1)心功能Ⅰ级：患有心脏病，但体力活动不受限制，一般体力活动不引起过度的疲乏、心悸、呼吸困难或心绞痛，通常称心功能代偿期。

(2)心功能Ⅱ级：患有心脏病，体力活动轻度限制，静息时无不适，但一般体力活动可出现疲乏、心悸、呼吸困难或心绞痛，也称Ⅰ度或轻度心衰。

(3)心功能Ⅲ级：患有心脏病，体力活动明显受限，休息时尚感舒适，但稍有体力活动就会引起疲乏、心悸、呼吸困难或心绞痛，也称Ⅱ度或中度心衰。

(4)心功能Ⅳ级：患有心脏病，体力活动能力完全丧失，休息状态下也可有心衰或心绞痛症状，任何体力活动后均可加重不适，也称Ⅲ度或重度心衰。

二、鉴别诊断

(一)哮病

急性左心衰者，原有心脏之疾，如心悸(心肌炎)、真心痛等，由某种诱因引发(如过劳、情绪激动、外感等)。临床以猝然心悸，喘急不能平卧，汗出烦躁，常伴咳吐粉红色血沫痰为特征，而哮病患者多无心脏病史，多有过敏史，以反复发作为特征，发作时喉间哮鸣有声，咳出大量痰涎后则喘止。

(二)喘病

慢性心衰在活动后往往见呼吸急促，但多以短气不足以息为特征，休息可减轻或缓解，而喘病患者多有肺病史，多因外感而诱发，多伴咳嗽、咳痰。

(三)肾性水肿

慢性心衰重症阶段出现尿少，水肿，而水肿呈下垂性，卧位时腰骶部水肿，兼有纳呆、腹胀、右下腹胀痛等胃肠道症状。而肾性水肿多与外感风寒、风热有关，起病较急，面目先肿，兼有尿少、腰痛，或兼头胀头痛，借助尿常规检查可发现蛋白尿或血尿，血中尿素氮、肌酐增高。

三、证候诊断

(一)心气(阳)虚证

心悸、气短、乏力，活动后明显，休息后可减轻；纳少、头晕、自汗、畏寒；舌质淡，苔薄白，脉细弱无力。

(二)气阴两虚证

心悸气喘，动则加重，甚则倚息不得卧；疲乏无力，头晕，自汗盗汗，两颧发红，五心烦热，口干咽燥，不寐多梦；舌红，脉细数。

(三)阳虚水泛证

心悸气喘，畏寒肢冷，腰酸，尿少水肿，腹部膨胀，纳少脘闷，恶心欲吐；舌体淡胖有齿痕，脉沉细或结代。

(四)气虚血瘀证

心悸气短，活动后加重；左胸憋闷或疼痛，夜间痛甚；两颧黯红，口唇发绀，胁下癥块；舌紫黯，苔薄白，脉沉涩或结代。

(五)阳衰气脱证

喘悸不休，烦躁不安，汗出如雨或如油，四肢厥冷，尿少水肿，面色苍白；舌淡苔白，脉微细欲绝或疾数无力。

四、病因与诱因

(一)病因

1.源于心

久患心脏之疾，如心悸、心痹、心痛、克山病、心肌炎及先天性心脏病等，导致心气内虚，日久心体肿胀，若再遇外邪侵袭，或情绪刺激，或因过劳，进一步损伤心体，侵蚀心阳，心阳不振，心力乏竭，不能鼓动血液运行，使瘀血阻滞，心脉不通。一则脏腑、肌腠缺血而失养，二则迫使血中水津外渗，进而出现脏腑功能失调，水饮凌心射肺或停积局部和水湿泛溢肌肤之证候，发为心衰。

2.源于肺

久咳、久喘、久哮等肺系慢性疾病反复发作，迁延或失治，痰浊潴留，伏着于肺，肺气壅塞不畅，痰瘀阻于肺管气道，使肺气胀满不能敛降，导致肺之体用俱损，病变首先在肺，继则影响脾、肾，后期病及于心。因肺朝百脉，肺气辅佐心脏运行血脉，肺伤则不能助心主治节，致使血行不畅，血瘀肺脉，肺气更加壅塞，造成气虚血滞、血滞气郁，由肺及心，心血瘀阻不通，日久心力乏竭，心体受损，发为心衰。

3.源于肝

久患肝脏之疾，或暴怒伤肝，导致肝失疏泄之机和条达之性，肝所藏之血不能施泄于外，血结于内，引起肝气滞心气乏，鼓动无力，血循不畅，瘀阻于心，引发血中水津外渗而致水肿、喘咳等证候，发为心衰。

4.源于肾

肾为精血之源，又为水火既济之脏，肾脉上络于心，久患肾脏之疾，则肾体受损，肾阳受伤，命火不足，相火不发，不能蒸精化液生髓，髓少不能生血，血虚不能上奉于心，心体失养，心阳匮乏，心气内脱，心动无力，则血行不畅，瘀结于心，导致心体胀大，发为心衰。

5.源于脾胃

脾胃之脉络于心，心气之源受之于脾，脾又为统血之脏。食气入胃，浊气归心。因此久患脾胃之疾，或思虑过度，或饮食不节(肥甘滋腻及长期饮酒、咸食)，损伤脾胃，致使中气虚衰，中轴升降无力，引起水谷精微不能奉养于心主。元气不能上充于心，则心气内乏，鼓动无力，血瘀在心，日久心体胀大，或津血不足，心体失养，体用俱损，发为心衰。

(二)诱因

1.外感

多由外感六淫之邪，袭卫束表，内迫于肺，肺失宣降，痰浊内蕴，影响辅心以治节功能，使心不主血脉，加重心衰。

2.过劳

劳则气耗，心气受损，发为心衰。

3.药物

某些药物如过于苦寒，过于辛温，或输液过速等均导致心气耗散，诱发心衰。

五、病机

(一)发病

多以起病缓慢、逐渐加重为特点。初起见劳累后心悸，气短，疲乏无力，休息后可缓解，逐渐发展为休息时仍觉心悸不宁，喘促难卧，尿少，水肿，口唇、爪甲发绀等。少数发病急，突然气急，端坐呼吸，不得卧，面色苍白，汗出如雨，口唇青黑，阵咳，咳吐粉红色泡沫样痰，脉多疾数。

(二)病位

在心，为心之体用俱病，与肺、脾、肝、肾密切相关。

(三)病性

为本虚标实之疾。虚者，以气虚、阳虚为本。病初多为气虚，病久则见阳虚，根据患者体质及原发疾病不同，少数患者可见血虚或阴虚。病变过程中，逐渐形成病理产物，为饮、为痰、为瘀、为浊，阻滞气机，发展为气滞血瘀水结之标实之疾。最终为心肾阳虚，肺肝血瘀，虚实夹杂。

（四）病势

缓慢发病者，初起时症状较轻，仅见劳累后心悸，气短，乏力，休息后症状可减轻或消失。随病情加重，出现休息状态下仍觉心悸不宁，喘促难卧，腹胀尿少，水肿，甚至神昏等。发病急骤者，突然气急呈端坐呼吸，面色苍白，汗出如雨，咳吐血色泡沫痰，唇青肢冷，救治及时，尚可转安，稍有延误，则昏厥死亡。

（五）病机转化

多种原因导致心气虚，心动无力，久之则心力内乏，乏久必竭。心气虚衰而竭，则血行不畅，引起机体内外血虚和血瘀的病理状态。血行不畅则五脏六腑失其濡养，心失所养则心气更虚，瘀阻更甚，日久则心体胀大；子盗母气，心体胀大日久则累及于肝，血瘀在肝，则肝体肿大，失其疏泄之职，气机不畅，影响脾胃升降之机，见腹胀，纳呆，便溏或便秘；瘀血在肾，则水道不通，开阖不利，形成水肿；瘀血在肺，则上焦不宣，肺气郁闭，壅塞不畅，故见咳喘，呼吸困难。

津血同源，血瘀日久导致阴津不足，出现气阴两虚，故患者表现口干，心烦。由于心气不足，血不能行全身以濡养诸脏，肾失所养而导致肾虚，肾阳虚则膀胱失其气化，水渎失司。另外，心肾阳虚，不能温煦脾胃，可使中焦运化无权，湿浊内蕴。同时“血不利则为水”，水邪内泛外溢，凌心射肺，则悸喘不宁。心阳根于肾阳，阳气衰竭，心气外脱，心液随气外泄，故见喘悸不宁，烦躁不安，汗出如雨如油，四肢厥冷，尿少水肿等症。

总之，心衰是全身性疾病，病初以气虚阳虚为主，偶见阴虚；病变过程中，因气虚无力运血或阴虚脉道不充，则成血瘀；阳气不足，水津失于气化，形成水肿；病延日久者，正气日衰，五脏俱败，正不胜邪，最终可致心气衰微，心阳欲脱之险证。虚和瘀贯穿疾病的始终，虚有气虚、阴虚、阳虚。瘀有因虚致瘀、因实致瘀，虚越甚，瘀越重。水是疾病发展过程中的病理产物，病越重，水越盛。

所以心肾阳虚为病之本，血瘀水停为病之标，本虚标实。又因心衰患者内脏俱病，正气虚衰，每易罹受外邪，新感引动宿疾，使心衰反复而逐年加重。

（六）证类病机

心衰过程是因虚致实，实又可致更虚的恶性循环，以气虚阳虚为本，发展为气阴两虚、气虚血瘀、阴阳两虚、阳虚水泛、阳衰气脱等不同病理过程。

1.心气（阳）虚证

由于年老体弱，久患心脏之疾或他脏之疾累于心，使心气亏耗。心气内乏，无力帅血，心神涣散而不藏，故见心悸不安；动则气耗，故见乏力，气短不足以息，动则益甚。汗为心之液，气不固护，见汗液自出。脉道鼓动无力，则见脉弱或结或代。此候为心衰早期表现。

2.气阴两虚证

心居胸中，为宗气所聚，心气亏虚，气不生津，津随气耗，出现阴虚；或心气匮乏，不能固护，营阴不能内守；或气（阳）虚日久，阳损及阴，出现气阴两虚。也可见于急性或慢性心衰反复发作之人久用温阳利水之剂，耗竭阴津，致心之气阴两虚。由于心气不足，气不布津，津液不能上承，故出现口干；心阴亏虚，虚火内生，蒸津外泄，故见盗汗；扰动心神，则心烦，少寐多梦。舌红少津，脉细弱。

3.气虚血瘀证

心气虚无力推动血液运行，导致血行迟滞而形成瘀；因心肺气血不畅，上焦不宣，引起中焦枢机不转，脾失运化之力，胃失腐熟水谷之能，致使升降功能呆滞，肝之疏泄功能受阻，水渎功能不畅，而致气滞血瘀水泛。此候为心衰发展的中晚期阶段，由心及于肺、脾（胃）、肾、肝、三焦，气血阴阳亏虚，瘀、水、气（滞）、痰互结。血行不利，脉络瘀滞，见口唇、爪甲发绀，胁下积块；脾不运化，则纳呆，腹胀；水渎不利，则尿少水肿；水饮凌心则怔忡；射肺则咳喘不宁。本愈虚标愈实，心阳、脾阳、肾阳皆虚，患者表现畏寒肢冷，汗多，易外感；津血不行，阴液枯竭，虚热内生，则见口干不欲饮或欲饮冷，烦躁不安。舌红少津或舌淡胖，脉细涩。

4.阳虚水泛证

由于心阳不振，无力温运水湿，可致湿浊内蕴；随疾病进展，脾阳受损，不能健运，复加肺气亏虚，水道失其通调，水湿内停；后期肾阳虚衰，膀胱气化不利，水饮内泛；心阳根于肾阳，心肾阳虚，肾不纳气，心阳外越，故见心悸气喘，动则益甚；母病及子，脾失阳助，则脾不制水而反侮，中轴不运，见腹部膨胀，纳少脘闷，恶心欲吐；膀胱气化失司，津不化气而为水，见尿少水肿。阳虚不能温于四末，故见四肢厥冷。

5.阳衰气脱证

疾病发展末期，诸脏之阳皆亏，阴盛于内，阳脱于外，虚阳外越，故见喘急而悸；动荡心神，则见烦躁不安；阳虚则寒，见四肢厥冷，且逆而难复；汗为心之液，心阳衰竭，不能固守营阴，真津外泄，故见汗出如珠如油。舌脉均见阴阳离决之象。

六、治疗

（一）辨证思路

1.辨急性与慢性

心衰在临床上有急、慢之分。急者可见怔忡，气急，不能平卧、呈坐状，面色苍白，汗出如雨，口唇青黑，阵咳，咳吐粉红泡沫样痰，脉多疾数。慢者可见心悸，短气不足以息，夜间尤甚，不能平卧或夜间憋醒，胸中如塞，口唇、爪甲发绀，烦躁，腹胀，右胁下癥块，下肢水肿。

2.辨原发病证

既往有无能引发心衰之病，如胸痹心痛、心痹、肺心同病、心悸、瘿病、肾脏之疾、消渴等。

原有胸痹心痛者，在心衰证候基础上常伴有胸闷，左胸膺部疼痛，向左肩背部放射，疼痛多短暂，但反复发作。多发于年老之人，平素经常胸闷，时有左胸膺部疼痛，持续时间较短，服用芳香开窍药物可缓解，多因过劳、情绪激动、饱食或寒冷刺激而诱发。或伴心悸，逐渐出现喘促不能平卧，尿少水肿，夜间憋醒，舌质发绀、苔腻、脉沉弦。

原有肺胀病者，有长期反复咳喘的病史，心衰加重多与感受外邪有关，颜面、口唇、爪甲发绀黯明显，稍有外感则咳喘发作，痰多，胸满，心悸，尿少水肿，腹胀，纳呆，口唇、颜面及爪甲紫黑，苔厚腻、脉滑数。本病病变早期在肺，继则影响脾、肾。

3.辨诱因

心衰最常见诱因为感受外邪。如出现恶寒发热，咳嗽，咳白痰者，多外感寒邪；如发热重，咳黄痰者，多感受热邪。有些药物可诱发心衰，如抗心律失常药、药物过敏、输液反应、输液速度过快等。另外，过劳及情绪刺激也可诱发心衰。

4.辨标本虚实

本虚有气虚、阳损、阴伤、或气阴两虚、或阴阳俱损之分。气虚者，多为心衰之初期，症见气短，乏力，活动后心悸加重；阳损者，在气虚的基础上见畏寒，肢冷，面色青灰，下肢水肿，多为心衰中期表现;阴伤者,可见形体消瘦,两颧黯红,口干,手足心热,心烦等;气阴两虚者为气虚证与阴伤证并见,多见于心肌炎之心衰;阴阳俱损为阴伤与阳损并见,为心衰之重证。标实为气滞、血瘀、水结。气滞者,症见胸闷,胁腹胀满,脘胀纳呆;血瘀者,症见面色晦暗,口唇、爪甲及舌质发绀,脉促、结、代,或涩;水结者,症见面浮水肿,呕恶脘痞,喘悸难卧,舌体胖大,边有齿痕。另外,患者反复心衰或经常应用利尿剂,使阴阳俱损,阳虚水泛,阴虚生热,水热互结,出现尿赤少、水肿、心烦、口渴、喜冷饮等寒热错杂证。

5.辨病位

心衰病位虽然在心,但常见二脏或数脏同病,虚实错杂。不论先为心病而后及于他脏,或先有肺、肾、肝、脾之病而后及心,病至心衰,多见五脏俱病,但仍以心为主,因"心为五脏六腑之大主"。心肺气虚,肾不纳气,则见心悸,咳嗽,气喘,倚息不得卧等症状;心肾阳虚,则见畏寒肢冷,水肿,心悸,短气,喘促,动则更甚等证候;心肺阴虚可见心悸,咳嗽,咳吐血痰,口干,盗汗等证候;心脾两虚可见心悸,乏力,血虚,腹胀,纳呆,不寐,便溏等证候;若肺肝脾肾同病,则形成气滞血瘀水结证候。

6.辨病情

心衰以悸、喘、肿为三大主症,其中以心悸、怔忡贯穿始终,如果单纯表现为心悸、乏力、气短者,病情相对较轻;如见有咳嗽、咳白痰者,或外邪引动内饮,或有水邪射肺,如咳粉红泡沫样痰,多为急性左心衰,病情危重;心衰出现喘或喘不能平卧者,源于病久及肺作喘或肾虚不能纳气作喘,属心衰发展至中晚期;如喘与水肿同时出现,多为心衰晚期,三焦同病,五脏受损,病情较重。

7.辨舌脉

舌体胖大或有齿痕者,多为阳虚兼水湿内蕴;舌体瘦小,质干或有裂纹,为阳衰阴竭;舌紫黯或隐青,为阳气虚衰,血行瘀阻;如兼有热象,可见红绛舌;舌苔一般为薄白苔,兼有痰饮者多为白腻苔,肺有痰热者多见黄腻或灰黄腻苔,痰湿重者可见灰腻苔。脉象沉细数或结代,为气阴两虚;脉沉数而疾无力,或涩而沉,或结或促或代,或雀啄、鱼翔,为气(阳)虚血瘀;脉微细而数,或结代、雀啄,为阳衰气脱;脉微欲绝散涩,或浮大无根,为阴竭阳绝危证。

因此治疗当标本兼顾,急则治标,缓则治本。治本为益气温阳敛阴,治标为化瘀、利水、逐饮。

(二)分证论治

1.心气(阳)虚

(1)症舌脉:心悸、气短、乏力,活动时明显,休息后可减轻;纳少、头晕、自汗、畏寒;舌质淡、苔薄白,脉细弱无力。

(2)病机分析:此证型常见于各种心脏之疾导致心衰之早期,或中、重度心衰经过治疗之恢复阶段,相当于心功能Ⅰ、Ⅱ级。本证主要临床表现为心悸、气短,无论是各种心脏病本身,还是他脏之疾,如肺系之疾,饮食伤脾,肝脏或肾脏之疾,首先损伤心气,使心气力不足。心气帅血以动,营运周身,今气虚不能帅血,使周身失其血之濡养,故见乏力、头晕等症。病位主要在心,可及于肺、脾。

(3)治法:补心益气。

(4)常用方:保元汤加减。黄芪、人参、肉桂、甘草、淫羊藿、补骨脂、茯苓。加减:出现胸闷胸痛者,多由于气虚血行不畅,心脉不通所致,加丹参、川芎、赤芍或加桃红四物汤、黄芪桂枝五物汤、补阳还五汤等;形寒肢冷,胸痛者,为心阳不足,加附子、干姜、桂枝、薤白;胸胁胀满者,为气虚气滞,加醋柴胡、醋青皮;患者除心悸、气短,还见有头晕、健忘者,用归脾汤;心悸重,脉结代者,用炙甘草汤；动则心悸汗多者，加桂枝甘草龙骨牡蛎汤。

(5)常用中成药：补心气口服液每次 10 mL，每日 3 次。补益心气，活血理气止痛，适用于心气心阳不足又兼血瘀、痰浊之心衰。福王黄芪口服液每次 10～20 mL，每日 2 次。益气固表，利水消肿，补中益气，适用于心气亏虚之心衰。人参片每次 4 片，每日 2 次。大补元气，补益肺脾。适用于以心气不足为主要症状的心衰。黄芪注射液 20 mL 加入 5% 葡萄糖注射液或 0.9% 氯化钠注射液 250 mL 中，静脉滴注，每日 1 次。补益肺脾，益气升阳。用于症见气短、乏力等气虚之象者。

(6)体针：常取心俞、神门、内关、间使、胆俞、阳陵泉、足三里、曲池等穴，每次取穴 3～5 个，每日 1 次，7 天为 1 个疗程，以补法为主。

(7)耳针：常取心、定喘、肺、肾、神门、交感、内分泌等穴，可用针刺、按压、埋针等方法，每次 3～4 个穴位。

(8)临证参考：心气虚贯穿于心衰的全过程，因此补益心气是此证型的主要治疗大法，补气药物首推参、芪。《万病回春》言人参“扶元气，健脾胃，进饮食，润肌肤，生精脉，补虚羸，固真气，救危急”。不同品种的人参制品，如红参、西洋参、生晒参均具强心的作用，其中红参的效果最好，一般调理每日可用 3～5 g，病情明显可用 10 g，严重者可用 15～20 g，危重患者可用到 30 g。如气虚血瘀时，黄芪与活血药同用，可起到活血而不伤血，并有养血之功。此外白术不单健脾益气，还可化痰、燥湿、行水，因此在气虚为主的心衰患者中也是常用中药。此证型常见于心衰初期或慢性心衰经治疗病情相对稳定，相当于心功能Ⅰ、Ⅱ级患者，若不伴有反复心动过速或心房纤颤，可不使用洋地黄类药物，以中药益气活血为主，可改善心功能，提高患者生活质量。

2.气阴两虚

(1)症舌脉：心悸气喘，动则加重，甚则倚息不得卧；疲乏无力，头晕，自汗盗汗，两颧发红，五心烦热，口干咽燥，失眠多梦；舌红、少苔，脉细数或沉细。

(2)病机分析：此证型多见于慢性反复发作之心衰患者，长期应用利尿剂或抗生素治疗，利尿剂直伤阴津，抗生素乃苦寒之品。由于阴阳相互依存，心衰日久，由气虚而损及于阴；或久用、过用温燥而伤阴；或水肿患者应用利尿之剂，使阴液亏耗。两颧红，五心烦热为阴亏虚阳上扰之证。有些患者甚则出现口干渴，渴而喜冷饮，此非实热，乃心衰日久，多脏虚损，脾不能为胃行其津液，阴虚燥热所致；津伤肠燥，还可出现大便秘结不行。

(3)治法：益气养阴。

(4)常用方：生脉散加减。生晒参、麦冬、五味子、黄芪、黄精、玉竹、生地黄、阿胶、白芍。加减：若见阴阳两虚，畏寒、肢冷者，加附子、干姜、桂枝；气虚重者，重用黄芪；水肿者加泽泻、车前子、白术；腹胀者加厚朴、大腹皮、莱菔子、砂仁；心烦者加黄连；脉结代者，用炙甘草汤。

(5)常用中成药：参麦注射液 40～60 mL 加入 5% 葡萄糖注射液 250 mL 中，静脉滴注，每日 1 次。益气固脱，滋阴生津，养心复脉。用于气阴两虚之心衰。生脉注射液 40 mL 加入 5% 葡萄糖注射液 250 mL 中，静脉滴注，每日 1 次。补气养阴，生津复脉，益气强心。用于气虚津伤，脉微欲绝之心衰。补心气口服液、滋心阴口服液：每次各 10 mL，每日 3 次。两者合用益气养阴，活血通脉。用于气阴两虚之心衰。

(6)体针：常取心俞、神门、内关、间使、厥阴俞、阳陵泉、足三里、三阴交等穴，每次取穴 3～5 个，每日 1 次，7 天为 1 个疗程，以补法为主。慢性肺心病，常取肺俞、肾俞、膻中、气海、足三里。心慌加内关。

(7)耳针：常取心、定喘、肺、肾、神门、交感、内分泌等穴，每次3～4个穴位，可用针刺、按压、埋针等方法。慢性肺心病，常取心、神门、交感、肾、肾上腺等穴。

(8)临证参考：益气养阴多用参、麦，所以人参、麦冬是本证型必不可缺的常用药物。《日华子本草》言麦冬"治五劳七伤，安魂定魄"，《本草汇言》言其"主心气不足，惊悸怔忡，健忘恍惚，精神失守"。

本证型虽为气阴两虚，但气虚为始，阴虚为渐，气虚为本，故治疗上，即使阴虚较重，也不能舍其气而单补阴，益气温阳贯彻始终。此外，心阳失敛更易外散，故益气养阴之中应配以酸收，常用麦冬、五味子，一使阳气内守，温运心脉，二可防止温阳化气药物辛温伤阴散气。阴虚生热，患者常见心烦，可加黄连、生地黄。大量或长期应用利尿剂的患者，常出现口干渴而喜冷饮，可用白虎加人参汤以清热益气生津，生石膏用量可加大。大便干结者，可加大黄、元明粉急下存阴。养阴多以甘寒之品，不可过于滋腻。

3.阳虚水泛

(1)症舌脉：心悸气喘，畏寒肢冷，腰酸，尿少水肿，咳逆倚息不得卧，腹部膨胀或胁下积块，纳少脘闷，恶心欲吐，颈脉动，口唇、爪甲发绀；舌体淡胖有齿痕，脉沉细或结代。

(2)病机分析：本证型属本虚标实，为疾病发展至中、晚期之征，相当于临床上心功能Ⅲ、Ⅳ级。心居胸中，为阳中之阳，心气心阳亏虚，出现心悸、怔忡，动则气喘。在此阳虚不单心阳虚，脾阳、肾阳皆虚，土不制水而反克，肾不制水而妄行，水邪泛滥，内蓄外溢，外溢肌肤则面浮肢肿；上凌心肺则加重心悸、喘促，甚则咳逆倚息；聚留胸腹则出现胸腹水。诸脏皆病，三焦气化不利，津聚不行，瘀血内停，瘀于心脉则见胸中隐痛，咳唾血痰，唇甲紫黯，颈部及舌下青筋显露；瘀于肺，则短气喘促、呼吸困难；瘀于肝，则胁下积块。瘀血水饮虽继发于心气亏虚，但一旦形成又可进一步损伤阳气，形成由虚致实、由实致虚的恶性病理循环。

(3)治法：温阳利水。

(4)常用方：五苓散合真武汤加减。桂枝、制附子、茯苓、白术、白芍、生姜、泽泻、猪苓、车前子、丹参、红花、益母草。加减：喘促甚者加葶苈子、桑白皮、地龙或加葶苈大枣泻肺汤；中阳不足兼痰饮者，可用苓桂术甘汤；腹胀者加大腹皮、莱菔子、厚朴；恶心呕吐者加生姜汁、半夏、旋覆花。

(5)常用中成药：参附注射液10～20 mL加入5%葡萄糖注射液250～500 mL中，静脉滴注，每日1次。回阳救逆，益气固脱。用于心阳不振，症见四肢不温，尿少水肿者。福寿草片每次1片，每日2次。强心，利尿，镇静。用于治疗心衰水肿患者。补益强心片每次4片，每日3次。益气养阴，化瘀利水。用于治疗气阴两虚，血瘀水停所致心衰。强心力胶囊每次4粒，每日3次。温阳益气，化瘀利水。用于治疗阳气虚乏，血瘀水停所致心衰。

(6)针灸：取心俞、神门、内关、间使、通里、少府、足三里、膻中、气海、中脘等穴，每次取穴3～5个，每日1次，7天为1个疗程，以补法为主。水肿者配太溪、三阴交。

(7)临证参考：在此证型中，阳虚是其病机关键，喘促、水肿是其主要的临床表现，温阳是本证的主要治法。温阳药中首推刚燥之附子，因附子性温有小毒，含乌头碱，故应炙用，用时先煎30分钟。肺心病心衰时，因为心肌纤维肥大、间质水肿，对乌头碱比较敏感，临床易出现中毒，故用量宜小，但风湿性心脏病患者剂量可加大。附子温阳，大多与干姜配伍，"附子无姜不热"，但如果心动过速，阴虚有热者不用干姜。附子可与桂枝相配，可以宣通阳气，以利于化水气。阳虚不单心阳不振，脾阳、肾阳也衰，但不同患者的病理转归不同，又各有偏倚。阳虚水盛而兼腹胀明显者，偏于脾阳虚，应选苓桂术甘汤，桂枝不仅能宣通阳气、利水，还能活血，用量一般为10～15 g。

水肿且咳逆者，可宜肺利水，加用葶苈子。此证候虽以“水”为标实之象，但利水之法各有不同，根据不同症状表现，可以配合化瘀以利水，可以行气以利水。

此证型多相当于心功能为Ⅲ、Ⅳ级的心衰患者，当水肿较重时，可配合西药强心、利尿之品治疗，当病情减轻后，再逐渐减少利尿剂用量，直至停药。现代药理研究表明很多中药具强心功效，如枳实、葶苈子、万年青、北五加皮、福寿草等，可在辨证的基础上酌情加用，但北五加皮具有强心苷作用，易出现洋地黄中毒，使用时剂量宜小。

4.气虚血瘀

(1)症舌脉：心悸气短，活动后加重；左胸憋闷或疼痛，夜间痛甚；两颧潮红，口唇发绀，胁下癥块，或有小便少，下肢微肿；舌紫黯、苔薄白，脉沉涩或结代。

(2)病机分析：心主血脉，血脉运行全赖心中阳气之推动，诚如《医学入门》所说“血随气行，气行而行，气止则止，气湿则滑，气寒则凝”。气为血之帅，血为气之母，因此心衰患者自出现之始，即也存在着血行不畅，脉道不利，因虚致瘀是心衰出现瘀象的主要病机，但也可由于津液亏虚致瘀或水不行而为瘀或气滞血瘀。随病情进展，心衰反复发作，诸脏失血之濡润，首先肝血不藏，肝体不柔，出现胁下积块；心气亏虚，络脉失充，心脏失养，心脉不通，不通则痛，见胸痛；瘀血阻络，肺失宣降，则可出现胸闷、咳喘。瘀血阻碍气机，进一步加重脏腑之虚，表现为本虚标实。

(3)治法：益气化瘀。

(4)常用方：补阳还五汤加减。黄芪、当归、赤芍、地龙、桃仁、川芎、红花、泽兰、益母草。加减：瘀象较重者，可合用桂枝茯苓丸；心痛甚者加全瓜蒌、薤白、郁金、或合用芳香化瘀类药物，如速效救心丸、心可舒、银杏叶片等；胁下癥块，加三棱、莪术。

(5)常用中成药：冠心安口服液每次 10 mL，每日 2～3 次。宽胸散结，活血行气。用于治疗冠心病气滞血瘀型心衰。舒心口服液每次 20 mL，每日 2 次。补益心气，活血化瘀。用于治疗气虚血瘀心衰患者。丹红注射液 20 mL 加入 5%葡萄糖注射液 250 mL 中，静脉滴注，每日 1 次。益气化瘀止痛。用于治疗心血瘀阻证型各种心脏病。疏血通注射液 6 mL 加入 5%葡萄糖注射液 250 mL 中，静脉滴注，每日 1 次。活血化瘀通络。用于治疗各种血瘀型心脏病。苦碟子注射液 40 mL 加入 5%葡萄糖注射液 250 mL 中，静脉滴注，每日 1 次。化瘀止痛，用于治疗血瘀型冠心病。

(6)针灸：取心俞、神门、内关、间使、厥阴俞、膈俞、膻中、太冲等穴，每次取穴 3～5 个，每日 1 次，7 天为 1 个疗程，以泻法为主。

(7)临证参考：心功能衰竭的患者均存在微循环改变及红细胞变形、血浆黏稠、血管外周阻力明显增高等现象，而现代研究已证实活血化瘀类中药能改善上述状况，常用药物有丹参、川芎、红花、益母草、赤芍、三七、鸡血藤等。而配伍应用具有活血化瘀功效的注射剂能明显改善心功能，如丹参注射液、川芎嗪注射液、碟脉灵注射液、银杏液提取物注射液等。但对于血瘀较重，见胁下积块的患者，不宜用大量破瘀之品，以免络破血溢，出现咯血、便血等变证。

5.阳衰气脱

(1)症舌脉：喘悸不休，烦躁不安，汗出如雨或如油，四肢厥冷，尿少水肿，面色苍白；舌淡苔白，脉微细欲绝或疾数无力。

(2)病机分析：此证型多见心衰患者发展至终末阶段，也可见于暴受温邪、心脉闭塞等导致心阳暴脱，如急性感染性心肌炎、急性大面积心肌梗死等。患者不单阳衰，阴亦竭，故常表现躁动不安，乃阴不敛阳，虚阳外越之象。

(3)治法：回阳救逆，益气固脱。

(4)常用方：急救回阳汤加减。人参、附子、炮姜、白术、炙甘草、桃仁、红花。加减：阴竭阳绝，兼舌干而萎，口渴者，可改用阴阳两救汤，病情转安后，可用生脉散调治；肢冷，汗多，喘而脉微欲绝者，选参附龙牡汤或加麻黄根、浮小麦、山萸肉。

(5)常用中成药：参附注射液 20～50 mL 加入 5%葡萄糖注射液 100 mL 中，静脉滴注，每日1～2 次，肢冷汗出脉微者，可直接静脉推注。益气回阳固脱。用于治疗阳衰气脱型心衰患者。

(6)针灸：取心俞、神门、内关、三阴交、足三里、膻中、气海、关元等穴，每次取穴 3～5 个，每日1 次，7 天为 1 个疗程，以补法并灸为主。

(7)临证参考：此证型多属各种急慢性心衰发展至终末阶段，病情危笃，需立即急救。中西医结合治疗，优于单纯西医治疗。在强心药的应用上，虽然许多中药含有强心苷，如北五加皮等，但此时患者对上述强心药的耐受程度差异很大，不易掌握剂量，容易引起中毒，故强心剂的应用不如西药洋地黄类。在利尿剂的应用上，虽然中药利尿效果不如西药见效快，但此时由于患者心功能衰竭，心排血量下降，肾血流量不足，单纯西药利尿已无效，如果配合大剂量通阳利水或化瘀利水之品，则明显增强利尿效果。阳衰气脱，出现汗出肢冷，患者往往进入休克阶段，少尿或无尿，血压下降，单纯应用西药升压药，如多巴胺、间羟胺，大剂量应用使肾血管收缩，出现尿少，四肢厥冷，长期应用还存在药物依赖，此时如配合中药参附注射液，回阳救逆，其升压作用明显增强，可减少西药升压药用量，减轻药物依赖，且增加末梢血液循环，使四肢变暖，尿量增加。

七、按主症辨证论治

(一)心悸

心悸是心衰患者始终存在的症状，往往与气短并见，听诊时心率可增快，可闻及奔马律，可有心律不齐。切诊可见促、结、代、疾、数等脉象。初期多以心气亏虚为主，疾病恢复期多以阴虚、阳浮或痰火、水饮为主。

1.心气(阳)虚

(1)临床表现：心中悸动不安，气短，动则加剧，乏力，自汗，舌质淡或隐青、苔白滑、脉多沉细而结或代或涩。上述表现为心气不足之象，如见形寒不足，面色苍白，脉见沉迟，则为心阳不足之象。心电图多见心律不齐，各种期前收缩或传导阻滞。

(2)辨证要点：心悸，气短，乏力，形寒。

(3)治法：益气温阳止悸。

(4)常用方：桂枝甘草龙骨牡蛎汤。桂枝、炙甘草、生龙骨、生牡蛎。加减：乏力、气短明显者，可加人参、黄芪；心中空虚而悸，脉沉迟，形寒肢冷甚者，可用麻黄附子细辛汤；心虚胆怯，神不自主而悸者，可用安神定志丸。

(5)常用中成药：灵宝护心丹每次 3～4 丸，每日 3～4 次。强心益气、通阳复脉、芳香开窍、活血镇痛，用于缓慢型心律失常及心功能不全。

(6)针灸：主穴内关、通里、郄门、三阴交，心神不宁加神门、间使，心阳虚衰灸关元、神阙。

(7)临证参考：心悸是伴随心衰始终的症状，有虚实之分。言其虚，多因心气、心阴、心血之不足。心悸，乏力，气短者，属心气不足，重用参、芪。人参入脾肺二经，有大补元气、固脱生津及安神之功效。现代药理研究证实人参有强心作用，对心脏病患者，人参可通过改善心肌营养代谢而使心功能改善。黄芪入肺、脾二经，不但可以补气固表，还可利水消肿，对于心衰出现自汗、水肿者尤宜。现代药理研究证明黄芪可加强心肌收缩力，增加心排血量，减慢心率，还可直接扩张血管，利尿，减轻心脏负荷，故为救治心衰不可缺少的药物。

2.阴虚火旺

(1)临床表现：心中悸动不安。心烦，少寐多梦，口干，脉多疾数。心电图表现多为快速型心律失常。

(2)辨证要点：心悸，心烦，脉细数。

(3)治法：滋阴清热，宁心安神。

(4)常用方：天王补心丹加减。生地黄、五味子、当归、天冬、麦冬、柏子仁、酸枣仁、人参、玄参、丹参、白茯苓、远志、桔梗、朱砂。加减：若热象明显者，可加黄连；心烦重者，加栀子；若阴不敛阳者，可用三甲复脉汤。

(5)常用中成药：稳心颗粒每次1包，每日3次。益气养阴，定悸复脉，活血化瘀。适用于各种快速性心律失常。利心丸每次3 g，每日2次。养心安神。用于快速性心律失常。

(6)针灸：体针取穴内关、迎香、厥阴俞，强刺激。耳针取心、神门、交感，中等至强刺激。

(7)临证参考：心衰患者在疾病发展过程中常伴有心悸不宁，临床查体时发现各种心律不齐，心阴不足患者以室性期前收缩和快速心律失常多见，此时治疗仍以纠正心衰为主，在辨证的基础上佐以安神之品。因心衰患者之阴虚多先源于气虚，故治疗时当气阴双补，以生脉散或炙甘草汤为主方。心烦少寐者，加酸枣仁、苦参或黄连之类，可泻心火，除湿热。现代药理研究认为，黄连、苦参均有良好的抗期前收缩作用。

3.水饮凌心

(1)临床表现：心悸而喘咳，眩晕，胸脘痞满，尿少或水肿；舌苔白滑，脉多弦滑。听诊双肺可闻及水泡音，心率多快，可闻及奔马律。

(2)辨证要点：心悸，咳喘不得卧，尿少水肿。

(3)治法：振奋心阳，化气行水。

(4)常用方：葶苈大枣泻肺汤。葶苈子、大枣。加减：如水饮上逆，恶心呕吐者，加半夏、陈皮、生姜以和胃降逆；如肾阳虚衰，不能制水，水气凌心，症见心悸喘咳，不能平卧，四肢不温者，选真武汤；头晕、小便不利、水肿甚者，选苓桂术甘汤。

(5)针灸：取肺俞、合谷、三焦俞、肾俞、水分、足三里、三阴交、复溜等穴，补泻兼施。

(6)临证参考：此证型多为心衰之重证，心悸乃由于阳虚水邪上犯于心，心阳不振，营阴内虚，水在心下，阳不归根，故头眩身动。可采用苓桂术甘汤纳气宁心的治法。温阳同时不忘利水，可加防己、车前草、木通；宗气无根，则气不归原，故应加龙骨以镇浮阳，牡蛎以抑上逆之水气；阳虚寒水所困，使血凝滞，则加泽兰、茺蔚子化瘀行水，但不宜用化瘀重剂。

(二)喘促

心衰往往伴有气促，甚则短气不足以息，故首先要辨虚实。《素问·调经论》提出："气有余则喘咳上气，不足则息不利少气。"《景岳全书·杂证谟·喘促》说："实喘者有邪，邪气实也；虚喘者无邪，元气虚也。实喘者长而有余，虚喘者气短而不续。实喘者胸胀气粗，声高息涌，膨膨然若不能容，唯呼出为快也；虚喘者慌张气怯，声低息短，惶惶然若气欲断，提之若不能升，吞之若不相及，劳动则甚，而唯急促似喘，但得引长一息为快也。"从以上论述看，心衰之气喘当属虚喘，乃责于肺肾，但也有由于水饮凌心射肺使肺实作喘者。

1.痰饮上凌于肺

(1)临床表现:咳喘不能平卧,喉中痰鸣,胸高息粗,咳大量黏痰或涎液;尿少水肿;舌苔多腻,脉滑数。查体双肺可闻及干湿啰音。

(2)辨证要点:咳喘不能平卧,喉中痰鸣,咳大量黏痰或涎液。

(3)治法:祛痰利气化饮。

(4)常用方:二陈汤合葶苈大枣泻肺汤加减。半夏、陈皮、茯苓、甘草、葶苈子、瓜蒌、款冬花。加减:若痰黄者加黄芩、黄连、栀子、川贝;痰有腥味者加鱼腥草、金荞麦;痰白清稀,形寒肢冷者可合真武汤。

(5)针灸:取定喘、列缺、尺泽、合谷、膻中、中脘、丰隆、肾俞、太溪等穴,可用泻法。

(6)临证参考:本证型多见于慢性心衰合并肺内感染患者或急性左心衰患者,最常见于肺心病心衰患者。外邪犯肺,肺失宣降,痰浊内蓄,或久病脾虚失运,聚湿生痰,上渍于肺,或肾阳虚衰,水无所主,上凌于肺。总之,痰与饮皆为有形之实邪,故治疗当急则治标,治痰治水。

2.肺肾气虚

(1)临床表现:喘促,气不得续,动则益甚,汗多,心悸,形寒肢冷,或尿少水肿,舌质淡、苔薄或滑,脉沉弱。

(2)辨证要点:喘促,气不得续,动则益甚。

(3)治法:补肾纳气。

(4)常用方:金匮肾气丸合生脉饮。制附子、桂枝、熟地黄、山萸肉、山药、茯苓、牡丹皮、泽泻、人参、麦冬、五味子。加减:若尿少水肿明显者,可加牛膝、车前子;若咳喘者,可加葶苈子、生龙骨、生牡蛎;若腹胀者,加厚朴、枳实。

(5)针灸:取肺俞、定喘、膏肓俞、太渊、足三里、肾俞、气海、太溪等穴,多用补法,并灸。

(6)临证参考:此证型多见慢性心衰患者经过治疗,病情相对稳定,但心功能较差,动则喘促,甚则尿量减少,双下肢水肿。从其脉证分析,当属虚喘范畴,治从其肾,可酌用淫羊藿、胡桃肉、补骨脂、紫石英、沉香等温肾纳气,镇摄平喘之品。心肺肾气已亏极,血行多不畅,故本证多兼瘀,可酌加桃仁、红花、川芎、泽兰、丹参等以活血。另外,病情发展至此,多属顽疾,用药宜久,故可根据病情配制成丸散之剂服用。

(三)水肿

(1)临床表现:尿少,水肿,从下而上,多与心悸、喘促并见,形寒肢冷,苔白滑,脉沉滑。

(2)辨证要点:悸、喘、肿,形寒肢冷。

(3)治法:温阳利水。

(4)常用方:五苓散合真武汤。桂枝、制附子、茯苓、白术、泽泻、猪苓、白芍、干姜。加减:腹胀者,加冬瓜皮、大腹皮;水肿较甚,有胸腹水者,可加牵牛子或商陆以攻逐水邪。

(5)针灸:腰以上肿取肺俞、三焦俞、列缺、合谷、阴陵泉,用泻法;腰以下肿取肾俞、脾俞、水分、复溜、足三里、三阴交,用补法。

(6)临证参考:水肿的基本病机是阳气虚衰不能化水,故通阳利水是基本治法,用药宜动不宜静,宜走不宜守,宜辛温不宜阴柔。通阳利水之品首推桂枝,桂枝可宣通全身之阳气,常与茯苓配伍,代表方为五苓散。健脾通阳应选苓桂术甘汤,白术不仅能健脾益气,还能化痰、燥湿、行水。如心衰因感受外邪而引发水肿者,应宣通肺卫以利水,选防己茯苓汤。气虚明显而水肿者,可选春泽汤。血瘀水结者,可选桂枝茯苓丸化瘀利水。利水药物常选利水而不伤阴之品,如茯苓、泽泻、芍药、白术等。如水邪上犯，凌于心肺者，当泻水逐饮，选葶苈大枣泻肺汤或己椒苈黄丸，葶苈子可化痰、平喘、泻肺，防己有显著的利水作用，但有试验研究发现防己对肾脏有毒性，故应慎用。“血不行则为水”，无论是气虚还是阳虚，瘀象伴随始终，化瘀可利水，常用药物如益母草、泽兰。

心衰长期应用利水药包括西药利尿剂，导致阴津枯竭，此时水肿与伤阴并见，水热互结，利尿剂已无效，滋阴有助水邪之弊，利水又恐伤阴，治疗当育阴清热利水，可用猪苓汤。心衰后期，五脏功能均受损，水瘀互结，使三焦气机不畅，故配以行气之品，调畅三焦气机，行气以利水，可酌情加厚朴、枳壳等。

（四）多汗

（1）临床表现：心衰患者自汗多见，在活动后如进食、排便等，大汗淋漓；也可见盗汗或冷汗。

（2）辨证要点：汗自出或盗汗。

（3）治法：调和营卫。

（4）常用方：气虚自汗者，可加用玉屏风散（黄芪、白术、防风）；心阳虚者，可加用桂枝加附子汤（桂枝、附子、芍药、甘草、生姜、大枣）；阴虚盗汗者，可加用当归六黄汤（当归、生地黄、熟地黄、黄芪、黄芩、黄连、黄柏）。加减：自汗多者，可加用浮小麦、麻黄根；阳虚明显，大汗淋漓，汗出欲脱者，用大剂参附龙牡汤；阴虚明显者，可重用山萸肉，加五味子、五倍子、乌梅等以酸收。

（5）临证参考：心衰患者汗多，乃由于心气阳虚，汗液不能自敛之故，或心阳暴脱，真津外泄所致。如出现额部冷汗如珠，四肢不温，多为脱证（心源性休克）先兆，应密切监测血压、脉搏变化。

（五）腹胀

（1）临床表现：腹胀，食则加剧，按之较硬或按之柔软，大便干结或无。

（2）辨证要点：腹胀，食则加剧。

（3）治法：实则通利，虚则健运。

（4）常用方：实证用己椒苈黄汤（防己、椒目、葶苈子、大黄）；或中满分消丸（厚朴、枳实、黄连、黄芩、知母、半夏、陈皮、茯苓、猪苓、泽泻、砂仁、干姜、姜黄、人参、白术、炙甘草）。虚证者用甘草泻心汤（甘草、半夏、黄芩、干姜、黄连、大枣）。

（5）针灸：取膻中、内关、气海、阳陵泉、足三里、太冲等穴，补泻兼施。

（6）临证参考：心衰患者多伴腹胀，当辨虚实。实则多因于中焦气机不畅，痰饮、水湿、瘀血内阻，患者表现“心下痞坚”，临诊多见肋下肝大或腹水等；虚则由于中阳不足，脾不健运，自觉腹胀大，但按之柔软，相当于虚痞证。故在治疗时不要一见腹胀，就用大量行气消导之品，以免破气耗气。

八、变证治疗

心衰患者常出现咯血变证，依其临床表现可见下列3种证型。

（一）心肾阳虚

（1）症舌脉：咳稀血痰，心悸胸闷，咳喘，肢冷自汗，水肿，舌淡苔白、脉沉细或结代。

（2）病机分析：由于心肾阳虚，阴阳不相为守，卫气虚散，阴血妄行，即“阳虚阴必走”。

（3）治法：温通阳气，收敛止血。

（4）常用方：桂枝甘草龙骨牡蛎汤加白及、仙鹤草、白茅根。桂枝、甘草、龙骨、牡蛎、白及、白茅根、仙鹤草。

(二)阴虚火旺

(1)症舌脉:咯血鲜红,心悸心烦不得眠,口干咽燥,头晕耳鸣,腰膝酸软,舌红少苔、脉细数。

(2)病机分析:心衰日久,阳虚阴竭,阴虚于下,火亢于上,灼伤血络,故出现咯血。

(3)治法:滋阴降火,凉血止血。

(4)常用方:黄连阿胶汤加侧柏叶、茜草、白茅根。黄连、阿胶、白芍、鸡子黄、侧柏叶、茜草、白茅根。

(三)瘀血阻络

(1)症舌脉:咯血紫黯或血块,心悸气喘,胸闷胸痛,口干,两颧潮红,唇甲发绀,舌红、脉涩。

(2)病机分析:心衰患者因虚致瘀,瘀血阻塞脉道,血流不通,溢于脉外,则引起咯血。

(3)治法:活血降逆止血。

(4)常用方:血府逐瘀汤加三七、花蕊石、藕节、旋覆花。生地黄、桃仁、红花、枳壳、赤芍、柴胡、川芎、桔梗、牛膝、甘草、三七、花蕊石、藕节、旋覆花。

(王　鹏)

第四节　胸　　痹

胸痹是指以胸部闷痛,甚则胸痛彻背,短气喘息不得卧为主要临床表现的一种病证。

胸痹临床表现或轻或重,轻者仅偶感胸闷如窒或隐痛,呼吸欠畅,病发短暂轻微;重者则有胸痛,呈压榨样绞痛,严重者心痛彻背,背痛彻心,疼痛剧烈。常伴有心悸、气短、呼吸不畅,甚至喘促、悸恐不安等。多由劳累、饱餐、寒冷及情绪激动而诱发,亦可无明显诱因或安静时发病。

在治疗方面,《黄帝内经》提出了针刺治疗的穴位和方法,《灵枢·五味》篇还有"心病宜食薤"的记载;《金匮要略》强调以宣痹通阳为主;《世医得效方·心痛门》提出了用苏合香丸芳香温通的方法"治卒暴心痛"。后世医家总结前人的经验,又提出了活血化瘀的治疗方法,如《证治准绳·诸痛门》提出用大剂桃仁、红花、降香、失笑散等治疗死血心痛;《时方歌括》用丹参饮治心腹诸痛;《医林改错》用血府逐瘀汤治疗胸痹心痛等。这些方法为治疗胸痹开辟了广阔的途径。

现代医学的冠状动脉粥样硬化性心脏病(心绞痛、心肌梗死)、心包炎、二尖瓣脱垂综合征、病毒性心肌炎、心肌病、慢性阻塞性肺气肿等疾病,出现胸痹的临床表现时,可参考本节进行辨证论治。

一、病因病机

胸痹发生多与寒邪内侵、饮食失调、情志失节、劳倦内伤、年迈体虚等因素有关。其病机分虚实两端,实为气滞、寒凝、血瘀、痰浊,痹阻胸阳,阻滞心脉;虚为气虚、阴伤、阳衰,脾、肝、肾亏虚,心脉失养。

(一)寒邪内侵

素体阳虚,胸阳不振,阴寒之邪乘虚而入,寒主收引,寒凝气滞,抑遏阳气,胸阳不展,血行瘀滞不畅,而发本病。如《诸病源候论》曰:"寒气客于五脏六腑,因虚而发,上冲胸间,则胸痹。"《类证治裁·胸痹》曰:"胸痹,胸中阳微不运,久则阴乘阳位,而为痹结也。"阐述了本病由阳虚感寒而发作。

(二)情志失节

郁怒伤肝,肝失疏泄,肝郁气滞,甚则气郁化火,灼津成痰;忧思伤脾,脾失健运,津液不布,遂聚成痰。气滞、痰郁交阻,既可使血行失畅,脉络不利,而致气血瘀滞,又可导致胸中气机不畅,胸阳不运,心脉痹阻,心失所养,不通则痛,而发胸痹。《杂病源流犀烛·心病源流》曰:“总之七情之由作心痛,七情失调可致气血耗逆,心脉失畅,痹阻不通而发心痛。”

(三)饮食失调

饮食不节,嗜酒或过食肥甘生冷,以致脾胃损伤,运化失健,聚湿成痰,上犯心胸,痰阻脉络,胸阳失展,气机不畅,心脉闭阻,而成胸痹。

(四)劳倦内伤

思虑过度,心血暗耗,或肾阴亏虚,不能滋养五脏之阴,水不涵木,不能上济于心,心肝火旺,使心阴内耗,阴液不足,心火燔炽,下汲肾水,脉道失润;或劳倦伤脾,脾虚转输失职,气血生化乏源,无以濡养心脉,拘急而痛;或积劳伤阳,心肾阳微,阴寒痰饮乘于阳位,鼓动无力,胸阳失展,血行涩滞,而发胸痹。

(五)年迈体虚

久病体虚,暴病伤正;或中老年人,肾气不足,精血渐衰,以致心气不足,心阳不振,肾阳虚衰,不能鼓舞五脏之阳,血脉失于温煦,痹阻不畅,心胸失养而酿成本病。

胸痹的病位在心,然其发病多与肝、脾、肾三脏功能失调有关,如肾虚、肝郁、脾失健运等。

胸痹的主要病机为心脉痹阻,病理变化主要表现为本虚标实,虚实夹杂。本虚有气虚、血虚、阳虚、阴虚,又可阴损及阳,阳损及阴,而表现出气阴两虚,气血双亏,阴阳两虚,甚至阳微阴竭,心阳外越;标实为气滞、血瘀、寒凝、痰阻,且又可相兼为病,如气滞血瘀,寒凝气滞,痰瘀交阻等。本病多在中年以后发生,发作期以标实表现为主,并以血瘀为突出特点,缓解期主要见心、脾、肾气血阴阳之亏虚,其中又以心气虚最为常见。

二、诊断要点

(一)症状

(1)以胸部闷痛为主症,多见膻中或心前区憋闷疼痛,甚则痛彻左肩背、咽喉、胃脘部、左上臂内侧等部位;呈反复发作性或持续不解,常伴有心悸、气短、自汗,甚则喘息不得卧。

(2)胸闷、胸痛一般持续几秒到几十分钟,休息或服药后大多可迅速缓解;严重者可见突然发病,心跳加快,疼痛剧烈,持续不解,汗出肢冷,面色苍白,唇甲青紫,或心律失常等证候,并可发生猝死。

(3)多见于中年以上,常由情志抑郁恼怒、操劳过度、多饮暴食、气候变化等因素诱发。亦有无明显诱因或安静时发病者。

(二)检查

心电图检查可见ST段改变等阳性改变,必要时可做动态心电图、心功能测定、运动试验心电图等。周围血常规白细胞总数、红细胞沉降率、血清酶学检查,有助于进一步明确诊断。

三、鉴别诊断

（一）胃脘痛

心在脘上，脘在心下，故有胃脘当心而痛之称，以其部位相近。尤胸痹之不典型者，其疼痛可在胃脘部，极易混淆。但胸痹以闷痛为主，为时极短，虽与饮食有关，休息、服药常可缓解；胃痛发病部位在上腹部，局部可有压痛，以胀痛为主，持续时间较长，常伴有食少纳呆、恶心呕吐、泛酸嘈杂等消化系统症状。做B超、胃肠造影、胃镜、淀粉酶检查，可以鉴别。

（二）悬饮

悬饮、胸痹均有胸痛。但胸痹为当胸闷痛，可向左肩或左臂内侧等部位放射，常因受寒饱餐、情绪激动、劳累而突然发作，持续时间短暂；悬饮为胸胁胀痛，持续不解，多伴有咳唾，肋间饱满，转侧不能平卧，呼吸时疼痛加重，或有咳嗽、咳痰等肺系证候。

（三）胁痛

疼痛部位在两胁部，以右胁部为主，肋缘下或有压痛点。疼痛特点或刺痛不移，或胀痛不休，或隐隐作痛，很少短暂即逝，可合并厌油腻、发热、黄疸等症。肝胆B超、胃镜、肝功能、淀粉酶检查有助区分。

（四）真心痛

真心痛乃胸痹的进一步发展。症见心痛剧烈，甚则持续不解，伴有肢冷汗出，面色苍白，喘促唇紫，手足青至节，脉微欲绝或结代等危重急症。

四、辨证

胸痹首先辨别虚实，分清标本。发作期以标实为主，缓解期以本虚为主。

标实应区别气滞、血瘀、寒凝、痰浊的不同。闷重而痛轻，兼见胸胁胀满，憋气，善太息，苔薄白，脉弦者，多属气滞；胸部窒闷而痛，伴唾吐痰涎，苔腻，脉弦滑或弦数者，多属痰浊；胸痛如绞，遇寒则发，或得冷加剧，伴畏寒肢冷，舌淡苔白，脉细，为寒凝心脉；刺痛固定不移，痛有定处，夜间多发，舌紫暗或有瘀斑，脉结代或涩，由心脉瘀滞所致。

本虚又应区别阴阳气血亏虚的不同。心胸隐痛而闷，因劳累而发，伴心慌、气短、乏力，舌淡胖嫩，边有齿痕，脉沉细或结代者，多属心气不足；若绞痛兼见胸闷气短，四肢厥冷，神倦自汗，脉沉细，则为心阳不振；隐痛时作时止，缠绵不休，动则多发，伴口干，舌淡红而少苔，脉细而数，则属气阴两虚表现。

胸痹的疼痛程度与发作频率、持续时间及病情轻重程度密切相关。疼痛持续时间短暂，瞬息即逝者多轻；持续时间长，反复发作者多重。若持续数小时甚至数天不休者常为重症或危候。一般疼痛发作次数多少与病情轻重程度呈正比。若疼痛遇劳发作，休息或服药后能缓解者为顺症；服药后难以缓解者常为危候。

（一）寒凝心脉

（1）证候：卒然心痛如绞，心痛彻背，背痛彻心，心悸气短，喘不得卧；形寒肢冷，面色苍白，冷汗自出，多因气候骤冷或骤感风寒而发病或加重；苔薄白，脉沉紧或沉细。

（2）分析：寒邪侵袭，阳气不运，气机阻痹，故见卒然心痛如绞，或心痛彻背，背痛彻心，感寒则痛甚；阳气不足，故形寒肢冷，面色苍白；胸阳不振，气机受阻，故见喘不得卧，心悸气短；苔薄白，脉沉紧或沉细，均为阴寒凝滞、阳气不运之候。

(二)气滞心胸

(1)证候：心胸满闷，隐痛阵发，痛无定处，时欲太息，情绪波动时容易诱发或加重，或兼有脘痞胀满，得嗳气或矢气则舒，苔薄或薄腻，脉细弦。

(2)分析：郁怒伤肝，肝失疏泄，气滞上焦，胸阳失展，心脉不和，故心胸满闷，隐痛阵发，痛无定处；情志不遂则气机郁结加重，故心痛加重，而太息则气机稍畅，心痛稍减；肝郁气结，木失条达，横逆犯脾，脾失健运则脘痞胀满；苔薄或薄腻，脉细弦，均为肝气郁结之候。

(三)心血瘀阻

(1)证候：心胸剧痛，如刺如绞，痛有定处，甚则心痛彻背，背痛彻心，或痛引肩背，伴有胸闷心悸，日久不愈，可因暴怒、劳累而加重，面色晦暗，舌质暗红或紫暗或有瘀斑，苔薄脉弦涩或促、结、代。

(2)分析：气机阻滞，瘀血内停，络脉不通，不通则痛，故见心胸剧痛，如刺如绞，痛有定处，甚则心痛彻背，背痛彻心，或痛引肩背，伴有胸闷，日久不愈；瘀血阻塞，心失所养，故心悸不宁，面色晦暗；暴怒伤肝，气机逆乱，气滞血瘀更重，故可因暴怒而加重；舌质暗红或紫暗或有瘀斑，苔薄，脉弦涩或促、结、代，均为瘀血内阻之候。

(四)痰浊闭阻

(1)证候：胸闷重而心痛，痰多气短，倦怠肢重，遇阴雨天易发作或加重，伴有纳呆便溏，口黏恶心，咳吐痰涎，舌体胖大且边有齿痕，苔白腻或白滑，脉滑。

(2)分析：痰浊内阻，胸阳失展，气机痹阻，故胸闷重而疼痛，痰多气短；阴雨天湿气更甚，故遇之易发作或加重；痰浊困脾，脾气不运，故倦怠肢重，纳呆便溏，口黏恶心；咳吐痰涎，舌体胖大，有齿痕，苔白腻或滑，脉滑，均为痰浊闭阻之候。

(五)心肾阴虚

(1)证候：心痛憋闷，灼痛心悸，五心烦热，潮热盗汗，或头晕耳鸣，腰膝酸软，口干便秘，舌红少津，苔薄或剥，脉细数或促代。

(2)分析：心肾不交，虚热内灼，气机不利，血脉不畅，故心痛时作，灼痛或憋闷；久病或热病伤阴，暗耗心血，血虚不足以养心，则心悸；阴虚生内热，则五心烦热，潮热盗汗；肾阴虚，则见头晕耳鸣，腰膝酸软；口干便秘，舌红少苔，脉细数或促代，均为阴虚有热之候。

(六)心肾阳虚

(1)证候：心悸而痛，胸闷气短，自汗，动则更甚，神倦怯寒，面色㿠白，四肢不温或肿胀，舌质淡胖，苔白或腻，脉沉细迟。

(2)分析：阳气虚衰，胸阳不振，气机痹阻，血行瘀滞，血脉失于温煦，故见胸闷心痛，心悸气短，自汗，动则耗气更甚；阳虚不足以温运四肢百骸，则神倦怯寒，面色㿠白，四肢不温；肾阳虚，不能制水，故四肢肿胀；舌质淡胖，苔白或腻，脉沉细迟，均为阳气虚衰之候。

(七)气阴两虚

(1)证候：心胸隐痛，时作时休，胸闷气促，心悸自汗，动则喘息益甚，倦怠懒言，面色少华，舌质淡红，苔薄白，脉虚细缓或结代。

(2)分析：思虑伤神，劳心过度，损伤心气，阴血亏耗，血瘀心脉，故见胸闷隐痛，时作时休，心悸气促，倦怠懒言等；心气虚，则自汗；气血不荣于上，则面色少华；淡红舌，脉虚细缓，均为气阴两虚之征。

五、治疗

本病的治疗原则应先治其标，后治其本，先从祛邪入手，然后再予扶正，必要时可根据虚实标本的主次，兼顾同治。标实当泻，针对气滞、血瘀、寒凝、痰浊而疏理气机，活血化瘀，辛温通阳，泄浊豁痰，尤重活血通脉治法；本虚宜补，权衡心脏阴阳气血之不足，有无兼见肺、肝、脾、肾等脏之亏虚，补气温阳，滋阴益肾。

(一)中药治疗

1.寒凝心脉

(1)治法：辛温散寒，宣通心阳。

(2)方药：枳实薤白桂枝汤合当归四逆汤加减。两方皆能辛温散寒，助阳通脉。前方重在通阳理气，用于胸痹阴寒证，心中痞满，胸闷气短者；后方则以温经散寒为主，用于血虚寒厥证，见胸痛如绞，手足不温，冷汗自出，脉沉细者。方中桂枝、细辛温散寒邪，通阳止痛；薤白、瓜蒌化痰通阳，行气止痛；当归、芍药养血活血；芍药与甘草相配，缓急止痛；枳实、厚朴、理气通脉；大枣养脾和营。共成辛温散寒，通阳止痛之功。

若阴寒极盛之胸痹重症，胸痛剧烈，心痛彻背，背痛彻心，痛无休止，当用温通散寒之法，予乌头赤石脂丸加荜茇、高良姜、细辛等治疗。方中以乌头雄烈刚燥，散寒通络止痛；附子、干姜温阳逐寒；蜀椒温经下气开郁；为防药物过于辛散，配赤石脂入心经，而固摄收涩阳气。若痛剧而四肢不温，冷汗自出，可含化苏合香丸或麝香保心丸，以芳香化浊，温通开窍，每获即速止痛效果。

另外，可选用苏冰滴丸，每次 2～4 粒，每日 3 次。

2.气滞心胸

(1)治法：疏调气机，活血通络。

(2)方药：柴胡疏肝散加减。本方疏肝理气，适用于肝气郁结、气滞上焦、胸阳失展、血脉失和之胸胁疼痛。方用四逆散去枳实，加香附、枳壳、川芎、陈皮行气疏肝，和血止痛。其中柴胡与枳壳相配可升降气机；白芍与甘草同用可缓急止痛；香附、陈皮以增强理气解郁之功；川芎为血中之气药，既可活血又能调畅气机。全方共奏疏调气机、和血通脉之功效。根据需要，还可选用木香、沉香、降香、檀香、延胡索、砂仁、厚朴等芳香理气及破气之品，但不可久用，以免耗散正气。

若气郁日久化热，出现心烦易怒，口干便秘，舌红苔黄，脉弦数等证者，用丹栀逍遥散疏肝清热；便秘严重者，用当归龙荟丸以泻郁火；如胸闷、心痛明显，为气滞血瘀之象，可合用失笑散，以增强活血行瘀，散结止痛之作用。

另外，可选用冠心苏合丸，每次 3 g，每日 2 次。

3.心血瘀阻

(1)治法：活血化瘀，通脉止痛。

(2)方药：血府逐瘀汤加减。本方祛瘀通脉，行气止痛，用于胸中瘀阻，血行不畅，心胸疼痛，痛有定处，胸闷、心悸之胸痹。方中当归、川芎、桃仁、红花、赤芍活血化瘀，疏通血脉；柴胡、桔梗与枳壳、牛膝配伍，升降结合，调畅气机，开胸通阳，行气活血；生地黄养阴而调血燥。诸药共成祛瘀通脉、行气止痛之剂。

若瘀血痹阻重症，胸痛剧烈，可加乳香、没药、丹参、郁金、降香等加强活血理气之力；若血瘀、气滞并重，胸闷痛甚者，加沉香、檀香、荜茇等辛香理气止痛药物；若寒凝血瘀或阳虚血瘀者，症见畏寒肢冷，脉沉细或沉迟者，加肉桂、细辛、高良姜、薤白等温通散寒之品，或人参、附子等温阳益气之品；若伴有气短乏力、自汗、脉细缓或结代，乃气虚血瘀之象，当益气活血，用人参养营汤合桃红四物汤加减，重用人参、黄芪等益气祛瘀之品。

还可选用三七、苏木、泽兰、鸡血藤、益母草、水蛭、王不留行籽、牡丹皮等活血化瘀药物，加强祛瘀疗效。但破血之品应慎用，且不可久用、多用，以免耗伤正气。在应用活血、破血类药物时，必须注意有无出血倾向或征象，一旦发现，立即停用，并予以相应处理。

另外，可选用活心丸，每次含服或吞服，1～2丸。

4.痰浊阻闭

(1)治法：通阳化浊，豁痰宣痹。

(2)方药：瓜蒌薤白半夏汤合涤痰汤加减。两方均能温通豁痰，前方通阳行气，用于痰阻气滞，胸阳痹阻者；后方健脾益气，豁痰开窍，用于脾虚失运，痰阻心窍者。方中瓜蒌、薤白化痰通阳，行气止痛；半夏、胆南星、竹茹清热化痰；人参、茯苓、甘草健脾益气；石菖蒲、陈皮、枳实理气宽胸。全方共奏通阳化饮、泄浊化痰、散结止痛之功。

若痰浊郁而化热，证见咳痰黄稠，便干，苔黄腻者，可用黄连温胆汤加郁金清化痰热而理气活血；痰热兼有郁火者，加海浮石、海蛤壳、黑栀子、天竺黄、竹沥化痰火之胶结；大便干结，加生大黄通腑逐痰；痰瘀交阻，症见胸闷如窒，心胸隐痛或绞痛阵发，苔白腻，舌暗紫或有瘀斑，当通阳化痰散结，加血府逐瘀汤；若瘀浊闭塞心脉，猝然剧痛，可用苏合香丸。

5.心肾阴虚

(1)治法：滋阴清热，养心和络。

(2)方药：天王补心丹合炙甘草汤。两方均为滋阴养心之剂；前方以养心安神为主，治疗心肾两虚，阴虚血少者；后方以养阴复脉见长，用于气阴两虚，心动悸，脉结代之症。方中以生地黄、玄参、天冬、麦冬滋水养阴以降虚火；人参、炙甘草、茯苓以助心气；桂枝、大枣补气通阳，寓从阳引阴之意；柏子仁、酸枣仁、五味子、远志交通心肾，养心安神，化阴敛汗；丹参、当归身、芍药、阿胶滋养心血而通心脉；桔梗、辰砂为引使之品。本方能使心阴复，虚火平，血脉利，则心胸灼痛得解。

若阴不敛阳，虚火内扰心神，心烦不寐，舌尖红少津者，可用酸枣仁汤清热除烦安神；若不效者，再予黄连阿胶汤，滋阴清火，宁心安神。若兼见风阳上扰，用珍珠母、灵磁石、石决明、琥珀等重镇潜阳之品，或用羚羊钩藤汤加减；心肾阴虚者，兼见头晕耳鸣，腰膝酸软，遗精盗汗，口燥咽干，用左归饮补益肾阴，填精益髓，或河车大造丸滋肾养阴清热；若心肾真阴欲竭，当用大剂西洋参、生地黄、石斛、麦冬、山茱萸等急救真阴，并佐用生牡蛎、乌梅肉、五味子、甘草等酸甘化阴，且敛其阴。

另外，可选滋心阴口服液，每次10 mL，每日2次。

6.心肾阳虚

(1)治法：温振心阳，补益阳气。

(2)方药：参附汤合右归饮加减。两方均能补益阳气，前方大补元气，温补心阳；后方温肾助阳，补益精气。方中人参、姜、枣、炙甘草大补元气，以益心气复脉；附子辛热，温补真阳；肉桂振奋心阳；熟地黄、山茱萸、枸杞子、杜仲、山药为温肾助阳、补益精气之要药。

若兼肾阳虚，可合金匮肾气丸，或用六味地黄丸滋阴固本，从阴引阳，共为温补肾阳之剂；心肾阳衰，不能化气行水，水饮上凌心肺，加用真武汤；若阳虚欲脱厥逆者，用四逆加人参汤，温阳益气，回阳救逆；若阳虚寒凝而兼气滞血瘀者，可选用薤白、沉香、降香、檀香、香附、鸡血藤、泽兰、川芎、桃仁、红花、延胡索、乳香、没药等偏于温性的理气活血药物。

另外，可选用麝香保心丸，每次含服或吞服1～2粒。

7.气阴两虚

(1)治法：益气养阴，活血通脉。

(2)方药：生脉散合人参养营汤加减。上方皆能补益心气。生脉散长于益心气，敛心阴，适用于心气不足，心阴亏耗者；人参养营汤补气养血，安神宁心，适用于胸闷气短，头昏神疲。方中人参、黄芪、炙甘草大补元气，通经利脉；肉桂通心阳，散寒气，疗心痛，纳气归肾；麦冬、五味子滋养心阴，收敛心气；熟地黄、当归、白芍养血活血。配茯苓、白术、陈皮、远志，补后天之本，滋气血生化之源，以宁心定志。

若兼见神疲乏力，纳呆，失眠多梦等，可用养心汤加半夏曲、茯苓以健脾和胃，补益心脾，养心安神；若气阴两虚，兼见口燥咽干，心烦失眠，舌红，用生脉散合归脾汤加减；兼有气滞血瘀者，可加川芎、郁金以行气活血；兼见痰浊之象者，可用茯苓、白术、白蔻仁以健脾化痰。

另外，可选用补心气口服液，每日 10 mL，每日 2 次；或滋心阴口服液，每次 10 mL，每日 2 次。

(二)针灸治疗

1.基本处方

心俞、巨阙、膻中、内关、郄门。

心俞、巨阙属俞募相配，膻中、心俞前后相配，通调心气；内关、郄门同经相配，宽胸理气，缓急止痛。

2.加减运用

(1)寒凝心脉证：加厥阴俞、通里、气海以温经散寒、宣通心阳。背俞穴、气海可加灸，余穴针用平补平泻法。

(2)气滞心胸证：加阳陵泉、太冲以疏肝理气、调畅气机，针用泻法。余穴针用平补平泻法。若脘痞胀满甚者，加中脘以健脾和中、疏导中州气机，针用平补平泻法。

(3)心血瘀阻证：加膈俞、血海、阴郄以活血化瘀、通脉止痛。诸穴针用平补平泻法。

(4)痰浊阻闭证：加太渊、丰隆、足三里、阴陵泉以通阳化浊、豁痰宣痹。诸穴针用平补平泻法。

(5)心肾阴虚证：加肾俞、太溪、三阴交、少海以滋阴清热、养心和络，针用补法。余穴针用平补平泻法。

(6)心肾阳虚证：加肾俞、气海、关元、百会、命门以振奋心肾之阳。诸穴针用补法，关元、气海、命门、背俞穴可加灸。

(7)气阴两虚证：加足三里、气海、阴郄、少海以益气养阴、活血通脉。诸穴针用补法。

3.其他针灸疗法

(1)耳针疗法：取胸、神门、心、肺、交感、皮质下，每次选3～5穴，用捻转手法强刺激，一般每穴捻1～2分钟，留针15～20分钟，可以每隔5分钟捻转1次。

(2)电针疗法：取内关、神门、胸上段夹脊穴，通电刺激5～15分钟，采用密波，达到有麻、电放射感即可。

(3)穴位注射疗法：取内关、郄门、间使、少海、心俞、足三里、三阴交，用复方当归(10%葡萄糖稀释)、维生素 B_{12} 0.25 mg、复方丹参注射液等，每次选2～3穴，每穴注射0.5～1 mL，隔天1次。

(4)皮内针疗法：取内关、心俞、厥阴俞、膈俞，每次选1对，埋针1～3天，冬天可延长到5～7天。

(王　鹏)

第六章　神经内科常见病的诊治

第一节　不　寐

不寐即失眠，亦称“不得眠”“目不瞑”，是指因外感或内伤导致的脏腑功能紊乱，阴阳失调而发生的以入睡困难，或维持睡眠障碍（易醒、早醒和再入睡困难）为主要表现，最终导致睡眠时间减少或质量下降，不能满足身体生理需要，明显影响日间社会功能和生活质量为特征的一种病证。多因感受外邪，饮食不节，情志失常，年老体弱，久病耗损，禀赋不足等导致的阴血不足、不能摄纳阳气，阳气外溢；或因邪扰，阳盛不得入阴，而致阳盛阴衰，阴阳失调，营卫失和，神不归舍引起。其病位在心，与肝脾肾密切相关。其病机变化有虚有实，有寒有热，涉及气血阴阳。不寐的症状不一，轻则主要表现为入睡困难、睡眠不深、时寐时醒、易惊醒、自觉多梦、早醒、醒后不易入睡、醒后感到疲乏或缺乏清醒感、白天思睡；重则彻夜不寐。

中医药治疗不寐有其明显优势，以辨证遣方用药治疗为主，还可配合针灸、推拿、按摩、饮食、运动、心理调护等综合方法。中医治疗的总则为补虚泻实，调整阴阳，佐以安神。在具体运用上或标本兼治，或以治标为主，或以固本为主。不寐实证以祛邪安神为主，具体的治法包括疏肝泻热，清心安神；滋阴降火、养心安神；化痰清热、和中安神等；不寐虚证以扶正安神为主，具体的治法包括补养心脾，益气生血；益气镇惊，安神定志；补血养血，敛肝宁心；益气养阴，宁心安神等。

西医对不寐的描述有失眠、失眠症和失眠综合征。中医的不寐多相当于西医的失眠症，而其他疾病出现以不寐为主要表现的可参照本节辨证论治。

一、病因病机

（一）病因

情志所伤，饮食不节，劳倦失度，体质虚弱等都能引起阴阳失交，阳不入阴，而形成不寐。其中情志因素导致不寐在当今社会占首位。

1.情志所伤

暴怒伤肝、思虑伤脾、惊恐胆怯、过喜则心气涣散，情志过极可损伤其所属之脏，各脏腑之间又可相互影响，致心神被扰或心神失养而不寐。其中以暴怒伤肝，肝失疏泄、郁而化火，扰乱心神，导致的不寐最常见。此外，若过度思虑则伤脾，会导致脾失运化，气血生化无源，气血不足，心神失养，神不守舍而出现不寐。对于小儿、老年人及体弱之人，突逢惊吓，胆气虚弱而少阳之气难于生发，也可使气机不利而致肝郁脾虚，使痰浊内生，扰动心神而出现不寐。气有余便是火，五志过极，日久化火，心火炽盛，扰乱神明，神无所安，且火热耗伤阴精，阴不敛阳，亦可发为不寐。

2.饮食不节

脾主运化，其气宜升，胃主受纳，其气宜降，嗜食肥甘厚味、过食生冷、饥饱无度均可损伤脾胃，脾失健运，清气不升，清窍失养，则心神不安；胃失和降，宿食停滞，积湿生痰，痰浊上扰心神则发不寐。

3.劳倦失度

劳倦过度，暗耗心血，心失所养，神不守舍出现不寐。且劳倦日久亦可损伤肝肾之精，水不制火，虚火上炎扰心亦致不寐。劳倦亦可伤脾，脾不升清，痰浊内生扰心不寐。

4.久病、年老或素体体虚

肾主骨生髓，脑为髓海，需要肾精的滋润和濡养。若肾精充盛，则五脏六腑之精亦盛，髓海有余，神有所养则夜寐安宁。若素体虚弱、年老体衰或久病后正气虚衰，则肾精亏虚，使得五脏之精衰少，髓海不足则神明失养，夜寐不安。肾精不足，无以养阴，肾水不足，不能上滋心火，导致心火偏亢、心肾不交引发不寐。

（二）病机

1.发病

无明显季节性，男女均可发病，见于各种年龄，其中老年人居多。起病或慢或急，亦可慢性起病，可急性发作；严重者可出现全身多系统症状，引起严重的情志异常和心理障碍，需加以重视。

2.病位

主要位于心，与肝、脾、肾密切相关。实证、热证多与肝胃有关：胃失和降，食积化热，痰浊内生；肝失疏泄，肝气上逆，肝郁化火。而久病体弱，劳倦过度，当责之于脾、肾二脏。另外，不寐与阴阳的关系也很密切，各种原因造成的阴阳失衡，阳不入阴。阴不敛阳皆可致不寐。

3.病性

有虚、实之分。不寐因脾胃虚弱，肾精亏虚使气血不足，心失所养而发不寐。实者以痰热、内火、瘀血、肝郁、水湿等标邪引起不寐的形成和症状的发展与转化。本虚可生标实，标实日久亦可导致和加重本虚。临床多见虚实夹杂，本虚标实证。

4.病势

初起多为实证，或虚实兼夹。多因情志刺激等因素突发不寐，病情发展，正气虚弱，邪气旺盛，即为本虚标实证。不寐日久，气虚无力，肾阳亏损，阴液不足，血亏津虚，阴阳俱损，乃为真虚之证，此时可见睡眠规律紊乱，白日欲卧，卧而欲睡，眠而不实，时寐时醒，真虚假实证。也有年老体衰或久病体弱、素体禀赋不足之人初起即为虚证，多慢性起病、病势较缓，不为患者重视，随后日渐加重。

5.病机转化

因情志所伤，肝失条达，气郁不舒，郁而化火，扰动心神，神不安宁以致不寐。肝郁日久，木旺乘土，脾胃损伤，痰浊内生，痰火相并，亦可扰动心神。肝火独亢，灼伤阴血，可进一步导致心阴暗耗、肾阴不足，不能上奉于心，水不济火，心火亢盛，热扰神明，因而不寐。素体虚弱或久病之人，或五志过极，或为饮食不节，肠胃受伤，宿食停滞，酿为痰热，壅遏于中，痰热上扰，胃气不和，以致不得安寐。五脏之间皆可相互转化，一脏损伤，日久可连及他脏。起病时或实或虚，日久实邪可损伤正气，导致本虚；亦可因虚起病，脏腑功能失常，气血不畅，因虚致实，最终可出现虚实夹杂证候。

二、诊断标准

(一)中医诊断标准

(1)以不寐为主症,轻者入寐困难或寐而易醒,醒后不寐,重者彻夜难寐。

(2)常伴有心悸、头晕、健忘、多梦、心烦等症。

(3)经各系统和实验室检查未发现躯体疾病。

(二)西医诊断标准

(1)以睡眠障碍为几乎唯一的症状,其他症状均继发于不寐,包括难以入睡、睡眠不深、易醒、多梦、早醒、醒后不易再睡,醒后感不适、疲乏或白天困倦。

(2)上述睡眠障碍每周至少发生3次,并持续1个月以上。

(3)不寐引起显著的苦恼,或精神障碍症状的一部分。活动效率下降,或妨碍社会功能。

(4)不是任何一种躯体疾病或精神疾病。

(三)临床常用诊断标准

(1)不寐的主观标准:①主诉睡眠生理功能障碍;②白日疲乏、头胀、头昏等症状系由睡眠障碍干扰所致;③仅有睡眠量减少而无白日不适(短睡者)不视为不寐。

(2)不寐的客观标准:据多导睡眠图结果来判断。①睡眠潜伏期延长(长于30分钟);②觉醒时间增多(每夜超过30分钟);③实际睡眠时间减少(每夜不足6小时)。

三、证候诊断

(一)实证不寐

病程短,起病急,不寐症状相对较重。为火邪扰心,心神不安所致。

1.肝郁化火证

少寐易醒,噩梦纷纭,甚则彻夜难眠,性情急躁易怒,不思饮食,口渴喜饮,口舌生疮,目赤口苦,小便黄赤,大便秘结,胁肋胀痛。女子可见月经不调。

2.痰火内扰证

胸闷脘痞,心烦不眠,甚至彻夜不眠伴泛呕嗳气,头重目眩,心烦口苦,痰多,或大便秘结;舌红、苔黄腻,脉滑数。

3.血瘀内阻证

夜寐不安,烦躁,身有痛处,痛有定处,固定不移,面色黧黑,皮肤干燥,肌肤甲错,毛发不荣;舌黯,有瘀斑、瘀点,苔薄白,舌下络脉青紫,脉弦涩。

(二)虚证不寐

病程长,起病缓慢,多不寐症状相对较轻。总因心脾肝肾功能失调,心失所养所致。

1.心脾两虚证

多梦易醒,心悸健忘,神思恍惚,面色少华,头晕目眩,肢倦神疲,饮食无味,或脘闷纳呆。

2.心肾不交证

心烦不寐,心悸不安,头晕,耳鸣健忘,腰酸梦遗,五心烦热,口干津少。

3.心胆气虚证

心烦不眠,多梦,易惊易醒,胆怯,心悸,遇事善惊,气短倦怠,小便清长。

四、鉴别诊断

(一)脏躁

不寐的难以入睡与脏躁严重者的难以入睡很相似。但不寐以彻夜难睡或自觉不易入睡为主,心烦不安多为兼症;脏躁以烦躁不安,哭笑无常为主症,睡眠不安为兼症。不寐多因外感病邪、内伤阴血不足、脑失所养、心肾不交等所致;而脏躁多有精神因素,为忧愁思虑过度,情绪抑郁,积久伤心,脑神失养,或产后亡血伤精,心脾阴亏,上扰脑神所致。

(二)烦躁

二者均有烦躁和不寐,也可有同样的病因,不寐所兼的烦躁常发生在不寐以后;而烦躁所见的不寐,多是先有烦躁,而后不寐。

(三)郁病

郁病为情志抑郁之病证。临床表现可见精神恍惚,精神不振,多疑善虑,不寐多梦,久则神思不敏,遇事善忘,神情呆滞。不寐在郁病中是兼症,病情表现比较轻。而不寐则以入睡困难为主症,其他症状多是继发症状。

五、治疗

(一)辨证思路

1.明辨病因

若因为出差、旅游、生活环境、一过性的情绪改变而偶然发生不寐,一般不诊断为疾病,对症处理即可;不寐每周至少发生 3 次,持续 1 个月以上,并明显影响次日的精神状态,引起显著的苦恼,或精神障碍等症状才有临床意义。同时,要详细询问患者的睡眠过程中不顺利的状况。了解不寐时入睡困难、睡时多梦、眠浅易醒、醒后不易再睡、时寐时醒或彻夜不眠等多种情况具备哪几种;是否伴随盗汗、夜尿增多或其他躯体部位的不适等症状;并详细询问每次入睡需要多少时间,最长不寐时间,夜间醒来次数,不寐的频率,有无服用催眠类药物及其他精神类药物,有无基础病症等。若入睡困难、睡时躁扰不安或彻夜不眠多为实邪扰心不寐。若时寐时醒、寐而易惊、伴乏力、汗出,则多为本虚,心神失养不寐。

2.辨别病位

不寐主病位在心,涉及肝、脾、肾等。分析病位应从发病原因,伴随症状,舌苔脉象等多方面入手。如情志所伤,伴见胸胁胀满,情志不畅,心烦易怒,脉象见弦,其病位在肝;饮食失节,伴有纳呆食少,嗳腐吞酸者,其病位在脾胃;年老体虚之人,兼见腰膝酸软、头晕耳鸣等症者,其病位在肾。临床上只有认清病位,并根据脏腑功能与特性遣方用药,才能取得较好的疗效。

3.辨析病性

不寐的病性应根据邪气有余和正气不足的侧重不同分为实证不寐与虚证不寐两类。实证不寐是以病理产物等实邪扰动心神为主要病机引起的一类病证,情志不遂引起的气郁、饮食不节所致的食积、病理代谢产物的痰浊、瘀血等均能导致不寐,总以痰湿、火热、瘀血、气郁常见;虚证不寐者,以正气不足、气血阴阳的虚衰而致心神失养所致的不寐,以气虚、血虚、阴虚多见。临证多虚实夹杂,或以实证为主,或以虚证为主,而实证不寐和虚证不寐并不能截然分开,常常交织存在,如阴虚就常与内火并存,脾胃不和常并生痰热,虚实之间还可相互转化,因实致虚,因虚致实,故临证时,应详加辨析。

（二）分证论治

1.肝郁化火

（1）证候表现：少寐易醒，噩梦纷纭，甚则彻夜难眠，性情急躁易怒，不思饮食，口渴喜饮，口舌生疮，目赤口苦，小便黄赤，大便秘结，胁肋胀痛，女子可见月经不调，舌红、苔黄，脉弦数。

（2）病机分析：肝为刚脏，禀春木之行，性喜条达。本证多因恼怒伤肝，肝失条达，气机郁滞，肝脉布于胸胁，经脉气滞而胁肋胀痛。肝郁日久，气郁化火，循经上炎，扰乱神明，心神不安则少寐易醒，噩梦纷纭，甚则彻夜难眠。肝气犯胃，胃失受纳，则不思饮食。肝火乘胃，胃热则口渴喜饮。肝火偏旺，则急躁易怒。火热上扰，故目赤口苦。小便黄赤、大便秘结、舌红、苔黄、脉弦而数，均为一派火热之象。

（3）治法：疏肝泻热，佐以安神。

（4）方药：龙胆泻肝汤加减。龙胆草、黄芩、栀子、泽泻、通草、柴胡、车前子包煎、生地黄、当归。

加减：肝胆实火，肝火上炎之重症，可见彻夜不寐，头痛欲裂，头晕目眩，大便秘结者，可改服当归龙荟丸以清泻肝胆实火；若肝火旺盛，损及阴血，可见双目干涩、爪甲不荣，女子月经不调或闭经，可加白芍、酸枣仁、山萸肉以敛肝阳、补阴血；若肝火炽盛、血随气涌，而见目赤、面红、鼻衄等，可加牛膝引血下行；若肝盛乘脾，见纳呆腹胀，可加白术、焦三仙、枳壳。

（5）中成药：①丹栀逍遥散，每次 1 袋，每日 1～2 次。疏肝清热，健脾和血调经。适用于肝郁脾虚化火生热之不寐。②柴胡疏肝散，每次 1 袋，每日 1～2 次。疏肝理气，和血止痛。适用于肝气郁结，气血瘀滞引起的不寐。

（6）针灸。①主穴：水沟、太冲、合谷、三阴交。②配穴：肝俞、心俞、安眠、足三里。③手法：用 25 mm 毫针向上斜刺入水沟，行捻转手法，直到患者有强烈酸胀感、目中流泪为止；太冲、合谷、肝俞、心俞用捻转泻法；三阴交平补平泻；安眠、足三里补法。留针 30 分钟，10 分钟行针 1 次。治疗每日 1 次，治疗 10 次为 1 个疗程。肝火盛者可行刺络放血。

（7）临证参考：在治疗肝郁化火的不寐时，不宜一派疏肝泻火药物，因肝藏血，体阴而用阳，不滋养阴血，阳无以制，火无以息，因此疏肝泻热、养血安神为治疗该类不寐之大法。临床治以清肝、舒肝、柔肝为主。清肝泻火宁神，以苦寒酸凉之品如栀子、黄芩、连翘、夏枯草以清肝阳、清肝火；疏肝以调畅气机为主，用药轻宣透达，以顺肝疏达之性，常用柴胡、郁金、香附、木香、苏梗、合欢皮疏肝理气，解郁安神；柔肝以滋肝阴养肝血而敛肝阳，可选用生地黄、熟地黄、百合、白芍、何首乌、山茱萸、沙参、麦冬。

此外，治疗该证大都属苦寒泻火的峻猛之剂，因此必须辨证无误方可大胆应用。但热势去后，应及时调整治法方药，切忌用药过当，伤及正气。临床上除急性起病外，此种单纯大实大热者少见，多与其他证候兼夹出现，甚至有些是实中有虚，虚中夹实的虚实夹杂证，临证时应详加辨析，并根据正邪消长，孰多孰少，随时确立相应的治则治法。对肝郁化火之不寐，必须配合心理疏导，使患者解除心理障碍，对疾病的治疗大有益处。

2.痰火内扰

（1）证候表现：心烦不寐，甚彻夜不眠，胸闷脘痞，泛呕嗳气，头重目眩，痰多，或大便秘结，苔黄腻，脉滑数。

（2）病机分析：本证多因脾胃不和，水湿运化失司或饮食不节，宿食停滞，积湿生痰，因痰生热，痰热上扰则心烦不寐。因宿食痰湿壅遏于中，故而胸闷脘痞。清阳被蒙，故头重目眩。痰食停滞则气机不畅，胃失和降，故见嗳气或呕恶痰多。苔腻而黄、脉滑数，均为痰热、宿食内停之证。

(3)治法：化痰清热、和中安神。

(4)方药：温胆汤加减。半夏、橘皮、竹茹、枳实、黄连、生姜、全瓜蒌、甘草。

加减：心悸惊惕不安者，可加重镇安神剂，如朱砂、琥珀以镇惊定志；若痰热盛，痰火上扰心神，彻夜不眠，大便秘结者，可改用礞石滚痰丸，以泻火逐痰，方中煅青礞石为君，取其燥悍重坠之性，攻坠痰邪，使木平气下，痰积通利，臣以大黄之苦寒，荡涤邪热，开痰火下行之路，佐黄连苦寒泻火，专清中焦之热，复以沉香降逆下气，亦为治痰必先顺气之理，痰火去，心神得安；若宿食积滞较甚，见有嗳腐吞酸，脘腹胀痛，可用保和丸消导和中安神；若邪滞日久，而致脾胃虚弱，本虚标实，攻逐痰邪应与健脾和胃并行，加白术、炒薏苡仁、茯苓、黄芪等，也可配合选用参苓白术散、二陈汤等，健脾化痰祛湿。

(5)中成药：牛黄清心丸，每次 1 丸，每日 1～2 次。清心化痰安神。适用于痰郁热结之不寐。

(6)针灸。①主穴：申脉、照海、丰隆、中脘。②配穴：脾俞、心俞、内关、足三里、三阴交。③手法：申脉、丰隆捻转泻法；照海补法；脾俞、心俞、内关、足三里、三阴交、中脘平补平泻。留针 30 分钟，10 分钟行针 1 次。治疗每日 1 次，治疗 10 次为 1 个疗程。一般为 3 个疗程。

(7)临证参考：该型不寐在临床上要辨清正虚邪实孰轻孰重，热重痰阻孰多孰少，是否伴有其他兼夹证，宜在温胆汤基础方上酌情配伍健脾、和胃、消食、导滞、逐痰、清热等不同用药，不寐缓解后常须补益脾胃，和中安神，以巩固疗效。

3.心肾不交

(1)证候表现：心烦不寐，心悸不安，头晕，耳鸣健忘，腰酸梦遗，五心烦热，口干津少，舌红少苔，脉细数。

(2)病机分析：肾阴不足，肾水不能上济心火，而导致心肾失交。心火独亢于上，君火上炎，扰动神明，神不守舍而致心烦不寐，心悸不安。肾精亏耗，髓海空虚，故头晕、耳鸣、健忘。腰府失养，则腰痛。心肾不交，精关不固，故梦遗。口干津少、五心烦热、舌红、脉弦细，均为阴虚火旺之象。

(3)治法：滋阴降火、养心安神。

(4)方药：黄连阿胶汤加减。黄连、黄芩、白芍、鸡子黄、阿胶烊化。

加减：面热微红、眩晕耳鸣者，可加牡蛎、龟甲、磁石等以重镇潜阳，使阳升得平，阳入于阴，即可入寐；心烦重者，可加栀子、淡豆豉以清心除烦；肾水不足，腰酸梦遗、盗汗明显者，可用左归丸以滋肾水。

黄连阿胶汤重在滋阴清火，适用于阴虚火旺及热病后之心烦不寐；朱砂安神丸重在重镇安神，适用于心火亢盛，阴血不足症；天王补心丹重在滋阴养血，可用于阴虚而火不太旺者。三方可与临床中随证选用。

(5)中成药：天王补心丹，每次 1 丸，每日 1～2 次。滋阴清热，补心安神。适用于治疗心肾不足、阴亏血少所致的虚烦不寐。

(6)针灸。①主穴：太溪、神门、百会、阴陵泉。②配穴：肾俞、心俞、内关、足三里、三阴交。③手法：神门捻转泻法；太溪、阴陵泉、三阴交补法；肾俞、心俞、内关、足三里、百会平补平泻。留针 30 分钟，10 分钟行针 1 次。治疗每日 1 次，治疗 10 次为 1 个疗程。

(7)临证参考：临证多见于不寐日久之人或年老体弱患者。不寐严重时多以清心凉血安神为主，药用甘寒之品，泻火而不伤阴；阴虚明显时，以滋补肾阴为主，滋阴以降火，忌用温补助火。不寐缓解后，还应继续服用六味地黄丸等滋补肝肾之品，以巩固疗效。

4.心脾两虚

(1)证候表现:多梦易醒,心悸健忘,神思恍惚,面色少华,头晕目眩,肢倦神疲,饮食无味,或脘闷纳呆,舌淡、苔薄白或滑腻,脉细弱或濡滑。

(2)病机分析:心主血、脾为生血之源,心脾亏虚,血不养心,神不守舍,故多梦易惊、健忘心悸。气血亏虚,不能上奉于脑,清阳不升,则头晕目眩。血虚不能上荣于面,故面色少华、舌色淡。脾失健运,则饮食无味。生化之源不足,血少气虚,故精神不振、四肢倦怠、苔薄白,脉细弱。若脾虚湿盛,脾阳失运,痰湿内生,则脘闷纳呆,苔滑腻,脉濡滑。

(3)治法:补养心脾,益气生血。

(4)方药:归脾汤加减。人参、远志、龙眼肉、白术、黄芪、茯神、酸枣仁、木香、当归、生姜、大枣、炙甘草。

加减:如不寐较重,可酌加养心安神药,如夜交藤、合欢花、柏子仁;若脾失健运,痰湿内阻,而见脘闷纳呆,苔滑腻,脉濡滑者,加陈皮、半夏、茯苓、肉桂等,温运脾阳而化痰湿;如纳差严重者,可加焦三仙、鸡内金、枳壳等。

(5)中成药:人参归脾丸,每次 1 丸,每日 1～2 次。功能益气健脾,养血安神。适用于心脾两虚的不寐。

(6)针灸。①主穴:脾俞、心俞、内关、百会、阴陵泉。②配穴:足三里、三阴交。③手法:脾俞、心俞、内关、百会、阴陵泉补法;足三里、三阴交平补平泻,也可用温针灸。留针 30 分钟,10 分钟行针 1 次。治疗每日 1 次,治疗 10 次为 1 个疗程。

(7)临证参考:该型为临床长期慢性不寐患者的常见证型,一般多见于久病或年老之人,不寐往往并不严重,而常以多梦易醒、健忘乏力为主要表现,治疗取效较慢,且容易反复发作,故治疗时间常需月余以上,并需注意良好睡眠习惯的培养,愉悦情志,适度劳其筋骨。

5.心胆气虚

(1)证候表现:心烦不眠,多梦,易惊易醒,胆怯,心悸,遇事善惊,气短倦怠,小便清长,舌淡,脉弦细。

(2)病机分析:胆属木,为清净之府、决断之官,若胆虚气怯,决断无权。遇事易受惊恐,引动心神而致使不寐,心虚则心神不安,胆虚则善惊易怒,故多梦易醒、心悸善惊。气短倦怠、小便清长均为气虚之象;舌色淡、脉弦细,均为气血不足的表现。

(3)治法:益气镇惊,安神定志。

(4)方药:安神定志丸加减。茯苓、茯神、远志、人参、石菖蒲、龙齿。

加减:若虚烦不寐,形体消瘦,为气血不足,可合用归脾汤,以益气养血、安神镇静;若阴血偏虚则虚烦不寐,不寐心悸,虚烦不安,头晕目眩,口干咽燥,舌质红、脉弦细,宜合用酸枣仁汤;若夜间易惊醒,可加珍珠母、煅牡蛎,并加重龙齿用量。

(5)中成药:柏子养心丸取每次 1 丸,每日 1～2 次。补气,养血,安神。适用于心气虚寒之不寐多梦,伴心悸易惊,健忘。七叶神安片取每次 1～2 片,每日 3 次。益气安神,活血止痛。用于心气不足的不寐。

(6)针灸。①主穴:肾俞、胆俞、心俞、魄户、志室、阳陵泉、阴陵泉。②配穴:四神聪、内关、足三里、三阴交。③手法:肾俞、胆俞、心俞、魄户、志室补法;四神聪、内关、足三里、三阴交平补平泻,阳陵泉、阴陵泉透刺。留针 30 分钟,10 分钟行针 1 次。治疗每日 1 次,治疗 10 次为 1 个疗程。

(7)临证参考:本证治疗除给予必要的药物外,更重要的是做好患者的思想工作,给予必要的心理疏导与安慰,调动其主观能动性,使患者消除顾虑,精神愉快,同时合理安排生活,加强身体锻炼,适当参加体力劳动,避免情绪激动,睡前不吸烟、不饮酒和浓茶等,这样才能有效地防治本病。此型初起应详问病因,有针对性地给予心理辅导,并且在安神定志基础上酌情配合使用疏肝健脾等药物。

6.血瘀内阻

(1)证候表现:夜寐不安,烦躁,身有痛处,痛有定处,固定不移,面色黧黑,皮肤干燥,肌肤甲错,毛发不荣,舌黯,有瘀斑、瘀点,苔薄白,舌下络脉青紫,脉弦涩。

(2)病机分析:情志不舒,肝气久郁,气滞不行以致血运障碍,可见瘀血内停;或久病气虚,运血无力,逐渐形成血瘀之证;或跌仆损伤脉络,血溢脉外,日久成瘀。瘀血阻滞脉络,新血不生,气血不畅,心神失养而见不寐,瘀血日久,与痰互结,扰动心神,可加重不寐,并见烦躁。瘀血内停,可见不寐伴腹痛,痛有定处,固定不移。或可见舌质淡黯或见紫斑,脉沉涩等血瘀之征。

(3)治法:活血化瘀,宁心安神。

(4)方药:血府逐瘀汤加减。桃仁、红花、生地黄、当归、白芍、川芎、牛膝、柴胡、枳壳、桔梗。

加减:若舌苔白腻,为痰瘀互结,宜加涤痰汤等化瘀涤痰,或加胆星、瓜蒌、陈皮等化痰。若舌苔黄腻,为痰瘀互结,可合温胆汤。

(5)中成药:丹参膏,每次 9 g,每日 2 次。主要成分为丹参,功效活血安神,适用于血瘀之不寐。

(6)针灸。①主穴:太溪、血海、四神聪、内关。②配穴:肝俞、脾俞、心俞、三阴交。③手法:脾俞、心俞、足三里补法;血海、四神聪、内关平补平泻,太溪、肝俞泻法。留针 30 分钟,10 分钟行针 1 次。治疗每日 1 次,治疗 10 次为 1 个疗程。也可取后颈、骶部、风池、内关、神门、三阴交、乳突区、阳性反应区以梅花针叩刺出血,以患者耐受为度。

(7)临证参考:该证常见于因跌仆损伤或交通事故所致的脑外伤后不寐,也可见于久病之人。一般随年龄的增长,老年人在不同程度上存在血瘀证,血瘀则脉络不畅,清窍失养,故不寐。而痰湿与瘀血胶着互结,交互为患,可使症情进一步加重。因此,临床上治疗瘀血证应密切注意观察患者的舌苔变化,仔细辨证,加入化痰逐湿、清化热痰等药物配合治疗。

(三)其他中医疗法

1.耳针疗法

常用穴位有神门、交感、心、脑、肝、脾、皮质。每次取 3～4 穴,中等刺激,每日 1 次,两耳交替进行。在以上穴位可用埋针或压穴的方法治疗,每次选一侧耳部,隔日改换另一侧,每日按压 10 次,每次 3 分钟。或以王不留行籽外用胶布贴敷于穴位之上,每日按压揉搓至发热为度。

2.拔罐疗法

患者取伏卧位,在背俞穴上分别闪罐 3～5 次,并沿督脉大椎穴向下走罐至腰骶部,上下往返数次,直至皮肤潮红或轻度充血。再按同法,从上至下在督脉两侧夹脊与背部两侧膀胱经处走罐。最后可在心俞、脾俞、肝俞等穴位留罐 5～10 分钟,隔日 1 次。下午治疗效果最好。

3.穴位注射疗法

患者坐位,选择穴位可两组配合交替选用:①神门、安眠、心俞、膈俞;②内关、三阴交、肝俞、脾俞。穴周严格消毒后,用一次性容量 10 mL 注射器抽取丹参注射液在上述注射点注射,局部出现酸、麻、胀或放射感后，回抽，如无回血则可缓慢注入丹参注射液，每穴注射 1 mL。每睡前 1 次，10 次为 1 个疗程，间隔 2 天，共治疗 2 个疗程。也可根据辨证选用不同的药物注射液，如黄芪注射液、生脉注射液等。但一定要提纯彻底，以免发生过敏反应。

4.中药熏蒸疗法

可根据证型选用不同方药，加入头罩焗油机或专业的熏蒸仪器中进行熏蒸，每日 1 次。7 次为 1 个疗程，持续 2 个疗程以上。

5.中药浸泡加足底按摩疗法

足部按摩合中药浸泡是一种简便易行，效果显著，无毒、不良反应的防病、治病的方法，尤其是对中、老年人的自我保健更有其现实意义。取中药毛冬青 30 g、威灵仙 30 g、鸡血藤 30 g 等，加水 5 L 煎煮约 1 小时，滤出中药渣，当中药凉到可以放入脚时，令患者伸入双脚，浸泡约 15 分钟。取出双脚用毛巾擦干，在将要按摩的反射区内均匀地涂上按摩膏。按摩顺序：采用全足按摩法，一般先从左脚开始，按摩 3 遍肾、输尿管、膀胱 3 个反射区后，按脚底一脚内侧一脚外侧一足背的顺序进行，结束时再将肾、输尿管、膀胱 3 个反射区按摩 3 遍，然后再按上述次序按摩右脚。同时按照“实则泻之，虚则补之”的原则，对实证及体质较好的患者采用较强的刺激手法，对虚证及年老体弱的患者用弱刺激手法，同时按摩的时间稍延长，使患者的内部功能逐渐恢复。每次按摩的时间 30～40 分钟，每日 1 次。1 周后改为隔日 1 次或每周 2 次，10 次为1 个疗程。

6.推拿疗法

(1)头部和颈部。

常用穴：印堂、神庭、睛明、攒竹、太阳、角孙、风池、肩井。

手法：一指禅、推法、揉法、抹法、按法、拿法、扫散法。

操作：①患者坐位，用一指禅推法或揉法，自印堂开始向上至神庭，往返 5～6 次；再从印堂向两侧沿眉弓至太阳穴，往返 5～6 次；然后用一指禅推法沿眼眶周围推成“∞”字，往返 3～4 次。治疗时以印堂、神庭、睛明、攒竹、太阳为重点，力求速度均匀，力量柔和，动作富有节律性。②在印堂至神庭、印堂沿眉弓至太阳的部位用双手抹法，往返 5～6 次，抹时配合按揉睛明、鱼腰等。③自前额发际至后颈部用扫散法扫散头部两侧胆经，同时按揉角孙；再自头顶至后颈部用五指拿法，同时配合拿肩井、风池等。

(2)腰背部。

常用穴：肺俞、心俞、肝俞、脾俞、胃俞、肾俞、命门、腰阳关。

手法：㨰法、推法、按法、揉法。

操作：①患者俯卧位，医者在患者背腰部督脉循行部位用㨰法施术，并同时㨰揉背腰部膀胱经，重点在以上穴位。②按揉以上穴位，得气为宜。③用掌根推法从肩部沿脊柱从上而下推至腰骶部，反复 5～6 次。

(3)腹部。

常用穴：中脘、气海、关元。

手法：摩法、按法、揉法。

操作：患者仰卧位，医者用手掌先顺时针方向摩腹，再逆时针方向摩腹，同时配合按揉中脘、气海、关元等穴，时间约 6 分钟。

7.气功疗法

(1)三线放松法:此法是沿着身体的前面、后面及侧面3条线,依次进行放松的方法。3条线的具体顺序如下。

第一条线(身体前面线):由头顶百会穴开始放松→面部放松→前颈部放松→胸部放松→腹部放松→两大腿前面放松→两小腿前面放松→两脚的脚背和脚趾放松。稍休息片刻后再重复做。

第二条线(身体后面线):头顶百会穴放松→后枕部放松→后颈部放松→背部放松→腰部放松→臀部放松→两大腿后面放松→两小腿后面放松→两脚跟及脚心涌泉穴放松。稍休息片刻后再重复做。

第三条线(身体侧面线):头顶百会穴放松→两侧颞部放松→两侧颈部放松→两肩放松→两上臂放松→两前臂放松→两手放松,然后意松两手心劳宫穴片刻,再重复做。

(2)分段放松法:头部放松→颈部放松→肩与上肢放松→胸背放松→腹腰放松→大腿放松→小腿放松→足放松。一般反复做3～5遍即可。

(3)局部加强放松法:在整体放松后,通过意念的调节有侧重地放松身体的某一局部。例如,过于紧张、疼痛的部位或某一穴位,可在此局部或穴位加强放松数分钟,乃至半个小时。

(4)默念词句放松法:即通过默念词句来帮助放松。通过默念良好的词句,不但可以帮助排除杂念放松入静,而且这些词句对大脑皮质还是一种良性刺激,通过第二信号系统,对操练者能起很好的心理治疗作用。默念的词句可根据具体情况有针对性地选择,如有高血压或兴奋占优势的神经症患者,易焦虑紧张,可以默念“松、静”等。默念词句一般与呼吸配合,如吸气时默念“静”,呼气时默念“松”,同时随意念向下放松。

(四)变证治疗

高龄、长期不寐没有及时规范治疗,若有外界诱因,特别是情绪刺激可以出现不寐变证,临床常见的不寐变证主要有郁病和癫狂。

1.郁病

若不寐日久,耗伤心肝之血,肝不能体阴而用阳,致肝气郁结,情志失于疏泄而出现心情抑郁,情绪不宁,易怒欲苦,发为郁病,以心情抑郁、情绪不宁、胸部满闷、胁肋胀痛,或易怒易哭,或咽中如有异物梗阻等症为主要临床表现的一类病证。临床参照郁病进行辨证论治。

(1)肝气郁结证:疏肝解郁,清肝泻火。方药:柴胡疏肝散合丹栀逍遥散加减。

(2)肝郁脾虚证:疏肝健脾,化痰散结。方药:逍遥散合半夏厚朴汤加减。

(3)肾虚肝郁证:益肾调气,解郁安神。方药:四逆散合六味地黄丸加减。

2.癫狂

若失治误治,忧思久郁,进一步损伤心脾,则气滞痰生,痰浊上逆,蒙蔽心窍,神志迷蒙,不能自主,临床表现精神抑郁,表情淡漠,沉默痴呆,语无伦次,静而少动,从而转为癫证;若痰浊内阻,又肝郁化火,或心火内炽,结为痰火,痰火扰心,心窍被蒙,神志逆乱,临床表现精神亢奋,狂躁刚暴,喧扰不宁,毁物打骂,动而多怒,而发为狂证。临证时应详细辨识,以期早期发现、早期诊断,参照癫狂进行辨证论治。常见证型如下。

(1)痰火扰心。①证候表现:起病急骤,突然狂暴无知,两目怒视,面红目赤,言语杂乱,骂詈叫号,不避亲疏,性情急躁,或毁物打人,或哭笑无常;头痛不寐,渴喜冷饮,便秘尿赤,舌质红绛,苔多黄腻,脉弦滑数。②治法:镇心涤痰,泻肝清火。③方药:生铁落饮加减。

(2)痰气郁结。①证候表现:精神抑郁,表情淡漠,沉默呆滞,心烦不寐;或多疑虑,喃喃自语,语无伦次;或生活懒散,不思饮食,大便溏软,舌苔白腻,或黄腻,或浊腻。脉弦滑,或滑数,或濡滑。②治法:疏肝解郁,化痰开窍。③方药:顺气导痰汤加减。

(五)西医治疗

目前西医治疗不寐主要包括药物疗法、心理疗法及物理疗法几个方面。

1.药物疗法

经生活、饮食、锻炼、物理和心理治疗等无效者,可应用药物疗法。目前常用苯二氮草类和非苯二氮草类镇静催眠药物。

(1)苯二氮草类催眠药物在20世纪60年代开始使用,主要特征:①非选择性拮抗γ-氨基丁酸苯二氮草复合受体,具有镇静、肌松和抗惊厥的三重作用;②通过改变睡眠结构延长总睡眠时间,缩短睡眠潜伏期;③不良反应和并发症较明确,包括日间困倦、认知和精神运动损害、不寐反弹及戒断综合征;④长期大量使用会产生耐受性和依赖性。

(2)非苯二氮草类催眠药物出现于20世纪80年代,主要有唑吡坦、佐匹克隆、扎来普隆等药物,其主要特征:①由于选择性拮抗γ-氨基丁酸苯二氮草复合受体,故仅有催眠而无镇静、肌松和抗惊厥作用;②不影响健康者的正常睡眠结构,可改善患者的睡眠结构;③治疗剂量内唑吡坦和佐匹克隆一般不产生不寐反弹和戒断综合征。药物治疗不寐的临床应用一般原则为应选择非苯二氮草类药物作为一线药物,按需使用,几种镇静催眠药物交替使用,一般连续使用不超过1个月,药物应从小剂量用起,而后逐渐加量,直至取得满意疗效,待建立起正常的睡眠规律后再逐渐减量,直至脱离药物依赖。其他特殊药物还有抗精神病药物、抗抑郁药物等,应在专业医师的指导下应用。

2.心理疗法

(1)认知疗法。

目的:通过指出这种不正确的、不良的认知方式,分析其不现实和不合逻辑的方面,用较现实的或较强适应能力的认知方式取而代之,以消除或纠正其适应不良的情绪和行为。

操作步骤:①对睡眠的认识和期望。一些患者对睡眠有较高的期望,认为自己睡眠时间严重不足,致使脑力、体力无法充分恢复。实际上睡眠时间没有绝对标准,因人、年龄、环境和工作性质而异,不应有过高的期望值。②对做梦的认识。一些患者常称自己通宵做梦,甚至噩梦不断,致使大脑根本得不到休息。实际上做梦是一种固有的生理现象,健康人不可能不做梦。做梦多发生在快速动眼期,是大脑继续保持高度活动的时期,这有助于大脑功能的发育和发展,而不是损害大脑功能。③对症状与不寐关系的认识。很多患者都认为各种症状都因不寐引起,导致身体严重受损。事实上许多症状不仅仅是睡眠不足的结果,相当程度还是由于对不寐的焦虑和恐惧所致,或者至少加重了各种症状,是一种不良的情绪反应和适应不良的行为表现。④治疗的信心。一些疗效欠佳的患者对继续治疗信心不足。帮助患者一一加以分析。例如,这些原因可能是由于认识不清,情绪焦虑的结果;也可能是一方面单纯长期依赖一种安眠药物,造成药物失效等。总之,让患者对自己的不寐及其引起的症状和苦恼有一个正确的认识,消除悲观消极情绪,振作精神,建立信心,从而为战胜不寐提供必要的精神支柱。

(2)行为疗法。

目的:行为疗法是在患者对不寐有了正确认识和树立了治疗信心的基础上,教授患者一套能促进良好睡眠的行为准则,以帮助患者建立良好的睡眠行为。

操作步骤:①促使恢复正常的觉醒/睡眠节律。通过采取措施,促进和增强白日的精神和体力活动。只有白天精神处于兴奋状态和躯体处于活动状态,才能使机体在夜间自然而然处于静止和安静状态,从而利于入睡。特别需要指出的是考虑老年人体力和社会活动多有减少的情况,有目的地增加社会活动和改善机体健康,老年人睡眠可随之改变。②卧床前后使精神和躯体尽量松弛。下午可不饮用兴奋性饮料,晚餐不宜太晚,不宜过饱。晚饭后避免高度集中精力的学习、阅读和工作。可在空气清新时外出打太极,做体操等轻柔动作。睡前温水洗脚、洗澡。注意克服上床前的精神紧张。可对卧室环境做些适当的修改,睡前聆听轻柔音乐。为精神和躯体松弛创造条件。卧床后,可进一步掌握一套松弛精神和躯体的方法,如实行简易气功。主要分三步:慢呼吸,缓慢均匀的进行呼吸,呼吸幅度可稍微深一些。放松,患者默念身体每个部位放松,从头面上肢,到躯干下肢,直到全身放松。想象,放松后想象自己吸入新鲜空气自鼻腔经气管而下,然后呼出浊气经手脚排出。③避免建立不利于入睡的条件反射。严格控制卧床的时间,避免清醒和卧床建立不良联系。患者没有睡意时绝对不要上床睡觉。不在床上阅读报刊,看电视或是冥思遐想。若卧床半小时后仍不能入睡,建议立即起床做些安静放松的活动。晨间醒后立即起床。此外如果原有卧室中不寐已经形成,则应该变新的卧室环境,此种方法称为刺激控制。④控制睡眠时间保证有效睡眠。此方法首先要求患者自行记录2～3周的睡眠日记,将患者能自行入睡的总时间作为基准,在根据其后每夜的睡眠效率(入睡时间与记录时间比)确定卧床的长短时间。可通过此种方法调整睡眠时间,将睡眠控制在时间最短效率最高的状态下。在逐渐增强有效时间,直至达到适当的睡眠的时间。⑤控制刺激法。仅在有睡意时上床。除了睡觉不要把床作为他用。如果10分钟左右睡不着,起来到另一个房间,待在那直至出现睡意,然后才回到床上睡觉。如果你回到床上还不能睡着,重复上一条,需要重复几次就几次,直至入睡。无论睡多久,每日早晨固定时间起床。⑥睡眠限制。慢性不寐者最终会花越来越多的时间在床上,而实际睡着的时间却越来越少。一些人可能在床上躺10个小时,但睡着仅6小时。这时睡眠趋于分布在整个卧床的时间中,因而变得断断续续。睡眠限制策略的原则是明显减少在床上的时间,巩固在那段时间的睡眠。这种睡眠巩固帮助改善主观睡眠质量,增强对睡眠控制感。⑦反意向控制。目的是消除可能影响入睡的操纵性焦虑。上床后,努力保持觉醒而不睡去。可以关掉卧室的灯,并尽可能地睁开眼睛过程中,不做任何影响睡眠的事情,如听音乐、看电视或报纸、打电话。适合入睡困难的患者。

(3)催眠疗法。

准备阶段:由一个心理医师从生活、学习、工作经历、兴趣、爱好、家庭(婚姻、感情等)、人际关系等方面进行全面的了解,并要求被试者根据线索提供生活中较为详细的病情发展资料和生长过程中所遇及的生活事件,以及其他家庭成员郁病的患病情况资料。

治疗阶段:第1次治疗,对伴有疑病症的被试者以中医疏导疗法进行心理疏导(如果没有疑病症,则直接进入下一步治疗,如果疑病症较重,也可以增加治疗次数)。第2次治疗,如果被试者同时伴有恐怖症时,先运用各种诱导法使被试者进入入静状态(通过PSG和真实摄像进行测量记录),系统脱敏疗法进行脱敏治疗,使其先摆脱恐惧心理症状(如果没有恐惧症,则直接进入下一步治疗。如果恐惧症较重,也可以增加治疗次数)。第3次治疗,在强化上述治疗的基础上,针对病因进行分析,以解除其焦虑情绪(如果没有疑病症,也没有焦虑症,恐惧症也不典型,则直接进入下一步治疗)。第4次治疗,运用诱导暗示治疗方法、放松诱导法或快速诱导法,使患者进入入静状态;在入静状态中采用疏导疗法,根据被试者提供的病史资料和每个人不同的生长情况，发现其童年时期潜意识的内隐学习而得的内隐认知，所形成的错误的认知观念是导致抑郁障碍被试者知觉、编码、回忆、刻板印象错误的根源，采用系统动力学的干预方法矫正内隐认知。或者对童年经历的恐怖事件进行脱敏和疏导，或对童年的创伤进行认知领悟疗法治疗，使其摆脱原来的幼稚思维和内隐认知的影响（如果被试者童年、少年或青年时期所经历的事件特别多，或过重，则适当增加这个阶段的治疗次数）。

在进行以上各种心理治疗以后，继续利用暗示诱导和意念想象疗法，使被试者产生心身放松与愉悦的感觉，每次 30 分钟；然后进行生物反馈治疗 30 分钟。同时与被试者根据自身的情况，共同制定每日的生活、学习或工作计划即日程表，每日要求被试者按照制定的日程表执行。

自我调整阶段：同时把意念想象疗法配音乐制作成录音带或光盘，让被试者带回家中，每日 2 次，每次 30～60 分钟。以上是中医系统心理疗法的基本程序，但由于心理治疗的复杂性，治疗中可根据被试者的不同情况、复杂程度及心理变化情况允许对心理治疗措施进行适当的调整。

3.物理疗法

物理治疗包括电疗法、磁疗法、声疗法、光疗法、生物电反馈等。

（六）急证处理

不寐严重者，临床可以表现为数日彻夜不眠，白天精神萎靡不振，心情极度焦虑烦躁，甚至有幻觉、错觉产生，应遵循中医急则治其标的原则，需要紧急镇静安眠治疗，以尽快保证睡眠，可以采用宁心安神中药配合西药镇静催眠药物口服或肌内注射，或用小剂量的非经典抗精神病药物治疗，严重者还可用冬眠疗法，待急证缓解后应尽快针对病因和病本进行规范治疗。对于原有心脑血管基础病变的患者，严重不寐则可能诱发急性心肌梗死、脑血管意外等，临证时应详诊，以期早期发现、早期诊断，对于出现的心脑血管意外如脑出血、心绞痛、心肌梗死等还应按相关疾病常规积极处理，但勿忘重视预防，尽量保持良好的睡眠规律。

（张佳璐）

第二节 头 痛

头痛是以患者自觉头部疼痛为特征的一种常见病证，可以发生在多种急慢性疾病中，有时亦是某些相关疾病加重或恶化的先兆。临床表现以头痛为主症，一侧、双侧或全头部疼痛，呈跳痛、灼痛、胀痛、重痛、针刺痛等，甚则伴恶心呕吐，难以忍受。本病外感六淫、内伤七情均可引发，其中由肝阳上亢、痰瘀互结导致头部持续性疼痛、反复发作、经久不愈者又称为头风。头痛病位在头，与肝、脾、肾密切相关。

中医治疗头痛有其特色与优势，除以药物治疗为主外，还可配合针灸、推拿、熨敷及饮食调护等。根据络脉气血通则不痛的特性，头痛的治疗原则在于“通络”。实证以祛邪通络为主，具体的治法包括疏风散寒、疏风清热、祛风胜湿、活血化瘀、化痰降浊、平肝潜阳等；虚证以扶正通络为主，具体的治法包括补肾养阴、气血双补等。

本节重点论述头风头痛，西医中的偏头痛、三叉神经性头痛等，可参照本节辨证论治。

一、诊断标准

（一）中医诊断标准

（1）头痛部位多在头部一侧额颞、前额、巅顶，或左或右辗转发作，或呈全头痛。头痛的性质多为跳痛、刺痛、胀痛、昏痛、隐痛，或头痛如裂等。头痛每次发作可持续数分钟、数小时、数天，也有持续数周者。

（2）隐袭起病，逐渐加重或反复发作。

（3）查血常规、测血压，必要时做腰椎穿刺、脑电图。有条件时做经颅多普勒、CT、磁共振等检查，以明确头痛的病因、排除器质性疾病。

（二）西医诊断标准

1.偏头痛的典型先兆的诊断标准

（1）至少 2 次发作符合下列标准。

（2）至少有下列的一种表现、没有运动无力症状。①完全可逆的视觉症状，包括阳性症状（如闪烁的光、点、线）或阴性症状（视觉丧失）；②完全可逆的感觉症状，包括阳性症状（如针刺感）或阴性症状（麻木感）；③完全可逆的语言功能障碍。

（3）至少满足下列的两项。①同向视觉症状或单侧感觉症状。②至少一种先兆症状在≥5 分钟内逐渐发展，不同的先兆症状在≥5 分钟内相继发生。③每个症状持续 5～60 分钟。

2.无先兆偏头痛的诊断标准

（1）至少有符合无先兆偏头痛的诊断标准（2）～（4）的 5 次发作。

（2）每次头痛发作（未经治疗或治疗无效的）持续 4～72 小时。

（3）至少有下列中的两项头痛特征。①单侧性；②搏动性；③中或重度疼痛；④日常活动会使头痛加剧或因此而避免此类日常活动（如走路或爬楼梯）。

（4）头痛过程中至少伴随下列一项。①恶心或呕吐；②畏光和畏声。

（5）不能归因于其他疾病。

3.有先兆偏头痛的诊断标准

（1）典型先兆偏头痛：具有偏头痛的典型先兆症状；在先兆症状同时或在先兆发生后 60 分钟内出现头痛，头痛符合无先兆偏头痛诊断标准（2）～（4）项；不能归因于其他疾病。

（2）典型先兆伴非偏头痛性头痛：具有偏头痛的典型先兆症状；头痛不符合无先兆偏头痛特点，在先兆同时或先兆后的 60 分钟内发生；不是因其他疾病造成的继发性头痛。

（3）典型先兆不伴头痛：只有偏头痛的典型先兆症状，但不伴有头痛。

（4）家族性偏瘫型偏头痛：多在儿童期发病，偏瘫可与其他偏头痛先兆同时发生，亦可单独发生。

（5）散发性偏瘫型偏头痛：一旦先兆中出现肢体无力，称偏瘫型偏头痛，如果其一级亲属中有类似发作，则诊断为家族性偏瘫型偏头痛，否则诊断为散发性偏瘫型偏头痛。

（6）基底型偏头痛：当先兆中有两项以上症状提示后颅窝受累且同时没有肢体无力表现时，诊断为基底型偏头痛。这些症状包括构音障碍、眩晕、耳鸣、听力下降、复视、双鼻侧或双颞侧视野同时出现的视觉症状、共济失调、意识水平下降、双侧同时出现的感觉异常等。

二、鉴别诊断

(一)类中风头痛

类中风病多见于中老年人,常有眩晕反复发作;若有头痛突然加重,兼有肢体麻木、活动不灵,口舌㖞斜,或言謇语塞;甚则神志昏迷,不识人事等。颅脑CT或MRI检查有梗死或出血灶。而头痛多反复发作,发作时痛势剧烈,久治不愈,但发作过后不遗留肢体活动或言语障碍,颅脑CT或MRI检查无异常,可资鉴别。

(二)真头痛

真头痛多呈突然剧烈头痛,常表现为持续钝痛,并阵发性加剧,咳嗽、喷嚏、大便用力等均可使头痛加重。头痛以清晨时明显,或可在夜间痛醒,可伴恶心、呕吐,病重时甚至呕吐如喷不已,以至肢厥、抽搐,旦发夕死,夕发旦死,抢救不及,立致死亡。头痛发作时也可剧烈头痛,且反复发作,头痛多在睡眠后减轻。临床上可根据病史、脑CT、脑血管造影、磁共振成像等进行鉴别。

(三)外感头痛

外感头痛多由风寒湿邪,阻滞经络,络脉不通而引起,其痛势一般较轻,且伴有恶寒发热、咽痛、肢痛、咳嗽咳痰等外感表证的症状,且头痛随病愈而止,多无反复发作。头风头痛可由外邪诱发,但痛势剧烈,其他表证症状不明显,且持续时间久,同一外邪可引起头痛反复发作,部位、症状相似,可以鉴别。

三、病因

(一)原发病因

1.外感六淫

起居不慎,坐卧当风。风性轻扬,且为六淫之首,多夹寒、热、湿邪为患。若夹寒者,寒凝血滞,络脉不畅,绌急而痛;若夹热邪,风热上炎,扰乱气血,气血逆乱,清窍被扰;热邪耗灼精血,络脉失荣而痛;若夹湿邪,风伤于巅,湿困清阳,蒙蔽清窍,脑髓络脉失充而成。

2.情志所伤

忧郁过度,肝失条达,或恼怒伤肝,气郁化火,或邪热上犯清窍,或灼津炼液生痰,或火伤肾阴,阴虚阳亢,均可上扰清窍,使气血逆乱而致头痛。

3.饮食所伤

饥饱失宜,过食生冷,损伤中阳,则中焦温化不利,气血化生乏源,遂致清窍、络脉失于充养而痛;或过食肥甘,饮酒无度,脾失健运,聚湿成痰,蒙蔽清窍,致使清阳不升,浊阴不降,痰瘀痹阻,络脉不通而致头痛。

4.劳倦过度

久坐伏案,气血运行不畅,清窍失养;或房事不节,淫欲过度,损伤肾精,精气不足,髓海空虚;或思虑过度,耗伤脾气,清气不升,清浊升降失序,皆可导致头痛。

(二)继发病因

吐血、崩漏、便血或产后出血过多等,导致营血亏损,气随血脱而成气血两虚。气虚则清阳不升,血虚则络脉失充,脑髓失养,皆可导致头痛。

不论何种原因引起的头痛,皆可因外感六淫、内伤七情、饮食不节、劳倦过度、大病之后而诱发或加重头痛发作。

四、病机

(一)发病

由外感六淫、情志所伤所引起的头痛，一般呈急性发作；由劳倦失宜、久病失血所致头痛，多为缓慢性发作，但可有阵发性加剧的发病特点。

(二)病位

本病病位在头，与肝、脾、肾密切相关。

(三)病性

本病有外感、内伤之分。外感头痛多由外邪引起，尤以风邪为主，夹寒、热、湿邪为患，其证属实；内伤头痛，有以气血亏虚、肝肾不足为主属虚证者，亦有肝阳上扰、瘀血痰浊闭阻清窍，属实或虚实夹杂者。

(四)病势

发作期及发病初期以风、火、痰、瘀标实证表现为主；病久或缓解期，则虚证逐渐显露，由肝及脾，进而及肾，终致肝、脾、肾三脏俱虚。

(五)病机转化

外感头痛，一般病程短，治疗较易，预后较好。内伤头痛，一般病程较长，反复不愈，治疗较难。在发病过程中，各种病因病机可以相互影响，相互转化，形成虚实夹杂；或阴损及阳，阴阳两虚；或肝风痰火，上蒙清窍，阻滞经络，并发中风、眩晕、偏盲等病。本病一般表现为本虚标实；在早期及发作期标实证候突出，如肝阳上亢、痰浊中阻、瘀血内停等；病证后期或缓解期，本虚证候表现逐渐明显，如气血不足、脑髓不充、肾精亏损等。

五、辨证论治

(一)辨证思路

1.辨久暂

暂病之头痛，多因外邪所致，大多痛势较剧，多表现为掣痛、跳痛、灼痛、胀痛、重痛、痛无休止；久病之头痛，多因内伤所致，大多痛势较缓。多表现为隐痛，空痛，昏痛，病势悠悠、遇劳则剧、时作时止。若瘀血头痛，痛处固定不移，痛如锥刺。

2.辨虚实

大抵外感头痛如风寒头痛、风湿头痛、风热头痛及内伤头痛之肝郁化火头痛多属实证；内伤头痛之肝肾阴虚头痛、阴血亏虚头痛多属虚证，往往平素体虚。至于痰浊、瘀血所致者，则又虚中有实，自当分别施治。

3.辨部位

头为诸阳之会，三阳经均循头面，厥阴经亦上会于额顶。辨别头痛，若能根据经脉循行部位加以判断，则对审因论治，均有所帮助。太阳头痛：多在头后部，下连于项。阳明头痛：多在前额及眉棱。少阳头痛：多在头之两侧，连及耳部。厥阴头痛：在巅顶部位，或连于目系。

头痛的治疗原则在于“通络”。实证以祛邪通络为主，具体的治法包括疏风散寒、疏风清热、祛风胜湿、活血化瘀、化痰降浊、平肝潜阳等；虚证以扶正通络为主，具体的治法包括补肾养阴、气血双补等。

(二)分证论治

1.外感头痛

(1)风寒:头痛起病较急,其痛如破,连及项背,恶风寒,遇风尤剧,口不渴,苔薄白,脉多浮紧。

病机分析:本症为外感头痛之风寒证。头为诸阳之会,素体卫气不足,卫外不固或将养失宜,感受风寒,风性清扬善犯阳位;寒性凝敛,闭阻经脉阳气,风邪夹寒循太阳经上犯巅顶,清阳之气被遏,头痛乃作。太阳经主一身之表,其经脉上行巅顶,循项背,故其痛连及项背;风寒阻于肌表,卫阳被郁,失于温煦而不得宣达,故恶风寒;寒属阴邪,得温则减,故头痛遇风加剧,喜裹喜温;无热则口不渴;苔薄白,脉浮紧,俱为风寒在表之象。

治法:疏风散寒,通络止痛。

常用方:川芎茶调散(《太平惠民和剂局方》)加减。川芎、荆芥、防风、羌活、白芷、细辛、薄荷。

随症加减:若寒犯厥阴,引起巅顶头痛,伴干呕、吐涎、甚则四肢逆冷、苔白脉弦,治当温散厥阴寒邪,方用吴茱萸汤(《伤寒论》)加减。吴茱萸汤组成:吴茱萸、人参、生姜、大枣。阳虚恶寒较甚,加炙麻黄、熟附子以温阳散寒。寒凝痛甚者,加蜈蚣、制川乌以散寒止痛。

针灸:风池,外关,丰隆,足三里。

操作:风池进针时,针尖稍向上方斜刺,用捻转法,使针感向额部放散;其他各穴均用提插法,以加强针感;各穴均可配合灸法以增强温散的作用。每日 1 次,10 次为 1 个疗程。

方义:风寒夹痰,阻滞于头部三阳经络,络道不通,因而致痛,故取风池、外关以疏散外受之风邪;取丰隆、足三里以疏通阻滞之痰浊,风祛痰化,络脉畅通。更应根据疼痛部位,结合对症取穴,以疏通局部气血而收止痛之效。

临证参考:本证以风寒入络、阳气郁闭的邪实为主,故以祛邪为主。治疗方药,多选辛温散寒、疏风通络之品。因风药走散,久服伤气;风药药性偏颇,易伤阴津,故应中病即止,不宜久服。风药性升,对有阳亢征象之人要慎用;对气血不足、阴虚精亏之人亦应慎用,或适当配伍养血润燥之品如当归、熟地黄等药;总之宜把握用药时机,旨在祛邪而不伤正。

(2)风热:头痛而胀,甚则头痛如裂,发热或恶风,口渴欲饮,面红目赤,便秘尿黄,舌红苔黄,脉浮数。

病机分析:热为阳邪,其性上炎,风热中于阳络,上扰清窍,故头痛而胀,甚则头痛如裂。面红目赤,亦为热邪上炎之征;风热之邪郁遏卫气故发热,邪气在表,故恶风;热盛伤津,可见口渴欲饮、便秘尿黄;舌质红、苔黄、脉浮数均为风热邪盛之象。

治法:疏风清热,通络止痛。

常用方:芎芷石膏汤(《医宗金鉴》)加减。川芎、白芷、菊花、羌活、生石膏、薄荷、栀子。

随症加减:若热盛伤津,症见舌红少津,可加知母、石斛、天花粉清热生津;大便秘结,口鼻生疮,腑气不通者,可合用黄连上清丸以苦寒降火、通腑泄热。

针灸:商阳,关冲,少泽,曲池,合谷,丰隆。

方义:风热夹痰,阻塞经络,经气不利,则为疼痛,并伴见痰热症状,故治宜疏风散热。取手三阳经之井穴点刺出血,以宣泄三阳经之风热;取曲池、合谷以清手足阳明之热;配丰隆以去痰浊,痰热得去,疼痛可望缓解;结合对症取穴,可以加强止痛效果。

临证参考:本证由素体阳热亢盛又感受风热外邪而诱发,也有风寒日久化热者。治疗应分清热邪之在表、在里。表热重者,加强疏风清热之功,使邪自表而解;里热甚者,重在通腑泄热,使热邪自二便而去。

(3)风湿：头痛如裹，肢体困重，胸闷纳呆，小便不利，大便或溏，苔白腻，脉濡滑。

病机分析：湿为阴邪，受风邪裹夹上犯巅顶，闭阻清阳，清窍阳气不展，故头痛如裹；脾司运化而主四肢，内外之邪同气相求，湿邪中阻，困遏脾阳，故见四肢困重、纳呆胸闷；湿邪内蕴，不能分清泌浊，故小便不利、大便溏泄；苔白腻，脉濡均为湿浊中阻之象。

治法：祛风胜湿。

常用方：羌活胜湿汤(《内外伤辨惑论》)加减。羌活、独活、防风、藁本、川芎、蔓荆子、甘草。

随症加减：胸闷纳呆、便溏，可加苍术、厚朴、陈皮；恶心、呕吐者，可加生姜、半夏、藿香；若见身热汗出不扬、胸闷口渴者，为暑湿所致，用黄连香薷饮加藿香、佩兰等。

针灸：风池、头维、三阳络、足三里。

操作：风池进针时，针尖稍向上方斜刺，用捻转法，使针感向额部放散；其他各穴均用提插法，以加强针感。每日1次，10次为1个疗程。

方义：风湿阻滞于头部三阳经络，络道不通，因而致痛，故取风池、头维以疏散外受之风邪；取三阳络、足三里以疏通阻滞之痰浊，风去痰化，络脉畅通。更应根据疼痛部位，结合对症取穴，以疏通局部气血而收止痛之效。

临证参考：湿邪属阴邪，借风邪上扬之力到达巅顶，闭阻清阳，非温阳通达不能除之。治疗多选辛开温化之剂，但不可过用温燥及辛香走窜之品，以防伤及阴液。如有化热倾向，见身热不扬、口苦咽燥、小便短赤，舌红苔黄者，当佐清泄之剂。应注意风药的运用在治疗中必不可少，因“高巅之上，惟风药可及”，湿邪赖风邪裹夹才能上犯，因此只有祛除风邪，湿邪才能尽去。

2.内伤头痛

(1)肝阳：头胀痛而眩，心烦易怒，胁痛，夜眠不宁，口苦，舌红苔薄黄，脉沉弦有力。

病机分析：由于肝肾阴虚，肝阳偏亢，阴阳失去相对平衡，形成了上盛下虚的病理状态；肝主疏泄，最喜条达，若郁怒忧思，致气郁不畅，郁而化火，风火相煽，上扰清窍，自然可见头痛眩晕，肝火偏亢，扰乱心神，则心烦易怒，夜眠不宁；肝胆气郁化火上炎，可见面红耳赤、口苦咽干等症，如邪热充斥三焦，还可见尿赤便干；舌质红或红绛是阴液不足的表现，舌苔薄黄系风阳化热，脉弦有力则为肝风内盛的征象。

治法：平肝潜阳。

常用方：天麻钩藤饮(《杂病证治新义》)加减。天麻、钩藤、石决明、黄芩、栀子、牛膝、杜仲、桑寄生、夜交藤、茯神、生龙骨、生牡蛎。

随症加减：肝肾阴虚而头痛朝轻暮重，或遇劳而剧，脉弦细，舌红苔薄少津者，酌加生地黄、何首乌、女贞子、枸杞子、墨旱莲、石斛滋养肝肾；如头痛甚剧、胁痛者，加郁金、龙胆草、夏枯草等。

针灸：太冲、太阳、风池、阳辅、中封、头维。

方义：太冲为肝经原穴，配经外奇穴太阳和少阳与阳维之会风池，有平肝潜阳、清头目之效；中封、阳辅分别为肝、胆经之经穴，又为清泻肝胆热之对穴，配足阳明胃经与足少阳胆经之交会穴头维，是治疗肝阳上亢头痛的特效穴。

临证参考：风阳火邪上扰清窍是本证的基本病机，以邪热标实为急；本型又常有肝火上扰的前驱征象，因此，祛邪是治疗的关键。当疏肝理气、清热降火以调理气血；风火之邪易夹血上逆，每加用凉血降逆之品，以引血下行。邪热上扰神明，进一步发展有邪闭脑窍，发展为中风病的趋势。因此，祛邪以防闭窍、养阴以治根本及预防变证在治疗中不容忽视。

(2)痰浊：头痛昏蒙，胸脘满闷，呕恶痰涎，舌胖大有齿痕，苔白腻，脉沉弦或沉滑。

病机分析：素蕴痰湿，遇情志劳累等诱因使气机逆乱于心胸，进而痰湿郁积中焦或肝阳素盛，又兼平时饮食不节，嗜酒过度或劳倦内伤致使脾失健运，聚湿生痰，上蒙清窍；脾运力薄，清阳不升，则可发生头痛、眩晕，并见痰多等症；痰阻胸膈，则胸脘满闷，痰浊上逆，故呕恶痰涎。舌苔白腻、脉沉滑均属痰浊内停之象。

治法：健脾化痰，降逆止痛。

常用方：半夏白术天麻汤(《医学心悟》)加减。半夏、天麻、生白术、茯苓、陈皮、生姜、大枣。

随症加减：口苦便秘，加竹茹、枳实、黄芩清热燥湿。

针灸取穴：丰隆、太阳、上星透百会、阴陵泉、中脘、头维。

方义：丰隆为胃经之络，阴陵泉为脾经之合，中脘为胃之募，三穴有健中州、化痰浊之功，上星透百会可醒神清脑；头维、太阳善治偏正头痛及昏蒙。

临证参考：此证乃饮食不节，损伤脾胃，痰湿内生，上蒙清窍；痰湿之邪流窜经络，引动宿疾，风、痰、湿、瘀互阻，脑窍不利所致。痰湿郁久化热，伴见口苦、大便不畅、苔黄腻、脉滑数者，去白术加黄芩、枳实、竹茹；伴眩晕昏蒙较甚、耳鸣重听、神志不宁者，加胆南星、石菖蒲、远志；痛甚者，加白芷、细辛、全蝎、蜈蚣。

(3)瘀血：头痛经久不愈，其痛如刺，固定不移，舌紫或有瘀斑、苔薄白，脉沉细或细涩。

病机分析：久病入络，瘀血内停，脉络不畅，故头痛经久不愈，痛有定处，且如锥刺，是瘀血疼痛的特点；舌质紫或有瘀斑，脉细涩是瘀血内阻之征。

治法：通窍活络化瘀。

常用方：通窍活血汤(《医林改错》)加减。人工麝香、生姜、葱白、桃仁、红花、川芎、赤芍。

随症加减：头痛甚者，加入全蝎、蜈蚣；久病气血虚明显者，加黄芪、当归。

针灸取穴：风池、血海、率谷、三阴交、阿是穴、太冲，太阳刺络拔罐。

方义：太冲、血海、三阴交相配行气活血，佐风池、率谷通调胆经以助其疏利，阿是穴及太阳刺络拔罐可活血、化瘀、止痛。

临证参考：久病入络、久痛入络，血瘀证可以出现在头痛的各类证候中，应辨证论治，灵活配用其他药物，如理气活血常配香附、橘红、砂仁；益气活血常重用黄芪、党参；养血活血常重用当归、川芎、熟地黄；凉血活血常配牡丹皮、生地黄、羚羊角；温阳活血常配炮附子、干姜、鹿茸；育阴活血常配何首乌、白芍、女贞子等。以上药物可根据正邪偏重，选择应用。

(4)肾虚：头痛而空，每兼眩晕，腰痛酸软，神疲乏力，遗精，带下，耳鸣少寐，舌红少苔，脉细无力。

病机分析：脑为髓海，其主在肾，现肾虚髓不上荣，脑海空虚，故头脑空痛、眩晕耳鸣；腰为肾之府，肾虚精关不固而遗精，女子则带脉不束而带下；少寐、舌红少苔、脉细无力是肾阴不足、心肾不交之象。

治法：补肾养阴。

常用方：大补元煎(《景岳全书》)加减。熟地黄、山茱萸、山药、枸杞子、人参、当归、杜仲。

随症加减：虚热重，加知母、地骨皮、桑椹；盗汗，加煅龙骨、煅牡蛎。

针灸取穴：风池、完骨、天柱、肾俞、命门、太溪。

方义：风池、完骨、天柱益髓充脑，肾俞、命门、太溪补肾填精，共疗肾精亏虚之头痛。

临证参考:头痛日久不愈,应注意病久及肾,肾精亏虚,治当填精补髓,重视如紫河车、何首乌等药物的应用。对于下焦虚寒,寒气上逆的"肾厥头痛",即头痛具有每发于子夜,或子夜较甚、头热足冷、其脉浮弦、而沉按无力、舌淡等辨证特点,可选用玉真丸。玉真丸是在半硫丸(半夏、硫黄)的基础上,加石膏、硝石而成。硫黄味辛性热有毒,温肾散寒;半夏温胃而降逆气;硝石咸寒以石膏同用,能入肾精,而石类重降,与半夏、硫黄相配,起到寒热拮抗,协同降逆的作用。有医者用医门黑锡丹代替玉真丸。黑锡丹由硫黄、黑锡二味组成,当偏头痛具有上述辨证特点且多方治疗无效果时可以选用。

(5)气血虚:头痛而晕,心悸不宁,遇劳则重,自汗,气短,畏风,神疲乏力,面色㿠白,舌淡苔白,脉沉细而弱。

病机分析:头为清窍,赖气血之充养。素体气血亏虚或失血、亡血之后,气随血脱,成气血双虚之证。血虚脑脉失养故头痛,遇劳尤甚;虚火上扰,可见头晕;血不足则心神失养,故心悸易慌;气虚则神疲乏力,自汗气短,面色㿠白。舌淡苔白,脉沉细而弱,为气血两虚之象。

治法:气血双补。

常用方:八珍汤(《丹溪心法》)加减。当归、熟地黄、白芍、川芎、人参、白术、茯苓、甘草、菊花、蔓荆子。

随症加减:畏风怕冷加黄芪、党参、细辛;耳鸣心烦、少寐加制首乌、枸杞子、黄精、炒酸枣仁等。

临证参考:本证多发生于久病或产后或体虚之人。此乃正气虚弱,脑窍脉络失养,痰瘀伏邪羁留不去,乘虚作祟所致。临床应分清气虚、血虚的偏重不同用药,偏气虚者用四君子汤,偏血虚者用四物汤,气血双亏者用八珍汤,气血阴阳俱虚者用十全大补汤,随症加减搜痰、化瘀、通络、止痛之品,以达益气养血、滋阴扶阳、活血化瘀、祛痰利窍、缓急止痛之效。

六、其他中医疗法

(一)推拿疗法

推拿疗法是临床医疗保健的常用法之一,是中医学的重要组成部分,具有活血化瘀、止痛、消肿、解痉及调理气血和内脏的作用。人类的各种病理性疼痛与循环障碍、机械压迫及炎症刺激有关。实验研究表明,推拿能通过被动活动,改善肌肉的伸展性,促使被牵拉的肌肉放松,从而大大改善肌体的血液循环;同时,推拿手法虽然作用于体外,但压力能传递到血管壁,使血管有节律地压瘪、复原,驱动血液流动,起到活血化瘀的作用,因而,推拿具有良好的止痛作用。

常用手法包括抹法、拇指揉法、按法等。

临证操作:患者平卧,医者立于床头,先用抹法,以拇指腹从印堂开始,向上至上星沿病侧前额发际至头维、太阳,反复3～4遍;改拇指揉法2～3遍,部位同前;再用指按法,取上星、头维、太阳、风池、百合。三法共操作10分钟;最后以手按揉患者头部,放松肌肉。

(二)耳针疗法

耳部是全身经络汇集之处,五脏六腑、十二经脉皆络于耳。耳部不但通过经络与脏腑有着密切的关系,同时耳又与脏腑的生理、病理直接相关。耳针疗法,通过针刺相关穴位,可以起到激发和疏通经气、运行气血、调整脏腑的作用。

常用穴位:取枕、额、皮质下、神门、交感、肾上腺、内分泌、肝,每次取穴2～3对,以皮肤针刺,留针30分钟至1小时或埋针3～5天。也可以冰片压耳穴神门、脑、皮质下,持续2～3天,止痛效果更好。

(三)穴位注射疗法

穴位注射疗法将穴位的治疗作用和药物的性能结合起来，综合性发挥经穴和药物对疾病的治疗效能，从而达到治病目的。经络内联脏腑、外络肢节，运行气血于全身各部。穴位是分布于经络上的气血聚集点，穴位通过经络与机体某个部位或脏腑、组织、器官保持内在的联系。穴位注射药物，一方面通过针和药物对穴位的刺激，调节脏腑功能，疏通经络气血，平衡机体阴阳；另一方面是药物沿着经络系统直达病所，充分发挥药效，以此达到经、穴与药效协同作用，充分发挥了二者的共同治疗作用，达到治病目的。同时，因穴位注射后，药物在穴内存留时间较长，故可加强和延续穴位的治疗效能。

常用穴：风池、天柱、阿是穴(疼痛处触到圆形结节)。

操作：用3%～5%川芎嗪注射液，或3%～5%防风注射液，刺2～3分，每穴注入0.5～1 mL，每日1次。

(张佳璐)

第三节　眩　　晕

眩晕是以头晕、眼花为主症的一类病证。眩即眼花或眼前黑蒙；晕即头晕，感觉到自身或外界景物旋转，两者常同时并见，故统称为“眩晕”。其轻者闭目可止；重者如坐舟船，旋转不定，不能站立，或伴有恶心、呕吐、汗出、面色苍白等症状，可突然仆倒。眩晕为临床常见的病证之一，多见于中老年人，亦可发于青年人。本病可反复发作，妨碍正常工作和生活，严重者可发展为中风或厥证、脱证，甚至危及生命。

引起眩晕的病因通常可分为外感、内伤两大方面。本节主要讨论风邪上扰、少阳邪郁、肝阳上亢、痰浊上蒙、气血亏虚、肝肾阴虚、瘀血内阻等所致眩晕。治疗以疏散外风、和解少阳、平肝息风、燥湿化痰、补益气血、滋养肝肾、化瘀通络为法。中医药在预防和治疗眩晕方面有着悠久的历史，积累了丰富经验，有其独特的优势，中医通过辨证论治根据不同证型设立不同治法方药，并且结合针灸、推拿、药物熏洗、气功及康复训练等方法进行系统全面的治疗。临床上用中医药防治眩晕，对控制眩晕的发生、发展有较好的疗效。

眩晕为临床常见的症状，临床上将眩晕分为前庭系统性眩晕(亦称真性眩晕、系统性眩晕)和非前庭系统性眩晕(亦称头晕、非系统性眩晕)。前者由前庭神经系统病变(包括末梢器、前庭神经及其中枢)引起，为真性眩晕，表现为运动幻觉的眩晕，如感觉旋转、摇晃、移动感。后者通常可由心血管疾病，全身中毒性、代谢性疾病，眼病，贫血等疾病所引起，为假性眩晕，表现为头重脚轻、眼花等主诉，但并无外境或自身旋转的运动感觉，即头昏。真性眩晕与假性眩晕可有相同的致病原因。

本节就真性眩晕与假性眩晕进行综合论述。上述疾病临床表现以眩晕为主要症状者，均可参照本节进行辨证论治。

一、诊断标准

(一)中医诊断标准

(1)头晕目眩,视物旋转。轻则闭目即止,重者如坐舟船,甚则仆倒。

(2)可伴恶心呕吐、眼球震颤、耳鸣耳聋、汗出、面色苍白等。

(3)慢性起病,逐渐加重,或急性起病,或反复发作。

(4)测血压,查血红蛋白、红细胞计数、心电图、脑干诱发电位、眼球震颤图、颈椎X线摄片、经颅多普勒等有助明确诊断。有条件可做CT、MRI等进一步检查。

(5)应注意排除肿瘤、严重血液病等。

(二)西医诊断标准

眩晕在现代医学中只是临床常见的一种症状,引起眩晕的疾病有很多,现将临床上经常见到的引起眩晕的梅尼埃病、前庭神经元炎、椎-基底动脉供血不足、颈源性眩晕、脑外伤后综合征的诊断要点介绍如下。

1.梅尼埃病

(1)反复发作的旋转性眩晕,持续20分钟至数小时,至少发作2次。常伴恶心、呕吐、平衡障碍,无意识丧失,可伴水平或水平旋转型眼震。

(2)至少1次纯音测听为感音神经性听力损失。早期低频听力下降,听力波动,随病情进展听力损失逐渐加重,可出现重振现象。

(3)耳鸣:间歇性或持续性,眩晕发作前后多有变化。

(4)可有耳胀满感。

(5)排除其他疾病引起的眩晕,如位置性眩晕、前庭神经元炎、药物中毒性眩晕、突发性耳聋伴眩晕、椎-基底动脉供血不足及颅内占位性病变等引起的眩晕。

2.前庭神经元炎

(1)多见于中青年。

(2)为突然发作的眩晕,病前常有上呼吸道感染史或腹泻史。

(3)发病突然,眩晕严重,伴有恶心、呕吐、出冷汗、脸色苍白。患者不敢睁眼,卧床仍有眩晕感,但无耳鸣和听力减退。

(4)检查可发现眼球震颤,多为水平性,听力检查正常,前庭功能则减退或消失,可为一侧性或双侧性。

(5)眩晕在3～4周逐渐消失,很少复发。

3.椎-基底动脉供血不足

(1)年龄多在45岁以上。

(2)多有脑动脉硬化或颈椎病等病史。

(3)眩晕多为突发性的,可持续一定时间,卧位时减轻,站立时加重,可反复发作,可自发,也可因转换体位、头颈部屈伸和转动而诱发。

(4)眩晕发作时可伴有视力障碍、共济失调、头痛、意识障碍等症状,常有恶心、呕吐、面色苍白、冷汗等自主神经症状。

(5)伸颈试验阳性,颈椎X线片、经颅多普勒等检查有助于诊断。

4.颈源性眩晕

(1)三联疾病的存在,即动脉粥样硬化、颈椎病、血压偏低。

(2)眩晕的严重程度与疾病存在着明显的因果关系。

(3)颈椎 X 线摄片、CT 等检查发现颈椎增生性改变;椎动脉造影发现椎动脉和基底动脉有狭窄、闭塞、扭曲、变形、移位及先天性异常等。

5.脑外伤后综合征

(1)有脑部外伤、重力打击脑部史。

(2)眩晕可为旋转性或其他性质,常描述其本身或周围环境有运动,同时感觉很不稳,常与体位改变有关,转头或向上看等动作常可使之加重,眩晕轻重程度不一。

(3)可伴有头痛、健忘、失眠、耳鸣、心悸、恶心欲吐、饮食欠佳、记忆力减退、精神不振等症状。

(4)神经系统检查一般无明显异常。

(5)脑电图等检查有助于诊断。

二、鉴别诊断

本病应与中风、厥病、痫病及头痛相鉴别。

(一)中风

中风是以猝然昏仆,不省人事,伴有口眼㖞斜,语言謇涩,半身不遂为主症的一种疾病;或不经昏仆仅以㖞僻不遂为特征。中风昏仆与眩晕之甚者相似,但眩晕之昏仆无昏迷㖞僻不遂等症,与中风迥然不同。但中年以上患者,肝阳上亢之眩晕,极易化为肝风而演变为中风。

(二)厥病

厥病以突然昏倒,不省人事或伴有四肢逆冷为主,患者一般在短时间内逐渐苏醒,醒后无偏瘫、失语、口眼㖞斜等后遗症,但亦有一厥不复而死亡者。眩晕发作严重者,有眩晕欲仆或晕旋仆倒等现象,与厥病十分相似,但无昏仆、不省人事的表现,病者始终神志清醒,与厥病有异。

(三)痫病

痫病以突然仆倒,昏不知人,口吐涎沫,两目上视,四肢抽搐或口中如做猪羊叫声,移时苏醒,醒后一如常人为特点。与眩晕之甚者亦很相似,且发作前常有眩晕、乏力、胸闷等先兆症状,故应与眩晕进行鉴别。而眩晕之重者,虽有仆倒,但无抽搐、两目上视。

(四)头痛

在主症方面,眩晕和头痛可单独出现,亦可同时互见。头痛以头部疼痛为主,临床上可表现为掣痛,灼痛,重痛,胀痛,跳痛,刺疼;或隐痛,空痛,痛势悠悠、缠绵难愈。眩晕则以头晕目眩,视物旋转为主,临床上并可伴有项强、恶心、呕吐、眼球震颤、耳鸣耳聋、汗出、面色苍白等。临床上二者可相兼发作,但表现主次不同。在病因方面,头痛可由外感与内伤两方面致病,眩晕则以内伤致病为主。在辨证方面,头痛偏于实证者为多,眩晕则以虚证为主。

三、病因

(一)原发病因

1.外感风邪

风性轻扬,升发向上,且为六淫之首,常夹寒、热、燥或湿邪,易犯巅顶,上扰清窍,导致眩晕。

2.情志所伤

忧郁过度，肝失条达；或恼怒伤肝，肝阳上亢，化火上逆；或气郁化火生痰；或火伤肾阴，阴虚阳亢；或素体阳盛，心肝火旺，复遇怫郁而阳亢化风，均可上扰清窍，而致眩晕；亦有忧思伤脾，气血乏源，日久清窍失养，随之发作眩晕。

3.饮食所伤

饥饱失宜，过食生冷，损伤中气，气血生化乏源，遂致清窍失养而眩晕；或由过食肥甘、辛辣炙煿之品，嗜酒无度，损伤脾胃，脾运失健，聚湿生痰，上蒙清窍，亦致眩晕。

4.劳倦过度

长期久坐伏案，气血运行不畅，清窍失养；或房事不节，淫欲过度，损伤肾精，精气不足，髓海空虚；或劳倦伤脾，清气不升，清浊升降失常，皆可引起眩晕。

5.年老气衰

年迈体弱，肾精亏虚，髓海不足，无以充盈于脑；或体弱多病，损伤肾精肾气；或脾气不充，气血化生乏源，均可致清窍失养，脑髓空虚，而发为眩晕。

(二)继发病因

1.失血

吐血、崩漏、便血或产后出血过多等，均可引起气血亏虚。气虚则清阳不升，血虚则肝失所养而虚风内动，气虚血脱，脑髓失养，皆可导致眩晕。或跌仆坠损，头颅外伤，瘀血停留，阻滞经脉，致使气血不能上荣头目，亦可发为眩晕。

2.不寐

多为心肾不交之证，肾阴不足，肾水不能上济，心火偏亢，水火失济，虚实兼夹，阴虚脑髓失充，火旺上扰清窍；或痰热郁滞，扰动心神；或气机郁滞化火，上扰清窍。以上引起不寐者，皆可引发眩晕。

3.癫痫

癫痫频频发作，久则肝肾阴虚，气血不足，脑髓失充，清窍失养亦发眩晕。

不论何种原因引起的眩晕，皆可因外感六淫、内伤七情、饮食不节、劳倦过度、大病之后而诱发或加重眩晕发作。

四、病机

(一)发病

由外感风邪、情志所伤、跌仆坠损、失血引起之眩晕，一般呈现急性发作；由老年气虚、久病失血、不寐、癫痫所致之眩晕，多为缓慢性，但可呈阵发性加剧。

(二)病位

本病病位在脑，但与肝、脾、肾密切相关，其中又以肝为主。

(三)病性

本病以虚证居多，以气血亏虚、肝肾不足为本，致使清窍失养，脑髓失充，而发眩晕；实证以风、火、痰、瘀为标，外风侵袭，客于肌表，或兼夹寒、热、燥、湿之邪，循经上扰巅顶，邪遏清窍；肝阳风炎，上扰巅顶；痰浊阻遏，升降失调，痰火气逆，上犯清窍；瘀血内阻，络道不通，气血运行不畅，脑失所养，亦可发为眩晕。临床常见虚实标本夹杂。

(四)病势

发作期及发病初期以风、火、痰、瘀标实证表现为主,病久或缓解期,则虚证逐渐显露,由肝及脾,进而及肾,终致肝、脾、肾三脏俱虚。若年老体弱,不能御邪,或病后失治误治,则外邪可由表入里,由外及内,损伤脏腑,加重眩晕病情。

(五)病机转化

眩晕在发病过程中,各种病因病机之间可以相互影响,相互转化,形成虚实夹杂。或外邪侵袭,邪郁不解,入里化热,引动肝风;或阴损及阳、阴阳两虚;或肝风痰火上蒙清窍,阻滞经络,而形成中风;或突发气机逆乱,清窍暂闭或失养,而引起晕厥。本病一般表现为本虚标实,在早期及发作期标实证候突出,如风邪上扰、肝阳上亢、痰浊中阻、瘀血内停等;病证后期或缓解期,本虚证候表现突出,如气血不足、脑髓不充、肾精亏损等。

五、辨证论治

(一)辨证要点

1.辨相关脏腑

眩晕病在清窍,因内伤而致病者多与肝、脾、肾三脏功能失调密切相关,因外感而致病者多与肌表、肺卫有关。肝阳上亢之眩晕兼见头胀痛、面色潮红、急躁易怒、口苦脉弦等症状。脾胃虚弱,气血不足之眩晕,兼有纳呆、乏力、面色㿠白等症状。脾失健运,痰湿中阻之眩晕,兼见纳呆呕恶、头痛、苔腻诸症。肾精不足之眩晕,多兼有腰酸腿软、耳鸣如蝉等症。风邪外袭,客于肌表,上扰清窍之眩晕,根据夹邪之不同,属风寒者,可伴头痛,恶寒发热,鼻塞流涕,舌苔薄白,脉浮;属风热者,伴咽喉红痛,口干口渴,苔薄黄,脉浮数;属风燥者,兼见咽干口燥,干咳少痰,苔薄少津,脉浮细;属风湿者,伴肢体困倦,头重如裹,胸脘闷满,苔薄腻,脉濡。

2.辨虚实

凡病程较长,反复发作,遇劳即发,伴两目干涩,腰膝酸软,或面色㿠白,神疲乏力,脉细或弱者,多属虚证,由精血不足或气血亏虚所致。凡病程短,或突然发作,眩晕重,视物旋转,伴头痛,面赤,呕恶痰涎,形体壮实者,多属实证。其中,肝阳风火所致者,眩晕,面赤,烦躁,口苦,肢麻震颤,甚则昏仆,脉弦有力;痰湿所致者,头重昏蒙,胸闷呕恶,苔腻,脉滑;瘀血所致者,头昏头痛,痛点固定,唇舌紫暗,舌有瘀斑。凡有明显的外感病史,急性起病,伴见恶寒发热,鼻塞流涕,或咽喉红肿,或干咳少痰,或头身如裹,脉浮等表证者,属外感眩晕,多属实证。

3.辨标本缓急

眩晕多本虚标实。肝肾阴虚,气血不足为病之本,风、火、痰、瘀为病之标。肝肾之阴亏虚,阴不敛阳,亢而上扰清窍,及气血不足,不能荣脑益髓,皆可致眩晕发生。风、火、痰、瘀,各有其特点,如风性主动,火性炎上,痰性黏滞,瘀性留着等,都需加以辨识。其中尤以肝风肝火最急,风生火动,两阳相搏,上干清窍,症见眩晕、面赤、口苦,重者昏仆,脉弦数有力,舌红苔黄。因外邪致病者亦可见急性起病,多为实证,风邪外袭,扰乱清空,在出现头目眩晕的同时兼有表证之象,若失治误治,可使表邪入里而引起变证。所以应分清标本缓急,避免造成严重后果。

4.辨外感和内伤

外感引发的眩晕病因多由风邪上扰引起,多为新病,起病急,其症状可见眩晕,头痛,恶寒发热,鼻塞流涕,苔薄白,脉浮等肺卫表证,其中临床症状以恶寒发热,鼻塞流涕,头项强痛,肢体酸痛,舌苔薄白,脉浮紧为主要表现者多属风寒;以鼻塞流浊涕,咽疼,口干欲饮,头疼,苔薄黄,脉浮数为主要表现者多属风热；以干咳少痰，鼻干鼻燥，舌尖红，苔薄黄少津，脉细数为主要表现者多属风燥；以头重如裹，骨节困重，胸脘痞闷，呕恶纳呆，口黏腻，舌苔白腻，脉濡为主要表现者多属风湿。也可见于少阳邪郁而引发的眩晕，其临床症状多以口苦咽干，心烦喜呕，兼寒热往来，胸胁苦满，默默不欲饮食，苔薄，脉弦为主要表现。

内伤眩晕则多为久病，病程长，若伴有头胀痛，易怒，面部潮红，目赤，少寐多梦，舌质红苔黄，脉弦，则见于肝阳上亢型眩晕；若伴有头重如裹，胸闷，舌胖苔浊腻或厚腻而润，脉滑或弦滑，或脉濡缓，则见于痰浊型眩晕；若气短声低，神疲懒言，面色皖白，唇甲苍白则多见于气血亏虚型眩晕；若见腰膝酸软，齿摇，耳鸣则多见于肾精亏虚型眩晕；若伴有头痛，唇甲紫暗，舌边及舌面有瘀点、瘀斑则见于瘀血内阻型眩晕等，在辨证过程中要仔细的详加辨证分清外感内伤，以明确病因病机，指导用药，提高疗效。

5.辨病与辨证相结合

眩晕以头晕、眼花、视物旋转为主症，从中医学角度认识该病证，其临床表现与其他中医病证差异较大，常不难鉴别。临证时，结合病因病机，常将其分为风邪上扰、少阳邪郁、肝阳上亢、痰浊中阻、气血亏虚、肾精不足、瘀血内阻 7 型，各证型之间辨证要点清晰明了，易对其进行正确的论治。

西医中许多疾病均可出现眩晕症状，诸如梅尼埃病、椎-基底动脉供血不足、前庭神经元炎、脑动脉硬化、贫血、低血压、高血压等近百种疾病。若单从中医学角度按症状进行辨证施治，而忽略西医对病因学的认识，常不利于疾病的诊治。诸如肿瘤等发展迅速、预后较差的疾病，仅从眩晕症状给予辨治，而忽视对肿瘤针对性治疗，往往会延误病情，甚至贻误治疗时机。若在疾病早期就明确病因，针对原发病因积极治疗，不仅可以改善症状，亦可控制或延缓疾病进展，对患者预后意义重大。因此，辨西医之病显得不容忽视。

鉴于上述，现代中医学家提出了西医“辨病”与中医“辨证”相结合之观点。采用现代科技，通过实验室及影像学等相关检查，结合询问病史及查体，综合分析，确定导致眩晕的西医病种；在明确西医诊断的同时，采集患者相关信息，从现代中医角度对疾病的病因病机、诊治规律做出系统的分析。这种西医辨病与中医辨证相结合的方式，既有全局观念和整体认识，又有阶段性、现实性和灵活性认识，可以动态把握疾病发生、发展的变化规律，准确辨别疾病病位、性质，明确所患何病、何证，在治疗中更具针对性。

中西医结合诊治疾病的基本思路与方法，可以相互补充，提高诊疗效果。辨病有助于提高辨证的预见性、准确性，重点在全过程；辨证又有助于辨病的个体化、针对性，重点在现阶段。二者结合，不仅有利于弥补中西医体系各自的缺陷，且能更加明确疾病的发展、转归、预后，亦更有利于疾病的治疗，值得在临床推广。

引起眩晕的病因通常可分为外感、内伤两大方面。本节主要讨论风邪上扰、少阳邪郁、肝阳上亢、痰浊上蒙、气血亏虚、肝肾阴虚、瘀血内阻等所致眩晕。治疗以疏散外风、和解少阳、平肝息风、燥湿化痰、补益气血、滋养肝肾、化瘀通络为法。

(二)分证论治

1.风邪上扰

(1)证候表现：眩晕，头、身痛，发热恶寒（或恶风），鼻塞流涕，苔薄；或伴恶寒重发热轻，鼻流清涕，苔薄白，脉浮紧；或伴发热重，微恶风，鼻流浊涕，咽喉红肿，口渴，汗出，溲赤，苔薄黄，脉浮数；或兼见咽干口渴，干咳少痰，苔薄，脉浮细；或伴身重头如裹，胸脘闷满，苔薄腻，脉濡。

(2)病机分析:风为阳邪易袭阳位,风邪外袭,客于肌表,循经上扰巅顶,邪遏清窍,故作眩晕。风邪亦为百病之长,因风致病者,常可兼杂风、寒、燥、湿邪气伤人。风寒束表,则有头身痛,卫阳被郁,则出现恶寒重发热轻;风寒袭肺,肺气不利,则鼻流清涕;苔薄白,脉浮紧均为风寒袭表之象。风热侵袭,则见发热重,微恶风,汗出,鼻流浊涕,咽喉红肿,溲赤;热盛伤津则口干口渴;苔薄黄,脉浮数亦为风热在表之象。风燥袭肺,肺失宣降,则见干咳少痰;燥盛则干,则咽干口燥;苔薄少津,脉浮细亦为风燥外袭之象。风湿袭表,则肢体困倦,头重如裹,风湿内阻,中焦气机不利,则胸脘闷满;苔薄腻,脉濡亦为风湿之象。

(3)治法:风寒表证治以疏风散寒、辛温解表;风热表证治以疏风清热、辛凉解表;风燥眩晕治以轻宣解表,凉润燥热;风湿眩晕,治以疏风祛湿。

(4)常用方:风寒表证用川芎茶调散加减。川芎、荆芥、薄荷(后下)、羌活、细辛、白芷、防风、生甘草。风热表证用银翘散加减。风燥表证用桑杏汤加减。风湿眩晕用羌活胜湿汤加减。

(5)随症加减:风寒夹湿,伴头痛如裹者,加苍术、藁本、半夏、陈皮以祛风散寒,燥湿健脾;风热夹湿,头昏沉,胸闷口渴者,加藿香、佩兰、黄连以清热化湿;外邪束表,致颈项强酸痛者,加葛根,升麻,芍药以解表缓急止痛;若湿阻中焦,症见纳呆、呕恶者,加白术,半夏,扁豆,香薷以健脾和胃调中。

2.少阳邪郁

(1)证候表现:眩晕,口苦咽干,心烦喜呕,或兼寒热往来,胸胁苦满,默默不欲饮食,苔薄,脉弦。

(2)病机分析:表邪不解,郁于少阳,胆火循经上扰清窍,故时时作眩;胆热扰心则心烦,上炎则口苦,灼津则咽干;正邪分争于半表半里,则见寒热往来;少阳经脉布于两胁,邪郁少阳,经气不利,故胸胁苦满;少阳胆气失于疏泄,郁而化热,邪热扰胃,胃失和降,胃气上逆则吐不欲食;脉弦亦为少阳胆经之病脉。

(3)治法:和解少阳,疏风清利。

(4)常用方:小柴胡汤加减。柴胡、黄芩、姜半夏、党参、旋覆花、代赭石(先煎)、生姜、大枣、生甘草。

(5)随症加减:若营卫不和,见发热者,去党参,加桂枝以取微汗而解肌;若素有肺寒留饮,见咳嗽者,去党参、生姜、大枣,加紫菀、干姜、炙款冬花以温肺止咳;若痰热壅肺,见痰多者,加瓜蒌、贝母以清热化痰。

3.肝阳上亢

(1)证候表现:眩晕、头胀痛、易怒、面部潮红、目赤、口苦、少寐多梦、舌质红苔黄、脉弦。

(2)病机分析:情志郁薄,郁而化火,火极生风,风阳上扰或肝肾阴虚,阴不敛阳,肝阳上亢,上冒清窍,故眩晕、耳鸣、头痛且胀,脉见弦象;劳则伤肾,怒则伤肝,致使肝阳更盛,则头晕、耳鸣、头痛加剧;肝阳升发太过,故急躁易怒;肝火扰动心神,故失眠多梦;若肝火偏盛,循经上炎,则兼见面红、目赤、口苦,脉弦且数;火热灼津,故便秘尿赤,舌红苔黄;若属肝肾阴亏,水不涵木,肝阳上亢者,则兼见腰膝酸软,健忘遗精,舌红少苔,脉弦细数。若肝阳亢极化风,则可出现眩晕欲仆,泛泛欲呕,头痛如掣,肢麻震颤,语言不利,步履不正等风动之象。此乃中风之先兆,宜加防范。

(3)治法:平肝潜阳,清火息风。

(4)常用方:天麻钩藤饮加减。天麻、钩藤(后下)、石决明(先煎)、川牛膝、益母草、黄芩、栀子、杜仲、桑寄生、夜交藤、茯神。

(5)随症加减:肝火偏盛,烦躁易怒、面红、口苦、目赤、咽痛明显者,加龙胆草,牡丹皮、夏枯草以清肝泄热,或改用龙胆泻肝汤加石决明、钩藤等以清肝泻火;兼腑热便秘者,可加大黄,芒硝以通腑泄热;若肝肾阴虚较甚,目涩耳鸣,腰酸膝软,舌红少苔,脉弦细数者,可酌加枸杞子、首乌、生地黄、麦冬、玄参、生白芍以滋补肝肾之阴;若肝阳亢极化风,症见眩晕欲仆、头痛如掣、手足麻木或震颤者,可用羚羊角粉吞服,牡蛎、赭石入煎以镇肝息风,或用羚羊角汤加减,以防中风变证。

4.痰浊中阻

(1)证候表现:头晕不爽,头重如裹,胸闷,恶心而时吐痰涎,少食而多思睡,舌胖苔浊腻或厚腻而润,脉滑或弦滑,或脉濡缓。

(2)病机分析:痰浊中阻,气机阻滞,清阳不升,浊阴不降,痰湿上蒙清窍,故眩晕,头重如裹;痰为湿聚,湿性重浊,阻遏清阳,故倦怠头重如蒙;痰浊中阻,气机不利,故胸闷恶心;胃失和降,胃气上逆,故时吐痰涎;脾阳为痰浊阻遏而不振,故少食多寐;舌胖、苔浊腻或白厚而润,脉滑或弦滑或兼结代,均为痰浊内蕴之征。若为阳虚不化水,寒饮内停,上逆凌心,则兼见心下逆满,心悸怔忡;若痰浊久郁化火,痰火上扰则头目胀痛,口苦;痰火扰心,故心烦而悸;痰火劫津,故尿赤;苔黄腻,脉弦滑而数,均为痰火内蕴之象。若痰浊夹肝阳上扰,则兼头痛耳鸣,面赤易怒,胁痛,脉弦滑。

(3)治法:燥湿祛痰,健脾和胃。

(4)常用药:半夏白术天麻汤加减。制半夏、白术、天麻、茯苓、生姜、大枣、橘红。

(5)随症加减:若痰郁化火,壅滞中焦,胃降失和,症见眩晕较甚,呕吐口苦频作者,可加代赭石、旋覆花、胆南星、竹茹、生姜之类以除痰降逆止呕;若水湿潴留,舌苔厚腻者,可合五苓散,使小便得利,湿从下去;若脾虚湿困,见脘闷不食者,加白蔻仁、砂仁化湿醒脾;若气郁不通阻于头窍,见耳鸣重听者,加葱白、郁金、石菖蒲、远志肉以通阳开窍;若痰郁化火,头痛头胀,心烦口苦,渴不欲饮,舌红苔黄腻,脉弦滑者,宜用黄连温胆汤清化痰热。

5.气血亏虚

(1)证候表现:头晕目眩,劳累则甚,气短声低,神疲懒言,面色㿠白,唇甲苍白,发色不泽,心悸少寐,纳少体倦,舌淡胖嫩,且边有齿印,苔少或薄,脉细或虚弱。

(2)病机分析:气虚则清阳不展,血虚则脑失所养,故头晕目眩,劳则气耗,故活动劳累后眩晕加剧,或劳累即发;心主血脉,其华在面,血虚失濡,则面色苍白少华或萎黄,唇甲不华,发色不泽;气虚则神疲懒言;脾胃虚弱,运化失司,则饮食减少;脾肺气虚,故气短声低;营血不足,血不养心,心神失养,故心悸失眠;舌色淡、质胖嫩、边有齿印、苔少或厚,脉细或虚大,均是气虚血少之象。若偏于脾虚气陷,则兼见食后腹胀,大便稀溏;若脾阳虚衰,气血生化不足,则兼见畏寒肢冷,唇甲淡白。

(3)治法:补益气血,健运脾胃。

(4)常用方:十全大补汤加减。人参(或党参)、黄芪、当归、炒白术、茯苓、川芎、熟地黄、生白芍、肉桂、枸杞子、怀牛膝、炙甘草。

(5)随症加减:若气虚自汗,易于感冒者,当重用黄芪,加防风、浮小麦益气固表敛汗;若中气不足,清阳不升,兼见气短乏力,纳少神疲,便溏下坠,脉象无力者,可合用补中益气汤以健运脾胃,升阳举陷;若气虚湿盛,伴有泄泻或便溏者,重用茯苓、白术,加薏苡仁、泽泻、炒扁豆、炒当归以健脾化湿;若血虚较甚,面色㿠白,唇舌色淡者,可加阿胶、紫河车粉(冲服)以益气养血;若血虚心神失养，见心悸怔忡，少寐健忘者，可加柏子仁、合欢皮、夜交藤以养心安神；若阳虚失温，见形寒肢冷，腹中隐痛，脉沉者，可酌加桂枝、干姜以温中助阳；若脾阳虚衰，中焦运化无权，兼见畏寒肢冷、唇甲淡白者，则在上方中去地黄、枸杞子、牛膝，加干姜、熟附片等以温运中阳。

6.肾精不足

(1)证候表现：头晕而空，精神萎靡，失眠，多梦，健忘，腰膝酸软，齿摇，耳鸣，或有遗精滑泄，发枯脱落。偏于阴虚者，五心烦热，颧红，咽干，形瘦，舌嫩红，苔少或光剥，脉细数；偏于阳虚者，四肢不温，形寒怯冷，舌质淡，脉沉细无力。

(2)病机分析：肾精不足，无以生髓，脑髓失充，故眩晕，精神萎靡；肾精不足，心肾不交，故少寐、多梦、健忘；肾主骨，腰为肾之府，齿为骨之余，精虚骨骼失养，故腰膝酸软，牙齿动摇；肾虚封藏固摄失职，故遗精滑泄；肾开窍于耳，肾精虚少，故时时耳鸣；肾其华在发，肾精亏虚，故发易脱落；肾精不足，阴不维阳，虚热内生，故颧红，咽干，形瘦，五心烦热，舌嫩红、苔少或光剥，脉细数；精虚无以化气，肾气不足，日久真阳亦衰，则见面色㿠白或黧黑，形寒肢冷，舌淡嫩，苔白或根部有浊苔，脉弱尺甚。

(3)治法：补肾填精，充养脑髓。

(4)常用方：河车大造丸加减。紫河车、龟甲(先煎)、黄柏、杜仲、怀牛膝、天冬、生地黄、麦冬、党参、茯苓。

(5)随症加减：若肝肾精亏，症见目花、耳鸣、腰酸、眩晕持久者，可加入山茱萸、菟丝子、枸杞子、鹿角胶、女贞子等以填精补髓；若肾失封藏固摄，遗精滑泄者，可选加莲须、芡实、桑螵蛸、沙苑子、覆盆子等以固肾涩精；若阴虚火旺，症见五心烦热，潮热颧红，舌红少苔，脉细数者，可加鳖甲、知母、黄柏、牡丹皮、地骨皮以滋阴清热；若心肾不交，症见失眠，多梦，健忘者，加阿胶、鸡子黄、酸枣仁、柏子仁等交通心肾，养心安神；若阴损及阳，肾阳虚明显，症见四肢不温，形寒怕冷，精神萎靡，舌淡脉沉者，或予右归丸，或酌配巴戟天、淫羊藿、肉桂温补肾阳，填精补髓；若因阳虚水泛，症见下肢水肿，尿少者，可加桂枝、茯苓、泽泻等温肾利水消肿。

7.瘀血内阻

(1)证候表现：眩晕时作，反复不愈，头痛，唇甲紫暗，舌边及舌面有瘀点、瘀斑；伴有善忘、夜寐不安、心悸、精神不振及肌肤甲错等；脉弦涩或细涩。

(2)病机分析：瘀血阻络，络脉不通，气血不得正常流布，脑失所养，故眩晕时作；瘀血不去，新血不生，阻遏脉道，脉不舍神，心神失养，故可兼见健忘、失眠心悸、精神不振；头痛，面唇紫暗，舌有瘀斑、瘀点，脉弦涩或细涩，均为瘀血内阻之征。

(3)治法：祛瘀生新，活血通络。

(4)常用方：血府逐瘀汤加减。当归、生地黄、桃仁、红花、赤芍、水蛭、北柴胡、桔梗、川牛膝、枳壳、川芎、甘草。

(5)随症加减：若气虚身倦无力、少气自汗者，宜加黄芪，且应重用(30 g以上)以补气行血；若阳虚失于温煦，症见畏寒肢冷者，可加附子，桂枝以温经活血；若虚热内生，骨蒸潮热，肌肤甲错者，可加牡丹皮、黄柏、知母、玄参，重用干地黄，去桔梗、枳壳耗津之药，以达清热养阴、祛瘀生新的目的。

(耿代勇)

第四节　中　风

中风是以半身不遂、肢麻、舌謇，甚至突然昏仆等为主要临床表现的病证，因其发病骤然，变证多端，变化迅速，犹如风之善行而数变，若暴风之急速，故类比而名中风，又称"卒中"。本病发病前多有头晕、头痛、肢体麻木等先兆症状。中风有很高的死亡率和致残率，是近年来危害人类健康和生活质量的主要病种之一。

西医的急性脑血管疾病属于中风范畴，是一组由各种病因所致的脑部血管性疾病的总称，分为出血性(脑出血、蛛网膜下腔出血)和缺血性(短暂性脑缺血发作、脑血栓和脑栓塞)两大类。据统计，无论是城市或农村，脑血管病近年在死因中的排序呈现明显前移的趋势。从所造成损伤范围的角度看，病损涉及意识、运动、语言、智能、情绪、感觉等多系统。

一、古代治疗经验

古代针灸文献中对中风的急性期多描述为猝死、卒中、恶死、忤死、暴厥、昏仆等；对其后遗症则描述为偏枯、偏风、半身不遂、四肢不遂、猥腿风、风痱等。早在晋代《肘后备急方》中已记载："治卒中急风，闷乱欲死方，灸两足大指下横文中，随年壮。"《脉经》已记载了有关治疗后遗症的内容，其曰"直取阳跷"治"偏枯"。

(一)选穴特点

1.循经、分部选穴

(1)选头部和手足部穴：本证病位在脑，故多取头部穴，而《灵枢·终始》曰："病在头者取之足。"因此古人也多取手足部穴。例如，《玉龙赋》曰："卒暴中风，顶门、百会。"《针灸大全》治疗"中风不省人事，"以申脉为主，配取"中冲、百会、大敦、印堂、合谷"。而《太平圣惠方》载，灸"耳前发际"治疗"半身不遂，"即为取头部穴的实例。上述百会和"耳前发际"正分别处在现代焦氏头针的"感觉区""运动区"的上、下点附近，可见古今临床有不谋而合之处。

(2)选末端穴：在头部和手足部穴中，多取末端穴。因为末端部的神经末梢最为丰富，刺灸之则可产生强烈的感觉，达到醒脑开窍的目的。如《卫生宝鉴》载，治萧氏中风"昏愦""刺十二经井穴，接其经络不通"。又载："真定府临济寺赵僧判……患中风，半身不遂，精神昏愦，面红颊赤……刺十二经之井穴，以接经络，翌日不用绳络，能步行。"

(3)选任脉胸腹部穴：因为本证常有阴阳气血亡脱的现象，当务之急是补虚固脱。而任脉为生气之原、聚气之会、阴脉之海、妊养之本，其拥有"脐下肾间动气"，是"人之生命，十二经之根本"，故在补益气血时，多选胸腹部任脉穴。如《扁鹊心书》云："中风半身不遂，语言謇涩，乃肾气虚损也，灸关元五百壮"，即是其例。

就循经选穴而言，本证病位在脑，当多取与脑相关的督脉和膀胱经穴，但统计结果显示，古人最常用的却是任脉穴，因为本证当急以补虚固脱，故任脉为首选经脉，而督脉和膀胱经穴次则分别占第二、三位。此外，胃经穴亦常选用，因其亦有补益气血之作用，常用穴为足三里、厉兑等。

对于中风后遗症，除了上述穴位外，古人还常选四肢阳面关节部穴，因为本证主要表现为四肢运动功能障碍，而阳主动，关节是人体运动的枢纽，关节运动则依赖于肌肉的牵动，故古人常取四肢阳面关节部的穴位以及肌肉丰满处的穴位，包括肩部的肩井、肩髃，上肢部的曲池、手三里、列缺、合谷，下肢部的环跳、风市、阳陵泉、足三里、委中、昆仑等。如《磐石金直刺秘传》载："中风半身不遂，左瘫右痪，先于无病手足针，宜补不宜泻；次针其有病足手，宜泻不宜补：合谷一、手三里二、曲池三、肩井四、环跳五、血海六、阳陵泉七、阴陵泉八、足三里九、绝骨十、昆仑十一。"就循经选穴而言，古人治疗后遗症以阳经穴为多，其中足少阳经穴最多，阳明经穴其次，膀胱经穴再次。

2.对症选穴

(1)闭证：对于痰、热、风、瘀导致的闭证，选取驱逐邪气之穴。如《针灸大成》载："凡初中风跌倒，卒暴昏沉，痰涎壅塞，不省人事，牙关紧闭，药水不下，急以三棱针刺手十指十二井穴，当去恶血。"

(2)脱证：对于伤气、失血、亡阴、亡阳的虚脱证，当加取腹部任脉穴，以求补虚固脱之效。《针灸聚英》载朱丹溪治疗"阴虚阳暴绝"的昏仆，"灸气海渐苏，服人参膏数斤愈。"《扁鹊心书》认为"发昏谵语"的少阴证，"乃真气虚，肾水欲涸也""急灸关元三百壮，可保无虞"。

(3)脉络瘀阻：当在肢体末端和大关节部的穴位处予以针灸刺激，以求活血祛瘀之效。值得注意的是，古人还在这些穴位上采用放血疗法来治疗血瘀瘫痪，如《医学纲目》载："(垣)陕师，郭巨洛，偏枯，二指着痹，足不能伸，迎先师治之，以长针刺委中，至深骨而不知痛，出血一二升，其色如墨，又且缪刺之，如是者六七次，服药三月，病良愈。"

(4)阴阳偏盛：当多选躯体及四肢的末端穴，下面"针法灸法"所述的"云岐子大接经法"，即属此例。

(5)风邪壅盛：因为风为阳邪，故当多选百会、囟会、风府、风门、曲池、合谷、列缺、委中、三里、十二井穴等驱风之穴。如《名医类案》云："一人中风，口眼歪斜，语言不正，口角涎流，或半身不遂，或全体如是……随灸风市、百会、曲池、绝骨、环跳、肩髃、三里等穴，以凿窍疏风，得微汗而愈。"可见古人认为发汗可以疏解内外之风，排出有害代谢产物，故又在阳经穴上通过艾灸发汗来祛风解表，治疗瘫痪。

(6)元气亏虚：当灸神阙、关元、肾俞等腹、背之穴。如《针灸资生经》云："久冷伤惫脏府，泄利不止，中风不省人事等疾，宜灸神阙。""予年逾壮，觉左手足无力，偶灸此而愈，后见同官说，中风人多灸此(脐中)。"

(二)针灸方法

1.急性期

对于中风急性期患者，古人常用强刺激、火熨法，以及开闭、固脱之法。

(1)采用强刺激：本证为大脑意识的丧失，故要加强刺激以求醒脑开窍，除了多取敏感度高的末端穴以外，还当运用重刺激手法和直接烧灼法。例如，《肘后备急方》曰："卒中恶死"，"令人痛爪其人人中，取醒。"《世医得效方》治"卒厥尸厥"，灸"头上百会四十九壮"，是以多灸来增加刺激量。

(2)施予火熨法：除了增加刺激强度外，还可增加刺激面积，故古人常用火熨法，选穴多在胁下和脐下。例如，将葱白"以索缠如盏许大""其上以熨斗满贮火熨之"(《针灸资生经》)；或"用食盐同茱萸炒，装绢袋内，熨儿脐腹上下"(《奇效良方》)；或"莫若用浓醋拌麸炒热，注布袋中蒸熨，比上法尤速"(《济生拔粹》)。

(3)闭者急开之：本证常因痰浊、邪热、风阳、瘀血的内闭，导致经络闭塞、血脉不通，故治疗当急开血脉，驱逐瘀阻。《针灸逢源》云："暴死者名曰中恶，视膝腕内有红筋，刺出紫血，或刺十指头出血。"《肘后备急方》曰："卒中恶死""视其上唇里弦，有青息肉如黍米大，以针决取之"，均为例。

(4)脱者久灼之：本证亦可因气血阴阳的亡脱而致，而艾草辛温味香，用火烧之，则可温煦气血，回阳固脱，而艾灸治疗本证的技术关键是要大剂量的持续灸治，这样方能取效。如《针灸资生经》云："有一亲卒中风，医者为灸五百壮而苏。"

2.后遗症期

对于后遗症除了上述方法外，还采用下列针灸方法。

(1)针刺：除了常规针刺术之外，古人针刺还倡导十二经井穴的接经法，元代《卫生宝鉴》一书所载"云岐子大接经法"，即为此法。其包括"从阳引阴"和"从阴引阳"两种方法，前者是依次针至阴、涌泉、中冲、关冲、窍阴、大敦、少商、商阳、厉兑、隐白、少冲、少泽；而后者则是依次针少商、商阳、隐白、少冲、少泽、至阴、涌泉、中冲、关冲、厉兑、窍阴、大敦。因为本证表现出全身性的症状，全身十二经络依次首尾相接，成为周流不息的气血大循环，而其中阴阳经之间的交接点即为各经之井穴，若依次刺激各经之井穴，则能增强全身经络大循环中气血的运行功能，从而达到接气通经、调和阴阳的目的。

古人治疗本证还常用缪刺法，即取健侧穴位进行治疗，如《济生拔粹》曰："治中风手足不随"，针刺"左治右，右治左"。因为本证患侧的经络、神经传导受阻，故可选取健侧的穴位，通过经络的交叉联系，以及机体相应部位的对应关系，来求得疗效。

古人还采用补泻法，本证的针刺操作以泻法为多，如《针灸甲乙经》云，治疗"偏枯不能行""泻在阴跷，右少阴俞，先刺阴跷，后刺少阴"。针刺时也有用"补泻结合"的方法者，如《针灸大成》认为，治疗"阴证中风，半身不遂"，要采用"先补后泻"的方法。《磐石金直刺秘传》则明确提出了补健侧，泻患侧的观点："先于无病手足针，宜补不宜泻；次针其有病足手，宜泻不宜补。"

(2)化脓灸：古代常用灸法治疗本证。如《太平圣惠方》曰："忽中此风，言语謇涩，半身不遂，宜于七处一起下火，灸三壮"，此七穴为百会、耳前发际、肩井、风市、三里、绝骨、曲池。该书又曰："右件七穴，神效极多，不能俱录，依法灸之，无不获效。"该案所用灸法，以"有灸疮为妙"，可见强调了化脓灸的重要性。

因为针刺与艾灸对本证均有良好效果，故若将两者结合，疗效当更佳，如《千金翼方》载："偏风半身不遂，脚重热风痛疼，不得履地，针入四分，留三呼，得气即泻，疾出针，于痕上灸之，良。"

(3)刺血：本证常由脉络瘀阻、风邪壅塞所致，而放血可以祛瘀逐邪，故对本证当有疗效，上述《医学纲目》所载郭巨洛偏枯案云，"以长针刺委中""出血一二升，其色如墨"，即是此例。

古人还采用艾灸预防中风。北宋初年的《太平圣惠方》记载："凡人未中风时，一两月前，或三五个月前，非时，足胫上忽发酸重顽痹，良久方解，此乃将中风之候也，便急需灸三里穴与绝骨穴，四处各三壮，后用葱、薄荷、桃柳叶四味煎汤，淋洗灸疮，令驱逐风气于疮口内出也，灸疮若春较秋更灸，秋较春更灸，常令两脚上有灸疮为妙。"

二、临床治疗现状

(一)中风的治疗

1.头针

(1)选穴:对侧顶颞前斜线、顶旁1线及顶旁2线。

(2)方法:将毫针平刺入头皮下,快速捻转2~3分钟,每次留针30分钟,留针期间反复捻转2~3次。行针后鼓励患者活动肢体,适用于中风后遗半身不遂的患者。

2.耳针

(1)选穴:选肾、肝、心、皮质下、脑干、枕、额。

(2)方法:以毫针刺入,产生酸胀感,留针40分钟。留针期间,鼓励患者运动,每隔10分钟捻针1次。

3.电针

(1)选穴:根据瘫痪部位,可在头、上肢、下肢部各选2个穴位。

(2)方法:用毫针针刺,得气后加电针,用疏密波,电流强度以患者肌肉微颤为度,每次20分钟。

4.拔罐

(1)选穴:选择患者病变肢体、脏腑背俞穴。

(2)方法:沿患肢三阳经和脏腑背俞穴进行闪罐,每日1~2次。

5.刺络

(1)选穴:尺泽、曲泽、委中、曲泉、丰隆等处瘀滞络脉;神志不清、手指麻木者可选十二井穴或十宣穴。

(2)方法:局部消毒后,将磨利的三棱针刺入瘀滞络脉,使瘀血自然流出,待出血颜色转淡,在针口处加拔火罐,留罐10分钟,每次出血100~200 mL。急性期间隔1周或10天刺血1次,经2次刺血治疗后可相隔1~3个月再行治疗。恢复期或后遗症期1~3个月刺血1次。井穴或十宣穴用点刺法出血,每周2~3次。

6.穴位注射

(1)选穴:患肢曲池、外关、肩贞、足三里、三阴交。

(2)方法:用当归注射液2 mL,维生素B_{12} 500 mg、苯甲醇注射液2 mL。每穴注射1~2 mL,隔天1次,1个月为1个疗程。

(二)常用治疗方案

1.方案一

(1)选穴:主穴选内关、水沟、三阴交、极泉、尺泽、委中。肝阳暴亢加太冲、太溪;风痰阻络加丰隆、合谷;痰热腑实加曲池、内庭、丰隆;气虚血瘀加足三里、气海;阴虚风动加太溪、风池;口角歪斜加颊车、地仓;上肢不遂加肩髃、手三里、合谷;下肢不遂加环跳、阳陵泉、阴陵泉、风市;头晕加风池、完骨、天柱;足内翻加丘墟透照海;便秘加水道、归来、丰隆、支沟;复视加风池、天柱、睛明、球后;尿失禁、尿潴留加中极、曲骨、关元。

(2)方法:内关用泻法;水沟用雀啄法,以眼球湿润为佳;刺三阴交时,沿胫骨内侧缘与皮肤成45°,使针尖刺到三阴交穴,用提插法;刺极泉时,在原穴位置下2寸心经上取穴,避开腋毛,直刺进针,用提插法,以患者上肢有麻胀和抽动感为度;尺泽、委中直刺,用提插法使肢体有抽动感。

余穴按虚补实泻法操作。

2.方案二

(1)选穴:主穴为颞三针。在偏瘫同侧颞部,耳尖直上入发际2寸处为第一针,以此为中心,同一水平向前、后各移一寸处分别为第二针、第三针。肢体瘫痪加手三针(曲池、外关、合谷)、足三针(足三里、三阴交、太冲);语言不利加舌三针(上廉泉、上廉泉左右旁开0.8寸为第二、第三针);痴呆加头智针(神庭、双本神穴)。

(2)方法:毫针平刺入头皮下,快速捻转2~3分钟,每次留针30分钟,留针期间反复捻转2~3次。行针后鼓励患者活动肢体。

3.方案三

(1)选穴:主穴为风府、哑门。上肢选肩髃、曲池、手三里、外关、合谷。下肢选环跳、阳陵泉、足三里、解溪、昆仑。

(2)方法:风府、哑门穴的进针深度和进针危险深度分别如下。风府:$Y_1(cm)=2.6475+0.0778\times X$,$Y_2(cm)=-0.738+0.20\times X$;哑门:$Y_1(cm)=2.7183+0.0700\times X$,$Y_2(cm)=-1.8700+0.2270\times X$($Y$为进针深度,$X$为颈围)。一般针刺到安全深度时,大多有得气之感,由于没有达到寰枕韧带,因此是安全的。风府、哑门穴每日针刺1次,不留针。其余穴位每次取6~10穴,常规操作,留针30分钟。每6天中间休息1天,再继续治疗。1个月为1个疗程。

(三)针灸切入点

针刺治疗中风要早期介入,但在急性期由于病情危重,生命体征很不稳定,必须以中西医综合治疗为主,如降颅内压、调理血压、溶栓等,针灸在中风的急性期尽管是一种辅助治疗手段,但非常有意义。由于急性期西医在改善脑循环方面存在困惑,应用扩张血管药可造成“颅内盗血现象”,这给中药、针灸发挥优势留下了空间。针刺可调节脑血管的机能,促进侧支循环,对于药物治疗具有良好的促进作用。因此,急性期针灸介入的意义在于促进脑血液循环,改善脑代谢,并具有一定的脑复苏作用,这对于减轻后遗症有一定的意义。

恢复期是针灸发挥主导治疗作用的重要时机,此期患者病情已稳定,出现了神经功能缺损的表现,西医可用的治疗方法不多,针灸则有明显的优势。针刺可通过中枢和外周神经的调节发挥整体的治疗作用,可增强肌力,协调肌张力,促进肢体运动的康复。针灸通过刺激反射使存活的处于低功能状态的脑细胞代谢活动增强,从而激发其代偿功能,有利于脑功能的重建。吞咽困难尤其是假性延髓性麻痹,西医没有可靠的方法,只能采用鼻饲的被动方法,针刺则可发挥有效的治疗作用,通过刺激使舌咽部肌肉功能恢复协调运动。另外,针灸对于并发症如肩手综合征、中枢性面舌瘫、认知功能障碍、中风后抑郁等具有很好的治疗作用。

(四)针灸治疗思路

中风是针灸临床上最重要的适宜病症之一,居针灸治疗病种之首位。在治疗上积累了大量的经验。尽管中风的病理复杂,临床症状多样,但在恢复期及后遗症期基本上表现为肢体运动障碍、中枢性面舌瘫、吞咽困难,部分患者可出现失语、血管性痴呆等。在治疗上应遵循急则治标,缓则治本或标本同治的原则,急性期采用综合疗法,针灸作为辅助治疗以醒脑开窍为主。恢复期和后遗症期以醒脑调神,疏通经络为基本治疗原则。在选穴上以督脉穴为主调理脑神,结合肢体穴位疏通经络,再根据具体证型和兼症进行灵活选穴。另外,头针是常选用的治疗方法,可取顶颞前斜线、顶颞后斜线(均为瘫对侧)等。

中风的治疗是一个漫长的过程,需要多种疗法配合应用,包括针灸与中西药结合,针灸与康复结合以及综合针灸治疗。综合针灸治疗可采用体针和头针结合，肢体穴位可用电针、穴位注射、艾灸、梅花针叩刺、三棱针点刺出血及拔罐法。在针灸治疗的同时，配合康复训练是非常重要的，应鼓励患者尽早下床，主动运动，这对于肢体功能的恢复是不可缺少的重要环节。

（五）针灸疗效特点

针灸治疗中风在急性期过后，即恢复期开始时疗效最为明显，此时患者常在针刺后肢体的活动范围有即刻的改善，原来不能运动的肢体可出现活动功能，给患者康复增强了信心，此时应积极鼓励患者下床进行肢体功能活动。在恢复期中疗效比较缓慢，需要多次针灸治疗效果的积累，而在后遗症期疗效非常有限，因此，要不失时机尽早进行针灸治疗。针灸治疗中风的疗效受多种因素影响，主要包括病变性质、部位及病程等。中风后脑损伤的严重程度是影响针灸疗效的最关键因素，患者的脑部损伤越严重，则度过危险期后的康复也较差，针刺疗效就会受到限制。凡有昏迷的中风患者提示脑部损害较重。昏迷时间越长，则病情越重，过了危险期以后的康复也越慢，最后针灸的效果也越差。局灶性脑梗死的针灸疗效优于大面积或多发性的脑梗死，病灶位于脑表浅部（如皮层），比深部（如基底核、内囊）疗效好，尤其是表浅局灶性病灶，如出现单瘫者，针灸疗效最好，这主要与脑表面侧支循环较丰富，而脑实质内部缺乏侧支循环有关；初次发病比再次发病疗效好。神经功能的康复与病程密切相关，病程在 3 个月内，针灸常有显著疗效；针灸在 6 个月到 1 年仍有一定疗效，但进展比较缓慢，疗效不及前者。最近国外学者认为 3 年之内仍有进一步恢复的可能，因此，中风患者应早接受针灸治疗，并应长期坚持。一般而言年龄越大，针灸疗效越差，这与患者自身的整体情况和自我康复能力等有密切关系。越灵活的肢体部分的运动功能恢复越难，所以肢体远端功能的恢复比近端为慢，较为灵活的上肢要比下肢的功能恢复为慢。上肢中又以手运动的恢复最难。

针灸配合康复训练是目前较为有效的治疗方法，康复的目的是预防和矫治各类功能障碍，提高和加强躯体控制功能，改善和增进日常生活能力。临床实践证实康复训练对于减轻中风后遗症和降低致残率至关重要，目前主张脑梗死发病的第 2 天就可做肢体被动运动，运动功能康复在病后 3 个月内最快，后 3 个月明显减慢。因此，针灸配合良好的早期康复训练可明显地提高疗效。

（王　鹏）

第五节　痴　　呆

一、临床诊断

（1）记忆障碍：包括短期记忆障碍（如间隔 5 分钟后不能复述 3 个词或 3 件物品名称）和长期记忆障碍（如不能回忆本人的经历或一些常识）。

（2）认知损害：包括失语（如找词困难或命名困难）、失用（如观念运动性使用及运动性使用）、失认（如视觉和触觉性失认）、执行功能（如抽象思维、推理、判断损害等）。

（3）上述两类认知功能障碍明显影响了职业和社交活动，或与个人以往相比明显减退。

（4）起病隐匿，发展缓慢，渐进加重，病程一般较长。但也有少数病例为突然起病，或波动样、阶梯样进展，常有中风、眩晕、脑外伤等病史。

神经生理学检查、日常活动能力量表、MRI 或脑脊液检查等有助于痴呆的临床诊断。

二、病证鉴别

痴呆需与郁证、癫病相鉴别(表 6-1)。

表 6-1　痴呆与郁证、癫病鉴别要点

项目	痴呆	郁证	癫病
病因病机	髓海渐空，元神失养；或邪扰清窍，神机失用	肝失疏泄、脾失健运、心失所养、脏腑阴阳气血失调	肝气郁结，肝失条达，气郁生痰；或心脾气结，进而生痰，痰气互结，蒙蔽神机
主症	记忆减退、时空混淆、计算不能等智能障碍为主	心境不佳、表情淡漠、少言寡语、思维迟缓等抑郁症状为主	沉默寡言、感情淡漠、语无伦次，或喃喃自语、静而少动等精神失常症状为主
兼症	失语、失用、失认等认知损害或伴精神行为症状等	胸胁胀满，或伴疼痛，或易怒易哭等	肢体困乏，烦而不眠，秽洁不分，不思饮食等
舌苔脉象	舌淡苔白或腻；脉沉细或弦滑	舌质淡或红，苔白或黄；脉弦数或弦滑	舌淡或淡红；脉弦滑或沉细无力

三、病机转化

痴呆的病位在脑，与心肝脾肾功能失调密切相关。病理性质有虚实之分，以虚为本，实为标，临床上多见虚实夹杂之证。本虚为脾肾亏虚，气血不足，髓海不充，导致神明失养。正虚日久，气血亏乏，脏腑功能失调，气血运行不畅，或积湿为痰，或留滞为瘀，加重病情，出现虚中夹实证。标实为痰、瘀、火、毒内阻，上扰清窍。痰瘀日久可损及心脾肝肾气血阴精，致脑髓渐空，转化为虚或见虚实夹杂。若痰热瘀积，日久生毒，损伤脑络，可致病情恶化而成毒盛正衰之证。平台期多见虚证，一般病情稳定。波动期常见虚实夹杂，心肝火旺、痰瘀互阻，病情时轻时重。下滑期多因外感六淫、情志相激，或再发卒中等因素，而使认知损害加重。此时证候由虚转实，病情由波动而转为恶化(图 6-1)。

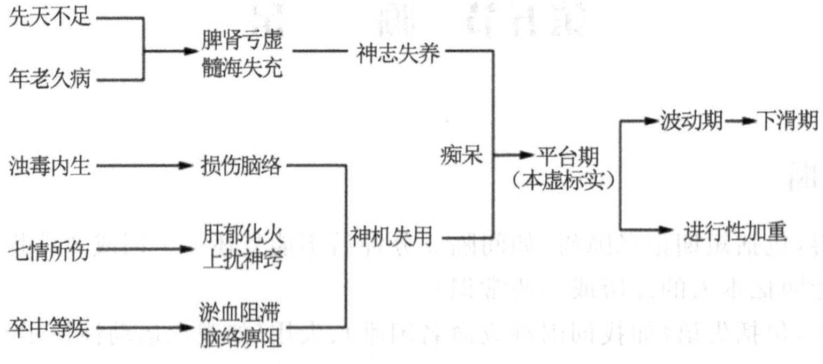

图 6-1　病机转化示意图

四、辨证论治

(一)治则治法

本病虚证当补肾健脾以养髓，重在培补先天之肾精和后天之脾气，尤以补肾生精为要，即所谓"补肾即补髓"。实证当化痰祛瘀以开窍，重在逐痰化浊，活血化瘀，解毒通络，以开窍醒神，尤以化痰开窍为重，即所谓"治痰即治呆"。

(二)分证论治

本病多数与衰老、先天禀赋不足、后天脾胃失养、情志所伤、浊邪留滞等有关，少数病例与中风、外感、创伤等有关。由阴精、气血亏损，髓海失充，元神失养，或痰、瘀、火、毒内阻，上扰清窍所致。平台期常见髓海不足、脾肾亏虚、气血不足证，波动期常见痰浊蒙窍、瘀阻脑络、心肝火旺证；下滑期主见毒损脑络证。髓海不足证常伴腰酸骨软，步行艰难，舌瘦色淡，脉沉细；脾肾亏虚证伴见腰膝酸软，肌肉萎缩，食少纳呆，气短懒言，口涎外溢或四肢不温，泄泻，舌淡体胖；气血不足证多伴见倦怠嗜卧，神疲乏力，面唇无华，爪甲苍白，纳呆食少，大便溏薄，舌淡胖有齿痕，脉细弱；痰浊蒙窍证多伴见脾虚或气虚痰盛之象，如面色㿠白或苍白无泽，气短乏力，舌胖脉细滑；瘀阻脑络证多伴见血瘀气滞，经脉挛急或不通之象，如头痛难愈、面色晦暗、舌紫瘀斑、脉细弦或涩等；心肝火旺证常伴见头晕头痛，心烦易怒，口苦目干，咽干，口燥，口臭，口疮，尿赤，便干等热毒内盛之象；毒损脑络证常伴见痰毒、热毒、瘀毒壅盛之象，表情呆滞，双目无神，不识事物，或兼面色晦暗、秽浊如蒙污垢，或兼面红微赤，口气臭秽，口中黏涎秽浊，溲赤便干或二便失禁，或见肢体麻木，手足颤动，舌强语謇，烦躁不安甚则狂躁，举动不经，言辞颠倒等。痴呆的分证论治(表 6-2)。

表 6-2　痴呆的分证论治

证候	治法	推荐方	常用加减
髓海不足	滋补肝肾 生髓养脑	七福饮	肾精不足、心火亢旺可用六味地黄丸加丹参、莲子心、石菖蒲；痰热扰心，可用清心滚痰丸
脾肾亏虚	温补脾肾 养元安神	还少丹	舌苔黄腻，不思饮食，中焦有蕴热，宜温胆汤加味
气血不足	益气健脾 养血安神	归脾汤	脾虚及肾，加熟地黄、山茱萸、肉苁蓉、巴戟天
痰浊蒙窍	化痰开窍 养心安神	洗心汤	肝郁化火，心烦躁动，言语颠三倒四，歌笑不休，甚至反喜污秽，宜用转呆汤
瘀阻脑络	活血化瘀 通窍醒神	通窍活血汤	病久气血不足，加当归、生地黄、党参、黄芪；血瘀化热，肝胃火逆，头痛，呕恶，加钩藤、菊花、夏枯草、竹茹
心肝火旺	清心平肝 安神定志	天麻钩藤饮	口齿不清去玄参，加石菖蒲、郁金；便秘加生大黄或玄参、生首乌、玄明粉；痰热盛加天竺黄、郁金、胆南星清热化痰
毒损脑络	清热解毒 通络达邪	黄连解毒汤	痰热日久结为浊毒，应用大剂清热解毒之品，同时加用安宫牛黄丸，天竺黄、石菖蒲、郁金、胆南星；热结便秘，可加大黄、瓜蒌；热毒入营，神志错乱，可加生地黄、玄参、水牛角粉或羚羊角粉、生地黄、牡丹皮或全蝎、蜈蚣

(三)临证备要

遣方用药时注意鹿角胶、龟板胶、阿胶宜烊化冲服。鹿角用量不宜过大,一般 1～5 g,内服煎汤,或 1～3 g,单煎 2 小时以上,磨汁或研粉服,每次 0.3～0.6 g,临床多用羚羊角粉冲服;炒杏仁用量不超过 10 g,半夏不宜超过 9 g;用附子通阳扶正时用量不宜超过 15 g;运用通腑泄热法时注意大黄用量,不宜过量,以通便为度,防止耗伤正气,生大黄宜后下,一般用量在 10～15 g;全蝎、蜈蚣均有毒,用量不宜过大,全蝎煎服 3～6 g,研末吞服 0.6～1 g,蜈蚣煎服 3～5 g,研末吞服 0.6～1 g;安宫牛黄丸常用量为每日 1 丸,温开水调匀后口服或鼻饲,若痰热较甚,可每 12 小时鼻饲 1 丸,连续服用 3 天。

本病治疗以补虚为主,治疗应重在温补脾肾,尤需重视补肾生精,同时根据痰、瘀、火、毒轻重而分别兼以化痰、平肝、通络、解毒,以开窍益智为目的。治疗同时,重视精神调理、智能训练及生活护理。长期的临床实践证明,在疾病早期把中医辨证施治的个体化治疗与西药靶向治疗结合起来,不仅能改善痴呆患者的症状,而且能延缓病情发展。

(四)其他疗法

1.中成药治疗

(1)清开灵注射液:清热解毒、醒神开窍。适用于痴呆属毒损脑络者。

(2)复方丹参滴丸:活血化瘀、芳香开窍、理气止痛。适用于痴呆属瘀血阻窍者。

(3)安脑丸:清热解毒、豁痰开窍、镇痉息风。适用于痴呆属痰热闭窍者。

(4)苏合香丸:芳香开窍、行气止痛。适用于痰浊蒙窍所致的痴呆。

2.针灸治疗

临床上比较常用的是针灸联合多种特色疗法。如针刺配合灸法,针刺联合穴位注射,针药并用,头针体针相配合,耳穴,电针,激光治疗及配合中西医药物治疗的中西医结合方案等,能改善患者的脑血流量,在患者的智能恢复和提高生活质量方面疗效显著。

(1)针灸并用:取水沟、百会、大椎、风池、外关透内关、太溪、悬钟。大椎、水沟、内关透外关行强刺激;太溪、悬钟、大椎用补法;风池行平补平泻手法。针刺结束后用艾条灸百会、大椎 3～5 分钟,以局部皮肤潮红为度。

(2)针刺联合穴位注射:针刺取百会、强间、脑户、水沟为主,配神门、通里、三阴交。神志欠清加脑干;烦躁加大陵;流涎加地仓;构音障碍或吞咽困难加上廉泉。穴位注射取穴分 2 组,交替进行,哑门、肝俞、肾俞;大椎、风池、足三里。于每次针刺后再行穴位注射,每穴注射乙酰谷酰胺 1 mL。隔天治疗 1 次,15 次为 1 个疗程。

(3)针药并用:针刺取百会透四神聪、人中、风池、曲池、合谷、足三里、太溪、肾俞、脾俞,同时配合补阳还五汤以扩张脑血管,改善微循环,提高组织耐氧的能力,降低纤维蛋白原。

3.康复训练

痴呆患者在进行药物治疗的同时,要重视精神调理、智能训练及生活护理,使之逐渐恢复或掌握一定的生活和工作技能。

(郑丽丽)

第六节　颤　　证

一、临床诊断

颤证具有头部和肢体颤抖、摇动，不能自制的特定临床表现，轻者只表现为肢体发僵，头部或肢体轻微震颤，或可以自制；重者头部震摇较剧，肢体颤动不已，四肢强急，甚至表现为扭转痉挛。颤证常伴动作笨拙、活动减少、多汗流涎、语言缓慢不清、烦躁不寐、神志呆滞、大便秘结、嗅觉减退等。好发于中老年人，男性稍多于女性，一般起病隐匿，逐渐加重，不能自行缓解。部分患者发病与情志有关，或继发于脑部病变。

帕金森病是颤证中的代表性疾病，其诊断目前主要依据临床症状和体征做出，而理化检查主要用于本病的鉴别诊断。研究表明，正电子发射断层成像术、单光子发射计算机断层成像术及高效液相色谱等检查，可能有助于帕金森病的早期诊断。肝豆状核变性是一种由常染色体隐性遗传引起的铜代谢障碍性疾病，临床多表现为明显的肢体震颤，可通过眼角膜色素环检查，血清铜、铜氧化酶、铜蓝蛋白及 24 小时尿铜测定等铜生化检查或基因检测，帮助临床诊断或确诊；由甲状腺功能亢进引起的肢体震颤，则可以通过甲状腺功能的检测而得到确诊。临床可采用统一帕金森病评定量表评估帕金森病患者的病情程度。神经心理学量表，如简易精神状态检查表、蒙特利尔认知评估量表、汉密尔顿抑郁量表及汉密尔顿焦虑量表可用于颤证患者认知和抑郁、焦虑状态的评估。

二、病证鉴别

颤证需与瘛疭相鉴别，颤证与瘛疭的鉴别要点(表 6-3)。

表 6-3　颤证与瘛疭的鉴别要点

	颤证	瘛疭
起病特点	多隐匿起病，渐进加重	多急性起病，可伴短阵间歇
病程时间	病程较长	病程较短
主症特点	手足屈伸牵引，弛纵交替，动作幅度较大	头颈、手足不自主颤动、振摇，动作幅度小，频率快
伴随症状	常伴动作笨拙、活动减少、多汗流涎、语言缓慢不清	常伴发热、神昏、两目上视

三、病机转化

颤证的病位在脑髓、筋脉，与肝、脾、肾关系密切；基本病机为肝风内动，筋脉失养；病性总属本虚标实，临床以虚实夹杂多见，本虚为气血阴精亏虚；标实为风、火、痰、瘀留滞。风以阴虚生风为主，也有阳亢风动或痰热化风者。痰或因脾虚不能运化水湿而成，或为热邪煎熬津液所致。痰邪多与肝风或热邪兼夹为患，闭阻气机，致使肌肉筋脉失养，或化热生风致颤。火有实火、虚火之分。虚火为阴虚生热化火，实火为五志过极化火，火热耗灼阴津，扰动筋脉不宁。久病多瘀，瘀血常与痰浊合而为病，阻滞经脉，影响气血运行，致筋脉肌肉失养而致颤。本病标本之间相互影响，风、火、痰、瘀可因虚而生，反过来，上述实邪又进一步耗伤阴津气血，加重虚证，虚虚实实，变生诸证。此外，风、火、痰、瘀之间也可相互作用，并可兼夹及转化。颤证病机转化示意图(图 6-2)。

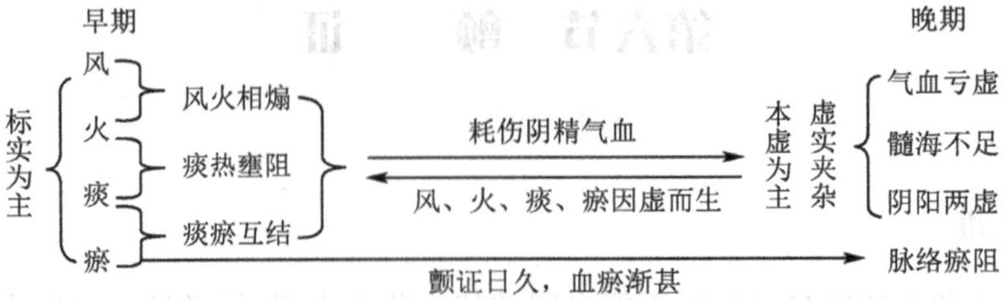

图 6-2　颤证病机转化示意图

四、辨证论治

(一)治则治法

本病的治疗原则为扶正祛邪、标本兼治。病程早期，本虚之象多不明显，常见风火相煽、痰热壅阻、痰瘀互结之标实证，治疗当以清热、化痰、熄风为主，兼以通络；颤证日久，其肝肾亏虚、气血不足，阴阳两虚等本虚之象逐渐突出，且久病入络，血脉瘀滞，筋脉失濡，治疗当以滋补肝肾、益气养血、调补阴阳、活血通脉为主，兼以熄风。由于本病多在本虚的基础上出现标实表现，因此在治疗上更应重视补虚，强调补益肝肾。本证病程长，治疗不能速效，临证投药时，不可频频更方易法。

(二)分证论治

本病一般分为风阳内动、痰热风动、气血亏虚、血瘀风动、髓海不足、阳气虚衰六类证候。风阳内动证、痰热动风证多见于颤证初期；以肝、脾受损，肝风内动，痰浊瘀血等标实为主，其中风阳内动证以肢体颤动粗大、不能自制，面赤烦躁，舌质红、舌苔薄黄，脉弦为其特点；痰热动风证以肢体震颤，胸脘痞闷，口苦口黏，舌红苔黄腻，脉滑数为其主要表现。此时病程短、正气不衰、邪气不盛，经积极治疗可使风火平熄，痰消瘀除，气血得充，筋脉得养，颤证尚可缓解。如若早期失治误治可致机体阴精气血进一步耗伤，导致气血亏虚、脉络瘀滞、真阴亏耗或阴损及阳，表现为气血亏虚证、血瘀风动证、髓海不足证及阳气虚衰证等颤证晚期证候者，属于颤证之顽疾，多难根治，预后较差。气血亏虚证以肢体颤抖，神疲乏力，动则气短，心悸健忘，舌淡苔白，脉沉细弱为其特点；血瘀风动证多以肢颤头摇，面色晦暗，肌肤甲错，舌质紫黯或夹瘀斑，脉弦涩为其临床特征；髓海不足证以头摇肢抖，腰膝酸软，头晕耳鸣，失眠健忘，舌质红、舌苔薄白，脉沉细为其主要表现；阳气虚衰证以肢体颤动，筋脉拘挛，畏寒肢冷，腰酸膝软，舌淡苔白，脉沉细为其重要特征。颤证的分证论治(表 6-4)。

表 6-4　颤证分证论治

证候	治法	推荐方	常用加减
风阳内动	镇肝熄风舒筋止颤	天麻钩藤饮合镇肝熄风汤加减	焦虑心烦，加龙胆草、夏枯草；眩晕耳鸣，加知母、黄柏、牡丹皮
痰热风动	清热平肝熄风化痰	导痰汤合羚角钩藤汤加减	胸闷恶心、咯吐痰涎，加煨皂角、白芥子；急躁易怒，加天竺黄、牡丹皮、郁金

续表

证候	治法	推荐方	常用加减
气血亏虚	益气养血 濡养筋脉	人参养营汤加减	心悸、失眠、健忘，加炒枣仁、柏子仁；肢体疼痛麻木，加鸡血藤、丹参、桃仁
血瘀风动	活血化瘀 柔肝通络	血府逐瘀汤加减	肢体僵硬失灵，加蜈蚣、鸡血藤；便干便秘，加大黄、芒硝、枳实
髓海不足	填精补髓 育阴熄风	龟鹿二仙膏合大定风珠加减	肢体麻木、拘急强直，加木瓜、僵蚕、白芍；神志呆滞，加石菖蒲、远志
补肾助阳	温煦筋脉 阳气虚衰	右归丸加减	大便稀溏，加干姜、肉豆蔻；颤动不止，加僵蚕、全蝎、地龙

(三)临证备要

颤证病位在脑髓、筋脉，一般多有痰浊、瘀血阻滞经脉，气血不畅的临床表现。据“血行风自灭”之理，临证运用养血活血、化痰祛瘀通脉之品对减轻震颤往往可收良效。常选用当归、白芍、鸡血藤、川芎、红花、桃仁、丹参等养血活血；石菖蒲、白僵蚕、胆南星、天竺黄等消解顽痰。白芍乃养血濡筋，缓急止颤的良药，宜重用。

颤证属“风病”范畴，临床对各证型的治疗均可在辨证的基础上配合熄风之法。临床每遇颤证日久，邪伏较深，其他熄风之药不能奏效时，往往使用虫类药可获良效。正如叶天士所言：“久病正邪混处其间，草木不能见效，当以虫蚁疏通逐邪。”虫类药不但可以熄风定颤，还有搜风通络之功，常用虫类药物有蜈蚣、地龙、全蝎、僵蚕等。然虫类药物作用峻猛，耗气伤阴，一般不宜单独使用，多配以益气养阴，滋补肝肾之法。服药方法以焙研为末吞服为佳，入煎剂效逊。此外，羚羊角在颤证的临床治疗中有肯定的疗效，久颤不愈者可配合应用，但其价格较贵，临证时可用山羊角代替。但对于肝豆状核变性引起的震颤患者，则不可使用上述金石类熄风药（如龙骨、牡蛎、珍珠母等）和虫类药，因此类药物含铜量较高，服后往往加重病情。

颤证病情延绵，治疗难取速效，需告知患者应长期坚持治疗；临证时宜守法守方，不可频繁更方易法，欲过分求速反易致病情复杂，变证丛生。

(四)常见变证治疗

1.便秘

如大便干结，口干舌燥，或伴头晕耳鸣，面红心烦，舌干红，脉细数或沉而无力者，选用增液承气汤加减，以滋阴增液、泄热通便；如大便秘结，畏寒肢冷，小便清长，舌淡苔白，脉沉迟者，可予济川煎加减，以温补肾阳、润肠通便。

2.郁证

如急躁易怒，胸胁胀满，目赤头痛，眩晕耳鸣，舌红，苔黄，脉弦数者，可予丹栀逍遥散加减，以疏肝解郁、清肝泻火；如精神抑郁，性情急躁，面色晦暗，胸胁刺痛，痛有定处，舌质紫黯或夹瘀斑，脉弦涩者，可予四物化郁汤，以补血活血、解郁安神。

(五)其他治疗

1.中成药治疗

(1)天麻钩藤颗粒：平肝熄风、清热安神。适用于颤证风阳内动证。

(2)六味地黄丸：滋阴补肾。适用于颤证肾阴不足证。

(3)全天麻胶囊:平肝熄风。适用于颤证风阳内动证。

(4)血府逐瘀胶囊:活血化瘀、行气止痛。适用于颤证血瘀风动证。

2.针灸推拿治疗

(1)针灸:针灸治疗本病取得了较确切的临床疗效,本病多为本虚标实之证,治疗主张补虚泻实、调节脏腑。治疗方法也由传统的毫针转向多种针具及方法综合应用,临床治疗多以头针为主,综合应用体针、腹针、梅花针、三棱针、灸疗等多种器具和治疗方法。针刺头部穴位不仅可以激发头部经气,调节头部阴阳;还可以引十四经脉直接或间接通向头部,平衡全身气血和阴阳,改善全身症状。

(2)推拿:对于缓解早期出现的僵直效果较好,推拿可松解肌筋、解除僵硬。临证时动作宜轻柔和缓,要对颈、腰、四肢各关节及肌肉进行推拿,维持关节的活动幅度。

3.康复训练

(1)放松锻炼:放松和深呼吸锻炼有助于减轻帕金森病患者心理紧张,减轻在公共场所行动不便、动作缓慢及肢体震颤等症状。

(2)关节运动范围训练:力求每个关节的活动都要到位,注意避免过度的牵拉。

(3)平衡训练:加强姿势反射、平衡、运动转移及旋转运动的训练。双足分开站立,向前后左右移动重心,跨步运动并保持平衡;躯干和骨盆左右旋转,并使上肢随之进行大的摆动,重复投扔和捡回物体;运动变换训练包括床上翻身、上下床、从坐到站、床到椅的转换等。

(4)步态训练:关键在于抬高脚尖和跨大步距。患者两眼平视,身体站直,两上肢的协调摆动和下肢起步合拍;跨步要尽量慢而大,两脚分开,两上肢在行走时做前后摆动,同时还要进行转弯和跨越障碍物训练;转弯时要有较大的弧度,避免一只脚与另一只脚交叉。

五、经验总结

颤证多由瘀血作祟,心主血液以养脉,肝主气机疏泄以濡筋,若气滞血瘀,血气不能滋润筋脉,则颤证频发。在颤证治疗上推崇气血学说,在古人“血虚生风”的理论上创立“血瘀生风”的观点,遵循“疏其血气,令其条达而致和平”的重要治疗原则,主张运用活血化瘀、祛风通络之剂治疗颤证。临床习用王清任的血府逐瘀汤、通窍活血汤化裁。血府逐瘀汤的特点是活血化瘀而不伤血,疏肝解郁而不耗气。诸药配合,使血活气行,瘀化热消而肝郁亦解,诸症自愈。临证治疗时,根据患者的表现随症加减,每每能获良效。若肝阳偏亢,则加龙骨、牡蛎、磁石以潜阳熄风;若阴虚阳亢,则予鳖甲、龟甲等滋阴潜阳之品;若瘀血日久,可加用搜剔脉络瘀血之水蛭、全蝎、蜈蚣、土鳖虫等。

颤证病程漫长,痰湿胶着,凝结不化。痰为顽痰,胶着之痰,阻在脑窍经脉。颤证病患者多数见舌质紫黯,或见瘀点、瘀斑,为瘀血内停之表现。瘀血久留不去而成死血,死血留滞新血难生,浊邪不化,运化难复。死血顽痰内停,阻滞脑窍、经隧,灵机不出,筋脉失养,而见震颤、强痉、拘急等症。死血、顽痰留滞,是老年颤证症状产生的直接原因。

震颤、强直、拘痉为风邪内动之象,为虚风内动,为内风暗扇。内风是颤证病变过程贯穿始终的因素之一,且为震颤、强直发作的主要动因。内风旋动在本病患者表现为两种不同的方式。一为内风旋动之象外露,显示明确的风象,而见震颤不止之症;二为“内风暗扇”,不显露明确的风“动”之象,不见震颤,而以肢体僵硬、拘痉,甚则言语发紧之症为主。不同的临床表现,相同的病机,内风旋动是发病的动因。平熄内风主治在肝,治疗上可以镇肝熄风,养血柔肝熄风,滋阴潜阳熄风。应辨证论治，但无论何法，均可加入熄风药物羚羊角，平肝熄风。

熄风、活血、化痰为治疗通则，但治疗颤证的根本在于固本培元、调理脾胃以助后天之本。治以调补、清补为主，药物选用太子参、西洋参、黄芪、茯苓、白术、淮山药等。

六、知识拓展

西医中的帕金森病是中医“颤证”的代表性疾病，此外继发性帕金森综合征、肝豆状核变性、特发性震颤、甲状腺功能亢进等有肢体震颤者均可归属中医颤证范畴。

帕金森病是一种中老年人常见的运动障碍疾病，以静止性震颤、运动迟缓、肌强直及姿势步态异常为主要临床表现。其病理特征为黑质多巴胺能神经元大量丢失，以及残留的神经细胞质内出现嗜酸性包涵体。帕金森病西医治疗主要包括药物治疗、手术治疗、康复治疗、心理治疗等，其中药物治疗应坚持“剂量滴定”“细水长流、不求全效”的用药原则，用药剂量应以“最小剂量达到满意效果”。药物治疗的目标是延缓疾病进展、控制症状，并尽可能延长症状控制的年限，同时尽量减少药物的不良反应和并发症。对长期治疗疗效明显减退，同时出现异动症者且药物治疗难以改善者可考虑手术治疗。脑深部电刺激术是目前手术治疗的主要选择。

继发性帕金森综合征一般有明确的病因，常继发于脑卒中、感染、中毒等。血管性帕金森综合征患者多有高血压、动脉硬化及脑卒中史，以肌强直为主要表现，震颤相对少见，病程呈阶梯样进展，锥体束受损的病理征和典型的神经影像学改变可提供证据；药物性帕金森综合征患者多有神经安定剂(吩噻嗪类及丁酰苯类)、利血平、甲氧氯普胺、氟桂利嗪等服药史，考虑该病时，可暂停服用药物，一般症状在数周到6个月内即可消失；脑炎后帕金森综合征患者多有脑炎期发热、昏睡等病史，发病年龄较早，病情进展较快；一氧化碳中毒引起的帕金森综合征患者往往有明确的一氧化碳中毒史，意识障碍恢复后出现帕金森病样症状。

肝豆状核变性是铜代谢障碍导致以脑基底节变性和肝功能损害为主的常染色体隐性遗传病，本病神经系统症状主要表现为意向性或姿势性震颤、构音障碍、肌强直、动作迟缓等。血清铜、尿铜、铜氧化酶及铜蓝蛋白等铜生化检查是本病的重要诊断依据，凯泽-弗莱舍尔环是本病的重要体征。

特发性震颤是以震颤为唯一表现的常见运动障碍性疾病，隐匿起病，缓慢进展，也可长期缓解，可发生于各年龄段，但以40岁以上中、老年人多见，约1/3的患者有家族史。震颤为姿势性或动作性，主要见于上肢远端，下肢很少受累，常影响头部引起点头或摇头，无强直、少动及姿势障碍。多数患者饮酒或服用盐酸普萘洛尔后震颤可显著减轻。

(郑丽丽)

第七节 健　　忘

健忘是指以记忆力减退、遇事善忘为主要临床表现的一种病证，亦称“喜忘”“善忘”“多忘”等。

关于本病的记载，《素问·调经论》有载：“血并于下，气并于上，乱而喜忘。”《伤寒论·辨阳明病脉证并治》有载：“阳明证，其人善忘者，必有蓄血，所以然者，本有久瘀血。”自宋代《圣济总录》

中称“健忘”后，本病名沿用至今。

历代医家认为本证病位在脑，与心脾肾虚损、气血阴精不足密切相关，亦有因气血逆乱、痰浊上扰所致。

宋·陈无择《三因极一病证方论·健忘证治》曰：“脾主意与思，意者记所往事，思则兼心之所为也……今脾受病，则意舍不清，心神不宁，使人健忘，尽心力思量不来者是也。”元代《丹溪心法·健忘》认为：“健忘精神短少者多，亦有痰者。”清·林佩琴《类证治裁·健忘》指出：“人之神宅于心，心之精依于肾，而脑为元神之府，精髓之海，实记性所凭也。”明确指出了记忆与脑的关系。清·汪昂《医方集解·补养之剂》曰：“人之精与志，皆藏于肾，肾精不足则肾气衰，不能上通于心，故迷惑善忘也。”清·陈士铎《辨证录·健忘门》亦指出：“人有气郁不舒，忽忽有所失，目前之事，竟不记忆，一如老人之健忘，此乃肝气之滞，非心肾之虚耗也。”

现代医学的神经衰弱、神经官能症、脑动脉硬化等疾病，出现健忘的临床表现时，可参考本节进行辨证论治。

一、病因病机

本病多为心脾不足，肾精虚衰所致。盖心脾主血，肾主精髓，思虑过度，伤及心脾，则阴血损耗；房事不节，精亏髓减，则脑失所养，皆能令人健忘。高年神衰，亦多因此而健忘。

故本病证以心、脾、肾虚损为主，但肝郁气滞、瘀血阻络、痰浊上扰等实证亦可引起健忘。

二、诊断

脑力衰弱，记忆力减退，遇事易忘。现代医学的神经衰弱、脑动脉硬化及部分精神心理性疾病中出现此症状者，亦可作为本病的诊断依据。

三、辨证

健忘可见虚实两大类，虚证多见于思虑过度，劳伤心脾，阴血损耗，生化乏源，脑失濡养，或房劳，久病年迈，损伤气血阴精，肾精亏虚，导致健忘；实证则见于七情所伤，久病入络，致瘀血内停，痰浊上蒙。临床以本虚标实，虚多实少，虚实兼杂者多见。

（一）心脾不足

（1）证候：健忘失眠，心悸气短，神倦纳呆，舌淡，脉细弱。

（2）分析：思虑过度，耗心损脾。心气虚则心悸气短；脾气虚则神倦纳呆；心血不足，血不养神则健忘失眠；舌淡，脉细为心脾两虚之征。

（二）痰浊上扰

（1）证候：善忘嗜卧，头重胸闷，口黏，呕恶，咳吐痰涎，苔腻，脉弦滑。

（2）分析：喜食肥甘，损伤脾胃，脾失健运，痰浊内生，痰湿中阻，则胸闷，咳吐痰涎，呕恶；痰浊黏滞，故嗜卧，口黏；痰浊上扰，清阳闭阻，故善忘；苔腻，脉弦滑为内有痰浊之象。

（三）瘀血闭阻

（1）证候：突发健忘，心悸胸闷，伴言语迟缓，神思欠敏，表现呆钝，面唇暗红，舌质紫黯，有瘀点，脉细涩或结代。

（2）分析：肝郁气停，瘀血内滞，脉络被阻，气血不行，血滞心胸，心悸胸闷；神识受攻，则突发健忘，神思不敏；脉络血瘀，气血不达清窍，则表现迟钝；唇暗红，舌紫黯，有瘀点，脉细涩或结代均为瘀血闭阻之象。

(四)肾精亏耗

(1)证候:遇事善忘,精神恍惚,形体疲惫,腰酸腿软,头晕耳鸣,遗精早泄,五心烦热,舌红,脉细数。

(2)分析:年老精衰,或大病,纵欲致肾精暗耗,髓海空虚,则遇事善忘,精神恍惚;精衰则血少,上不达头,则头晕耳鸣;下不荣体,则形体疲惫;肾虚则腰酸腿软;精亏则遗精早泄;五心烦热,舌红,脉细数均为肾阴精不足之象。

四、治疗

本病以本虚标实、虚多实少、虚实夹杂者多见。治疗当以补虚泻实,以补益为主。

(一)中药治疗

1.心脾不足

(1)治法:补益心脾。

(2)处方:归脾汤加减。本方具有补益心脾作用,用于心脾不足引起的健忘。方中人参、炙黄芪、白术、生甘草补脾益气;当归身、龙眼肉养血和营;茯神、远志、酸枣仁养心安神;木香调气,使补而不滞。

2.痰浊上扰

(1)治法:降逆化痰,开窍解郁。

(2)处方:温胆汤加减。方中半夏、苍术、竹茹、枳实化痰泄浊;白术、茯苓、甘草健脾益气;加菖蒲、郁金开窍解郁。

3.瘀血痹阻

(1)治法:活血化瘀。

(2)处方:血府逐瘀汤加减。方中桃仁、红花、当归、生地黄、赤芍、牛膝、川芎化瘀养血活血;柴胡、枳壳、桔梗行气以助血行;甘草益气扶正。

4.肾精亏耗

(1)治法:补肾益精。

(2)处方:河车大造丸加减。方中紫河车大补精血;熟地黄、杜仲、龟甲、牛膝益精补髓;天冬、麦冬滋补阴液;人参益气生津;黄柏清相火。加菖蒲开窍醒脑;酸枣仁、五味子养心安神。

(二)针灸治疗

1.基本处方

四神聪透百会、神门、三阴交。四神聪透百会,穴在巅顶,百会属督脉,督脉入络脑,针用透刺法,补脑益髓,养神开窍;神门为心之原穴,三阴交为足三阴经交会穴,二穴相配,补心安神,以助记忆。

2.加减运用

(1)心脾不足证:加心俞、脾俞、足三里以补脾益心。诸穴针用补法。

(2)痰浊上扰证:加丰隆、阴陵泉以蠲饮化痰,针用平补平泻法。余穴针用补法。

(3)瘀血闭阻证:加合谷、血海以活血化瘀,针用平补平泻法。余穴针用补法。

(4)肾精亏耗证:加心俞、肾俞、太溪、悬钟以填精益髓。诸穴针用补法。

3.其他针灸疗法

(1)耳针疗法:取心、脾、肾、神门、交感、皮质下,每次取2～3穴,中等刺激,留针20～30分钟,隔天1次,10次为1个疗程,或用王不留行籽贴压,每隔3～4天更换1次,每日按压数次。

(2)头针疗法:取顶颞后斜线、顶中线、颞后线、额旁1线、额旁2线、额旁3线、枕上旁线,平刺进针后,快速捻转,120～200次/分钟,留针15～30分钟,间歇运针2～3次,每日1次,10～15次为1个疗程。

(3)皮肤针疗法:取胸部夹脊穴,用梅花针由上至下叩刺,轻中等度刺激,每日或隔天1次,10次为1个疗程。

五、转归预后

针刺和中药治疗对本病有较好的疗效,若配合心理治疗则效果更佳。对老年人之健忘,疗效一般。本节所述健忘,是指后天失养、脑力渐至衰弱者,先天不足、生性愚钝的健忘不属于此范围。

(王　鹏)

第七章　消化内科常见病的诊治

第一节　胃　脘　痛

胃脘痛又称胃痛，是以胃脘近心窝处疼痛为主症的疾病。病因多为暴饮暴食，气怒劳累，感受外邪等致胃之气机阻滞，胃失和降而成，常伴随有食欲缺乏，恶心呕吐，嘈杂反酸，嗳气呃逆，大便异常等胃肠道症状。其病位在胃脘，与脾、胃、肝关系密切；其病机有虚、实、寒、热之分，涉及阴阳气血脏腑的病理变化。按照其发病特点分为急性胃脘痛和慢性胃脘痛。

胃脘痛初发多为偶发、急性发作，以邪实为主，主要表现为胀痛、寒痛、灼痛、刺痛，初起病在气分，以邪实为主，驱除实邪则病自愈，所以病程短。如果病情未能及时治疗，胃脘痛频发，缠绵难已，或气郁化火，或瘀血伤络，或损其阴津，或伤其阳气，气血阴阳亏虚，肝脾等脏受损，则以本虚为主，主要表现为隐痛、刺痛，病程较长。重度胃脘痛，或慢性胃脘痛不能及时控制，进一步发展久病可入血分，出现呕血、便血、厥脱等危重病情。

根据“六腑以通为用”“痛则不通”的生理病理特点，中医治疗胃脘痛的原则自始至终体现“通降”。辨证寒热、虚实、脏腑、气血、阴阳，施以散寒、清热、扶正、祛邪、行气、活血、滋阴、温阳、和胃、健脾、疏肝等法。

中医治疗胃脘痛有其独特的疗效和优势，中医辨证施治体现了个体化治疗方案，不但可以有效控制胃脘痛，还可有效缓解疾病的伴随症状，改善相应疾病的病理状态，同时中医强调顺应四时、身心调节和饮食调节，明显减少了本病的复发率；针灸、推拿、按摩等方法也在改善症状方面具有良好疗效。

胃脘痛所涉及内容主要为西医的急慢性胃炎、十二指肠炎、消化道溃疡、上消化道出血、胃下垂、胃黏膜脱垂、胃痉挛、十二指肠壅积症、胃扭转、胃神经官能症，以及部分胰腺炎、胆囊炎、胆结石、胆道蛔虫症、肝炎和胃癌等疾病，这些疾病出现以上腹胃脘部疼痛为主要症状者，可参考本病辨证施治。

一、病证诊断

(一)诊断

胃脘痛以上腹部近心窝处经常发生疼痛为主症。多见于胃、十二指肠炎症、溃疡、痉挛等疾病。

(1)胃脘部疼痛,常伴痞闷或胀满、嗳气、反酸、嘈杂、恶心、呕吐等症。

(2)发病常与情志不畅、饮食不节、劳累、受寒等因素有关。

(3)上消化道钡餐造影检查、纤维胃镜检查及组织病理活检等,可见胃、十二指肠黏膜炎症、溃疡等病变。

(4)大便或呕吐物隐血试验强阳性,提示并发消化道出血。

(5)B超、肝功能、胆道造影检查有助于鉴别诊断。

(二)鉴别诊断

1.真心痛

真心痛是心经病变引起的心痛证。其疼痛程度、病变部位、临床特征及预后转化等均与胃脘痛有明显区别。心居胸中,真心痛部位常在左侧胸膺,痛彻肩背或向左背内侧放射,压榨性疼痛,突然发病,其痛剧烈难以忍受,常伴胸闷汗出,心悸气短,甚则出现面色苍白,四肢冷厥,唇甲手足青紫,大汗淋漓,脉沉细或结代等危急病证。真心痛多见于老年人,心电图检查可见ST段和T波改变,病情严重者可出现心律失常、心力衰竭、休克等并发症。一般病情较重,预后较差,正如《灵枢·厥论》中"真心痛,手足青至节,心痛甚旦发夕死,夕发旦死"。胃脘痛始终在上腹胃脘部,疼痛不如真心痛剧烈,同时伴有纳差、嘈杂、嗳气、呃逆、泛吐酸水或清涎等脾胃证候。胃脘痛心电图检查无异常,而做胃镜或上消化道钡餐造影检查则可见异常,一般病情较缓,预后良好。需要指出的是部分真心痛患者,其临床表现为剑突下疼痛,患者常常主诉胃脘痛而到医院就诊,故对剧烈胃脘痛的中老年患者应做心电图检查,以排除心脏疾病。

2.胁痛

胁痛是指一侧或两侧胁部发生疼痛为主的病证。有时也可出现和胃病相似的症状,厥阴肝经和少阳胆经循经两胁,故胁痛多与肝胆胰腺疾病有关,一般疼痛较剧烈,每因油腻饮食后诱发或加重,胆囊造影、胰胆管造影或肝胆部位B超检查可见异常,或肝功能、淀粉酶等相关检验异常。临床常伴有寒热往来、口苦心烦、胸闷纳呆、目黄肤黄等症。胃脘痛病变在胃,虽肝气犯胃的胃痛有时可痛连两胁,但仍以胃脘部疼痛为主。两者在部位和症状上有明显区别。

3.腹痛

胃脘痛与腹痛的鉴别,主要是病位不同。胃脘痛的病位在上腹胃脘,近心窝处,疼痛部位较局限,病变在胃,常伴有嗳气、反酸、纳差、呕吐等症状;而腹痛的病位则在胃脘以下,耻骨毛际以上整个腹部发生疼痛,疼痛范围较广,可见于多种疾病,除原发的症状外,常伴有腹部痞硬胀满等,包括胁腹痛,大腹部痛或小腹部痛。但胃腑位于腹中,与肠相连,常常胃脘痛影响及腹,或腹痛牵连于胃,故有些患者胃脘痛和腹痛并称,所以要根据具体证候的轻重来仔细辨证,进行诊断和鉴别诊断。总之,两者就疼痛的部位和兼症来说,是有区别的。但必须注意,胃痛可以影响及腹(如穿孔),腹痛也可以牵连及胃,所以临证之时,要详问病史,细心检查,辨析病情,弄清其疼痛的主要部位和起病原因等,则两者的鉴别自能解决。

4.肠痈

肠痈病变初起,常常表现为突发性胃痛,但随着病情的发展,很快由胃脘部转移至右下腹部疼痛为主,表现为痛处拒按,腹皮拘紧,右腿屈曲不伸,转侧牵引则疼痛加剧,多伴有恶寒发热等证。而急症胃脘痛始终局限于胃脘,无转移性腹痛,一般无发热。

(三)证候诊断

1.证候分类诊断

(1)肝胃气滞证:胃脘痞胀疼痛或攻窜胁背,嗳气频作。苔薄白,脉弦。

(2)寒邪犯胃证:胃脘冷痛暴作,呕吐清水痰涎,畏寒喜暖,口不渴。苔白,脉弦紧。

(3)胃热炽盛证:胃痛急迫或痞满胀痛,嘈杂吐酸,心烦,口苦或黏。舌质红,苔黄或腻,脉数。

(4)食滞胃肠证:胃脘胀痛,嗳腐吞酸或呕吐不消化食物,吐后痛缓。苔厚腻,脉滑或实。

(5)瘀阻胃络证:胃痛较剧,痛如针刺或刀割,痛有定处,拒按,或大便色黑。舌质紫黯,脉涩。

(6)胃阴亏虚证:胃痛隐作,灼热不适,嘈杂似饥,食少口干,大便干燥。舌红少津,脉细数。

(7)脾胃虚寒证:胃痛绵绵,空腹为甚,得食则缓,喜热喜按,泛吐清水,神倦乏力,手足不温,大便多溏。舌质淡,脉沉细。

2.程度分类诊断

(1)轻度疼痛:胃脘疼痛较轻,疼痛可以忍受,但无痛苦面容。

(2)中度疼痛:胃脘疼痛较重,有痛苦面容,但无坐卧不安。

(3)重度疼痛:胃脘疼痛重,剧痛难耐,捧腹呻吟,坐卧不安。

二、病因病机

(一)病因

胃脘痛与脏腑功能失调有关,但与肝、脾的关系更为密切。其病初起,多由情志郁结、肝逆犯胃,饮食寒暖失调,导致劳损脾胃中气;病久则气郁化火,或聚湿生痰,或瘀血伤络,或热伤阴津,或伤其阳气,导致缠绵难愈之极。

1.肝气犯胃

肝与脾胃关系密切,肝喜条达主疏泄,肝气可疏泄脾胃气机,协助胃腑消磨水谷,又助脾气升清阳。若因忧思恼怒,气郁伤肝,肝木失于疏泄,则乘脾犯胃,脾胃纳运受制、气机阻滞而引起胃脘胀痛。肝郁日久可化火生热,郁火乘胃,可使胃脘灼热而痛;火灼胃阴,胃络失于濡润,又致胃脘隐隐灼痛。气郁既久,则血行不畅,血脉凝涩,瘀血内结,阻于胃络,可致胃脘疼痛如刺。

2.寒邪客胃

外感寒邪,内客于胃,或过食生冷,寒积胃中,寒为阴邪,易伤阳气,寒性收引使气血凝结不通,可致胃凉暴痛。

3.饮食伤胃

饮食不节,饥饱无常;暴饮暴食,饮食过量,损伤脾胃,致使胃不能腐熟水谷,脾不能转输精微,食滞不化,停滞胃脘可致胃的气机阻滞,失和降引起胃饱胀痛。

4.湿热阻胃

凡是过饮烈酒或恣食肥甘辛辣油炸煎灼之品,或久居湿地,湿邪内侵可致湿热阻滞中焦,灼扰胃腑,引起胃灼闷痛。

5.瘀血停胃

气为血帅,气行则血行,凡肝气郁结日久,久痛入络,致瘀血内停,血有形,故痛有定处;瘀血壅塞胃络,故痛如刀割而拒按。

6.痰饮凝胃

凡饮食不节，思虑劳累，脾胃受伤，致使水谷不能运化，水反为湿，谷反为滞，聚湿生痰成饮，困阻中焦，胃腑气机凝滞，可使胃脘痞闷疼痛，纳呆口黏，或泛吐清水黏液。

7.蛔虫扰胃

饮食不洁（节），化生湿热，湿热生虫，扰乱脾胃气机，吸食水谷精微；蛔虫不安其位，由肠上窜入胃，发为脘痛、呕吐或吐蛔；若蛔虫钻入胆道，气机阻滞则发为绞痛。痛则阳气不达，使四肢逆冷，虫静则痛止，虫动则痛作。

8.脾胃虚损

脾胃为仓廪之官，主受纳腐熟水谷和转输精微。凡饮食不节，劳累过度或诸邪犯胃，久病不愈等因素均可损伤脾胃。脾胃损伤，每因过劳或稍多进饮食而诱发胃病或致使原来的隐隐作痛症状加重。素体脾胃虚弱者，因脾阳不振，寒自内生，或过食生冷，或过服寒凉药物，耗伤中阳，使胃络失于温养，则致胃凉隐痛。若脾胃虚弱，过食辛辣油炸煎炒之物，或肝郁化火生热耗伤胃阴，可致胃脘隐隐灼痛。

胃痛的病因，虽有前述八种不同，但其发病机制却有共同之处，即胃气阻滞，胃失和降，胃之气血瘀滞不通，不通则痛。

（二）病机

1.发病

胃脘痛可分为急性胃脘痛和慢性胃脘痛两种发病状况。

（1）急性胃脘痛：发病急骤，疼痛剧烈，病情变化迅速，多在感寒中暑、饮食不当、饮酒恼怒、情绪激动、食物中毒、药物刺激后突然发病。根据体质和诱发的原因不同，可兼有恶寒、头昏、头痛、眩晕、恶心、呕吐、腹痛、腹泻，甚至呕血、便血。发作前可无先兆症状。当出现疼痛剧烈、胃部穿孔，梗阻，或失血过多，在短期内可导致昏厥等危急证候。

（2）慢性胃脘痛：起病缓慢，疼痛渐发，病程较长。疼痛发作前可出现一段时间的先兆症状，如胃脘寒冷、四肢欠温，饮食减少，胃脘烧灼感、恶心，脘腹胀满，胃中嘈杂，嗳气吐腐，反酸呕逆，继而出现胃脘痛。出现胃脘痛症状后不因致病诱因的解除而消失。有持久性、阵发性、规律性或无规律性经常发作的特点，有时由于病程较长，消化吸收功能障碍，疼痛刺激，部分患者体质明显下降，形体消瘦，面色萎黄，体倦乏力。

一般来讲，由外邪所致或外邪诱发的胃脘痛多起病急，由脏腑功能失调而致的胃脘痛多起病缓慢。

2.病位

在胃脘，主要涉及脾、胃、肝，初病在气分，久病可入血分。

3.病性

本病有虚实之分，实在寒凝、食积、痰湿、湿热、气滞、血瘀、虫积；虚在脾胃虚弱，胃阴不足。寒热错杂，虚实互见为本病的特点。

4.病势

急性胃脘痛发病急骤，疼痛突发，一般病势较剧。由于诱发原因不同而出现胃脘胀痛、刺痛、灼痛、寒痛，同时可见消化道功能障碍的表现，驱除实邪则病自愈，所以病程短。但如病情未及时治疗，进一步发展可出现呕吐、腹痛、泻泄，甚至出现呕血、便血、厥脱等证，病情危笃。

慢性胃脘痛起病缓慢，疼痛渐发，一般病程较缓，由于素体脾胃虚弱，或久病体虚，中气不足，可先出现消化道障碍症状，如脘腹痞满，嗳气呕恶纳差，大便不调，稍有寒热、饮食、情志刺激，逐渐发展成胃脘痛，所以慢性胃脘痛病程较长。但慢性胃脘痛如突然出现疼痛规律的变化或突然疼痛消失，出现呕血、便血等症状，也可以出现病势加重的危重证候。

5.病机转化

胃脘痛的病机转化决定于邪实、情志等病邪与人体脾胃之气的强弱转化和消长变化。胃脘痛的病机转化有寒转化为热，食积生湿热，痰湿郁而化火，肝郁而化火，气滞导致痰阻，气滞导致血瘀，久病伤及中气，或中气虚弱易受外邪侵袭，脾胃虚弱易导致食积，肝郁导致脾虚，脾虚易受肝侮等变化过程。胃脘痛虚寒者居多，气滞血瘀者居多，素体脾胃阳虚者居多，寒湿者多。初病易见实热，久病常见虚寒。气分较轻，血分较重，其发病机制的共同之处，即所谓不通则痛。实证可从热化或者寒化，关键要看正邪双方的力量对比，一般由寒化热是人体正气充实，阳气旺盛，则邪气才能从阳化热。若阳虚体衰，正气不足，正不胜邪，阳气损伤，则热证也可转化为寒证。

急性胃痛，邪气盛，停积胃腑，困阻脾胃之气，或肝木气盛，脾气被抑，脾胃升降、纳化功能失调，但如果脾胃之气未衰，经过辨证论治，病邪一旦驱除，胃脘痛自行消除。若素体脾胃虚弱，或久病中气虚衰，或邪气日久，邪气过盛，损伤脾胃之气，加之饮食起居不当，脾胃长期失养，胃之脉络失于濡养，肝郁化火伤及胃阴，脾不能为胃行其津液，至胃阴不足，或气滞日久导致血瘀，治疗不能坚持，饮食起居不能调节，发展成慢性胃痛，长期难以消除，时间可达数十年甚至几十年。

胃脘痛初期以邪气犯胃的实证为主，病多在气分，无论是六淫七情，病邪阻络，还是正虚邪侵，开始都影响到脾胃气机阻滞而发生胃痛。胃痛日久，气滞与气虚均导致血行不畅，瘀血停着，不通则痛，所以病久反复发作，缠绵难愈。这时，病在血分，胃络受阻可致呕血、便血。

6.证类病机

(1)寒邪犯胃证：外感寒邪，贪食生冷或阴寒内生，使寒邪积于胃中，阳气被遏不得舒展，致气机阻滞，胃失和降，不通则痛，故胃脘骤发疼痛。寒为阴邪，主收引，遏寒则凝，故感寒则痛甚，得温则阳气舒展，气机通畅故痛减。中寒内盛、阳气被遏、不能达于四末、脾胃阳虚、运化不健、和障失司，则可见纳呆便溏、恶心呕吐、畏寒肢冷、体倦乏力，小便消长。舌淡、苔薄白，脉弦紧，为寒邪犯胃之象。

(2)食滞胃肠证：暴饮暴食，过食油腻或不洁之物，饮食停滞于胃，使胃中气机阻滞，故胃脘胀满而痛，内有实邪则拒按。食滞中焦，脾胃运化腐熟失司，则食而不化，食浊不降而上逆则嗳腐、恶心呕吐。胃中饮食停滞，影响小肠和大肠的传导功能，则大便不爽。

(3)肝胃气滞证：肝主疏泄，以条达为顺，胃主受纳，以通降为和。情志不舒，则肝气郁结，疏泄失职，横逆犯胃。胃气阻滞，和降失常，则胃脘胀痛，胁为肝之分野，气病走窜游移，故疼痛攻冲连胁。若滞气行于上则嗳气，行于下则矢气觉舒；胃失和降，则胸脘痞痛；气滞肠道传导失常，故大便不畅。

(4)胃热炽盛证：肝气郁结，日久化热，邪热实邪犯胃，故胃脘灼痛急迫。肝胃郁热，逆而上冲，故烦躁易怒；嘈杂吐酸，肝胆互为表里，肝热夹胆火上乘，故口苦口干；热炼胃液，则口黏、苔黄腻。舌质红，苔黄脉数为里热之征。

(5)瘀阻胃络证：脾为统血之脏，胃为多气多血之府。气滞日久则血行不畅，气机阻滞，终则导致瘀血内停，胃络壅塞，不通则痛，故胃痛剧烈，状如针刺刀割。瘀血有形，故痛有定处而拒按。进食则食与瘀并，所以食后痛甚。瘀伤胃络，血溢脉外上逆出于口则为呕血，下渗于大肠出于后阴则为便血、黑便。血瘀则舌少滋荣，故舌质紫黯或边有瘀斑，血瘀则脉道血行不畅，所以脉涩。

(6)胃阴亏虚证:胃阴不足,或为素体阴虚,脾虚不能为胃行其津液;或热病耗损胃阴;或久病中虚,生化乏源,如溃疡病术后,胃津生化乏源;或胃腑出血,津液亏损,均可导致胃阴不足,胃失濡养,气机不畅,上不布津,则胃脘灼痛,口燥咽干,舌红少津或有裂纹;胃阴不足,虚火内扰,则见手足心热;气津不足,纳少不化,嘈杂干呕,渴欲含漱;阴虚液耗,无以下溉,肠道失润,而大便干结,脉象细数,乃阴虚内热之征。

(7)脾胃虚寒证:脾胃虚寒属脾虚中寒,中阳不振,故胃脘冷痛,得食扶正以抗邪,痛得以减,寒得温而散,得冷则凝,故喜温喜按而遇冷则痛甚。脾虚中寒,水不运化而上逆则口淡多涎,下渗则便溏,受纳水谷失常则纳呆。中气不足,脾虚不运则倦怠无力,舌淡,脉细弦,均为脾胃虚寒之象。

三、辨证思路

胃脘痛辨证要重视四诊合参、现代医学检查手段,以立诊断、辨病因、确病位、析病性、辨病势顺逆、确立治疗方法。

(一)立诊断

患者主诉上腹胃脘部近心窝处发生疼痛。了解是否伴有其他胃肠道症状,病程的长短,通过以上主诉、现病史的了解,确定诊断。

(二)辨病因

通过了解患者饮食习惯、嗜好起居、性情性格、疾病治疗情况及其与胃脘痛发生的关系,辨原发因素;通过了解全身症状、先天体质与后天调养、病程长短,复发的季节及诱发原因,辨继发因素。

(三)确病位

本病的病位在胃脘,主诉“胃脘痛”,伴随消化道症状,发作受饮食影响或影响饮食受纳、运化,这对判断病位十分重要;病程的长短可以帮助了解疾病的转归,一般“初病在气分,久病可入血分”。同时利用现代诊查手段,为明确病位起到了积极的作用。

治病之要点,在于明气血。胃脘痛一般初病在气,久病在血。

在气者,一般病为初发,病史短暂,有气滞气虚之分,气滞表现多胀痛,胃气郁滞,气逆于上,则兼见恶心呕吐,嗳气频频;肝郁气滞,肝胃失和者,则可兼见胃脘胀痛,涉及两胁,性情急躁易怒。气虚表现多隐痛,兼食少,食后腹胀便溏,面色少华,舌淡脉细。病位较浅,病情较轻,病势急来去速。

在血者,一般病程较长,反复发作,有血瘀和血虚之异,多由气滞不能行血,气虚推动无力,导致血瘀。表现胃痛部位固定,状如针刺,舌质紫黯,脉细涩,既往有黑便病史。血亏之证,多为小量出血,虚而不复或脾胃气虚,运化不健,气血生化不足所致,常表现面色萎黄不华,唇甲色淡,头晕目眩,心悸神倦,舌淡脉细弱。病位较深,病情较重,病势缓去之慢。

通过现病史资料进一步辨证脏腑盛衰,胃脘痛所涉及的脏腑主要是脾、胃、肝、胆;疾病发展过程中会出现脾胃同病、肝胃同病、胆胃不和等证。

(四)析病性

辨析胃脘痛实、虚、寒、热证。

1.实证

病初因情志抑郁,肝逆犯胃,饮食失调,劳损脾胃,气血逆乱,以寒热、气滞、食积、痰瘀、虫积等标实为主,多表现出寒痛、灼痛、胀痛、刺痛;特点是多见于新病体壮者,发病急骤,病势较剧,按之尤甚或拒按，痛而胀闭，食后疼痛加剧，空腹减轻，脉实有力。病程较短，变化多端，易出现呕血、便血，甚至胃部穿孔。

2.虚证

病久气血阴阳受损，肝脾等脏腑受损，以气血阴阳亏虚、脾胃虚弱等本虚为主，多表现为隐痛；特点是多见于久病体弱者，病势缓慢，按之痛减或喜按，隐痛不休，食后疼痛得缓，空腹加剧者为虚证，脉虚沉弱。

3.寒证

素体脾胃气虚，一般多兼内寒。内寒体质易受外寒侵袭，或为饮食生冷所伤，多为寒证，表现为胃脘冷痛，或拘急暴痛，遇寒加剧，得热痛减，口淡不渴；或喜热饮，泛吐清水，四肢不温，舌淡苔白滑，脉沉细或弦或迟，如兼有外寒，则可见恶寒、头痛、鼻塞、流清涕等。

4.热证

素体胃热偏盛，或气机常郁，滞而不舒，“气有余便是火”，多属热证。热证包括有过饮烈酒、恣食肥腻辛辣，食滞生热，助热动火，伤及胃络；或肝气郁结，日久化热，邪热犯胃，胃热炽盛；或久居湿地，湿邪内侵，蕴久化热，致湿热中阻。热证则表现为胃脘灼痛，痛势急迫，反酸嘈杂，口干口臭，渴喜冷饮，消谷善饥或食入即吐，大便秘结，小便短赤，舌红苔黄，脉滑数。如属胃阴不足，阴虚生热者，则可兼见食少不欲食，舌光红少苔，脉细数。

在临床中病性往往不是单独出现或一成不变，而是互相转化和兼夹，如虚实互见，寒热错杂，气血同病，或兼有痰饮、食滞、湿热、暑浊、浊毒等复杂证候，临床上并不少见，而虚实互见为本病的特点。

（五）辨病势顺逆

临床应注意观察症舌脉的变化，根据四诊变化辨病机转化，判断病势顺逆。胃脘痛的病势顺逆取决于邪实、情志等病邪因素与人体脾胃正气的强弱而转化、消长。

（1）顺象：经过正确的诊疗、护理和调养，胃脘痛减轻，疼痛持续时间缩短，发病间隔延长，伴随症状减轻或者消失，复发时间延长或2年以上未复发；舌质变为淡红色，舌苔变为薄白，脉象变为和缓；物理检查和实验室检查趋于正常。

（2）逆象：延误诊治、治疗不当，护理调养不得当，复感新病邪，甚至复加不良饮食生活嗜好刺激，导致胃脘痛加重，疼痛持续时间延长，急性胃脘痛向慢性胃脘痛发展，经常复发，发病间隔缩短，伴随症状加重或者新添症状；舌质由淡红变为红色、暗紫色，舌苔由薄白变为黄或白腻，或黄腻，脉变数或弦紧，或洪大，或沉涩，或细弱；胃脘痛出现呕血、便血、反胃、胃痞甚至噎膈等变证；物理检查和实验室检查指标恶化。

（六）确立治疗方法

胃脘痛急性发作，牵连腹部，疼痛剧烈，拒按，面色苍白，四肢逆冷，脉弦紧，应考虑胃穿孔，采取中西医结合方法处理。

胃脘疼痛，迁延日久，疼痛规律突然消失，脘腹胀满，呕吐清水或不消化食物，量多，朝食暮吐，暮食朝吐，应考虑幽门梗阻，按“反胃”治疗。胃脘疼痛，迁延日久，恶心呕吐，吐血量多，面色苍白，肢冷脉虚，应考虑胃溃疡出血，按“吐血”“呕血”治疗。胃脘疼痛，大便色鲜红、暗红或紫红，甚至黑如柏油样，次数增多，应考虑消化系统出血性疾病，按“便血”处理。胃脘疼痛，日久不愈，病势加重，脘腹痞满，形体消瘦，应及时查明病因，以防恶变。胃脘痛较轻者，宜治本为主，而疼痛较剧较重者，宜治标为先。急症胃痛，为病邪犯胃，治应祛邪治标；慢性反复发作性胃痛，为脏腑失调，治应扶正治本。

四、分证论治

(一)寒邪犯胃

(1)症舌脉：胃脘冷痛暴作，畏寒喜暖，遇冷痛重，口不渴，口淡纳呆，或寒热表证，泛吐清水痰涎，大便稀溏，小便清长，舌淡苔白，脉弦紧。

(2)病机分析：外感寒邪，贪食生冷或阴寒内生，使寒邪积于胃中，阳气被遏不得舒展，致气机阻滞，胃失和降，不通则痛，故胃脘骤发疼痛。寒为阴邪，主收引，遇寒则凝，故感寒则痛甚，得温则阳气舒展，气机通畅故痛减。纳呆便溏、恶心呕吐吞酸、畏寒肢冷、体倦乏力、小便清长均为中寒内盛、阳气被遏、不能达于四末、脾胃阳虚、运化不健、和降失司所致。舌淡苔白薄为胃寒之候，弦脉主痛，紧脉主寒，弦紧之脉为寒邪犯胃之象。

(3)治法：温胃散寒，理气止痛。

(4)方药运用。①常用方：良附丸合香苏饮加减。组方包括高良姜、香附、紫苏、荆芥穗、荜茇、厚朴、生姜。②加减：兼风寒表证，恶寒头痛者，加防风、桂枝、羌活疏风散寒解表；寒邪郁久化热，寒热夹杂，胃脘痛灼热、呕吐，舌红、苔黄腻，脉濡弱，加黄连、吴茱萸、制法夏、干姜辛散郁热，苦降蕴火，温化寒邪。苔白腻，伴吐泻，为寒食并阻，用藿香正气散加减。③常用中成药：香苏调胃片，每次3～5片，每日2次；解表和中，健胃化滞；用于外感时邪，胃肠积滞证。十香止痛丸，每次1丸，每日2次；散寒疏气，解郁止痛；用于寒邪客胃，气滞胃痛证。

(5)针灸。①治则：散寒止痛。②取穴：上脘、梁门、足三里、内关、神阙。③刺穴方法：上脘直刺1.5寸，梁门直刺1.0～1.5寸，上穴均提插泻法；神阙灸。足三里直刺2～3寸，内关直刺1寸，均施捻转补法，得气后留针30分钟。④方义：上脘位于胃上口，属胃的络脉，为胃腑受纳之门，能和胃止痛；内关为八脉交会穴，通阴维脉，别走三焦，可调理三焦气机，宁神和胃，宽胸理气；足三里为胃之下合穴，通调脏腑功能，健脾和胃；神阙穴隔盐灸能散寒止痛。

(6)临证参考：本证是临床最常见的证候。寒邪客胃以寒邪直中为突出病机，寒邪有外感风寒，或寒冷饮食，或素体阳虚寒自内生的区别，在治疗上侧重点不同，但不论哪种寒邪，最终都导致胃阳阻遏，气机凝滞，所以治疗上要疏散风寒，温中健脾，行气止痛。一般风寒早期以疏风散寒兼消食导滞；如饮食寒冷所伤，应温中健脾，消食导滞止痛；如素体阳虚，寒自内生者，以温阳健脾，缓急止痛为主。临床还要注意辨查“寒邪”的诱因，脾胃阳气衰弱的程度，如本证治疗不当或治疗不及时，使寒邪滞留，脾胃功能受损，则可转为慢性寒性胃痛，所以健脾温中可防止疾病的延伸加重。一般温胃健脾散寒止痛的方剂还有黄芪建中汤、大建中汤、附桂理中汤、吴茱萸汤。同时寒邪郁久化热，或辛温之剂太过，可以出现寒热错杂的证候，当辛散苦降，温化调和，可选用半夏泻心汤。

要使寒邪客胃之胃痛迅速解除，除合理的用药外，还应注意衣被保暖，饮食温热柔软，注意休息。

(二)食滞胃肠

(1)症舌脉：伤食胃痛，脘腹饱胀，厌食拒按，嗳腐吞酸或呕吐不消化食物，吐后痛缓，大便不爽，矢气酸臭，舌苔厚腻，脉弦滑。

(2)病机分析：暴饮暴食，过食油腻或不洁之物，致饮食停滞于胃，使胃中气机阻滞，故胃脘胀满而痛，内有实邪则拒按，食滞中焦，脾胃运化腐熟失司，则食而不化，胃主降以通为顺，若食浊不降而上逆则嗳腐，甚至恶心、呕吐，吐则食滞去，胃气得疏则痛减，肠中腐败浊气下排则矢气酸臭，胃中饮食停滞，影响小肠化物及大肠传导功能，则大便不爽。舌苔厚腻，脉弦滑，为食滞胃痛之证。

(3)治法：消食导滞，调理气机。

(4)方药运用。①常用方：枳实导滞丸合保和丸加减。组方包括枳实、莱菔子、炒橘皮、大黄、焦三仙、鸡内金、厚朴、半夏曲。②加减：停食着凉，兼恶寒发热者加服金银花、连翘、苏叶、荆芥穗以疏散表邪；兼胃气上逆而呕吐呃逆者，加陈皮、生姜、姜半夏、旋覆花以降逆止呃；兼食积郁热者加连翘、黄连等以清泄肠胃之热。③常用中成药：木香顺气丸(颗粒)，每次 9 g，每日 2～3 次；行气化湿，健脾和胃；用于食滞胃脘，气机阻滞，脘腹胀痛，恶心嗳腐，大便黏滞等。消食健胃片，每次 6 片，每日 3 次，嚼服；开胃消食，导滞消积；用于胃弱食滞，脘腹胀满疼痛，食欲缺乏，嘈杂嗳腐，大便不调。

(5)针灸。①治则：消积化滞。②取穴：足三里、天枢、内关、内庭。③刺穴方法：足三里直刺 2～3 寸，内关直刺 1 寸，均施捻转补法，得气后留针 30 分钟。天枢直刺 1.5 寸，提插泻法；内庭刺向足心方向 1 寸，用捻转泻法。④方义：足三里为胃之下合穴，通调脏腑功能，健脾和胃，内庭为足阳明胃经穴能消积导滞；天枢为大肠之募穴，导滞下行；内关宽胸利膈，调畅气机；内庭为足阳明胃经穴，健胃消谷，推陈导滞。

(6)临证参考：饮食积停胃脘易复感风寒，可以出现恶寒发热、胃痛、呃逆、大便腐臭。食积可郁而化热，热燥于肠加宿食内停，气机郁阻，可出现胃脘剧痛，脘腹痞满，大便秘结、腐臭，苔黄，这时需要苦寒泄热，行气散结，消积导滞。

方中大黄应视体质强弱和大便干燥程度而定，体壮便硬者大黄后下，体质一般者制大黄同煎，体弱大便不干者宜用大黄炭。本证治疗以消食导滞为主，由于宿食内停，胃中的气机阻塞，因此要兼顾行气。气机通畅可以加快饮食宿食的消化和排泄。在疾病的后期，宿食已消，脾胃功能未复，这时有明显的脾胃虚弱症状，应给予健脾行气之剂做善后处理，但治疗中始终要强调饮食的调节。应禁辛辣、油腻，严禁饮酒、生冷坚硬之品，对暴饮暴食导致的胃脘胀痛早期应适当控制进食，其他饮食所伤应给予半流质饮食。

(三)肝胃气滞

(1)症舌脉：胃脘胀痛，痛窜两胁，嗳气频作，遇烦恼则痛作或痛甚，胸脘痞闷，嘈杂吞酸，喜叹息，舌边红，苔白，脉沉弦。

(2)病机分析：肝主疏泄，以条达为顺，胃主受纳，以通降为和。情志不舒，则肝气郁结，疏泄失职，横逆犯胃。胃气阻滞，和降失常，则胃脘胀痛，胁为肝之分野，气病走窜游移，故疼痛攻冲连胁。若滞气行于上则嗳气，行于下则矢气觉舒。胃失和降，则胸脘痞痛，肝郁则胃气不行、脾气不运，往往痰、湿、食之滞气上逆，可见嗳腐吐酸。气滞肠道传导失常，故大便不畅。弦脉主肝病，主痛。当情志不和，则肝郁更甚，气结复加而痛作。

(3)治法：疏肝理气，和胃止痛。

(4)方药运用。①常用方：四逆散合金铃子散加减。组方包括醋柴胡、醋炒白芍、枳壳、甘草、延胡索、炒川楝子。②加减：兼肝郁化热、胃部灼热、嘈杂反酸者加牡丹皮、栀子、乌贼骨、黄连以清泻肝胃之热；兼见肝郁脾虚，不思饮食，脘胁胀满者，加太子参、厚朴、陈皮等以健脾舒肝；嗳气呃逆者加旋覆花、赭石、刀豆子、沉香等以顺气降逆；胃酸多者加乌贼骨、煅瓦楞、煅牡蛎、五灵脂等以和胃制酸；对年老体弱者，可用玫瑰花、代代花、厚朴花等轻清馨香疏肝健脾之品。③常用中成药:舒肝和胃丸,每次9 g,每日2次;舒肝解郁,和胃止痛;用于肝胃气滞,胃脘疼痛,两胁胀满,食欲缺乏,打嗝呕吐,大便失调。加味左金丸,每次6 g,每日2次;舒肝和胃;用于肝胃不和,胃痛反酸等。

(5)针灸。①治则:疏肝治胃。②主穴:中脘、足三里、内关、公孙、期门、行间。③配穴:痛甚加梁丘;胁痛加阳陵泉;气滞重加太冲。④刺穴方法:针用泻法,患者取仰卧位,穴位局部常规消毒。中脘直刺0.5～0.8寸,足三里直刺0.5～1.5寸,内关一般直刺0.5～1.0寸,期门针0.2～0.3寸,行间针0.2～0.3寸,局部胀感。梁丘直刺1.0～1.5寸,用提插泻法;阳陵泉直刺1.0～1.5寸,用提插泻法;太冲直刺0.5～0.8寸,用捻转提插泻法。⑤方义:中脘、足三里以疏通胃气;内关、公孙是八脉交会配穴法,能宽胸解郁,善治胸胃疼痛;合期门、行间,以平肝胆之冲逆,疏肝理气,有消胀定痛之功效;梁丘为胃经之郄穴,有和胃理气止痛之功;阳陵泉为胆经下合穴,经循胁肋,能疏肝解郁,活络止痛;太冲为肝之募穴与原穴,能疏肝理气,降逆平冲。

(6)临证参考:本证以肝气郁结为主,治疗重在柔肝行气止痛,止痛当用甘酸缓急、辛酸制木,常用药为醋柴胡、醋炒白芍、木瓜、延胡索、吴茱萸、青皮。在治疗中应注意调节情志,否则影响疗效。许多名老中医在治疗胃脘痛中十分注重疏肝气以调脾胃之气机,肝气已调,脾胃自安。

(四)胃热炽盛

(1)症舌脉:胃脘灼痛急迫或痞满胀痛,嘈杂吐酸,心烦,口苦或黏。舌质红,苔黄或腻,脉数。

(2)病机分析:肝气郁结,日久化热,邪热实邪犯胃,故胃脘灼痛急迫。肝胃郁热,逆而上冲,故烦躁易怒,嘈杂吐酸,肝胆互为表里,肝热夹胆火上乘,故口苦口干,热炼胃液则口黏、苔黄腻;舌质红,苔黄脉数为里热之证。

(3)治法:清泻胃热,和胃止痛。

(4)方药运用。①常用方:化肝煎合左金丸加减。组方包括青皮、陈皮、芍药、牡丹皮、栀子、泽泻、贝母、黄连、吴茱萸。②加减:偏热者加黄芩、大黄以加强清热泻火之力;偏湿者加薏苡仁、藿香、佩兰以增强芳香化湿之力;热盛伤阴者,明显口渴喜冷饮,加生石膏、知母,清泻胃热,同时固护胃阴;若见肝胃郁热,迫血妄行者加水牛角、生地黄、大黄、三七等苦寒清热,直折其火,凉血止血,清热解毒,使火降气顺则血自止。③常用中成药:三九胃泰颗粒,每次1袋,每日2次;清热燥湿,行气活血,柔肝止痛;用于上腹隐痛,饱胀、反酸、恶心、呕吐、纳差、心口嘈杂等。左金丸,每次6 g,每日2次;泻火疏肝,和胃止痛;用于肝火犯胃,脘胁疼痛,口苦嘈杂,呕吐酸水,不喜热饮。

(5)针灸。①治则:疏肝泄热,和胃止痛。②取穴:中脘、足三里、太冲、内庭。③刺穴方法:中脘直刺0.5～0.8寸,足三里直刺0.5～1.5寸,内庭刺向足心方向1寸,用捻转泻法。太冲直刺0.5～0.8寸,用捻转提插泻法。④方义:中脘、足三里以疏通胃气;太冲穴为肝经之募穴与原穴,疏肝泄热,降逆平冲;内庭为足阳明胃经穴,能清胃热,推陈导滞;更配中脘、足三里能疏调中焦气机,培土抑木。

(6)临证参考:内热最易伤阴,投药慎用香燥之品,可选用香橼、佛手、绿萼梅等理气而不伤阴的解郁止痛药,故叶天士主张"忌刚用柔"。胃热内盛易灼伤胃络导致吐血,应选用《金匮要略》泻心汤,用大黄、黄连、黄芩苦寒泄热,直折其火,使火降气顺则血自止。近年来胃病的发病原因与恣食厚味、饮酒过度有直接的关系,属于胃气壅滞,郁闭气机,郁而生热,胃黏膜出现红、肿、热、痛,甚至糜烂、出血等。郁而化热的证型是较为多见的,如果再进温补香燥之品,势必加重病情,久治不愈。为此强调凡属热证者,通腑泄热,取效甚捷,临证每以泻心汤、白虎汤、小陷胸汤、左金丸、三仁汤等灵活加减。

(五)瘀阻胃络

(1)症舌脉:胃痛如割,痛久拒按,痛处不移,呕血黑便,入夜痛甚,痛彻胸背,食后痛重。舌赤带紫黯或舌质黯红,或有瘀斑,脉弦涩。

(2)病机分析:脾为统血之脏,胃为多气多血之府。气滞日久则血行不畅,气机阻滞,终则导致瘀血内停,胃络壅塞,不通则痛,故胃痛剧烈,状如针刺刀割。昼为阳,夜为阴,昼则阳盛,夜则阴盛,血亦为阴,故昼轻夜重。瘀血有形,故痛有定处而拒按。进食则食与瘀并,所以食后痛甚。瘀伤胃络,血溢脉外上逆出于口则为呕血,下渗于大肠出于后阴则为便血、黑便。血瘀则舌少滋荣,故舌质紫黯或边有瘀斑,血瘀则脉道血行不畅,所以脉涩。

(3)治法:理气行郁,活血化瘀。

(4)方药运用。①常用方:丹参饮和失笑散加减。组方包括丹参、生蒲黄、五灵脂、生大黄、檀香、三七粉冲。②加减:呕血伴舌质红,苔黄脉弦数者,属肝胃郁热,迫血妄行,宜加黄芩、黄连、白茅根、牡丹皮等,清热泻火,凉血止血。出血色黯红,面色萎黄,四肢不温,舌淡脉弱者,属脾胃虚寒,脾不统血,宜加人参、黄芪、仙鹤草等温脾益气,统摄止血。出血量多而症状较重者,可加阿胶、白及、十灰散以加强止血作用。③常用中成药:摩罗丹,每次 9 g,每日 3 次,饭前用米汤或温开水送下;和胃降逆,健脾消胀,通络定痛;用于胃脘刺痛胀疼,脘痞满闷,纳呆嗳气,反酸嘈杂等。五灵止痛胶囊,每次2 粒,痛时服用;行气止痛,通经活络,祛瘀散结,开窍辟秽;用于气滞血瘀、邪闭所致的胃脘刺痛。

(5)针灸。①治则:活血化瘀。②取穴:中脘、期门、膈俞、三阴交、内关。③刺穴方法:中脘直刺 0.5～0.8 寸,期门针 0.2～0.3 寸,膈俞向棘突或向下斜刺 0.5～0.8 寸,用提插泻法;三阴交直刺 0.5～1.0 寸,内关直刺 0.5～1.0 寸。④方义:中脘为胃之募、腑之会穴,疏调中焦气机;期门疏肝理气、散瘀止痛;膈俞八会穴之血会穴,三阴交为肝、脾、肾三阴经之交会穴,均为血病之要穴,两穴相配可活血化瘀;内关是八脉交会穴,可调三焦气机。诸穴相配气机得畅,瘀血得行。

(6)临证参考:本证多属于病程长久,或年老有气虚血瘀的基础病,在治疗过程中,始终以活血为中心,但也要随时注意“久病必虚”,有气虚夹瘀、有血虚夹瘀等,应扶正祛邪,攻补兼施;同时也要防止出血,没有出现出血时以行气化瘀为主,佐以活血止血剂预防出血;当出现出血症时,当以止血为先,佐以活血化瘀;当出血过多时,应考虑是否虚脱,及时益气补血。

(六)胃阴亏虚

(1)症舌脉:胃热隐痛,口干舌燥,手足心热,纳呆干呕,空腹症重,似饥不食,或有大便干结,舌红少津,或有裂纹或无苔,脉细数。

(2)病机分析:胃阴不足,或为素体阴虚,脾虚不能为胃行其津液;或热病耗损胃阴;或久病中虚,生化乏源,如溃疡病术后,胃津生化乏源;或胃腑出血,津液亏损,均可导致胃阴不足,胃失濡养,气机不畅,上不布津,则胃脘灼痛,口燥咽干,舌红少津或有裂纹;胃阴不足,虚火内扰,则见手足心热;气津不足,纳少不化,嘈杂干呕,渴欲含漱;阴虚液耗,无以下溉,肠道失润,而大便干结,脉象细数,乃阴虚内热之证。

(3)治法:育阴生津,益胃止痛。

(4)方药运用。①常用方:益胃汤合芍药甘草汤加减。组方包括北沙参、麦冬、鲜生地黄、玉竹、白芍、淡竹叶、生石膏(先煎)、天冬、甘草。②加减:兼灼痛嘈杂反酸者加黄连,少佐吴茱萸以疏泄肝热。肝火伤阴者加牡丹皮、栀子、石斛清泻肝热而养阴;肝胃火盛,灼烁肾阴加黄柏、知母、熟地黄、栀子泻肝肾之火，滋肝肾之阴；胃火盛者加生石灰、生大黄清胃泻火；兼有气郁气滞者，宜用绿萼梅、香橼、佛手等疏肝解郁而不伤阴的理气药。③常用中成药：养胃舒胶囊，每次 3 粒，每日 2 次；滋阴养胃；用于慢性胃炎，胃脘灼热，隐隐作痛。阴虚胃痛颗粒，每次 10 g，每日 3 次；养阴益胃，缓中止痛；用于胃阴不足引起的胃脘隐隐灼痛，口干舌燥，纳呆，干呕。

(5)针灸。①治则：养阴益胃。②取穴：足三里、三阴交、内庭、胃俞。③刺穴方法：足三里直刺 2～3 寸，胃俞直刺 0.5～0.8 寸，用补法；三阴交直刺 0.5～1.0 寸，用补法；内庭刺向足心方向 1 寸，用捻转泻法。④方义：足三里为胃之下合穴，通调脏腑功能，健脾和胃；内庭为足阳明胃经穴能消积导滞；足三里、内庭均为胃经之穴，有和胃健脾之功；三阴交为肝、脾、肾三阴经之交会穴；胃俞能理气和胃；三阴交配胃俞能养阴益胃。

(6)临证参考：凡阴虚胃痛，多属于久延不愈，反复发作者，经投甘寒滋养胃阴之法而胃阴仍然难复，症状改善不显著者，则当采用酸甘化阴法进一步治疗。阴虚胃痛虽然以胃阴不足为主要特点，但往往可以兼夹其他病理变化，一般常见的兼症有虚火和气虚。在治疗阴虚胃病时，还当辨清其具体的病理表现，根据阴伤程度的轻重，区别是单纯的胃阴虚，还是兼有虚火，或是气阴两虚，采用各种适当的治疗措施。一般用于治疗胃病的酸味药有乌梅、山楂肉、木瓜、白芍等。同时，胃阴不足，要慎用香燥理气药，胃气失于和降应适当佐入理气而不辛燥的药，如玫瑰花、佛手(花)、川楝子、橘皮、竹茹、谷芽、麦芽。

(七)脾胃虚寒

(1)症舌脉：胃凉隐痛，喜按喜热，纳少便溏，畏寒肢冷，得食痛减，遇冷痛重，餐后饱胀，口淡流涎。舌淡有齿痕，舌苔薄白，脉沉细迟。

(2)病机分析：脾胃虚寒属脾虚中寒，中阳不振，故胃脘冷痛，得食扶正以抗邪，痛得以减，寒得温而散，得冷则凝，故喜温喜按而遇冷则痛甚。脾虚中寒，水不运化而上逆，则口淡多涎，下渗则便溏，受纳水谷失常则纳呆，中气不足，脾虚不运则倦怠无力，舌淡，脉细弦，均为脾胃虚寒之象。

(3)治法：益气健脾，温中止痛。

(4)方药运用。①常用方：黄芪建中汤合理中汤加减。组方包括黄芪、党参、桂枝、白芍、干姜、甘草、延胡索。②加减：兼见泛吐酸水痰涎者，加陈皮、姜半夏、白术、茯苓以健脾助运、化痰除湿；兼嘈杂反酸者加乌贼骨、煅瓦楞和吴茱萸以暖肝制酸；内寒偏盛者加附子、蜀椒，去桂枝改用肉桂以加强温中散寒之力。③常用中成药：虚寒胃痛胶囊(颗粒)，每次4 粒(1 袋)，每日 3 次；温胃止痛，健脾益气；用于脾虚胃弱，胃脘隐痛，喜温喜按，遇冷空气腹痛重者。温胃舒胶囊(颗粒)，每次 3 粒(1 袋)，每日 2 次；温胃止痛；用于慢性胃炎、胃脘凉，生冷受寒痛甚者。

(5)针灸。①治则：温阳健脾。②主穴：脾俞、胃俞、中脘、足三里、内关、三阴交。③配穴：呕吐者加气海；虚寒严重可针公孙。④刺穴方法：脾俞针 3～5 分，向脊柱斜刺时可到 0.7～1.0 寸，针感向下，或沿肋骨向前放射；胃俞针 0.5～1.0 寸，胀麻，常向前方或沿胁肋间放射；中脘、足三里、内关、三阴交同前。⑤方义：取脾胃的俞募穴配足三里、内关、三阴交，灸之可温中散寒，补肝和胃，针用补法可补益胃气，濡养胃络；中脘配脾俞，能温补中焦，疏理气机；气海能益气理气；公孙为八脉交会穴，能宽胸和胃，解郁散寒。

(6)临证参考：本证属于正虚，因久病或素体虚寒者易转此证，宜用甘温调中，慎用开破，治以甘温调中，少佐辛散，既能健运中宫，缓中止痛，又能开发郁结，胃以通为补。但辛通太过可耗正气，故药物配伍上须注意散中有收，或收补中微兼疏通，一般均配芍药甘草汤，芍药宜久炒，用量宜大，30 g以上止痛效果更好。因是虚寒证，故诸药宜炙宜炒，不可生用，当痛止之后可用香砂六君汤进行调理。本证在治疗过程中如辛温太过，可致伤阴或化热。

五、预后与转归

（一）预后

胃脘痛预后一般较好。急性胃脘痛或病初，病在气分，一般病情较轻，病程较短，或采取药膳调节，或情志起居调节，或经过辨证论治，病邪一旦驱除，胃脘痛很快就得到控制。病程较长的患者，可以通过中西医结合方法有效控制病情。经内科治疗不能痊愈者，可以通过外科手术恢复正常，预后良好。

影响胃脘痛预后的主要因素为患者自身的情绪、饮食、起居的调养，服药的依从性，医师治疗的方法、用药措施。胃病在于“三分治，七分养”。胃痛复发率比较高，属于虚实并见者则治疗难度较大，特别是老年伴有严重心肺疾病者，术后复发溃疡者，有反复出血者，必须同时服用非甾体抗炎药、类固醇激素及抗凝剂者，幽门螺杆菌治疗失败的高危患者，均被确诊为难治性溃疡患者。

若经常反复发作，又影响进食，化源不足，则正气日衰，形体消瘦，会出现贫血。

慢性胃脘痛患者，病情较重，病程较长，病及血分，内生痰浊，如果仍然有不良的生活习惯，长期损伤脾胃，胃脘痛反复发作，邪结胃脘，久留不去，可能变生胃痞、胃痈、胃癌。

若伴有吐血、便血，量大难止，兼见大汗淋漓，四肢不温，脉微欲绝者，为气随血脱的危急之候。若不及时救治，亦可危及生命。

（二）转归

本病转归一般为，初病病机较单纯，多为寒邪客胃、饮食停滞、肝气犯胃、肝胃郁热、脾胃湿热等，属实证；病情发展，寒邪郁久化热，或食积日久，蕴生湿热，或气郁日久化火，气滞而致血瘀，可出现寒热互结等复杂证候；且日久耗伤正气，则由实转虚，而转为阳虚、阴虚，或转为虚劳之证。某些患者尚可因气滞血瘀，瘀久生痰，痰瘀互结，内生积块；或因血热妄行，久瘀伤络，或脾不统血，引起吐血、便血等，皆属胃脘痛的常见转归。

不同的证候类型患者易转归的倾向性有所不同。

寒邪犯胃者，有发病急的特点，如能及时治疗处理，胃脘痛可很快自行消失。如果外感寒邪复暴饮暴食，即形成寒凝加食滞证，胃痛加重，甚至胃脘胀闷、呃逆呕吐，舌苔由薄白变厚腻，为病势加重，较前者病程延长。

肝胃气滞者，往往由外在环境和内在性格双重因素而致病，使其长期情志抑郁，忧思恼怒，导致肝气旺盛，肝木乘脾土，胃气阻滞，和降失常则发胃脘痛，若素体脾气虚弱，极易受制，病程将延长。若肝郁化火，肝胃郁热，病势加重易灼伤胃络，迫血妄行，临床出现呕血、便血的逆象。

食滞胃肠者，有明显的饮食不节史，此证的关键在饮食。一时的饮食所伤，可以通过药物的作用和饮食的调理很快地解除胃痛；如果多次或长期的饮食刺激，可导致脾胃功能失调，胃失和降，胃腑受损，甚至胃络损伤，出现较顽固的胃脘痛。

胃热炽盛者，多呈急性胃脘痛，与情绪暴躁、饮酒、饮食辛辣有直接关系。辛辣与酒醴直接刺激胃腑，灼伤胃络，产生本证。此病特点是变化迅速，如果继续饮酒或辛辣饮食、坚硬饮食的刺激，可以出现胃络破损、呕血、便血。

瘀阻胃络者，早期可能出现气滞肝郁证候，由于不能痊愈或频繁复发，久之入络，导致瘀血阻胃，出现胃脘刺痛。此时胃膜薄弱，遇饮食不当则胃络破损，引起出血症；或因为肝气郁久化热，热邪迫血妄行而情志不调，引起出血症；或病久脾虚，气不摄血，引起出血症，以上均为逆势。

脾胃虚寒者，多见素体虚弱慢性胃脘痛。常因饮食起居稍不慎而诱发或加重胃脘痛。若治疗未愈，复加情志、饮食所伤，可出现胃脘痞闷不适的“胃痞”证。胃阴亏虚者，多见于素体阴虚慢性胃脘痛。多由于其他证演变而形成，如肝郁化火，饮食辛热，实邪滞久化热，药物辛热太过，这些化生的热邪均可伤及胃阴，导致胃阴亏虚。胃阴亏虚证可以单独出现，也可以兼于其他证中出现，可与热、湿、瘀并存，也可因气虚不能为胃引其津液导致气阴两虚。胃阴亏虚日久，最易迫血妄行，出现呕血、便血；失血又会加重胃阴更加亏乏。胃阴虚亏日久，胃失濡养，也可导致“胃痞”证。或寒邪不去，郁而化热，或胃热素盛，感受寒邪，寒郁热伏，邪阻中焦，胃气郁滞，通降失常，胃肠升降失常；或因误下，损伤中阳，寒从中生，外邪乘虚内陷，郁而化热；或因其他原因，使胃肠功能失调，日久可出现中焦寒热互结证。

（张佳璐）

第二节　呕　　吐

呕吐是指胃失和降，气逆于上，胃内容物经食道、口腔吐出的一种病证。然呕和吐又有区别，有物有声谓之呕，有物无声谓之吐，但临床呕与吐常相并存在，故合而论之。常见病因有外邪侵袭、饮食失节、情志失调、脾胃虚弱等。和胃降逆为基本治法，但应根据实证、虚证之不同分别予以治疗。偏于邪实者，治宜驱邪为主；偏于正虚者，治宜扶正为主；虚实夹杂者，当标本兼顾，但应审其标本缓急之主次而有所偏重。

频繁剧烈的呕吐，可妨碍饮食，导致机体内环境紊乱，营养障碍，产生阴液亏损，甚至发生呕血，进而导致阳随阴脱，亡阴亡阳的危重证候。为对呕吐做出病因诊断，临床医师应注意询问病史，再结合全面系统的检查，了解呕吐的特点、程度、缓急、时间、起病方式、诱发因素、呕吐物的性质、患者既往病史及伴随症状等，尤其须排除一些急危重症所致的呕吐，而不致延误病情。

本病可单独出现，但更多见于许多疾病的过程中，尤其是消化系统疾病，如急性胃炎、胃黏膜脱垂症、幽门痉挛、不完全性幽门梗阻、贲门痉挛、十二指肠壅积症、急性胆囊炎、胆石症、胆蛔症、急性胰腺炎、急性阑尾炎、急性肝炎、急性细菌性痢疾、食物中毒、胃肠神经官能症、肠梗阻、消化道肿瘤等，其他如内耳眩晕症、尿毒症、中暑、妊娠反应、药物影响及某些感染性疾病或颅脑病变等出现以呕吐为主症时，可参照本节辨证论治。

一、病证诊断

（一）诊断

（1）主症：呕吐食物残渣，或清水痰涎，或黄绿色液体，甚则兼夹少许血丝，一天数次不等，持续或反复发作。

（2）次症：伴有恶心，纳谷减少，胸脘痞胀，或脘腹胁肋疼痛。

（3）诱发因素：多以骤感寒凉，暴伤饮食，劳倦过度及情志刺激等为诱发因素；或有服用化学制品、药物、误食毒物史。

(4)体格检查:上腹部压痛或有振水声;肠鸣音增强或减弱。

(5)理化检查:呕吐控制后,胃肠X线摄片及内镜检查可明确病变部位及性质;血查肝、肾功能,电解质,血气分析,B超探查肝、胆、胰等有助于鉴别诊断。

凡具备上述主症,参考其他项即可诊断为呕吐。

(二)鉴别诊断

1.反胃

呕吐与反胃,均为胃部病变,病机都是胃失和降,气逆于上。反胃又称"翻胃""胃反",是指食物入胃,不能纳化而复吐出的病证,临床以食后脘腹胀满,朝食暮吐,暮食朝吐,宿食不化为特征。由于反胃起病缓慢,病情反复,缠绵不愈,久则脾胃受损,气血生化乏源,形体失于充养,故可见消瘦,面色少华,神疲乏力等症,反胃多见于幽门梗阻等疾病。呕吐有虚实之不同,实证呕吐,多数起病急剧,食入即吐或不食亦吐;虚证呕吐,多数时吐时止,吐无定时,或干呕恶心,吐出物为当日食物或痰涎清水。呕吐在广义上讲可以包括反胃。

2.噎膈

呕吐之吐,吐无定时,进食顺畅,无哽噎感;噎膈之吐,多于进食时发生,伴梗阻不畅,且有进行性加剧之势,初时哽噎不畅,但尚能进食,继而只能进食半流质饮食,流质饮食,甚则汤水不进,食入即吐,由于饮食不下,精微无源,津液枯槁,其人日益消瘦,面色苍黄,大便秘结如羊屎,此其一也;其二:呕吐病变部位主要在胃,乃胃气失降,气逆上行所致;噎膈病变部位主要在食道、贲门,因气滞痰瘀结于胸膈,食道狭隘,阻隔胃气使然;其三:预后不同,呕吐之吐,大多病情较轻,病程较短,治疗较易,预后较好;噎膈之吐,病情深重,病程较长,治疗困难,预后不良。噎膈多见于食管癌、贲门失弛缓症等疾病。

3.呃逆

呃逆当与干呕相鉴别。两者同属胃气上逆的表现,但两者声音特点不同。呃逆是以喉间呃呃有声,声短而频,令人不能自制,或无或有物吐出,病位在喉,病机除胃气上逆外,尚有膈间不利的因素存在。一般预后尚可,若发生在危重病证后期或年老正虚患者,呃声低微,饮食难进,六脉沉伏者,乃元气衰败,胃气将绝之候。干呕为呕吐状,发呕吐声,无物呕出。

4.霍乱

霍乱当与急性呕吐鉴别。霍乱起病急骤,来势凶险,猝然之间,腹痛如绞,上吐下泻,泻下如米泔,吐泻剧烈者可出现肢冷、脉沉微。急性呕吐以呕吐为主,不伴腹泻。亦少有危在顷刻之变。

(三)证候诊断

1.外邪犯胃证

起病较急,突然呕吐。感受风寒者伴恶寒身楚;感受风热者有发热恶风,苔黄;感受暑湿者兼见胸脘痞满,苔黄腻;感受暑热者呕吐可呈喷射状并壮热、头痛,脉洪数,舌红苔黄燥;感受秽浊湿热者呕吐频繁,胸脘痞满,苔垢腻。

2.食滞胃脘证

暴饮暴食或误食不洁之物后,呕吐时作,嗳腐食臭,食后加重,吐后减轻。恶心厌食,胸脘闷胀或兼肠鸣,完谷不化,舌苔厚腻,脉滑。

3.肝胃不和证

情志郁怒诱发呕吐，随情绪变化而时轻时重，时作时止，吐后仍时有呕恶。嗳气频作，胁脘作痛，吞酸烧心，烦急易怒，口苦咽干，舌边红，舌苔薄白，脉弦。

4.痰饮中阻证

呕吐痰饮涎沫，水入即吐。脘鸣沥沥有声，脘闷纳呆，眩晕心悸，口干不欲饮，吐后反而不渴，大便软而不爽，舌苔白滑或白腻，脉濡缓或弦滑。

5.胃热上涌证

食入即吐，吐后嘈杂。脘腹胀痛拒按，口干喜冷饮，舌红，苔黄，脉滑数。

6.脾胃虚寒证

遇冷食凉则呕吐，时发时止。脘腹冷痛，喜热喜按，神疲乏力，面色萎黄，口干不欲饮或喜热饮，食少便溏，舌淡，苔白，脉沉迟。

7.胃阴不足证

反复发作呕吐或干呕。胃脘嘈杂，饥不欲食，稍食即饱，口燥咽干，渴不多饮，舌嫩红，无苔，脉细数。

二、病因病机

(一)病因

1.原发病因

(1)外邪犯胃：由于感受风寒暑湿火热之邪或秽浊之气侵犯胃腑，胃失和降，水谷随气逆而上，即发生呕吐。一般来说，猝然而呕吐，定是邪客胃腑，在长夏暑邪所干，在秋冬风寒所犯。然而，在外邪所致呕吐中，又以寒邪致病最多，乃寒邪最易耗损中阳，使邪气凝聚胸膈，动扰胃腑之故。

(2)饮食内伤：由于饮食不节，温凉失调，饥饱无常，或过食生冷油腻，难以消化之物，误食不洁之物，停滞不化，伤及胃腑，致胃气不能下行，上逆而致呕吐。

(3)情志失调：恼怒愤郁，肝失条达，横逆犯胃，以致肝胃不和，胃气上逆而作呕吐；至于忧思损伤脾气，脾失健运，食难运化，胃失和降以致呕吐，是情志失调所致呕吐的另一种表现。

(4)脾胃虚弱：中阳不振，不能腐熟水谷而化生气血，和降失常，而致呕吐。或因病后胃阴不足，失其润降，亦可引起呕吐。

(5)其他病因：如胃有痈脓，服食有毒食物或药品，以及蛔虫扰胃等，皆可引起呕吐。

2.继发病因

(1)痰饮：多因脾胃运化失常，导致水谷不能化生精微，停痰留饮，积于中脘，痰饮上逆，而发呕吐。

(2)气滞：无论湿浊、寒邪、暑热等侵犯胃腑，皆可阻塞气机。情志失调，肝气郁滞；素体阳气虚弱，脾阳不振，运化无权，寒湿内生，气滞不畅；中气衰惫，运化不力，脾虚气滞；肝郁日久，化火伤阴，肝失柔和之性，肝胃阴虚，木土失和；气机阻滞，胃失和降，可发生呕吐。

(3)瘀血：气滞日久，可由气及血，由经入络，气血俱病，络道不利，形成瘀血，瘀血停于胃腑，和降失司，可致呕吐。

此外，精神刺激，情绪激动皆可诱发肝气犯胃之呕吐；外感六淫，饮食不节，劳欲过度则可加重虚证之呕吐。

(二)病机

1.发病

缘由外邪，食入不洁之物，误食有毒食物或药品以及蛔虫扰胃等，呕吐多突然发作；因劳倦内伤者多见于饮食不当或劳累后发作，呕吐较轻缓；情志失调者，多因情志相激而诱发或加剧。

2.病位

病位主要在胃，与脾、肝等有密切关系。

3.病性

病性有虚实之别，实者乃邪气或肝气犯胃；虚者有脾胃虚寒或胃阴不足之分。

4.病势

实证呕吐多为外邪、饮食、胃中积热、肝气犯胃或痰饮内停所致，来势较急，病程较短，邪去则呕吐自止；虚证呕吐多为脾胃虚弱或胃阴不足所致，来势较缓，但病程较长，正安则呕吐亦可自愈。

5.病机转化

疾病的过程，是一个不断变化的过程，其转归常和致病原因、罹患时间久暂、正气亏损情况、治疗正确与否、素体禀赋强弱等都有密切关系。就一般呕吐而论，本病并非凶险大证，如果及时治疗，药证合拍，多能向愈。但若失治或治疗不当，则可出现邪实、正虚或虚实夹杂证。如暴病呕吐多为邪实，若治疗失宜，缠绵不愈，脾胃受损，可转化为虚证呕吐；又如肝气犯胃，郁而化热，耗伤胃阴，可变为胃阴不足之呕吐；呕吐中虚，再受外邪，饮食失调，多进滋补，亦可转为虚实夹杂证，或暂以实证为主要表现。呕吐反复不愈，损伤胃络，血溢脉外，则可出现呕血、黑便等；严重疾病如关格、中风等患者出现的呕吐，多属虚实夹杂，其病机转化取决于原发病的转化。若大吐之后，津液大量丧失，则气阴骤然耗伤，可致阴竭阳亡，一般来说阴津枯竭在前，继而阴伤及阳，出现亡阳虚脱。

6.证类病机

基本病机是胃、脾、肝三脏失调，引起胃失和降，胃气上逆乃成呕吐之患。

(1)外邪犯胃证：外感风、寒、暑、湿、热邪或秽浊之气，侵犯胃腑，以致胃失和降，水谷随胃气上逆而致呕吐。同时随所感外邪之不同而出现相应的证候。

(2)食滞胃脘证：暴饮暴食或多食生冷、醇酒、肥甘之品，或误食不洁之物，停滞不化，伤及胃腑，以致胃气不能顺降，反上逆为呕。由于宿食内停，浊气上泛，故见嗳腐吞酸；脾失健运，气机受阻，致嗳气厌食。

(3)肝胃不和证：情志过极，恼怒伤肝，木郁不达，横逆犯胃，胃气上逆而呕吐。胃气失于通降，故嗳气吞酸；气郁不疏，以致出现胸胁胀痛等症。如忧思伤脾，脾失健运，食纳不化，胃失和降，亦可产生呕吐；由于脾运失司，同时可见胃纳不佳，脘腹痞满等症。

(4)痰饮中阻证：脾虚失运，水谷之气不能化生精微，反生痰饮，积于胃脘，随胃气上逆而呕吐。痰饮内停，气机阻滞，故胸闷不适；水饮上犯，清阳之气不展，故头眩耳鸣；水饮凌心，可出现心悸等症。

(5)胃热上涌证：热邪蕴积胃腑，胃热上冲，故食入即吐，呕吐酸苦，吐后嘈杂；阳明热盛，灼伤胃津，故烦渴冷饮；热积肠胃，腑气不通，则脘腹胀痛拒按。

(6)脾胃虚寒证：劳倦过度，耗伤中气，或中阳素虚，虚寒内蕴，不能腐熟水谷，水谷随胃气上逆致呕。脾胃虚寒不能温养四肢，故四肢不温；脾运失健，以致大便溏薄等症。

(7)胃阴不足证:病后胃阴不足,失于润降,胃气上逆而呕吐。胃阴耗伤,失于濡润,故见饥不欲食;胃阴不足,不能上承,以致口干舌红。

三、辨证思路

(一)辨病位

呕吐病位在胃,与脾、肝密切联系,与心、肺、肾亦有联系。在胃可见脘腹胀满,嗳气厌食,呕吐酸腐,胃脘疼痛而吐后反快,大便臭秽;或干呕,饥不思食,口燥咽干,胃脘嘈杂感,苔黄腻或苔少,脉滑实或细;在脾,可见呕吐痰涎,脘腹痞满,食欲缺乏,大便溏薄,舌淡苔白腻或薄白,脉滑或细弱;在肝,可见呕吐吞酸,嗳气频作,胸胁攻窜胀痛,口苦,多因情志触发,脉弦或细弦。

(二)辨病性

呕吐有虚实之分。实者,邪气实,包括外邪侵入,饮食所伤及肝气犯胃,并有寒热之别;虚者,有脾胃虚寒与胃阴不足。实证呕吐,发病急骤,病程较短,呕吐声响量多,体壮脉盛;虚证呕吐,发病缓慢,病程较长,呕吐息微量少,或仅为清水稀涎,体虚脉弱。

(三)辨病情

若呕吐突然发生,喷射而出,伴高热,头痛剧烈,颈项强直,神志昏蒙,提示病情严重,应及时抢救处理,并进一步查清病因,治疗原发病证。若呕吐之物多为宿食,表现为朝食暮吐或暮食朝吐,进食后脘腹胀满难忍,吐后感觉舒适,应考虑为反胃病证,系幽门部梗阻所致,应进一步查明原因。若呕吐在进食时发生,具有食入即吐的特点,伴哽噎不顺,并有进行性加剧,甚至饮水亦吐,形体日益消瘦,应考虑为噎膈病证。呕吐频作,饮食不进,伴大小便不通利,应考虑为走哺,多因肠道有实邪阻滞;或暴饮暴食,使脾胃受损,肠胃壅滞,或因脾胃虚弱而脾约便结所致。多种慢性疾病发展至后期危重阶段,若出现频繁呕吐伴小便闭而不通,应考虑已发展成关格重证,乃因浊邪壅滞三焦,致正不胜邪,升降反常,为凶险之候。

(四)辨主证与兼证

呕吐是以食物或痰液水液诸物从胃中上逆而出为主证,但其所因不同,兼证各异。如因寒滞者常兼腹痛;因食滞者可兼胀满;因气逆者兼见胀痛连及胁下;因外感者兼头痛恶寒;虚寒呕吐,必兼一派虚寒征象。

(五)辨可下与禁下

一般而言,呕吐不宜使用下法,其理为呕吐病在胃,不应用下药攻肠。同时,呕吐能使胃中停滞之宿食或不洁之物从上排出,下之无益;若呕吐之属于虚者,下之更有虚虚之弊。若呕吐之属于外邪者,当逐邪外达,其呕自止,亦不宜攻里,引邪深入。但下法并非所有呕吐都绝对禁忌,如呕吐因于胃肠实热,又兼大便秘结者,必要时就可用下法。呕吐禁用下法,既有原则性,又有灵活性,可下与否,当因证而宜,分而待之。

(六)辨可呕与止呕

呕吐大多属于病理现象,故一般均可选用降逆止呕之剂,冀其胃气调和,呕吐自止。但并非所有呕吐均可一概不问病因而使用止呕之剂,有些呕吐是机体驱邪外出的一种抗病功能表现,这种情况,应因势利导,使其邪去正安,无须止呕。胃有痈脓、痰饮、食滞、误服毒物等引起的呕吐,是机体排除胃内有害物质的表现,让其吐出,则邪去病除。因此,临证时要严格根据变证,掌握何者可吐,何者不可吐。

基本治则是和胃降逆,但应根据实证、虚证之不同分别予以治疗。偏于邪实者,治宜驱邪为主，分别采用解表、清暑、利湿、消食、导滞、攻下、化饮、舒肝甚或催吐等法，邪去则呕吐自止；偏于正虚者，治宜扶正为主，分别采用健脾益气；温中散寒、养阴和胃等法，正复则呕吐自愈；虚实夹杂者，当标本兼顾，但应审其标本缓急之主次而有所偏重。

四、分证论治

（一）外邪犯胃

（1）症舌脉：起病较急，脘腹满闷，突然呕吐。如感受风寒，可兼见发热恶寒，头痛，周身酸楚或酸痛，舌苔薄白，脉浮紧；如感受风热，可兼发热恶风，头痛身疼，汗出，舌红，苔薄白或薄黄，脉浮数；如感受暑湿，可兼见胸脘痞闷，身热，心烦口渴，舌质红，苔黄腻，脉濡数。

（2）病机分析：气候骤变，或衣着单薄，起居失宜，或其人中阳素虚，偶触时令之寒，或夏季贪凉露宿，寒邪由肌表经络而入里内传，经口鼻而入，内犯脾胃。夏暑之际，烈日或高温环境下工作，感受暑热，侵袭于胃；夏季多雨潮湿，或感受雾露之邪，或久居潮湿，涉水淋雨，或水中作业，皆可感受外湿。外邪内犯，动扰胃腑，阻遏中焦，使胃失和降，浊气上逆，所以突然呕吐，起病较急。邪束肌表，营卫失和，故见发热恶寒，头身疼痛。暑湿秽浊之气阻于胸腹，气机失宜，故见胸脘痞闷，舌苔黄腻，脉象濡数。暑热之邪耗伤胃阴，津不上承，热扰心神，故见心烦口渴，舌质红。

（3）治法：疏邪和中，降逆止呕。

（4）方药运用。①常用方：外感风寒者，藿香正气散加减。组方包括藿香叶、紫苏叶、姜半夏、广陈皮、香白芷、川厚朴、苍术、茯苓、生姜。外感风热者，银翘散加减。组方包括金银花、连翘壳、桑叶、光杏仁、芦根、姜竹茹、鲜竹沥、姜半夏、旋覆梗。外感暑湿者，黄连香薷饮加减。组方包括川黄连、香薷草、清水豆卷、川厚朴、广陈皮、姜半夏、六一散、鲜荷叶。②加减：秽浊之气犯胃突然呕吐者，可先选用玉枢丹，每次 0.3～0.6 g 吞服，每日 3 次，以辟浊止呕；外感风寒暑湿热邪，夹有食滞者，可加消食导滞之品，如神曲、山楂、鸡内金等；气机阻滞，脘腹痞满者，可加行气消胀之品，如木香、枳壳等；表邪偏重，寒热无汗，加防风、荆芥之类以祛风解表。③常用中成药：藿香正气软胶囊，每次 2～4 片，每日 2 次；解表化湿，理气和中；适用于外感风寒，内伤湿滞，头痛昏重，脘腹胀痛，呕吐泄泻。纯阳正气丸，每次 1.5～3.0 g，每日 1～2 次；温中散寒，辟秽化浊；适用于暑天感受寒湿，腹痛吐泻，胸膈胀满，头痛恶寒，肢体酸重。人丹，每次 10 粒或 20 粒，每日 2 次；祛风健胃；适用于中暑受热，恶心呕吐，头目眩晕。

（5）针灸。①主穴：中脘、内关、足三里、公孙。②配穴：合谷、外关、大椎。③手法：施以泻法，留针 30 分钟，其间行针 1～2 次。兼有高热者，还可取曲池、少商。亦可给予电针治疗，每日 1 次，10 次为 1 个疗程。④功能：解表和中，降逆止呕。⑤适应证：外邪犯胃所致的呕吐。

（6）临证参考：外邪引起的呕吐，治疗重点在于祛邪，并以降逆止吐。陈皮、半夏、生姜等为治疗风寒犯胃呕吐之要药。竹茹、黄连、橘皮、旋覆梗等具清热和胃止呕之功，治疗热性呕吐甚宜。香薷、扁豆花、川朴、金银花、连翘是暑湿犯胃作呕之要药。此外，重镇降逆药，如代赭石等也可随证加之。丁香不但止呃，而且有较强的止吐作用，治疗风寒呕吐及脾胃虚寒之呕吐，均可加用。

感受暑温之邪者，呕吐多呈喷射性，伴有壮热、头痛、面赤、项强、皮肤斑疹，或尿血便血，甚则神昏抽搐等，病情重笃，非一般治疗呕吐方法可以取效，而应根据暑温发病机制，按暑温病辨证施治，予清心凉营，化痰开窍，凉肝息风，凉血散血等法，防止患者发生厥脱之危候，一旦发生则往往预后不良。

(二)食滞胃脘

(1)症舌脉:呕吐酸腐,脘腹胀满,嗳气厌食,腹痛,吐后反快,大便臭秽,或溏或结,舌苔厚腻,脉滑实。

(2)病机分析:饮食过量,暴饮暴食,使宿食停积于胃,壅滞不通,中焦气机受阻;饮食不洁之物,或进食腐烂变质食物,或饮用污水,戕伤脾胃,致使纳化腐熟功能失司;或过食肥甘厚味,壅滞脾胃气机,运化失健等,均可致胃失和降,胃气上逆而发生呕吐,食滞内阻,浊气上逆,故呕吐酸腐;食滞中焦,脾胃升降功能失常,气机阻滞,不通则痛,故胃脘胀满作痛;脾胃受伤,脾失健运,胃失受纳,故厌食;气逆于上见嗳气;升降失常,大肠传导失司,则大便或溏或结。舌苔厚腻,脉滑实,为食滞内停之候。

(3)治法:消食导滞,和胃降逆。

(4)方药运用。①常用方:保和丸加减。组方包括山楂、神曲、莱菔子、谷麦芽、茯苓、陈皮、姜半夏、生姜、枳实、连翘。②加减:食积与湿热互结,脘腹胀满,大便秘结,舌苔黄腻者,可加泻下通腑的生大黄、黄芩、厚朴,使浊气下行,邪有出路,或改用枳实导滞丸加减;如胃中积热,食之即吐,口臭口干者,可加清胃泻火的知母、生石膏、生大黄、黄连、芦根等;若胃寒甚者,可去连翘加温中和胃止呕的干姜、砂仁等;如属饮食不洁之物或饮食过量,证见脘腹疼痛,欲吐不得吐者,可先用盐汤(温开水加食盐适量)内服,再用鹅毛或压舌板探喉取吐,因势利导。③常用中成药:保和丸,每次 6～9 g,每日 2 次;消食和胃,清热利湿;适用于食积停滞,消化不良,脘腹胀满,嗳腐吞酸。枳实导滞丸,每次 6～9 g,每日 2 次;适用于食积气滞,脘腹胀痛,不思饮食,大便秘结。楂曲平胃丸,每次 9 g,每日 2 次;燥湿健脾,开胃消食;适用于因饮食不节、食滞脾胃所致的胃痛,痞满,呕吐、泄泻等。

(5)针灸。①主穴:中脘、内关、足三里、公孙。②配穴:下脘、璇玑、天枢。③手法:施以泻法,留针 30 分钟,其间行针 1～2 次。兼有腹部疼痛者,还可取支沟。亦可给予电针治疗,每日 1 次,10 次为 1 个疗程。④功能:消食导滞,降逆止呕。⑤适应证:饮食停滞所致的呕吐。

(6)临证参考:本证呕吐尚可根据患者所伤之因对症选用相应药物,可收事半功倍之效,如因鱼、蟹积滞者,可加生姜、紫苏;因饮酒积滞者,可加葛花、白蔻仁或用葛花解酲汤;因食肉而吐者,可重用山楂;米、面食滞者加谷麦芽;豆类及其制品积滞者加用生萝卜汁;面食积滞者重用莱菔子。总之,饮食不节所致之呕吐,治疗重点在于消食导滞,不应强行止吐。对大便秘结者,应予攻逐积滞,食滞得消,呕吐自愈,对进食有毒之物者,更应因势利导,做催吐治疗,而后再予攻下。

饮食停滞之呕吐,往往在消导积滞后可停止,然亦有暴饮暴食后,脾胃为饮食所伤,胃伤则失于和降,气逆而上则呕吐频频,脾伤则失于运化,气机痞塞,中焦不通则胃部饱满,腹部膨胀,久之则胃气衰败,脾阳不振,而致病情危笃(相当于西医的急性胃扩张),乃至厥脱(急性胃扩张并发胃穿孔,胃出血,弥漫性腹膜炎,甚至休克)。亦有平素嗜食辛辣,复加暴饮暴食,而致食积于内,酿生湿热,湿热内蕴,气机失畅,胆失疏泄,胆汁外溢,而见黄疸(如胆囊炎、胆石症的急性发作);化生热毒,血腐肉败成脓,可见肠痈(诱发急性阑尾炎);热结于内,腑气不通,不通则痛,可见腹痛剧烈,拒按(诱发急性胰腺炎);热毒深入营血,则可致神昏,厥脱等危候(急性出血性坏死性胰腺炎),临床尚须警惕,防止漏诊、误诊,并应根据患者情况及时处理。

五、预后与转归

(一)预后

一般实证呕吐,只要变证确切,治疗及时,大多数患者能够很快康复,预后较佳。若辨证有误,或治疗不及时,可使病情反复不愈,则每易耗气伤阴,致脾胃虚弱,病情必缠绵难复。若呕吐而饮食难进,必会影响水谷精微的吸收,导致化源不足,形体消瘦,脾胃衰败而难治。《医宗金鉴·呕吐哕总括》指出,呕吐而见面色青,指甲黑,中痛不止,肢厥不回者凶,大抵呕吐出现这些症状时,多表示预后不佳。若呕吐之时,复见下利不止,为土败胃绝,阴阳离散之兆,预后极差。

(二)转归

一般暴病呕吐多属邪实,只要治疗及时,多不致向虚证发展,但如果失治或治疗失宜,缠绵不愈,脾胃受损,就有可能转为邪实正虚之虚实夹杂证,或虚证呕吐。如肝气犯胃,郁而化热,耗伤胃阴,就可变为胃阴不足之呕吐。虚证呕吐若再受外邪、饮食等影响,亦可转化为虚实夹杂证,如脾胃虚弱,多食滋补,使虚中夹食滞不化,这些都可能造成本证的虚实之间互相转变。

此外,实证之间或虚证之间也常转化,如肝郁气滞实证,郁而化热可转化为肝郁化火实证,胃虚寒证,可进一步发展为脾肾阳虚证。

(冯 硕)

第三节 呃 逆

呃逆是指胃气上逆,喉间呃呃频频作响之症。本症是由胃气上逆而成,多由寒气蕴蓄、燥热内盛、气血亏虚而致脾胃虚弱,胃气上逆动膈。

呃逆在《黄帝内经》《伤寒论》《金匮要略》《诸病源候论》《千金翼方》等书中均称为"哕"。至金元时期,《兰室秘藏》将"呕吐哕"混称。《丹溪心法》:"凡有声有物,谓之呕吐;有声无物,谓之哕。"则哕即干呕,乃呕吐之类。故在金元之前的医籍中,呃逆与哕同义,金元之后哕即干呕,《类经》:"古之所谓哕者,则呃逆无疑。"所以呃逆、哕(干呕)、呕吐 3 种症状,虽均是胃气上逆的症状,但其表现各不相同。

本症常见于西医的胃肠神经官能症、胃炎、胃扩张、肝硬化晚期、脑血管疾病,及其他胃、肠、腹膜、食管等疾病。

一、诊察

(一)一般诊察

首先要判别是生理性还是器质性疾病引起,如疑有器质性疾病则按以下顺序检查。临床表现。全身及神经系表现:注意生命体征、局部体征和脑膜刺激征的有无。局部表现:头颈部、胸部、腹部体征,各部位炎症和肿瘤的有无。辅助检查:发作中胸部透视可判断膈肌痉挛为一侧性或两侧性,必要时做胸部 CT,排除膈神经受刺激的疾病,做心电图判断有无心包炎和心肌梗死。疑中枢神经病变时可做头部 CT、MRI、脑电图等。疑有消化系统病变时,进行腹部 X 线透视、B 超、胃肠造影,必要时做腹部 CT 和肝胰功能检查,为排除中毒与代谢性疾病可做临床生化检查。

(二)经穴诊察

耳穴诊断，膈、胃、神门、交感、皮质下、肝呈点或片状红润、有光泽。膈压痛，膈电测呈现阳性反应。

二、辨证

《伤寒论》第381条："伤寒，哕而腹满，视其前后，知何部不利，利之即愈。"《伤寒论》中涉及呃逆者共9条原文，其中231、381条为实证哕逆；98、209、226、384条皆为虚寒哕逆；111、232条则属胃气败绝之哕逆危证。本症是由胃气上逆而成，多由寒气蕴蓄、燥热内盛、气血亏虚而致脾胃虚弱，胃气上逆动膈。呃逆一证，有虚实寒热之异，实者多气痰火郁所致，虚证有脾肾阳虚与胃阴亏虚之别。

(一)常用辨证

1.胃中寒冷

呃声缓而有力，胃脘不适，得热则减，得寒则甚，苔白润，脉迟缓。

2.胃火上逆

呃声洪亮，冲逆而出，烦渴口臭，小便短赤，大便秘结，舌苔黄，脉滑数。

3.脾肾阳虚

呃声频作，气不接续，面色苍白，手足不温，食少疲倦，腰膝无力，小便清长，大便溏薄，舌质淡，苔白润，脉沉弱。

4.胃阴亏虚

呃声急促，气不连续，口舌干燥，烦渴不安，舌质红绛，脉细数。

(二)经络辨证

从经络辨证的角度看，呃逆与脾、胃、肝等经脉有一定的联系。

(1)胃中寒冷呃逆与胃火上逆呃逆：两者均属实证。前者由于过食生冷，或外感寒邪停滞于胃，胃阳被遏，纳降失常，发生胃中寒冷呃逆，属寒实证；后者由于嗜食辛辣，胃腐积热，或外感热邪结于胃腑，或情志不畅，气郁化火，肝火犯胃，以致胃火上冲而为呃逆，属实热证。前者呃声缓而有力；后者呃声洪亮有力。前者因胃阳被遏，阳气受阻，故兼见胃脘痞满，得热则减，得寒则加重，口淡腻等胃寒兼证；后者胃火上冲，故呃声洪亮，冲逆而出。同时兼见，口臭心烦，小便短赤，大便难，舌苔黄，脉滑数。治疗多取小肠募穴温阳散寒，或取胃经荥穴、大肠经原穴清热泻火。

(2)脾肾阳虚呃逆与胃阴亏虚呃逆：两者均属虚证。前者属阳虚证，后者属阴虚证。脾肾阳虚，呃逆频作，声低不断，气不接续；胃阴亏虚，呃声急促而不连续。脾肾阳虚呃逆，兼见畏寒肢冷，手足不温，小溲清长等。胃阴亏虚呃逆，兼见口舌干燥、烦渴不安，舌红绛等。治疗多取脾经、肾经之背俞穴温阳，取肾经之原穴滋阴。

三、治疗

(一)针灸治疗

1.主穴

中脘、内关、足三里。

2.配穴

胃中寒冷加关元;胃火上逆加合谷、内庭;脾肾阳虚加脾俞、肾俞;胃阴亏虚加太溪。

3.操作

中脘直刺1.0～1.5寸,内关直刺0.3～0.5寸;足三里直刺1.0～1.5寸,均采用泻法,强刺激;关元及背俞穴宜灸,其他配穴均采用虚补实泻的方法针刺,留针30分钟。

4.方义

中脘为胃之募穴,可疏通胃之气机;内关宽胸利膈;足三里为胃之下合穴,能和胃降逆;胃中寒冷加关元,以助温中散寒之力;胃火上逆加合谷、内庭可清泻阳明胃火;脾肾阳虚加脾俞、肾俞补益脾肾,温阳止呃;胃阴亏虚加太溪滋阴生津。

(二)其他治疗

1.耳穴

主穴:膈、胃、神门、交感、皮质下、肝。配穴:耳迷根。可采取毫针法或电针法、压丸法。急性期,每日1次;缓解期,可隔天或每周1次。10次为1个疗程。

2.穴位注射

分两组取穴,一组中脘、梁门(右),二组脾俞(单)、胃俞(单)。用维生素B_1 100 mg/2 mL,加0.25%普鲁卡因溶液18 mL,每穴10 mL,每日1次,两组交替注射,10次为1个疗程。

3.梅花针

取胸椎5～12两侧、颌下部、胸锁乳突肌、上腹部、剑突下、中脘、内关、足三里、阳性物区。采用中度或重度刺激法,肋弓缘叩刺2～3行,每日或隔天1次,7次为1个疗程,以后隔天1次,15次为一大疗程,间隔半月左右再继续治疗。如急性发作,可日治2～3次,不计疗程,至病情好转后再按上述疗程治疗。

4.穴位埋线

胃俞透脾俞、中脘透上脘、足三里透上巨虚,每次选用1～2对透穴,以0～1号肠线埋入,20～30天埋线1次,3～4次为1个疗程。

(许广梅)

第四节 腹　　痛

腹痛是指以胃脘以下、耻骨毛际以上部位发生疼痛为主要表现的病证。腹部涉及范围较广,根据其部位一般分为大腹、小腹和少腹。脐以上为大腹,属脾胃;脐以下为小腹,属肾、大小肠、膀胱、胞宫;小腹两侧为少腹,属肝胆。腹痛相当于西医的肠易激综合征、消化不良、胃肠痉挛、不完全性肠梗阻、肠粘连、肠系膜和腹膜病变、急慢性胰腺炎、慢性胰腺炎、肠道寄生虫等。因肾绞痛、膀胱炎、痢疾、宫外孕等引起的腹痛不在本病证范围。

一、源流

《黄帝内经》最早提出腹痛的病名,在病因方面提出腹痛是由寒热邪气客于胃肠引起。如《素问·气交变大论》说:“岁土太过,雨湿流行,肾水受邪,民病腹痛。”《素问·举痛论》曰:“寒气客于肠胃之间，膜原之下，血不得散，小络急引故痛”；“寒气客于厥阴之脉……故胁肋与少腹引痛矣”；“热气留于小肠，肠中痛，瘅热焦渴，则坚干不得出，故痛而闭不通矣。”《黄帝内经》中还提及病变部位不同，其临床症状各不相同。如《灵枢·邪气脏腑病形》说：“大肠病者，肠中切痛，而鸣濯濯，冬日重感于寒即泄，当脐而痛……小肠病者，小腹痛，腰脊控睾而痛，时窘之后……膀胱病者，小腹偏肿而痛，以手按之，即欲小便而不得。”

汉代张仲景《金匮要略》对腹痛的辨证论治做了较为全面的论述，初步建立了腹痛辨证论治的理论体系。在病机和治疗方面，《金匮要略·腹满寒疝宿食病脉证治》认为：“病者腹满，按之不痛为虚，痛者为实，可下之。舌黄未下者，下之黄自去。”在治疗用药方面，《金匮要略·腹满寒疝宿食病脉证治》提出：“腹中寒气，雷鸣切痛，胸胁逆满，呕吐，附子粳米汤主之”；“按心下满痛，此为实，当下之，宜大柴胡汤”；“胁下偏痛，发热，其脉紧弦，此寒也，以温药下之，宜大黄附子汤。”《金匮要略·血痹虚劳病脉证治》曰：“虚劳里急，悸，衄，腹中痛，梦失精，四肢酸痛，手足烦热，咽干口燥，小建中汤主之。”

隋代巢元方《诸病源候论》中专立“腹病诸候”，根据临床症状，将腹痛分为急腹痛和久腹痛，详述其病因病机并以脉定病位之所在。“腹痛者，由脏腑虚，寒冷之气客于肠胃膜原之间，结聚不散，正气与邪气交争，相击故痛”，其脉“沉而紧，则腹痛；尺脉紧，脐下痛。脉沉迟，腹痛。脉来触触者，少腹痛”，这是急腹痛的脉象。“久腹痛者，脏腑虚而有寒，客于腹内，连滞不歇，发作有时，发则肠鸣而绞痛，谓之寒中，是冷搏于阴经，令阳气不足，阴气有余也。”同时也指出腹痛的转归及预后：“寒中久痛不瘥，冷入于大肠，则变下痢，所以然者，肠鸣气虚故也，肠虚则泄，故变下痢也。”

宋代医家主要发展了腹痛的证治分类，丰富了本病辨证论治的范围。如《仁斋直指方》把腹痛分为寒热、死血、食积、痰饮、虫积等几类，并对不同证型的腹痛提出分类鉴别：“气血、痰水、食积、风冷诸症之痛，每每停聚而不散，惟虫痛则乍作乍止，来去无定，又有呕吐清沫之可验。”对当今的临床辨证仍具有一定的指导意义。

金元时期，李东垣创脾胃学说，提出了痛则不通，并在治疗上提出“痛随利减，当通其经脉，则疼痛去矣”。对后世疼痛类疾病的治疗产生很大影响。朱丹溪认为应该根据腹痛的新久虚实来确定治则：“初得时，元气未虚，必推荡之，此通因通用之法。久必难。壮实与初病宜下。虚弱衰与久病，宜升之消之。”

明代是腹痛论治丰富和发展的时期。如龚廷贤以八纲辨证，将腹痛归纳为寒、热、虚、实四类。《寿世保元·腹痛》指出：“治之皆当辨其寒热虚实。随其所得之证施治……寒者温之，热者清之，实者泻之。”张景岳在《景岳全书》中对腹痛的虚、实、气、血的鉴别进行了详细论述：“辨之之法，但当察其可按者为虚，拒按者为实；久痛者多虚，暴痛者多实；得食稍可者为虚，胀满畏食者为实；痛徐而缓、莫得其处者多虚，痛剧而坚定不移者为实；痛在肠腑中有物有滞者多实，痛在胸胁经络、不干中脏而牵连腰背无胀无闭者多虚”；“病证当辨有形无形，无形者，痛在气分，凡气病为胀为痛者，必或胀或止，而痛无常处，气聚则痛而见形，气散则平而无迹，此无形之痛也……有形者病在血分，或为食积，凡血癥食积而为胀痛者，必痛有常所，而胀无休息，不往不来，不离其处者，是有形之痛也。”

清代李用粹《证治汇补·腹胁门·腹痛》详论了腹痛的寒热辨治：“伤于寒者，痛无间断，得热则缓。伤于热者，痛作有时，得寒则减。”叶天士《临证指南医案·腹痛》对腹痛的治则、治法、方药进行了进一步的阐述：“审其痛势之高下，辨其色脉之衰旺，细究其因，确从何起？大多在脏者，以肝、脾、肾为主；在腑者，以肠胃为先”；“若通阳而泄浊者，如吴茱萸汤及四逆汤；清火而泄郁者，如左金丸及金铃子法；开通气分者，如四七汤及五磨饮法；宣攻营络者，如穿山甲、桃仁、须根、韭根之剂及下瘀血汤法；缓而和者，如芍甘汤加减，及甘麦大枣汤法；柔而通者，如苁蓉、柏子、肉桂、当归之剂，及复脉加减法；至于食滞消之，蛔扰安之，癥瘕理之，内疝平之，痧疫之候，以芳香解之，偏积之类，究其原而治之。”

综上所述，腹痛之说源于《黄帝内经》，而辨证论治发展于《金匮要略》，后世医家在前人基础上，不断充实、发展，特别是明清时期，对本病的病因病机、理法方药及辨证论治的理论与实践，渐趋完善。

二、病因病机

感受外邪、饮食所伤、情志失调及素体阳虚等，均可导致气机阻滞、脉络痹阻或经脉失养而发生腹痛。

(一)病因

1.外感实邪

外感风、寒、暑、热、湿邪，侵入腹中，均可引起腹痛。风寒之邪直中经脉则寒凝气滞，经脉受阻，不通则痛。若伤于暑热，或寒邪不解，郁而化热，或湿热壅滞，可致气机阻滞，腑气不通而见腹痛。

2.饮食不节

暴饮暴食，饮食停滞，纳运无力；过食肥甘厚腻或辛辣，酿生湿热，蕴蓄胃肠；或恣食生冷，寒湿内停，中阳受损，均可损伤脾胃，腑气通降不利而发生腹痛。其他如饮食不洁，肠虫滋生，攻动窜扰，腑气不通则痛。

3.情志失调

情志不遂，则肝失条达，气机不畅，气机阻滞而痛作。《证治汇补·腹痛》谓：“暴触怒气，则两胁先痛而后入腹。”若气滞日久，血行不畅，则瘀血内生。

4.阳气素虚

素体脾阳亏虚，虚寒中生，渐致气血生成不足，脾阳虚馁而不能温养，出现腹痛，甚至病久肾阳不足，相火失于温煦，脏腑虚寒，腹痛日久不愈。

此外，跌仆损伤，络脉瘀阻；或腹部手术后，血络受损，亦可形成腹中血瘀，中焦气机升降不利，不通则痛。

(二)病机

1.发病

腹痛的发生，其基本病机是各种原因引起腹部气机不通，不通则痛。不通的原因主要包含两大方面，一方面是由于各种邪气阻滞于脏腑经络之间，脏腑气机阻滞，气血运行不畅，经脉痹阻，不通则痛；另一方面则是脏腑亏虚，气血运行无力，经脉失养，不荣而痛。两者虽有虚实之分，但引起腹痛的实质都是脏腑经络的气机不能正常运行所致，所以气机不通是本病发生的基本机制。

2.病位

病位在腹部，但涉及多个脏腑和经络。腹中有肝、胆、脾、肾、大肠、小肠、膀胱、胞宫等脏腑，并为足三阴、足少阳、手足阳明、冲、任、带等经脉循行之处。所以从大体上来说，虽然可以笼统地认为腹痛的病位在腹部，但还应该根据患者具体的疼痛部位、疼痛的性质和范围、疼痛的伴随症状等，综合判断其属于哪个脏腑，哪条经络，才能进行有针对性的治疗。

3.病性

腹痛发病的病理因素主要有寒凝、火郁、食积、气滞、血瘀。病理性质为寒、热、虚、实四端。寒证是寒邪凝滞于腹中经脉，气机阻滞，不通则痛；热证是由六淫化热入里，湿热交阻，使气机不和，传导失职而发；实证为邪气郁滞，不通则痛；虚证为中脏虚寒，气血不能温养而痛。四者往往相互错杂，或寒热交错，或虚实夹杂，或为虚寒，或为实热，亦可互为因果，互相转化。如寒痛日久，郁而化热，可致郁热内结；热痛日久，治疗不当，可以转化为寒，成为寒热交错之证；素体脾虚不运，再因饮食不节，食滞中阻，可成虚中夹实之证。

4.病机转化

腹痛有久暂之分，虚实之辨。一般急性暴痛，起病急，病情重，若治疗不及时，或不得当，则可能出现气血逆乱，而致厥脱之证；由于此时以邪气盛实为主，正气未虚，所以如果能够及时处理，祛邪外出，则一般预后较好。慢性腹痛，多以虚实夹杂或以虚为主，一般疼痛不重，较少出现厥脱的情况，但由于病理因素较多，多数病程较长，迁延难愈。此外，若湿热蕴结肠胃，蛔虫内扰，或术后气滞血瘀，可造成腑气不通，气滞血瘀日久，可变生积聚。若湿热食滞，壅阻肠腑，气血凝滞，瘀热内结，肉腐成脓，可酿成内痈（如肠痈）等。

三、诊断与鉴别诊断

（一）诊断

1.诊断依据

（1）凡是以胃脘以下、耻骨毛际以上部位发生疼痛为主要表现者，即为腹痛。其疼痛性质各异，若病因外感，突然剧痛，伴发症状明显者，属于急性腹痛；病因内伤，起病缓慢，痛势缠绵者，则为慢性腹痛。

（2）注意与腹痛相关病因，脏腑经络相关的症状。如涉及肠腑，可伴有腹泻或便秘；寒凝肝脉，痛在少腹，常牵引睾丸疼痛；膀胱湿热可见腹痛牵引前阴，小便淋沥，尿道灼痛；蛔虫作痛多伴嘈杂吐涎，时作时止；瘀血腹痛常有外伤或手术史；少阳表里同病腹痛可见痛连腰背，伴恶寒发热，恶心呕吐。

（3）结合患者的性别、年龄、婚况，以及与饮食、情志、受凉等关系，起病经过，其他伴发症状等，鉴别何脏何腑受病，明确病理性质。

2.辅助检查

急性腹痛应做血、尿、便常规，血、尿淀粉酶检查，消化道钡餐，B超，腹部X线检查，胃肠道压力测定，胃肠内镜检查等，以明确病变部位和性质；必要时可行腹部CT检查、妊娠试验等以排除外科、妇科疾病，以及腹部占位性病变。有腹水的应进行腹腔穿刺液的化验。

（二）鉴别诊断

1.胃痛

胃处腹中，与肠相连，腹痛常伴有胃痛的症状，胃痛亦时有腹痛的表现。但胃痛部位在心下胃脘之处，常伴有恶心、嗳气等胃病见症，腹痛部位在胃脘以下，较少伴有上述症状。

2.其他内科疾病中的腹痛症状

许多内科疾病中常见腹痛的表现，此时的腹痛只是该病的症状之一。如痢疾之腹痛，伴有里急后重，下痢赤白脓血；积聚之腹痛，以腹部包块为特征等。而腹痛病证，当以腹部疼痛为主要表现。

3.外科、妇科腹痛

内科腹痛常先发热后腹痛，疼痛一般不剧烈，痛无定处，压痛不显；外科腹痛多后发热，疼痛剧烈，痛有定处，压痛明显，见腹痛拒按，腹肌紧张等。妇科腹痛多在小腹，与经、带、胎、产有关，如痛经、先兆流产、宫外孕、输卵管破裂等，应及时进行妇科检查，以明确诊断。

四、辨证论治

（一）辨证思路

1.辨疼痛性质

（1）凡病势急剧，痛时拒按，伴腹胀、呕逆等为实证；若病势绵绵，喜揉喜按者为虚证。暴痛多实，久痛多虚。

（2）腹痛拘急，疼痛暴作，痛无间断，坚满急痛，遇冷痛剧，得热则减者，为寒痛；痛在脐腹，痛处有热感，时轻时重，或伴有便秘，得凉痛减者，为热痛。

（3）腹痛时轻时重，痛处不定，攻冲作痛，伴胸胁不舒、腹胀、嗳气或矢气则胀痛减轻者，属气滞痛；少腹刺痛，痛无休止，痛处不移，痛处拒按，经常夜间加剧，伴面色晦暗者，为血瘀痛；因饮食不慎，脘腹胀痛，嗳气频作，嗳后稍舒，痛甚欲便，便后痛减者，为伤食痛。

2.辨疼痛部位

痛在两胁、少腹者多为肝经病证；大腹疼痛，多为脾胃病证；脐腹疼痛多为大小肠病证；痛在小腹者为肾、膀胱病证。

3.辨腹痛急缓

（1）急性腹痛常突然发病，腹痛较剧，伴随症状明显，多因外感时邪，饮食不节，蛔虫内扰而得。

（2）慢性腹痛多发病缓慢，病程迁延，痛势不甚，多因内伤情志，脏腑虚弱，气血不足所致。

（二）分证论治

1.寒邪内阻

（1）症状：腹痛拘急，遇寒痛甚，得温痛减，口淡不渴，形寒肢冷，小便清长，大便清稀或秘结，舌质淡，苔白腻，脉沉紧。

（2）病机分析：寒邪侵袭腹中，则有寒凝气滞，中阳被遏，脉络痹阻，不通则痛；寒为阴邪，阴不耗液，因而口淡不渴；寒主收引，困遏阳气，脉管收缩而见脉象沉紧。

（3）治法：散寒温里，理气止痛。

（4）代表方药：良附丸合正气天香散加减。前方温里散寒，后方理气温中，两者合用共奏散寒止痛之效，适用于治疗寒邪阻遏中阳，腹痛拘急，得热痛减的证候。高良姜、干姜、紫苏温中散寒；乌药、香附、陈皮理气止痛。

（5）加减：若寒气上逆致腹中切痛雷鸣，胸胁逆满呕吐者，用附子粳米汤温中降逆；若腹中冷痛，身体疼痛，内外皆寒者，用乌头桂枝汤温里散寒；若少腹拘急冷痛，属肝脉寒滞者，用暖肝煎温经散寒；若寒实积聚，腹痛拘急，大便不通者，大黄附子汤温泻寒积。

2.湿热壅滞

（1）症状：腹痛拒按，烦渴引饮，大便秘结，或溏滞不爽，潮热汗出，小便短黄，舌质红，苔黄燥或黄腻，脉滑数。

（2）病机分析：湿热之邪，易阻气机，气机壅滞，则腑气不通，不通则痛；小便黄、舌红、苔黄、脉数皆为里热之象；苔腻、脉滑为湿浊阻滞之象。

(3)治法：泄热通腑，行气导滞。

(4)代表方药：大承气汤加减。本方具有软坚润燥、破结除满、荡涤肠胃的功能，适用于腑气不通，大便秘结，腹痛拒按，发热汗出的腹痛。大黄攻下燥屎；芒硝咸寒泄热，软坚散结；厚朴、枳实导滞消痞。

(5)加减：若燥热不甚，湿热偏重，大便不爽者，可去芒硝，加栀子、黄芩等；若痛引两胁，可加郁金、柴胡；若腹痛剧烈，寒热往来，恶心呕吐，大便秘结者，改用大柴胡汤表里双解。

3.饮食积滞

(1)症状：脘腹胀满，疼痛拒按，嗳腐吞酸，厌食呕恶，痛而欲泻，泻后痛减，或大便秘结，舌苔厚腻，脉滑。

(2)病机分析：食积胃肠则腹胀拒按；食滞胃脘，腐熟不及则有嗳腐吞酸；饮食所伤，脾失健运，大肠传导失常故泻；舌苔厚腻，脉滑为食积所致。

(3)治法：消食导滞，理气止痛。

(4)代表方药：枳实导滞丸加减。本方具有消积导滞、清热祛湿的作用，适用于嗳腐吞酸、厌食呕恶，腹痛胀满之证。大黄、枳实、神曲消食导滞；黄芩、黄连、泽泻清热化湿；白术、茯苓健脾助运。

(5)加减：若腹痛胀满者，加厚朴、木香行气止痛；若兼大便自利，恶心呕吐者，去大黄，加陈皮、半夏、苍术理气燥湿，降逆止呕；若食滞不重，腹痛较轻者，用保和丸。

4.肝郁气滞

(1)症状：腹痛胀闷，痛无定处，痛引少腹，或兼痛窜两胁，时作时止，得嗳气或矢气则舒，遇忧思恼怒则剧，舌质红，苔薄白，脉弦。

(2)病机分析：肝气郁结，气机不畅，可见腹痛胀闷；肝气疏泄失司，则有嗳气稍舒，忧思恼怒加剧；舌红、脉弦为气逆阳亢之象。

(3)治法：疏肝解郁，理气止痛。

(4)代表方药：柴胡疏肝散加减。本方具有疏肝行气止痛之效，可用于治疗因肝气郁结，腹痛走窜，牵引少腹或两胁之证。柴胡、枳壳、香附、陈皮疏肝理气；芍药、甘草缓急止痛；川芎行气活血。

(5)加减：若气滞较重，胸胁胀痛者，加川楝子、郁金；若痛引少腹、睾丸者，加橘核、荔枝核；若腹痛肠鸣，气滞腹泻者，可用痛泻要方；若少腹绞痛，阴囊寒疝者，可用天台乌药散；若肝郁日久化热者，加牡丹皮、栀子清肝泄热。

5.瘀血内停

(1)症状：腹痛较剧，痛如针刺，痛处固定，经久不愈，舌质紫黯，脉细涩。

(2)病机分析：瘀血内停，气机阻滞，脉络不通，不通则痛；血瘀日久，可见舌质紫黯；瘀血内停，阻滞脉道，血脉被遏，则脉细涩。

(3)治法：活血化瘀，和络止痛。

(4)代表方药：少腹逐瘀汤加减。本方有活血化瘀、理气止痛之效，适宜治疗腹痛如针刺、痛有定处的血瘀证。当归、川芎、赤芍、甘草养血和营；延胡索、蒲黄、五灵脂化瘀止痛；肉桂、干姜、小茴香温经止痛。

(5)加减：若腹部术后作痛，或跌仆损伤作痛，可加泽兰、没药、三七；瘀血日久发热，可加丹参、牡丹皮、王不留行籽；若兼有寒象，腹痛喜温，胁下积块，疼痛拒按，可用膈下逐瘀汤；若下焦蓄血，大便色黑，可用桃核承气汤。

6.中虚脏寒

(1)症状：腹痛绵绵，时作时止，喜温喜按，形寒肢冷，神疲乏力，气短懒言，胃纳不佳，面色无华，大便溏薄，舌质淡，苔薄白，脉沉细。

(2)病机分析：中阳不振，气血不足，失于温养，则见腹痛绵绵，喜温喜按；中气不足则神疲乏力，气短懒言；舌质淡、苔薄白为寒证表现。

(3)治法：温中补虚，缓急止痛。

(4)代表方药：小建中汤加减。本方具有温中补虚、缓急止痛的功能，可用于治疗形寒肢冷、喜温喜按、腹部隐痛之证。桂枝、生姜温阳散寒；芍药、炙甘草缓急止痛；饴糖、大枣甘温补中；可加党参、白术益气健脾。

(5)加减：若腹中大寒，呕吐肢冷，可用大建中汤温中散寒；若腹痛下利，脉微肢冷，脾肾阳虚者，可用附子理中汤；若大肠虚寒，积冷便秘者，可用温脾汤；若中气大虚，少气懒言，可用补中益气汤。

(三)其他疗法

1.单方验方

(1)小茴香 9 g，乌药 6 g，水煎服。功能为温经散寒。适用于寒邪阻滞之腹痛。

(2)五灵脂 9 g，蒲黄 9 g，研细末，醋、水各半，煮透，连渣服之。功能为活血祛瘀。适用于瘀血停滞之腹痛。

(3)官桂 10 g，莱菔子 15 g，水煎内服。适用于气滞腹痛。

(4)艾叶 5 g，香附 10 g，肉桂 3 g，水煎服。功能为温经散寒。适用于虚寒腹痛。

2.常用中成药

(1)补脾益肠丸。①功用主治：益气健脾，温中散寒。用于脾胃虚寒型的溃疡性结肠炎、肠易激综合征等引起的腹痛。②用法用量：每次 6 g，每日 3 次。

(2)补中益气丸。①功用主治：健脾益气。用于脾气虚弱的腹痛。②用法用量：每次 8 粒，每日 3 次。

(3)附子理中丸。①功用主治：健脾温中散寒。用于脾肾阳虚的腹痛。②用法用量：每次8～12 粒，每日 3 次。

(4)保和丸。①功用主治：消食化滞。用于饮食停滞的腹痛。②用法用量：每次 3～6 g，每日 3 次。

(5)藿香正气丸。①功用主治：解表化湿，理气和中，扶正祛邪。用于外感风寒或内伤饮冷引起的腹痛。②用法用量：每次 8 粒，每日 3 次。

(6)延胡索止痛片。①功用主治：功能理气，活血，止痛。用于气滞血瘀的腹痛。②用法用量：每次 4～6 片，每日 3 次。

3.针灸疗法

(1)体针：以取足阳明、足厥阴经及任脉穴为主。①处方：下脘、关元、天枢、足三里、太冲。②配穴：寒邪内积者加神阙、公孙；湿热壅滞者加阴陵泉、内庭；气滞血瘀者加膻中、血海；脾阳不振者加脾俞、肾俞。

(2)耳针：选胃、小肠、大肠、肝、脾、交感、神门、皮质下。毫针刺，每次选 2～4 穴，疼痛时用中强刺激捻转，亦可用揿针或王不留行籽按压。

(3)穴位注射:选天枢、足三里。用异丙嗪和阿托品各50 mg混合液,每穴注入0.5 mL药液,每日1次。

4.外治疗法

(1)外敷法。硫黄、吴茱萸各6 g,大蒜适量,捣和,涂敷脐中,适用于寒性腹痛。胡椒粉10 g,敷于脐上,胶布敷盖,24小时后取下,更新再敷,适用于虚寒性腹痛。皮硝30~90 g,打碎,布包敷于痛处或脐部,适用于因食滞湿热引起的腹痛。

(2)推拿疗法:以通经和络止痛为治疗大法,用一指禅推、按、揉、摩、搓、擦等法。①取穴和部位:中脘、天枢、气海、肝俞、胆俞、脾俞、胃俞、三焦俞、足三里、内关、三阴交、压痛点。②操作:患者仰卧位,医者站于一侧。用轻快的一指禅推法在中脘、天枢、气海施术,每穴2分钟,再用较重力按揉腹部压痛点处3分钟,四指摩腹1~2分钟,最后按揉内关、足三里、三阴交,每穴2分钟;患者俯卧位,用一指禅推法自肝俞至三焦俞,往返施术5~10遍,再用较重的按揉法在肝俞至三焦俞施术,时间约为5分钟。最后施以擦法,以透热为度。③加减:寒邪内阻者,加揉关元、神阙;湿热壅滞者,按压内庭、行间、曲池、阴陵泉;饮食积滞者,加用一指禅推上脘、下脘、章门、期门;肝郁气滞者,加以重按期门、太冲、行间;瘀血内停者,加揉血海、曲泉、地机;中虚脏寒者,加以按揉、搓擦大包、章门,以透热为度。

五、临证参考

(一)根据不同病机治疗腹痛

腹痛的临床表现虽然复杂,但只要把握其病因特点,病机之归属,病位之所在,就可治之有据。即通常运用的寒者热之,热者寒之,虚者补之,实者泻之,在气治气,在血治血。无论何种治法,都在于求其"通则不痛",恢复六腑的和降调顺功能。

(二)灵活运用温通法治疗腹痛

温通法是以辛温或辛热药为主体,配合其他药物,借能动能通之力,以收通则不痛之效的治疗方法。一是与理气药为伍,如良附丸中高良姜与香附同用,温中与理气相辅相成,用于寒凝而致气滞引起的腹痛十分相宜。二是与养阴补血药相合,刚柔相济,也可发挥温通止痛作用,如当归四逆汤中桂枝、细辛与当归、白芍同用。三是与活血祛瘀药配用,如少腹逐瘀汤,在活血化瘀的同时使用小茴香、干姜、肉桂等辛香温热之品,来化解滞留于少腹的瘀血。四是与补气药相配,温阳与补气相得益彰,如附子理中汤,对中虚脏寒的腹痛切中病机。五是与甘缓药同用,常用甘草、大枣、饴糖等味甘之品,使其温通而不燥烈,缓急止痛而不碍邪。

(三)通腑药的具体运用

治疗腹痛多以通腑为基本治则,但临证时必须根据病情,灵活配伍应用。理气轻剂用枳壳、大腹皮、陈皮,重剂用槟榔、瓜蒌、酒军、玄明粉。对腹痛虚实夹杂者,先治其标,使脾胃运化功能恢复,再酌用益气健脾之品。如脾虚兼气滞,先用香附、陈皮、枳壳、大腹皮等行气通腑,后酌加党参、黄芪、炙甘草顾本补虚。脾虚夹有食滞,则先用鸡内金、陈皮、莱菔子、焦三仙等消导化积,再加党参、白术等消中兼补,即用补法一定要注意补中兼通、切忌壅补。

(四)鉴别虫证引起的腹痛

若属蛔虫寄生于人体肠道,导致脾胃健运失常,气机郁滞,出现脐腹阵痛,手足厥冷,泛吐清涎等蛔厥症状者,可选乌梅丸等辨证加减。绦虫属古籍所载的寸白虫病。寸白虫寄生于肠道,吸食水谷精微,扰乱脾胃运化,而引起大便排出白色节片,肛痒,腹痛,或腹胀,乏力,食欲亢进等症。

治疗以杀虫、驱虫为主，同时佐以泻下药促进虫体排出。驱虫可予槟榔、南瓜子、仙鹤草等，驱虫后，可适当予党参、茯苓、白术等调理脾胃以善后，经3～4个月后未再排出节片，可视为治愈，反之，再有节片排出，当重复驱虫治疗。

六、预防调护

(1)平素宜饮食有节，进食易消化、富有营养的饮食。忌暴饮暴食，忌食生冷、不洁之食物，少食过于辛辣、油腻之品。

(2)要养成良好的饮食习惯，饭前洗手，细嚼慢咽，饭后不宜立即参加体育运动。

(3)虚寒者宜进热食，热证忌辛辣、煎炸、肥甘厚腻之品；食积者宜暂禁食或少食。

(4)医师须密切注意患者的面色、腹痛部位、性质、程度、时间、腹诊情况、二便及伴随症状，并须观察腹痛与情绪、饮食寒温等因素的关系。如患者出现腹痛剧烈、拒按、冷汗淋漓、四肢不温、呕吐不止等症状，须警惕出现厥脱证，应立即处理，以免贻误病情。

(张佳璐)

第五节 泄　泻

泄泻也称"腹泻"，是指排便次数增多，粪便稀薄，或泻出如水样。古人将大便溏薄者称为"泄"，大便如水注者称为"泻"。由于感受外邪、饮食不节、情志所伤及脏腑虚弱等，使脾胃运化功能失调，肠道分清泌浊、传导功能失司所致。可按其发病缓急分为急性泄泻和慢性泄泻两类。

西医的急慢性肠炎、肠结核、肠道激惹综合征、吸收不良综合征等属于本病的范畴。

一、辨证

(一)急性泄泻

主症：发病势急，病程短，大便次数多，小便减少。

感受寒湿：大便清稀，甚如水样，腹痛肠鸣，脘闷食少，舌淡，苔白腻，脉濡缓。

感受湿热：泄泻腹痛，泻下急迫，或泻而不爽，粪色黄褐，气味臭秽，肛门灼热，烦热口渴，小便短黄，舌红，苔黄腻，脉濡数。

食滞肠胃：腹痛肠鸣，臭腐如败卵，泻后痛减，伴有未消化的食物，嗳腐吞酸，不思饮食，苔垢浊或厚腻，脉滑。

(二)慢性泄泻

主症：起病缓，病程长，泻下势缓，泻出量少，常有反复发作的趋势。

脾胃虚弱：大便时溏时泻，迁延反复，完谷不化，饮食减少，食后脘闷不舒，稍进油腻食物，则大便次数明显增加，面色萎黄，神疲倦怠，舌淡苔白，脉细弱。

肝气乘脾：素有胸胁胀闷，嗳气食少，每因抑郁恼怒或情绪紧张时发生腹痛泄泻，腹中雷鸣，矢气频作，舌淡红，脉弦。

肾阳虚衰：黎明之前脐腹作痛，肠鸣即泻，泻下完谷，泻后则安，形寒肢冷，腰膝酸软，舌淡苔白，脉沉细。

二、治疗

(一)针灸治疗

1.急性泄泻

治则:除湿导滞,通调腑气。以足阳明、足太阴经穴位为主。

主穴:天枢、上巨虚、阴陵泉、水分。

配穴:感受寒湿者加神阙;感受湿热者加内庭;饮食停滞者加中脘。

操作:毫针刺,用泻法。神阙用隔姜灸法。

方义:天枢为大肠募穴,可调理肠胃气机;上巨虚为大肠下合穴,可运化湿滞,取“合治内腑”之意;阴陵泉可健脾化湿;水分可利小便而实大便。

2.慢性泄泻

治则:健脾温肾,固本止泻。以任脉及足阳明、足太阴经穴位为主。

主穴:神阙、天枢、足三里、公孙。

配穴:脾气虚弱者加脾俞、太白;肝气郁结者加太冲;肾阳不足者加肾俞、命门。

操作:神阙用灸法;天枢用平补平泻法;足三里、公孙用补法。配穴按虚补实泻法操作。

方义:灸神阙可温补元阳,固本止泻;天枢为大肠募穴,能调理肠胃气机;足三里、公孙可健脾益胃。

(二)其他治疗

1.耳针

选大肠、小肠、脾、胃、肝、肾、交感,每次取3～4穴,毫针刺,中等刺激。也可埋耳针或用贴压法。

2.穴位注射

选天枢、上巨虚,用小檗碱注射液,或用维生素 B_1 或维生素 B_{12} 注射液,每穴注射0.5～1.0 mL,每日或隔天1次。

(秦照梅)

第六节 便　　秘

便秘是指大便排出困难,粪质干燥坚硬,秘结不通,艰涩不畅,排便次数减少或排便间隔时间延长,或虽有便意而排便无力、粪便不干亦难排出的病证。为脏腑功能失调、气血津液紊乱、大肠传导功能失常所致,其病位在于大肠,与肺、肝、脾、肾关系密切;其病机变化有虚有实,有寒有热,涉及气血阴阳。饮食失节、喜食辛辣、胃火炽盛者;劳倦过度、情志失调者;热病伤津、老年体弱,气阴不足者;肺失肃降,肠失濡养者;阳虚寒凝或痰滞虫积、燥热内结,腑气不畅者,好发便秘。

中医药治疗便秘有其特色与优势,以药物治疗为主,还可配合针灸、推拿、熨敷及饮食调护等。根据六腑者传化物而不藏、和腑气以通为顺的生理特性,便秘的治则是“通下”。实秘以祛邪通下为主,具体的治法包括清热润肠、顺气导滞、通腑攻下等;虚秘以扶正通下为主,具体的治法包括益气润肠、养血润燥、养阴生津、温阳通便等。

便秘根据其严重程度可分为轻、中、重度三度。一般来说，刚开始时症状较轻，不影响生活，经一般处理能好转，无需用药或只需少用药，属于轻度便秘。便秘日久不治或治不得法，便秘症状可以持续，患者异常痛苦，严重影响生活质量，依赖药物才能排便或治疗也无效，此时属于重度便秘。介于两者之间者则属于中度便秘。

一、病证诊断

（一）诊断

（1）排便时间延长，3 天以上 1 次，粪便干燥坚硬。

（2）重者大便艰难，干燥如栗，可伴少腹胀急，神倦乏力，胃纳减退等症。

（3）排除肠道器质性疾病。

（二）鉴别诊断

1.积聚

积聚与便秘均可以在腹部触及包块。便秘之包块因粪便积聚于肠道所致，多位于左下腹，或为条索状物，或为大小不等的包块，经过通便或灌肠等治疗后包块的大小、位置发生改变或消失；积聚之包块，可以出现在腹部各处，其形态与位置固定不移，不因通下而变化，经过电子结肠镜或下消化道造影等可以明确诊断。病机上便秘多由胃热腑实、肠道气滞、阳虚寒凝、气虚阴亏、津亏血虚所致；积聚多由气滞血瘀、痰滞浊积，癥积肿块形成所致。便结难行为其标证，应审因求本。

2.肠结

二者皆为大便秘结不通。但肠结多为急病，表现为腹部疼痛拒按，如有包块则在全腹各处都可能出现，形状不定，大便完全不通，且无矢气和肠鸣音，常伴有呕吐，严重者可吐出粪便；便秘多为慢性久病，表现为腹部胀满，大便干结难行，可有矢气和肠鸣音，或有恶心呕吐，食纳减少。病机上便秘多因大肠传导失常所致；而肠结多因大肠通降受阻、腑气不畅所致。高龄、长期便秘没有及时规范治疗，以及外界诱因可致肠结变证。

3.便血

便秘可以发生便血，多因长期便秘诱发痔疮而出血，或临厕努挣以致肛裂出血。其血色鲜红，不与粪便混合，包裹在粪便之外，有时伴鲜血点滴而下。便血证之大便无艰涩难行，大便色暗红，如出血部位较高则大便色黑，甚则柏油样便，依此可以区分。病机上便秘强调脏腑功能失调、气血津液紊乱、大肠传导功能失常所致，病位归于大肠；便血则注重火与虚，火盛则迫血妄行，气虚则血无所摄，初病多因肠道湿热，日久多见脾胃虚寒，病位归于胃与大肠。

（三）证候诊断

1.热秘证

大便干结；小便短赤，面红身热，口干烦渴，舌苔黄燥，脉象滑实。

2.气秘证

大便干结或不干，排便不畅；胸胁满闷，脘腹胀痛，肠鸣矢气，苔白脉细弦。

3.冷秘证

大便干结或不干，排出困难；少腹冷痛，小便清长，面色青淡，畏寒肢冷，舌淡苔白润，脉沉迟。

4.气虚证

大便干结如栗或并不干硬，临厕无力努挣；汗出气短，神疲气怯，肢倦懒言，舌淡苔薄白，脉弱。

5.阴虚证

大便干结，状如羊屎；口干少津，颧红面赤，眩晕耳鸣，潮热盗汗，腰膝酸软，舌红苔少，脉细小数。

6.血虚证

大便干结，数日一行；面色淡白无华，心悸健忘，头晕目眩，唇甲淡白，舌淡苔白，脉细涩或弱。

二、病因病机

(一)病因

1.原发病因

便秘一证，病在大肠，虽为腑病，然与其他脏腑、气血津液关系密切。凡是影响大肠的传导功能，或引起糟粕传化失常的因素，皆可造成便秘。

(1)胃肠积热：平素喜食辛辣，过食肥甘厚味，过饮烈酒，及过服温补之品，使胃中积热，胃之降浊功能不畅，积滞于胃中，积滞日久，郁而化热，热从燥化，肠之传导功能失常。

(2)肺失肃降：外感风寒，寒从热化；外感风热，热邪伤肺，肺之肃降失常。大肠为肺之腑，肺气下达，津液下行，大肠传导正常。肺失肃降，津液不能下达，肠失濡养，甚或肠间积热，则传导失常。

(3)情志不畅：肝气郁结，气郁化火，肝郁化热，火邪灼土，肝胃失和。气郁过久，肝气横逆，伤脾犯胃，清阳不升，浊阴不降，气郁于中，痰阻于内，气机闭塞，胃气不降，腑气不通，大便停留或便而不爽。

(4)血虚津亏：生成不足或久病耗伤，阴液受损，血虚津亏，肠失濡养，使肠壁枯衰，传导乏力，出现便秘。

(5)气虚乏力：一身之气皆属于肺，肺气虚弱，全身之气虚弱，脏腑之气衰微；脾气虚弱，运化无权，水谷精气不能输布全身。肺脾两气虚弱，致大肠的动力不足，使肠内容物停留阻滞，出现便秘。

(6)阳虚寒凝：素体阳虚，或过食寒凉之品，过服苦寒之药，使阳气更虚，真阳受损；年老体弱者，肾阳虚衰，下焦失养，温煦失职，津液不能蒸发，肠内失养，推动乏力，虚寒内盛，便难艰涩。

2.继发病因

(1)癥瘕积聚：腹内瘕积，为实在之物，可在肠间腹内，或在肠内形成，固体之物，可大可小，可压迫肠管，亦可阻滞于肠内，致使本来传导正常的大肠功能受到影响，大便不畅继发于瘕积之后。各种原因引起的肠内胀气，或肠外积气，使肠壁膨胀，或肠管受挤压，而使大肠推动受阻，传导失常。便结难行为其标证，应审因求本。

(2)失血失液：各种原因造成的大失血，或严重呕吐、腹泻，高热不退等原因使体内阴血枯竭，津液亏损，脏腑失之濡养，脾之运化失常，肠中津液亏损，不能正常传导，继发便秘。

(二)病机

1.发病

便秘可见于各种年龄，无明显季节性；常慢性起病，也可急性发作；便秘严重者可引起剧烈腹痛，甚则出现全身症状，需紧急处理。

2.病位

病位主要在大肠,与肺、肝、脾胃、肾的关系密切。实证、热证多与肝、胃有关:胃热炽盛,胃气不降;肝失疏泄,肝郁化火。而久病体弱,肺气不足,肾阳虚衰,当责之于肺、肾二脏。另外,便秘与气血津液的关系也很密切,各种原因造成的失血、失液、血不充养、津液不足皆可致便秘。

3.病性

病性有虚、实之分。便秘之本应属虚证,因气虚、血虚、阴虚、肺虚、肾虚,使肠之传化失常。便秘之标为热结、气滞、瘀阻、痰湿,热邪和实邪加重了便秘的形成和症状的发展与转化,标证为主时属热证、实证。癥瘕积聚为实邪,久病可导致虚证。

4.病势

初起多为实证,临证见热结、气滞,或虚实兼夹。病情发展,正气虚弱,邪气旺盛,即为本虚标实证。便秘日久,气虚无力,肾阳亏损,阴液不足,血亏津虚,为真虚之证,此时可见大便秘结,艰涩难解,是真虚假实证。

5.病机转化

先天禀赋充实,脏腑功能平衡,大肠传化功能正常,便行通畅。若气机失调影响大肠传导,则发生气秘;气秘证肝脾之气郁结日久,郁而化热,热结胃肠,可渐见热秘,故本病之初多为实证。实证日久或反复发作,病情渐重,累及气血阴阳,可转化为虚秘。若气秘热秘日久,正气耗伤,气虚传导无力,可转化为气虚便秘;若热秘日久,耗液伤阴,肠燥失养,可转化为阴虚便秘;若气阴两伤,气损及阳或阴不涵阳者,可转化为阳虚冷秘;若阴虚便秘日久,阴津亏损,虚阳上越,腑气不通,浊气上犯可致风秘;若血虚便秘日久可发展为肝肾阴虚,同时气为血帅,血为气母,关系密切,故血虚便秘易合并气虚证。虚秘者,伴脾运失常,可变生食滞、气逆、湿郁和痰阻之实证;其因虚致实,为虚中有实的夹杂证候。

6.证类病机

基本证类病机变化有虚有实,有寒有热,涉及气血阴阳,因此只有抓住便秘的基本证候要素才可以灵活辨证,紧扣病机。综合古今文献,涉及便秘的基本证候要素包括六淫邪气(风、寒、暑、湿、燥、火)、气血相关要素(气滞、气虚、血虚、血瘀)、阴阳相关要素(阴虚、阳虚)以及食积、痰浊等十余种,而以热结、气滞、寒凝、气虚、血虚、阴虚、阳虚、湿阻、血瘀九个证候要素最为常见,各证候要素可独立或相互交叉结合形成相应证候。

(1)热结证:素体阳盛,或喜食辛辣燥热,好食肥甘厚味,或过饮烈酒,多服温热滋补之品,或外感热证,热邪伤肺,肺胃之津不能下达大肠,致使胃肠积热,耗伤津液,肠道干涩,故大便秘结。本证热结日久伤阴或耗伤正气,可合并阴虚、气虚之证。

(2)气滞证:若情志不畅,忧愁多虑,气郁不畅,肝失条达,气机阻塞,肝木侮土,胃肠失和。气郁化火,腑气不通,浊气不降,大肠气机不畅,传导不利而致便秘。本证气郁日久化火,或耗伤正气,或推行乏力,可并见热结、气虚、血瘀之证。

(3)寒凝证:多因外感阴寒之邪,或内伤久病,阳气耗伤,或过服生冷寒凉、伐伤阳气,阴寒内盛所致。寒凝于内,糟粕固于肠间,而失去正常传导,故见排便困难,发为冷秘。阳虚为寒凝之根本,故寒凝证多伴阳虚之证。

(4)气虚证:脾主运化,脾气虚弱,运化失职,糟粕内停,大肠传导无力,故虽有便意而临厕努挣;肺气虚弱,固摄无权故汗出气短。本证若气虚日久,阳气耗伤,可见并见阳虚之证。

(5)阴虚证:年老体弱,或久病之后,阴液耗伤,尤其形体干瘦阴精亏虚者,使全身脏腑失去濡养，其阴精亏虚，肠燥失养，干涩不畅，可致大便干结，状如羊屎。阴虚日久，阴血暗伤，可伴有血虚便秘之证。

(6)血虚证：妇女产后，或大失血者，阴血丢失，络脉失养，不能下润大肠，肠道干涩故见大便干结；血虚亦可致气虚，气血双虚，大肠推动乏力，以致大肠失去了正常的传导功能，无力使大肠糟粕排出。本证多与气虚、阴虚并存。

(7)阳虚证：气虚阳虚之体，或过食寒凉，损伤脾阳，脾阳不足，运化失职，津液不能正常运化输布，故见大便秘结。本证多伴有寒凝证和气虚证。

(8)血瘀证：情致不舒，肝气久郁，气滞不行以致血运障碍，可见瘀血内停；或久病气虚，运血无力，逐渐形成血瘀之证。故气虚便秘或气滞便秘多伴血瘀之证。

(9)湿阻证：大肠主津，参与津液形成，传化物而不藏，大肠接受小肠泌别清浊后的饮食物残渣和剩余的水分后，将其中部分水液重吸收，使残渣形成粪便而排出体外。若气不化水生津，使小便频数，津液渗于前，无以滋润胃肠，而使胃肠干燥，大便秘结不下。或膀胱气化不利，水蓄于内，或脾胃虚弱，运化无力导致的水湿停留，津液不布，胃肠干燥，大便秘结不下。

三、辨证思路

(一)辨病因

若因为出差、旅游、生活环境改变而偶然发生便秘，同时没有并发症，诊断治疗没有意义；便秘在1个月以上，并伴有消化道症状者才有临床意义。另外，要详细询问排便过程中不顺利的状况，了解每次排便时间是在起床后、早餐后，还是晚上；每次排便需要多少时间；大便的性状(黏液便、细条便、坚硬便)；排便的姿势(采取蹲位、坐马桶还是便盆)；排便是用手法辅助还是使用药物。若努挣排便时气短、乏力、汗出，表明脾胃气虚；粪便干燥如球者、老年人及孕妇多见大便津液不足、阴血亏虚；热病者、青壮年多为大肠实热；排便时间延长多为大肠气机阻滞。

(二)辨病位

大肠为传导之官，主排泄糟粕，故便秘的主要病位在于大肠。大肠是六腑之一，大肠接受经过小肠分清泌浊后所剩下的食物残渣，吸收多余的水分，形成粪便，由肛门排出体外。若六淫袭扰、脏腑功能失调、气血津液紊乱，导致大肠传导功能失职，或传导无力，或燥热内结，或气滞不通，或津枯失润，则糟粕不出，便秘生焉。大肠主司传导，上与小肠会于阑门，下极于肛门。肛门，又称“魄门”，为七冲门之末。魄门主司开合，协调脏腑气机之升降。魄门合而不开，而致便秘、便结。另外，大肠的传导功能离不开气机的升降出入，而气机的升降出入是由诸多脏腑共同参与完成的，因此便秘与肺、肝、脾胃、肾的关系密切。肺居上焦，主一身之气，与大肠互为表里，肺气的肃降直接关系到大肠的传导；脾胃居于中焦，为气机升降之枢纽，二者一脏一腑，一升一降，关系到全身气机的流畅，大肠的传导功能与此关系尤为密切；肝在下焦，性喜条达，其气主升，肝脏的疏泄功能和气机的运动密切相关。肾脏虽与气机运动无直接关系，但肾为元阴元阳之所在，又司二便，故也与便秘有直接关系。由此可见，诸多脏腑的功能直接影响到大肠的传导。同时，分析病位应从发病原因，伴随症状，舌苔脉象等多方面入手。如外感时邪，急性起病，或起于急性热病之后者，或其人素有咳嗽痰喘者，其病位在肺；情志所伤，伴见胸胁胀满，情志不畅，心烦易怒，脉象见弦，其病位在肝；饮食失节，伴有纳呆食少，嗳腐吞酸者，其病位在脾胃；年老体虚，兼见腰膝酸软、头晕耳鸣等症者，其病位在肾。临床上只有认清病位，并根据脏腑功能与特性遣方用药，才能取得较好的疗效。

(三)辨病性

便秘的辨证定性应根据邪气有余和正气不足的侧重不同分为实秘与虚秘两类。实秘是以实邪阻滞为主要病机引起的一类病证。六淫邪气侵袭阻滞;七情致病引起的气郁;饮食不节所致的食积;病理代谢产物的痰浊、瘀血等均能导致实秘。与实秘相比,在功能性便秘中虚秘更为常见。虚者,正气不足也;正气者,气血阴阳也。故气、血、阴、阳的虚衰与不足均能引起便秘。

根据六腑者传化物而不藏、和腑气以通为顺的生理特性,便秘的治则是"通下"。实秘以祛邪通下为主,具体的治法包括清热润肠、顺气导滞、通腑攻下等;虚秘以扶正通下为主,具体的治法包括益气润肠、养血润燥、养阴生津、温阳通便等。

四、分证论治

临床中,便秘以气秘证和热秘证最为常见,现主要讲解这两种证型的治疗。

(一)气秘证

1.证舌脉

大便干结,或不甚干结,欲便不得出,或便而不爽,肠鸣矢气,腹中胀痛,嗳气频作,纳食减少,胸胁痞满,舌苔薄腻,脉弦。

2.病机分析

肝脾气滞,腑气不通。情志失和,肝失疏泄,脾失运化,导致气机郁滞,大肠传导失职,故大便干结,或不甚干结,欲便不得出,或便而不爽;腑气不通,则肠鸣矢气,腹中胀痛;肝气郁结,疏泄失职,故胸胁痞满;脾胃气滞,纳食减少,嗳气频作;舌苔薄腻,脉弦为气滞之象。

3.治法

顺气导滞。

4.方药运用

(1)常用方:六磨汤加减。方中木香调气,乌药顺气,沉香降气,三药气味辛通,能入肝脾以解郁调气;大黄、槟榔、枳实破气行滞。

(2)常用中成药:四磨汤口服液,具有顺气降逆,消积止痛之功效。

5.针灸

(1)主穴:天枢、支沟、大横、太冲、膻中。

(2)配穴:肝郁气滞配肝俞、期门;脾胃气滞配脾俞、胃俞。

(3)手法:针刺用泻法。天枢直刺1.0～1.5寸,施捻转泻法,以酸胀感向同侧腹部扩散为佳;支沟直刺0.5～1.0寸,施提插泻法,使针感向上传导;大横直刺1～2寸,施捻转泻法;太冲直刺0.5～0.8寸,施捻转泻法;膻中向下平刺0.3～0.5寸,施捻转泻法。留针20～30分钟,每日1次。

(二)热秘证

1.症舌脉

大便干结,腹部胀满,甚则疼痛拒按;小便短赤,面红心烦,或有身热,口干口臭;舌苔黄燥,脉滑实。甚则舌质红赤,舌苔黄腻或黄燥,焦黑燥裂,脉滑实有力。或兼见身体壮热,戢然汗出,不恶寒而恶热,重者可见神昏谵语的燥热腑实之证。

2.病机分析

本证属于古医籍中"阳结""热秘"的范畴。轻症同《金匮要略》中所称的"脾约"症,重症则出现燥热腑实之征象。外感时邪,失于调治,化热入里是本证的常见原因;不良的饮食习惯如嗜食肥甘厚味、辛辣炙煿或饮食不节，恣饮酒浆，亦可致肠胃壅塞，郁而化热而成肠胃燥热之证。此外，若阳盛之体又遇情志刺激，致肝火旺盛，横犯中焦而致燥热腑实者亦可见之。热为阳邪，易消烁津液，阴津耗伤，肠失濡润，水枯舟停故可见大便燥结，数日难行；糟粕淤塞肠间，气机失于通降故可见腹部满闷、作胀及疼痛；邪实内踞故按之痛甚而拒按；热灼津伤，故小便短赤，口干欲饮；糟粕停留，内热熏蒸，浊气上犯故可见口苦口臭；实热内踞，迫津外泄故见身热汗出；邪热入里，表证已去，故见不恶寒反恶热；秽浊之气上扰清窍，神明失司，故可见神昏谵语。舌红苔黄，脉滑有力均为燥热腑实之征象。

3.治法

清热润肠，攻下通便。

4.方药运用

(1)常用方：麻子仁丸加减。组方包括麻子仁、芍药、杏仁、大黄(后下)、炙枳实、炙厚朴。加减：临证时还应根据肠道实热形成的不同原因及病证牵涉的不同病位加减用药，若因暴饮暴食，食滞胃肠，郁积化热者可加莱菔子、槟榔、神曲等消积导滞；若因大便秘结日久，粪块坚硬者，可以合用玄明粉以软坚通便；若津液已伤，可合用增液汤以增水行舟；兼见痔疮便血，加用槐花、地榆炭以清肠止血；若素体肝旺，又遇情志刺激而诱发者，宜加栀子、龙胆草等清肝泻火，或用《宣明论方》的当归龙荟丸，或用《小儿药证直诀》的泻青丸加减。对于燥热腑实重症，可通腑泄热，根据病情轻重可分别选用《伤寒论》调胃承气汤、小承气汤或大承气汤加减。

(2)常用中成药：①新清宁片，每次3～5片，每日3次。清热解毒，活血化瘀，缓下。适用于内结实热的便秘。②麻仁润肠丸，每次1～2丸，每日2次。润肠通便。适用于肠胃积热、胸腹胀满、大便秘结。③六味安消胶囊，每次1.5～3.0 g，每日2～3次。和胃健脾，导滞消积，行血止痛。适用于胃脘胀满、消化不良、便秘。

5.针灸

(1)主穴：天枢、上巨虚、足三里、大肠俞。

(2)配穴：合谷、曲池、支沟、内庭。

(3)手法：施以泻法，留针30分钟，其间行针1～2次。兼有高热者，还可取商阳，用三棱针针刺放血。亦可给予电针治疗，每日1次，10次为1个疗程。

临证参考：治疗肠道实热以及燥热腑实证便秘的方药，大都属苦寒泻下的峻猛之剂，因此必须辨证无误方可大胆应用。临床所见的燥热腑实证便秘大体可分为两种情况：一种情况是见于急性热病过程中或热病之后，只要辨证准确，应用通腑泄热法治疗后大都可起到釜底抽薪之效；但热势去后，应及时调整治法方药，切忌用药过当，伤及正气。另一种情况是慢性便秘中的肠道实热证，此种证候一般属单纯大实大热者少见，多与其他证候兼夹出现，甚至有些是实中有虚，虚中夹实的虚实夹杂证，临证时应详加辨析，并根据正邪消长，孰多孰少，随时确立相应的治则治法，不可为求一时之快，过用猛药，伤及正气。另外尚有少数患者，燥结较甚，兼有腹部胀痛难忍，燥屎不下，煎药服药犹嫌太缓者，当以药导法或指抠法清除燥屎，以解其燃眉之急。用药期间注意清淡饮食，少食辛辣苦寒之品，以防苦寒伤津，肠道艰涩。

急性单纯性阑尾炎见有燥热腑实便秘者可参此治疗。本病属中医“肠痈”范畴，多因暴饮暴食，嗜食膏粱厚味致肠胃郁热，气滞血瘀所成。治疗时除通腑泄热之外，宜佐以活血消痈。方选《金匮要略》之大黄牡丹皮汤。此外方中还可加红藤、败酱草等，以增强清热解毒、活血消肿的作用。急性水肿型胰腺炎或急性胆囊炎早期亦以燥热腑实证居多，但同时往往兼有肝胆郁热的证候。治疗时可从本法变通，在通腑泄热的同时佐以清利肝胆和解少阳之品，方选《金匮要略》的大柴胡汤。

另外，一些单方验方，简便验廉，临证可以选用，但须掌握适应证。①生大黄 6 g，开水泡服；或用生大黄粉 3 g，温开水冲服。适用于燥热腑实证便秘者。②元明粉 6～9 g，温开水冲服。适于燥热腑实证便秘者。③番泻叶 6～10 g，开水泡服。适用于燥热腑实证便秘者。④草决明30～60 g，水煎分 2 次服用。适用于燥热腑实证便秘兼有肝热者。

五、转归预后

气秘证便秘临床较为常见，在实证便秘中除燥热腑实性便秘之外，绝大多数属于此证。本证亦有急性和慢性之分，其转归预后难以一概而论。急性多属外邪郁闭肺气，影响大肠传导所致者，其治疗较易；慢性者多由情志伤肝，或思虑伤脾所致，临床最为多见。脑力劳动，久坐少动之人，以及难以适应现代复杂多变的生活节奏，或面临各种生活及精神压力而患便秘者，绝大多数即属此种类型。在治疗上相对有一定难度。这类患者用通里攻下的方法亦可取效，但停药后往往依然如故，因此不可操之过急，除药物治疗外，还需辅以心理调适，增加运动，改变生活习惯等方法，从根本上去除病因，方可收到根治之效。

热秘证便秘临床较少单独出现，多与急性外感热病和一些内科杂症相兼出现。可见于西医的急性感染性疾病（如急性肺部感染、胆系感染、急性单纯型阑尾炎、急性胰腺炎等）和急性心脑血管疾病（如急性脑血管意外、急性心肌梗死）中。因此，及时、正确地加以治疗不但关系到便秘本身的转归，也直接影响着兼夹疾病的预后。单纯的燥热腑实证便秘，虽然起病急骤，病情较重，但属于大实大热的实证范畴，邪气虽盛而正伤不甚，只要辨证准确，调治得当，一般数日之内即可治愈，且愈后极少复发。与其他疾病相兼出现者，只要有燥热腑实存在，无论其原发疾病如何，亦往往以通腑泄热为先。临床实践证明，通腑泄热法在许多疾病的治疗中占有重要地位。如风火相煽所致的急性脑血管病，其初期往往见有燥热腑实证的存在，及时给予通腑泄热，可以起到釜底抽薪，急下存阴之功效。再如在急腹症的治疗中，通腑泄热法也是很重要的治疗原则。

（冯　硕）

第八章 肾内科常见病的诊治

第一节 水 肿

水肿是指体内水液潴留，泛滥肌肤，引起头面、目窠、四肢、腹部甚至全身浮肿的一种病证。本病在《黄帝内经》称为“水”，《金匮要略》称为“水气”。究其致病之因，由于外感风邪水湿，或因内伤饮食劳倦，以致水液的正常运行发生障碍，遂泛滥而为肿。按人体内水液的运行，依靠肺气之通调，脾气之转输，肾气之开阖，而三焦司决渎之权，能使膀胱气化畅行，小便因而通利。故肺、脾、肾三脏功能的障碍，对于水肿的形成，实有重大的关系。

本病的分类，《黄帝内经》曾按证候分为风水、石水、涌水。《金匮要略》从病因脉证分为风水、皮水、正水、石水；又按五脏的证候分为心水、肝水、肺水、脾水、肾水。至元代朱丹溪总结前人的理论与经验，将水肿分为阴水与阳水两大类。后人根据朱氏之说，在阴水、阳水两大类的基础上加以分型，对辨证有进一步的认识。

本病的治疗，在汉唐以前，主要以攻逐、发汗、利小便等为大法，其后乃增入健脾、补肾、温阳以及攻补兼施等法，在治疗上有了很大的发展。

一、病因病机

(1)风邪外袭，肺气不宣。肺主一身之表，外合皮毛，如肺为风邪所袭，则肺气不能通调水道，下输膀胱，以致风遏水阻，风水相搏，流溢于肌肤，发为水肿。

(2)居处卑湿，或涉水冒雨，水湿之气内侵，或平素饮食不节，湿蕴于中，脾失健运，不能升清降浊，致水湿不得下行，泛于肌肤，而成水肿。如湿郁化热，湿热交蒸，而小便不利，亦可形成水肿。

(3)劳倦伤脾，兼之饥饱不调，致脾气日渐亏损。脾主为胃行其津液，散精于肺，以输布全身。今脾虚则水液不能蒸化，停聚不行，一旦土不制水，泛滥横溢，遂成水肿。

(4)房事不节，或精神过用，肾气内伤；肾虚则开阖不利，膀胱气化失常，水液停积，以至泛滥横溢，形成水肿。

综上所述，凡因风邪外侵(肺)、雨湿浸淫、饮食不节等因素而成水肿者，多为阳水；其因劳倦内伤、房事过度，致脾、肾虚而成水肿者，多为阴水。但阳水久延不退，致正气日衰，水邪日盛，亦可转为阴水。若阴水复感外邪，水肿增剧，标证占据主要地位时，又当急则治标，从阳水论治(与初起阳水实证治法，当然有所区别）。不但如此，在发病机制上，肺、脾、肾三者又是相互联系、相互影响的。正如张景岳说："凡水肿等证，乃肺脾肾三脏相干之病。盖水为至阴，故其本在肾；水化于气，故其标在肺；水唯畏土，故其制在脾。今肺虚则气不化精而化水，脾虚则土不制水而反克，肾虚则水无所主而妄行。"从这段文字中，说明本病在肺与肾的关系上是母子相传。如果肾水上泛，传入肺经，而使肺气不降，失去通调水道的功能，可促使肾气更虚，水邪更盛；相反，肺经受邪而传入肾经时，亦能引起同样的结果。他又说明在脾与肾的关系上是相制相助。如脾虚不能制水，水湿壅盛，必损其阳，故脾虚的进一步发展，必然导致肾阳亦衰；倘肾阳衰微，不能温养脾土，可使本病更加严重。因此，肺脾肾三脏之间的关系，以肾为本，以肺为标，而以脾为中流的砥柱，实为治疗本病的关键所在。

二、辨证施治

水肿初起，大都从目睑部开始，继则延及头面四肢以至全身。也有从下肢开始，然后及于全身的。如病势严重，可兼见腹满胸闷、气喘不得平卧等证。在治疗方法上，如《素问·汤液醪醴论》说："平治于权衡，去菀陈莝……开鬼门，洁净府。"《金匮要略》也说："诸有水者，腰以下肿，当利小便；腰以上肿，当发汗乃愈。"目前在临床上根据这些原则，主要有发汗、利尿、逐水，以及健脾益气、温肾降浊等法；而这几种方法，或一法独进，或数法合施，须视疾病的轻重和需要而选择应用。兹将阳水与阴水的分型证治，分别叙述如下。

（一）阳水

1.风水泛滥

（1）主证：目睑水肿，继则四肢及全身皆肿，来势迅速，肢节酸重。小便不利，多有恶寒、恶风、发热等证，或咳嗽而喘，舌苔薄白，脉浮紧。或喉关红肿，舌质红而脉浮数。

（2）证候分析：水气内停，风邪外袭，风为阳邪，其性上行，风水相搏，故其肿自上起而发展迅速。邪在肌表，壅遏经隧，故肢节酸重。膀胱气化失常，故小便不利，且有恶风、寒热等表证。风水上犯于肺，则咳嗽而喘。若风热交侵，亦有喉痛或喉蛾肿大者。苔薄白，脉浮紧，是风水偏寒；舌质红，脉浮数，则是风水兼热。

（3）治法：祛风行水。

（4）方药：越婢加术汤为主方。方中麻黄、石膏宣肺清热，白术健脾制水，使肺气得通，水湿得下，则风水自除。热不甚的去石膏，加鲜茅根以清热利小便，收效亦速。表邪甚而偏寒的，去石膏，加羌活、防风。咳喘可加杏仁、陈皮；甚者加桑白皮、葶苈子以泻肺气。若咽喉红肿疼痛者，则加牛蒡、象贝、黄芩之类以清肺热。若汗出恶风，身重而水肿不退，卫阳已虚者，则宜助卫气以行水湿之邪，用防已黄芪汤加味。

2.水湿浸渍

（1）主证：肢体水肿，按之没指，小便短少，身体重而困倦，舌苔白腻，脉沉缓。

（2）证候分析：水湿之邪，浸渍肌肤，壅阻不行，故肢体水肿。水湿内聚，三焦决渎失司，膀胱气化不行，所以小便不利。水湿日增而无出路，故肿势日甚，按之凹陷没指。身重而倦，脉沉缓，苔白腻，都是水湿内停、阳气不运的征象。

（3）治法：通阳利水。

（4）方药：五苓散合五皮饮为主方。五苓散温阳利水，五皮饮消肿行水，二方合用，利水消肿之力更大。若上半身肿甚而喘者，加麻黄、杏仁。舌苔白厚，口淡，神倦脘胀，下半身肿重难行者，去桑白皮，加厚朴、川椒目、防己以行气化湿；若怯寒肢冷，脉沉迟者，再加附子、干姜以助阳化气，而行水湿。

3.湿热壅盛

(1)主证：遍身水肿，皮色润泽光亮，胸腹痞闷，烦热，小便短赤，或大便干结，舌苔黄腻，脉沉数。

(2)证候分析：水湿之邪化热，壅于肌肤经隧之间，故身水肿而润泽光亮。湿热熏蒸，气机升降失常，故胸腹痞闷而烦热。湿热下注，膀胱输化无权，故小便短赤。湿热壅滞，肠失传导，故大便干结。苔黄腻，脉沉数，乃湿热壅盛，已属里实之征。

(3)治法：分利湿热。

(4)方药：疏凿饮子为主方。本方能攻逐水湿，具有上下表里分消之力，使蓄积之水从二便排去，水去热清，则肿势自退。此为治湿热水肿实证的一般泻剂。若腹满不减，大便秘结者，可合用己椒苈黄丸以助攻泻之力，使水从大便而下泄。若证势严重，兼见气粗喘满，倚息不得卧，脉弦数有力者，为水在胸中，上迫于肺，肺气不降，宜泻肺行水为主，可用五苓、五皮等方，合葶苈大枣泻肺汤，以泻胸中的水气。

(二)阴水

1.脾阳不运

(1)主证：身肿腰以下为甚，按之凹陷不易恢复，脘闷腹胀，纳减便溏，面色萎黄，神倦肢冷，小便短少，舌质淡，苔白滑，脉沉缓。

(2)证候分析：由于中阳不足，气不化水，致下焦水邪泛滥，故身肿腰以下为甚，按之凹陷而不起。脾阳不振，运化无力，故脘闷纳减，腹胀便溏。脾虚则气不华色，阳不卫外，故面色萎黄，神倦肢冷。阳不化气，则水湿不行而小便短少。舌淡，苔白滑，脉沉缓，是脾虚水聚、阳气不运之征。

(3)治法：温运脾阳，以利水湿。

(4)方药：实脾饮为主方。方中有白术、茯苓、附子、干姜之温运脾阳，化气行水，为本方的主力。若水湿过重，可加入桂枝、猪苓、泽泻，以助膀胱之气化而利小便；便溏者，去大腹子；若气虚息短者，可加人参以补元气。

又有水肿一证，由于较长期的饮食失调，或营养不足，损及脾胃而起。症见遍身水肿，晨起则头面较甚，劳动则下肢肿胀，能食而疲软乏力，大便如常，小便反多，与上述水肿不同。舌苔薄腻，脉象软弱。由于脾虚生湿，气失舒展，郁滞为肿，治宜健脾化湿，不宜分利，可用参苓白术散为主方。或加黄芪、桂枝以益气通阳，或加附子、补骨脂以温肾助阳。并可用豆类、米糠等煮服，作为辅助治疗。

2.肾阳衰弱

(1)主证：面浮，腰以下肿甚，按之凹陷不起，阴下冷湿，腰痛酸重，尿量减少，四肢厥冷，怯寒神倦，面色灰暗，舌质胖，色淡苔白，脉沉细，尺弱。

(2)证候分析：腰膝以下，肾气主之。肾阳衰微，阴盛于下，故见腰以下肿及阴下冷湿等证。腰为肾之府，肾虚而水气内盛，故腰痛酸重。肾与膀胱相表里，肾气虚弱，致膀胱气化不利，故小便量少。肾阳不足，命门火衰，不能温养肢体，故四肢厥冷，怯寒神倦。面色灰暗无华，舌质淡而胖，苔白，脉沉细尺弱，均是肾阳虚衰、水湿内盛之象。

(3)治法：温暖肾阳，化气行水。

(4)方药：真武汤为主方。本方温肾利水，使阳气得复，寒水得化，小便得利，则肿自消退。若虚寒过甚者，可加葫芦巴、巴戟天、肉桂心等以温补肾阳。若喘息自汗，不得卧者，可加人参、炙甘草、五味子、煅牡蛎等以防喘脱。

3.兼证

(1)如果复感寒邪，寒水相搏，肿势转甚，恶寒无汗者，本方去白芍，暂加麻黄、细辛、甘草、大枣，以温经散寒。

(2)久病阳虚未复，又见阴虚之证，水肿反复发作，精神疲倦，头晕耳鸣，腰痛遗精，牙龈出血，为阳损及阴，阴虚不能敛阳，虚阳扰动所致。治宜扶元阳，滋阴液，兼利小便以去水邪，可用大补元煎，合济生肾气丸同时并进。

凡水肿病，宜戒忿怒，远酒色，适寒温，禁食盐、醋、虾、蟹及生冷等品。一般在肿退三月后，可少盐进食，渐渐增加。

本病久而不愈，如见唇黑，脐突，足下平满，背平者，为五脏俱伤，乃属危候。又有屡次反复发作，致腹胀喘急，恶心呕吐，不思饮食，大便稀溏，或有下血者，是脾胃衰败，气不统血，亦为危重之候。

(张云霞)

第二节　关　　格

关格是以小便不通、呕吐不止为主要临床表现的病证。小便不通名曰关，呕吐不止名曰格，两者并见名曰关格。关格一般起病较缓，此前多有水肿、淋证、癃闭、消渴等慢性病史，渐进出现倦怠乏力，尿量减少，纳呆呕吐，口中气味臭秽及多种复杂兼症。晚期可见神昏、抽搐、出血、尿闭、厥脱等危候。另有所述以大便不通兼有呕吐而亦称为关格者，不属本节讨论范围。

一、历史沿革

关格之名，始见于《黄帝内经》。其所论述的关格，一是指脉象，二是指病机。前者如《灵枢·终始》，其曰："人迎四盛，且大且数，名曰溢阳，溢阳为外格。"又曰："脉口四盛，且大且数者，名曰溢阴，溢阴为内关，内关不通死不治。人迎与太阴脉口俱盛四倍以上，命曰关格，关格者与之短期。"认为人迎与寸口脉均极盛，为阴阳离决的危象。后者如《灵枢·脉度》，其曰："阴气太盛，则阳气不能荣也，故曰关；阳气太盛，则阴气弗能荣也，故曰格；阴阳俱盛，不得相荣，故曰关格。关格者，不得尽期而死也。"旨在说明阴阳均偏盛，不能相互营运的严重病理状态。

汉代张仲景发展了《黄帝内经》的认识，《伤寒论·平脉法》谓："关则不得小便，格则吐逆。"明确提出关格的主要表现是小便不通和呕吐。并指出此证为邪气关闭三焦，而正气虚弱，不能通畅，既可见于急性疾病，也可见于慢性疾病，属于危重证候。

隋代巢元方《诸病源候论·大便病诸候》认为："大便不通谓之内关，小便不通谓之外格，二便俱不通，为关格。"所指有别于《伤寒论》，而其对病机阐述则遵从《黄帝内经》。此说一经提出，其影响沿至北宋。

唐代孙思邈《备急千金要方》把以上两说并列。王焘《外台秘要·卷二十七》补充了腹部痞块亦属于关格病的一个常见症状。

南宋张锐编著的《鸡峰普济方·关格》把上述概念合而为一，提出关格病为上有吐逆，下有大小便不通。并举例应用大承气汤有效，是对关格病较早的医案记载。

金元以后诸医家，对关格概念，以宗仲景说者为多。针对关格一证的多种含义，明代张景岳《景岳全书·关格·论证》有专门阐释："关格一证，在《黄帝内经》本言脉体，以明阴阳离决之危证也，如'六节藏象论''终始篇''禁服篇'及'脉度''经脉'等篇，言之再四，其重可知。自秦越人三难曰：'上鱼为溢，为外关内格；入尺为覆，为内关外格。'此以尺寸言关格，已失本经之意矣。又仲景曰：'在尺为关，在寸为格；关则不得小便，格则吐逆。'故后世自叔和、东垣以来，无不以此相传。"同时，明清以来，对关格的病因认识、临床证治及预后判断方面则有所发展。如王肯堂《证治准绳·关格》提出了临床应掌握"治主当缓，治客当急"的治疗原则。李用粹《证治汇补》指出："既关且格，必小便不通，旦夕之间，陡增呕恶，此因浊邪壅塞三焦，正气不得升降，所以关应下而小便闭，格应上而呕吐，阴阳闭绝，一天即死，最为危候。"何廉臣则进一步提出"溺毒入血"理论，《重订广温热论》描述："溺毒入血，血毒上脑之候，头痛而晕，视力朦胧，耳鸣耳聋，恶心呕吐，呼吸带有溺臭，间或猝发癫痫状，甚或神昏痉厥，不省人事，循衣摸床撮空，舌苔起腐，间有黑点。"不仅指出本病亦可见于急性热病，同时还阐述了关格晚期或重症的证候学特征，均对临床有重要的指导意义。

二、范围

关格主要包括西医所指各种原发性、继发性肾脏疾病引起的慢性肾衰竭。其他如休克、创伤、流行性出血热、败血症等疾病的晚期引起急性肾衰竭者，可参考本节内容进行辨证论治。

三、病因病机

关格是小便不通、呕吐及各种虚衰症状并见的病证，此为多种疾病发展到脾肾衰惫，浊邪壅塞所致。临证表现为本虚标实，寒热错杂，三焦不行，进而累及其他脏腑，终致五脏俱伤，气血阴阳俱虚。

（一）脾肾阳虚

水肿病程迁延，水湿浸渍，或饮食不调，脾失健运，湿浊内困，以致脾阳受损，生化无源；或因劳倦过度，久病伤正，年老体虚，以致肾元亏虚，命门火衰，肾关因阳微而不能开。脾肾俱虚，脏腑失养，故见神疲乏力，面色无华，纳呆泛恶，腰膝酸软，尿少或小便不通。脾肾阳气衰微，气不化水，阳不化浊，则湿浊益甚。末期精气耗竭，阳损及阴，而呈阴阳离决之势。《景岳全书·杂证谟·关格》谓："此则真阳败竭，元海无根，是诚亢龙有悔之象，最危之候也。"

（二）湿浊壅滞

脾肾虚损，饮食不能化为精微，而为湿浊之邪。湿浊壅塞，三焦不利，气机升降失调，故上而吐逆，下而尿闭。若属中阳亏虚，阳不化湿，湿浊困阻脾胃，则肢重乏力，纳呆呕恶，腹胀便溏，舌苔厚腻。若湿浊久聚，从阳热化，湿热蕴结中焦，胃失和降，脾失健运，则脘腹痞满，纳呆呕恶，口中黏腻，或见便秘。浊毒潴留上熏，则口中秽臭，或有尿味。湿浊毒邪外溢肌肤，症见皮肤瘙痒，或有霜样析出。湿浊上渍于肺，肺失宣降，肾不纳气，则咳逆倚息，短气不得卧。

（三）阴精亏耗

禀赋不足，素体阴虚，或劳倦久病，精气耗竭，阳损及阴，以致肾水衰少，水不涵木；水不济火，心肾不交；心脾两虚，水谷精微不化气血，则面色萎黄，唇甲色淡，心悸失眠；肝血肾精耗伤，失于滋养，则头晕耳鸣，腰膝酸软；阴虚火旺，虚火扰动，则五心烦热，咽干口燥。肾病日久累及他脏，乃至关格末期阴精亏耗，浊毒泛溢，五脏同病。肾病及肝，肝肾阴虚，虚风内动，则手足搐搦，甚则抽搐；肾病及心，邪陷心包，心窍阻闭，则胸闷心悸，或心胸疼痛，甚则神志昏迷。

（四）痰瘀蒙窍

脏腑衰惫，久病入络，因虚致瘀，或气机不畅，血涩不行，阻塞经脉，加之湿邪浊毒内蕴，三焦壅塞，气机逆乱，以致痰浊瘀血上蒙，清窍闭阻，神机失用，则神昏谵语，烦躁狂乱或意识蒙胧。

（五）浊毒入血

痰瘀痹阻，脉络失养，络破血溢；或湿浊蕴结，酿生毒热，热入营血，血热妄行，以致吐衄便血。此乃脾败肝竭，关格病进入危笃阶段。

（六）毒损肾络

失治误治，未能及时纠偏，酿生浊毒；或久服含毒药物，以致药毒蓄积，侵及下焦，耗损气血，危害肾络，进而波及五脏。

总之，关格多由各种疾病反复发作，或迁延日久所致。脾肾阴阳衰惫为其本，浊邪内聚成毒为其标，在病机上表现为本虚标实，上吐下闭。病变发展则正虚不复，由虚至损，多脏同病，最终精气耗竭，内闭外脱，气血离守，脏腑功能全面衰败。

四、诊断与鉴别诊断

（一）诊断

1.发病特点

患者多有水肿、淋证、癃闭、消渴等基础病史，渐进出现关格见症。部分患者亦可由于急性热病、创伤、中毒等因素而突然致病。

关格一般为慢性进程，但遇外感、咳喘、泄泻、疮疡、手术等诱因引发，可致病情迅速进展或恶化。

2.临床表现

关格临床表现为小便不通、呕吐和各种虚衰症状并见，兼症极为复杂。一般而言，关格早期阶段以脾肾症状为主，中末期阶段则渐进累及多脏，出现危候。

(1)早期阶段：在原发病迁延不愈的基础上，出现面色晦滞，神疲乏力。白天尿量减少，夜间尿量增多。食欲缺乏，恶心欲呕，晨起较为明显，多痰涎，或有呕吐。部分患者可有眩晕、头痛、少寐。舌质淡而胖，边有齿印，舌苔薄白或薄腻，脉沉细，或细弱。

(2)中末期阶段：早期阶段诸般症状加重乃至恶化，恶心呕吐频作，饮食难进，口中气味臭秽，甚至有尿味。尿量减少，甚至少尿或无尿。或见腹泻，一天数次至十数次，或有便秘。皮肤干燥或有霜样析出，瘙痒不堪，或肌肤甲错，甚则皱瘪凹陷。或有心悸怔忡，心胸疼痛，夜间加重，甚至不可平卧；或胸闷气短，动则气促，咳逆倚息，面青唇紫，痰声辘辘。或有肢体抖动抽搐，甚至瘛疭。或有牙宣、鼻衄、咯血、呕血、便血、皮肤瘀斑、月经不调。或烦躁不宁，狂乱谵语，意识蒙胧。或突发气急，四肢厥逆，冷汗淋漓，神志迷糊，脉微欲绝等。本证阶段患者脉象以沉细、细数、结或代为主。

（二）鉴别诊断

1.走哺

走哺以呕吐伴有大小便不通利为主症，相似于关格。但走哺一般先有大便不通，继之出现呕吐，呕吐物多为胃中饮食痰涎，或带有胆汁和粪便，常伴有腹痛，最后出现小便不通。故属实热证，其病位在肠，与关格有本质的区别。《医阶辨证·关格》说："走哺，由下大便不通，浊气上冲，而饮食不得入；关格，由上下阴阳之气倒置，上不得入，下不得出。"两者相比，关格属危重疾病，预后较差。

2.转胞

转胞以小便不通利为临床主要表现，或有呕吐等症。但转胞为尿液潴留于膀胱，气迫于胞则伴有小腹急痛，其呕吐是因水气上逆所致，一般预后良好。

五、辨证与证候

(一)辨证

1.辨临床分期

关格病的早期表现以虚证为主，脾肾气虚、脾肾阳虚或气阴两虚表现较为突出，由于原发病变不同及个体差异，部分患者可见阴虚证。此时兼有浊邪，但并不严重。把握前期阶段对疾病预后至关重要，须有效控制病情，延缓终末期进程。否则阳损及阴，浊邪弥漫，正气衰败。关格后期阶段虚实兼夹，病变脏腑已由脾肾而波及心、肺、肝诸脏，浊邪潴留，壅滞三焦，病趋恶化，以致出现厥脱等阴精耗竭、孤阳离别之危象。

2.辨原发病证

根据临床普遍规律，脏腑虚损程度与原发病密切相关。原发病为本，继发病为标，不同病因对脏腑阴阳气血构成不同程度的损伤，寒化伤阳，热化伤阴，至病变晚期由于机体内在基础不一，从而呈现不同的证候趋向。如水肿反复发作而致关格者，多以脾肾阳虚为主，很少单纯属于阴虚；淋证迁延而致关格者，由于病起于下焦湿热，湿可化热，热可伤阴，故常有阴虚见症。关格由癃闭发展而致者，转归差异很大。癃闭病因复杂，或外因感受六淫疫毒，或内因伤于饮食情志劳倦，以及砂石肿物阻塞尿路，湿热、气结、瘀血阻碍为病，涉及三焦。一般而言，渐进起病的虚性癃闭而致关格者，多以气虚、阳虚见证为先，其余者往往阴阳俱虚、寒热错杂。消渴的病机基础是肺燥、胃热、肾虚交互为病，病程经久，耗气伤阴，致关格阶段多属气阴两伤，阴阳俱虚。

3.辨气血

关格早期阶段病在气分，后期阶段病入血分。分辨在气在血须脉症互参，其中最重要的有两点：一是兼夹风寒、风热、寒湿、湿热等各种诱发因素，病在上焦肺卫和中焦脾胃者，多在气分。可伴有发热、恶寒，或咽喉干痛、咳嗽痰黄，或尿痛淋漓，或泄泻腹胀等。若病及心肝，则多属血分。二是不论有否外邪，凡见各种出血症状，表明病在血分，可使气血更虚，脾肾耗竭。

4.辨病位

关格病情危重，证候复杂，辨察三焦病位是论治的关键问题。本病后期由于浊邪侵犯上中下三焦脏腑各有侧重，预后不同。浊邪侵犯中焦为关格必见之证，症状又有浊邪犯胃、浊邪困脾之别。病在上焦心肺，临床表现为气急，倚息不能平卧，呼吸低微，心悸胸痛，甚则神昏谵语。浊邪侵犯下焦肝肾，临床以形寒肢冷，四肢厥逆，烦躁不安，抽搐瘛疭为特点。

在关格的后期阶段，根据三焦病位可预察转归。偏于阳损者，多属命门火衰，不能温运脾土，故先见脾败，后见肝竭；偏于阴损者，多属肾阴枯竭，肝风内动，故先见肝竭，而后见脾败。至于心绝和肺绝等多数见于脾败或肝竭之后。浊邪侵犯上焦下焦，则关格病进入危重阶段，时时均可产生阴阳离决之象。

(二)证候

1.脾阳亏虚

(1)症状:纳呆恶心,干呕或呕吐清水,少气乏力,面色无华,唇甲苍白,晨起颜面虚浮,午后下肢水肿,尿量减少,形寒腹胀,大便溏薄,便次增多。舌质胖淡,苔薄白,脉濡细或沉细。

(2)病机分析:脾阳不振,气血生化无源,气不足则少气乏力;血不足则面色无华,唇甲苍白;中运失健,湿浊内生,则尿少水肿,腹胀便溏;浊邪上逆,则恶心呕吐;脉濡细,苔薄,舌质淡为脾阳虚的征象。

2.肾阳虚衰

(1)症状:腰酸膝软,面色晦滞,神疲肢冷,下肢或全身水肿,少尿或无尿,纳呆泛恶或呕吐清冷。舌质淡如玉石,苔薄白,脉沉细。

(2)病机分析:下元亏损,命门火衰,脏腑失于温煦濡养,则腰酸膝软,面色晦滞,神疲肢冷,舌淡,脉沉而细;肾阳衰微,气不化水,阳不化浊,则湿浊潴留,壅塞水道,泛滥肌肤而为水肿;肾关因阳微而不能开,则少尿或无尿。

3.湿热内蕴

(1)症状:恶心厌食,呕吐黏涎,口苦黏腻,口中气味臭秽,脘腹痞满,便结不通。舌苔厚腻,脉沉细或濡细。

(2)病机分析:脾胃受损,纳化失常,湿浊内生,壅滞中焦。湿浊困脾,则脘腹痞满,纳呆厌食,舌苔厚腻,脉沉细或濡细;浊邪犯胃,胃失和降,故恶心呕吐;湿浊化热,则口苦黏腻,口中气味臭秽,便结不通。

4.肝肾阴虚

(1)症状:眩晕目涩,腰酸膝软,呕吐口干,五心烦热,食欲缺乏少寐,尿少色黄,大便干结。舌淡红少苔,脉弦细或沉细。

(2)病机分析:阴精亏耗,肾水衰少,水不涵木,肝肾失于滋养,则眩晕目涩,腰酸膝软,食欲缺乏少寐,舌淡红少苔,脉弦细或沉细;阴虚火旺,虚火扰动,则五心烦热,咽干口燥,尿少色黄,大便干结。

5.肝风内动

(1)症状:头痛眩晕,手足搐搦或肢体抽搐,食欲缺乏泛恶,尿量减少,皮肤瘙痒,烦躁不安,甚则神昏痉厥癫痫,尿闭,舌抖或卷缩,舌干光红,或黄燥无津,脉细弦数。

(2)病机分析:关格末期,肾病及肝,肝肾阴虚,肝阳上亢,则头痛眩晕,舌干光红,或黄燥无津,脉细弦数;浊毒阻闭心窍,则舌抖卷缩;浊毒泛溢,虚风内动,则肢体搐搦,皮肤瘙痒;阴分耗竭,阴不敛阳,阳越于外,故见烦躁不安,甚则神昏痉厥。

6.痰瘀蒙窍

(1)症状:小便短少,甚则无尿,胸闷心悸,面白唇暗,恶心呕吐,痰涎壅盛或喉中痰鸣,甚则神志昏蒙,气息深缓。舌淡苔腻,脉沉缓。

(2)病机分析:脏腑衰惫,浊毒壅塞,气机逆乱,瘀血阻滞经脉,以致痰浊瘀血上蒙,清窍闭阻,神机失用,则诸症蜂起。

7.浊毒入血

(1)症状:烦躁或神昏谵语,尿少或尿闭,呕吐臭秽,或见牙宣、鼻衄、咯血、呕血、便血、皮肤瘀斑,或有发热,大便秘结。舌干少津,脉细弦数。

(2)病机分析:关格病进入危笃阶段,肾病及心,邪陷心包,或脾败肝竭,浊毒入营动血,络破血溢,以致吐衄便血,烦躁神昏。

8.阳微阴竭

(1)症状:周身湿冷,面色惨白,胸闷心悸,气急倚息不能平卧,或呼吸浅短难续,神昏尿闭。舌淡如玉,苔黑或灰,脉细数,或结或代,或脉微细欲绝或沉伏。

(2)病机分析:肾者元气之根,水火之宅,五脏之阴非此不能滋,五脏之阳气非此不能发。肾阳衰微,阳损及阴,阴耗血竭,阴不敛阳,虚阳浮越,终至阳微阴竭,气脱阳亡,阴阳离决。

六、治疗

(一)治疗原则

1.治主当缓,治客当急

本病脾肾衰惫为其本,浊毒内聚为其标。前者为主,后者为客。脏腑虚损为渐进过程,不宜峻补,而需长期调理,用药刚柔相兼,缓缓图之。湿浊毒邪内蕴,宜及时祛除继发诱因,尽力降浊排毒,以防发生浊毒上蒙清窍,阻塞经脉,入营动血或邪陷心包之变。

2.虚实兼顾,把握中焦

关格是补泻两难的疾病。根据病程演变规律,早期宜侧重补虚,兼以化浊;后期阶段,浊邪弥漫,正气衰败,治疗宜虚实兼顾,用药贵在灵活。本病临床累及三焦脏腑虽有侧重,但浊毒壅滞中焦则贯彻病程始终,故把握中焦为治疗要务。上下交损,当治其中。其时患者尽管正气虚衰,若强用补益亦难以受纳,且更易助长邪实,加重病情。故调理脾胃,化浊降逆,缓解呕恶,增进饮食,才能为下一步治疗提供条件。

(二)方药治疗

1.脾阳亏虚

(1)治法:温中健脾,化湿降浊。

(2)方药:温脾汤合吴茱萸汤加减。方中附子、干姜温运中阳,人参、甘草、大枣益气健脾,大黄降浊,吴茱萸温胃散寒,下气降逆,生姜和胃止呕。本方为补泻同用之法,适用于脾胃虚寒,浊邪侵犯中焦,以致上吐下闭者。大黄攻下降浊是权宜之计,以便润为度,防止久用反伤正气。

此外,人参的选用应注意原发病的内在基础,如关格由水肿发展而来,以红参为宜;若关格的本病为淋证、癃闭、血尿、肾痨,为阴损及阳,兼有湿热者,选用白参较为适当。

阳虚水泛而为水肿者,治宜健脾益气,温阳利水,加减黄芪补中汤或防己黄芪汤,以人参、黄芪益气补中,白术、苍术、防己健脾燥湿,猪苓、茯苓、泽泻、陈皮利水消肿,甘草和中。其中,生黄芪益气利水而无壅滞中满之弊,治疗水肿较为适宜。脾虚湿因而泛恶者,可用理中丸加姜半夏、茯苓利湿和胃。若湿抑中阳较著,可加用桂枝,师《金匮要略》防己茯苓汤法。

2.肾阳虚衰

(1)治法:温补肾阳,健脾化浊。

(2)方药:肾气丸加减。方中肉桂、附子温补肾阳,地黄、山药、山茱萸滋养脾肾,茯苓、牡丹皮、泽泻、车前子、牛膝化湿和络,引药下行。

肾阳亏损而水肿较重者,选用真武汤。兼有中焦虚寒者,配伍干姜、肉豆蔻、吴茱萸温运中阳。呕吐明显者,加用生姜、半夏。肾阳虚衰者,往往肾阴亦亏,在应用温肾药时,应了解关格病的原发病,以及肾阴、肾阳虚损的情况。

若原发病有湿热伤阴基础乃至阴损及阳，温肾药物宜选用淫羊藿、仙茅、巴戟天等温柔之品，或选用右归饮，寓温肾于滋肾之中。若肾脏畸形，命火衰微，水湿潴留于肾，以致肾脏肿大，腹部瘕积者，治宜温补肾阳，同时配伍三棱、莪术、生牡蛎、象贝母等活血祛瘀软坚之品。

3.湿热内蕴

(1)治法：清化湿热，降逆止呕。

(2)方药：黄连温胆汤加减。方用陈皮、半夏、竹茹、枳实、茯苓、黄连清化湿热，配用生姜降逆止呕。浊邪犯胃，和胃降逆化浊法的常用方剂尚有小半夏汤、旋覆代赭汤等，后者降逆止呕的作用较强。亦可加大黄通导腑气，使浊邪从大便出。

4.肝肾阴虚

(1)治法：滋养肝肾，益阴涵阳。

(2)方药：杞菊地黄丸加减。方用地黄、山茱萸滋养肝肾，山药补脾固精，茯苓、泽泻渗湿，牡丹皮凉肝泄热，枸杞子、菊花滋补肝肾，平肝明目。肝肾阴虚，肝阳偏亢，易引动肝风，可配伍钩藤、夏枯草、牛膝、石决明平肝潜阳，降泻虚火，以防虚风内动。本病兼夹湿热浊毒，用药不宜滋腻，以免滞邪碍胃。

5.肝风内动

(1)治法：平肝潜阳，息风降逆。

(2)方药：镇肝息风汤加减。方用龙骨、牡蛎、代赭石镇肝降逆；龟甲、芍药、玄参、天冬柔肝潜阳息风；牛膝引气血下行以助潜降；合茵陈、麦芽清肝舒郁。若出现舌干光红，抽搐不止者，宜用大定风珠，方用地黄、麦冬、阿胶、生白芍、麻仁甘润存阴；龟甲、鳖甲、牡蛎育阴潜阳；五味子配甘草，酸甘化阴，滋阴息风。

6.痰瘀蒙窍

(1)治法：豁痰化瘀，开窍醒神。

(2)方药：涤痰汤加减。本方适用于痰瘀蒙窍而偏于痰湿者，方中半夏、陈皮、茯苓健脾燥湿化痰；胆南星、竹茹、石菖蒲化痰开窍。若属痰瘀蒙窍而偏于痰热者，用羚羊角汤。该方以羚羊角、珍珠母、竹茹、天竺黄清化痰热；石菖蒲、远志化痰开窍；夏枯草、牡丹皮清肝凉血。以上二方化瘀力稍嫌不足，宜酌情配伍丹参、赤芍、蒲黄、桃仁、三七等化瘀之品。

痰瘀浊毒内盛，上蒙清窍而致神昏者，治宜利气开窍醒神。可用醒脑静或清开灵静脉滴注，或鼻饲苏合香丸。关格进入神昏危笃阶段，小便不通，治以开窍急救时，尤应注意禁用含毒药物，以免药毒蓄积，危害肾脏。

7.浊毒入血

(1)治法：解毒化浊，宁络止血。

(2)方药：犀角地黄汤、清宫汤加减。适用于痰浊化热，热入血分而致鼻衄、咯血等出血证。组方宜以水牛角、生地黄、赤芍等解毒清热、凉血止血为主药，或酌情配合应用至宝丹或紫雪丹。治疗血证，要掌握“治火、治气、治血”基本原则，酌情选用收敛止血、凉血止血、活血止血药物。严密观察病情变化。

8.阳微阴竭

(1)治法：温扶元阳，补益真阴。

(2)方药：地黄饮子加减。方用附子、肉桂、巴戟肉、肉苁蓉、地黄、山茱萸温养真元，摄纳浮阳；麦冬、石斛、五味子滋阴济阳；石菖蒲、远志、茯苓开窍化浊。若出现呼吸缓慢而深，肢冷形寒，汗出不止，命门耗竭者，急宜温命门之阳，参附注射液静脉滴注。若正不胜邪，心阳欲脱，急用参麦注射液静脉滴注敛阳固脱。

凡浊邪侵犯上焦心肺，或下焦肝肾，为关格进入末期危重阶段，口服药物无法受纳者，应采用中西医结合的方法进行抢救。

(三)其他治疗

1.单方验方

(1)冬虫夏草：临床一般用量 3～5 g，水煎单独服用或另煎兑入汤剂中，亦可研粉装胶囊服用。20 天为 1 个疗程，连服 3～4 个疗程。

(2)地肤子汤：地肤子 30 g，大枣 4 枚，加水煎服，每日 1 剂，分 2 次服完。具有清热利湿止痒功效，适用于关格皮肤瘙痒者。

2.针灸治疗

主要选穴为中脘、气海、足三里、三阴交、阴陵泉、肾俞、三焦俞、关元、中极、内关。每次选主穴 2～3 个，配穴 2～3 个。可根据病情需要选择或增加穴位。虚证用补法，实证用泻法，留针 20～30 分钟，中间行针 1 次，每日针刺 1 次，10 次为 1 个疗程。

3.灌肠治疗

降浊灌肠方：生大黄、生牡蛎、六月雪各 30 g，浓煎 200～300 mL，高位保留灌肠。2～3 小时后药液可随粪便排出。每日 1 次，连续灌肠 10 天为 1 个疗程。休息 5 天后，可再继续 1 个疗程。适用于关格早中期者。

4.药浴治疗

药浴方：由麻黄、桂枝、细辛、附子、红花、地肤子、羌活、独活等组成。将药物打成粗末，纱布包裹煎浓液，加入温水中，患者浸泡其中，使之微微汗出，每次浸泡 40 分钟，每日 1 次，10～15 天为 1 个疗程。

七、转归预后

本病为多种疾病渐进而来，病程发展趋势由轻渐重，由脾肾受损而致五脏俱伤，正虚则邪实，邪盛则正衰，形成恶性循环。关格的转归和预后，取决于脾肾亏损程度和浊邪壅滞部位。若病限脾胃，邪在中焦，而治疗调摄得当，且避免复感外邪，尚可带病延年；若病变累及他脏，浊毒凌心射肺，入营动血，引动肝风，甚则犯脑蒙窍，最终正不胜邪，则预后较差。

八、预防调护

积极治疗水肿、淋证、癃闭、消渴、眩晕、肾痨等原发病。注意消除外感、寒湿、劳顿等各种诱因。注意饮食调摄，不宜膏粱厚味。

(张云霞)

第三节　淋　　证

淋证是指小便频数短涩、滴沥刺痛，欲出未尽，小便拘急，或痛引腰腹的病症。淋之病证名称，最早见于《黄帝内经》，《金匮要略》称淋秘。“淋”是小便涩痛，淋沥不爽；“秘”指小便秘涩难通，又曰：淋之为病，小便如粟状，小腹弦急，痛引脐中。清·顾靖远《顾松园医镜》曰：“淋者，欲尿而不能出，胀急痛甚；不欲尿而点滴淋沥。”对本病症状做了形象的描述。

淋证的分类，在《中藏经》载，有冷、热、气、血、劳、膏、虚、实8种。《备急千金要方》提出“五淋”之名。《外台秘要》指出五淋是石淋、气淋、膏淋、劳淋、热淋。后代医家沿用五淋之名，现代医家分为气淋、血淋、热淋、膏淋、石淋、劳淋六种。

一、病因病机

淋证病位在于膀胱和肾，且与肝脾有关。中医认为，肾与膀胱通过静脉互为络属，膀胱的贮尿和排尿功能依赖于肾阳的气化，肾气充足，则固肾有权，膀胱开合有度，反之肾的气化失常，固摄无摄，则尿频尿急、尿痛或是小便不利等症。肝主疏泄，有调畅气机，促进脾脏运化的功能。脾的运化水液功能减退，必致水液停滞在体内，产生湿浊等病理产物。

淋证的病因是以膀胱湿热为主，亦有因肾虚和气郁而发，其病机主要是湿热蕴结下焦，导致膀胱气化不利。

据临床所见，淋证以实证居多，若病延日久，又可从实转虚，或以虚实并见，多食辛辣肥甘之品，或嗜酒太过酿成湿热，影响膀胱的气化功能。若小便灼热刺痛者为热淋；若湿热蕴积，尿液受其煎熬，日积月累，尿中杂质凝结为砂仁，则为石淋；若湿热蕴结于下，以致气化不利，无以分清泌浊，脂液随小便而去，小便如脂如膏，则为膏淋，若热盛伤络迫血，妄行，小便涩痛有血，或肾阴亏虚，虚火灼络，尿中夹血，则为血淋；如久淋不愈，湿热之邪，耗伤正气或年老久病，房劳等可致脾肾亏虚，遇劳即发者，为劳淋；恼怒伤肝，气郁化火，或气火郁于下焦，或中气不足，气虚下陷者，则为气淋；肾气亏虚，下元不固，不能制约脂液，尿液浑浊则为膏淋。

淋证多见于现代医学的肾结核、尿路结石、肾盂肾炎、膀胱癌、前列腺炎、老年前列腺肥大、前列腺癌及各种原因引起的乳糜尿等疾病。

二、辨证论治

（一）热淋

(1)症见：小便短数，灼热刺痛，溺色黄赤，小腹拘急胀痛，或有寒热等，舌苔黄腻，脉滑数。

(2)治法：清热利湿通淋。

(3)方药：用八正散加减。

(4)处方：萹蓄，瞿麦，木通，车前子，滑石，大黄，栀子，甘草梢，川楝子，土茯苓。

(5)加减：大便秘结者，可重用生大黄，并加枳实以通腑泻热，小便涩痛剧烈，可配用琥珀，川牛膝，天台乌，以行气止痛。

（二）石淋

(1)症状：尿中挟砂石，小便难涩，或突然中断，腰腹剧痛难忍，舌红，苔黄脉数。

(2)治法：清热利湿，通淋排石。

(3)方药：方选石韦散合三金汤。

(4)处方：石韦，冬葵子，金钱草，鸡内金，瞿麦，滑石，海金砂，川楝子，玄胡等。

(5)加减：若体壮者，可重用金钱草50～80 g，如见尿中带血，可加小蓟，生地黄，藕节。

(三)气淋

(1)症见:属肝郁气滞者,小便涩滞,淋沥不尽,少腹满痛,舌苔薄白,脉沉弦。

(2)治法:利气疏导。

(3)方药:可选用沉香散。

(4)处方:沉香,石韦,滑石,当归,橘皮,白芍,王不留行籽,青皮等。

(5)加减:若属中气不足者,可用补中益气汤。处方:黄芪,党参,白术,升麻,柴胡,大枣,川楝子,川牛膝等。

(四)血淋

(1)症见:属湿热下注者,小便热涩刺痛,尿涩深红,或排出血丝,血块,舌红苔黄腻,脉滑数。

(2)方药:方选小蓟饮子合导赤散。

(3)处方:生地黄,小蓟,通草,滑石,蒲黄,竹叶,甘草梢,当归,瞿麦,白茅根,木通,侧柏炭,茜草炭,车前草,炒栀子炭。

(4)加减:属阴虚火旺者,方药用知柏地黄汤加味。属心脾两虚者,方药用归脾汤。处方:黄芪,党参,白术,茯苓,桂圆肉,枣仁,木香,当归,大枣,远志,仙鹤草,茜草炭,侧柏炭。

(五)膏淋

(1)症状:属湿热下注者,小便浑浊,如米泔水,尿道热涩疼痛,舌红,苔腻,脉滑数。治法:清热利湿,分清泌浊。

(2)方药:萆薢分清饮加减。

(3)处方:川萆薢,石菖蒲,黄柏,茯苓,丹参,泽泻,薏仁,益智仁,车前子,白术,莲子芯等。

(4)加减:属肾虚不固,淋久不已,淋出如脂,涩痛虽见减轻,见形体日渐消瘦者。治法:补肾固涩。方药用都气丸加味。处方:五味子,熟地黄,枣皮,山药,茯苓,泽泻,牡丹皮,芡实,金樱子,煅龙骨,煅牡蛎。

(六)劳淋

(1)症状:尿涩痛不甚明显,但淋沥不已,时作时止,遇劳即发,腰膝酸软,神疲乏力,舌质淡,脉虚弱。

(2)治法:健脾益肾。

(3)方药:方用无比山药丸加减。

(4)处方:山药,茯苓,泽泻,熟地黄,枣皮,巴戟天,菟丝子,杜仲,怀牛膝,五味子,淡大云,赤石脂等。

(5)加减:属肾阴不足者,用六味地黄丸。属肾气虚者,用菟丝子汤(丸)。兼见畏寒肢冷者为肾阳虚,用金匮肾气丸。

淋证是多种原因引起的疾病。临床但见有小便淋漓而痛者,不论起病缓急,均可诊为淋病(证)。而六淋之症各有特殊。如石淋,以排出砂石为主;膏淋,排出小便浑浊如米泔水,或滑利如晦膏;血淋,溺血而痛;气淋,则少腹胀满明显,尿有余沥;热淋,必见小便刺痛;劳淋,常遇劳复发,小便淋漓不已。淋证虽有六淋之分,但各淋之间,可互相转化,病情的转归亦有虚实相兼,故辨治上要分清虚实审查证候的标本缓急,并应注意以下几点。

热淋多初起伴有发热恶寒,此为湿热熏蒸,正邪相搏所致,虽非外邪袭表,发汗解表自非所宜,况且热淋乃膀胱有热,阴液易耗,若妄投辛散发表之品,不仅不能退热,反有劫伤营阴之弊。故仲景曾告诫:“淋家不可发汗。”后世尚有“淋家忌补”之说。这是治疗淋证初起和虚实夹杂时,必须注意的。如若过早滥用温补，腻补，易造成湿热化燥，或寇邪留恋，使病情迁延难愈。若见本虚标实，也宜育阴清化，标本兼顾，方能奏效。

淋证初起，多由下焦湿热引起，湿热交结，得热易发，故治疗剂量要足，要有连贯性，“祛邪务尽”。后期亦虚实夹杂居多，治疗应持续“祛邪扶正”发则，使之邪去正安。

治疗气淋、石淋，可配用理气药，如沉香，木香，青皮，枳壳，乌药等。意在舒展宣通气机。另石淋兼有大便秘结者，可配用大黄、芒硝是取其通腑散结助排石之用。

淋证在治疗期间，应嘱患者多饮开水，增加尿液使邪有出路。规劝患者饮食宜清淡，禁食肥腻、辛辣、香燥之品，防湿热内生，注意休息，节房事，防损肾气。保持外阴清洁，防外感以免病情反复影响治疗效果。

三、尿路感染

(一)概述

尿路感染统属于中医学“淋证”范畴。中医学对本病的定义为“小便频数短涩，滴沥刺痛，少腹拘急，痛引腰腹的病症”。“热”在本病发生发展中极为重要，或为湿热，或为郁热，或为虚热，总与“热”有关。因于此，《丹溪心法・淋》提出“淋有五，皆属于‘热’”的观点，为后人称道。

但是对于本病，我们不得不正视其容易反复发作的特性。因为此特性，致久病而伤正，导致虚实夹杂，治疗时需要祛邪扶正兼顾。这也是巢元方《诸病源候论・淋病诸侯》提出来“诸淋者，由肾虚而膀胱热故也”的原因。上述两种观点的有机结合也是现今治疗尿路感染的主要中医理论基石，临证不可不思。

(二)辨证论治

1.膀胱湿热型

(1)症见：小便频数，短涩刺痛，点滴而下，急迫灼热，溺色黄赤，少腹拘急胀痛，或发热恶寒，口苦呕恶，或腹痛拒按，大便秘结，舌红，苔黄腻，脉滑数。

(2)病机：多食辛辣肥甘之品，或嗜酒过度，酿成湿热，下注膀胱；或下阴不洁，湿热秽浊毒邪侵入膀胱，酿成湿热；或肝胆湿热下注皆可使湿热蕴结下焦，膀胱气化不利，发为淋证。甚至因湿热炽盛，可灼伤脉络，破血妄下，可导致血随尿出；另外湿热久蕴，煎熬尿液，日积月累，可结成砂石，同时湿热蕴结，膀胱气化不利，不能分清别浊，亦可导致脂液随小便而出。

(3)治法：清热解毒，利湿通淋。

(4)方药：八正散加减。

(5)基本方：丝通草 10 g，瞿麦 15 g，萹蓄 15 g，车前草 30 g，滑石 30 g(包)，炒栀子 10 g，制大黄 12 g，灯心草 10 g，甘草 6 g。

(6)加减：如伴有砂石集聚，可加金钱草，海金沙，鸡内金各30 g以加强排石消坚，同时配合车前子，冬葵子，留行子加强排石通淋。如伴有尿血滴沥，可加小蓟草，生地黄，生蒲黄，白茅根等加强清热凉血，止血；如伴有尿中如脂如膏，可加用萆薢，菖蒲，黄柏，莲子心，茯苓等清利湿浊；如伴有少腹胀闷疼痛，可加用沉香，陈皮，小茴香利气，当归，白芍，柔肝，甚至可配合青皮，乌药，川楝子，槟榔加强理气止痛之力。

同时，大肠埃希菌仍是尿路感染主要的致病菌，按照现代药理学研究成果诸如红藤，败酱草，蒲公英等对此类细菌的抑菌效果较好，临床亦可参照使用。

2.肝郁气滞型

(1)症见:小便涩痛,淋漓不尽,小腹胀满疼痛,苔薄白,脉多沉弦。兼虚者可表现为尿时涩滞,小便坠胀,尿有余沥,面色不华,舌质淡,脉虚细无力。

(2)病机:因情志失和,恼怒伤肝,肝失疏泄;或气郁于下焦,久郁化火,循经下注膀胱。均可导致肝气郁结,膀胱气化不利,发为本病。

(3)治法:实证宜利气疏导,虚证宜补中益气,实证用沉香散,虚证用补中益气汤。

(4)基本方1(无虚证):沉香5 g,橘皮10 g,当归10 g,白芍15 g,甘草6 g,石革15 g,冬葵子15 g,滑石30 g(包),王不留行籽15 g,胸闷胁胀者,可加青皮,乌药,小茴香以疏肝理气;日久气滞血瘀者,可加红花,赤芍,川牛膝以活血化瘀。

(5)基本方2(有虚证):生黄芪15 g,党参10 g,炙甘草6 g,白术15 g,当归10 g,陈皮10 g,升麻6 g,柴胡6 g,滑石30 g,车前草30 g,黄柏10 g,土茯苓30 g。

3.脾肾亏虚型

(1)症见:小便不甚赤涩,但淋沥不已,时感小便涩滞,时作时止,遇劳即发,腰膝酸软,神疲乏力,舌质淡,脉细弱。

(2)病机:久淋不愈,湿热耗伤正气;或劳累过度,房事不节或年老,久病,体弱,皆可致脾肾亏虚。脾虚而中气不足,气虚下陷;或肾虚而下元不固,肾失固摄,不能制约脂液,脂液下注,随尿而去;或肾虚而阴虚火旺,火热灼伤脉络,血随尿出;或病久伤正,遇劳即发者,发则为淋。

(3)治法:健脾补肾,佐以清化湿热。

(4)方药:知母地黄汤加减。

(5)基本方:知母10 g,黄柏10 g,生地黄15 g,山药15 g,枣皮10 g,牡丹皮12 g,茯苓15 g,泽泻12 g,金樱子30 g,车前子15 g(布包),滑石30 g(布包),玉米须15 g。

(6)加减:如伴有阴虚火旺,尿血明显者,加女贞子,墨旱莲各20 g,如神疲乏力明显,气短自汗,加用生黄芪30 g,党参15 g,生薏仁30 g,竹叶10 g。

(张云霞)

第四节 癃　闭

癃闭是由于肾和膀胱气化失司导致的以排尿困难,全日总尿量明显减少,小便点滴而出,甚则闭塞不通为临床特征的一种病证。其中小便不利、点滴而短少、病势较缓者称为"癃";小便闭塞、点滴全无、病势较急者称为"闭"。癃和闭虽有区别,但都是指排尿困难,只是轻重程度上的不同,因此多合称为癃闭。癃闭相当于西医中各种原因引起的尿潴留。

一、病因病机

(一)湿热蕴结

暴病的病理变化,多为湿热之邪郁结膀胱使气化不利,小溲不得畅利排出,甚至点滴难下,为湿热癃闭的主要病理变化。若湿热壅盛、迫及于肺,则肺失肃降,使水道不得通调,导致小便不利。湿热壅阻中焦,中气受阻,不能运化水湿,水湿停阻影响膀胱气化,亦可引起小便不利。癃闭虽关及肺脾，但必累及肾与膀胱而后发为癃闭。

（二）情志因素

因惊恐恼怒等精神刺激，致肝失疏泄，累及下焦气化功能，肾与膀胱气化不利，引起小便不通，并兼见胸胁胀满，急躁易怒等气郁的症状，倘迁延失治，尿浊潴留膀胱，久则累及于肾，气阳受损可发展为久病重证。

（三）肾元亏虚

多因纵情恣欲，或年老肾衰，或久病尿浊、水肿及暴病癃闭迁延不愈，肾元久伤，阴阳亏虚。属肾阳虚衰者，失于温化则膀胱气化不利，使小便排出无力，点滴难下，肾阳不足，气化无权，故小便潴留不通；有因久病湿热伤阴，或素体阴精暗耗而致阴虚，阴虚则阳无以化，阳失濡养而不能蒸化水气，膀胱失阳气的蒸化，故小便不利，为肾阴虚所致的癃闭。

（四）脾阳不振

少数患者素体脾阳不振，升举转输功能不足，影响膀胱气化功能使小便不利，同时出现气虚症状，如面白身倦、乏力等，为脾虚所致的癃闭。

（五）络脉受阻

久病跌仆损伤，使络脉受损，渐致血瘀；或房事不节，败精不泄，致使败精瘀血阻滞于肾或膀胱，小便不得通畅，常成为癃闭的主要病理变化。且久病入络，不同病理变化所致的癃闭，往往兼有瘀血阻络的因素。

（六）肺热气壅

肺乃水之上源，热邪壅于肺脏，肺气失于肃降之职，津液输布功能失常，致水道通调不利，不能下输膀胱，又由于热气过盛，下移膀胱以致下焦为热气闭阻，而成癃闭。

总之暴病多湿热或气滞，久病多肾亏或脾虚或血瘀。但是某些暴病实证，日久伤正气，可渐至久病虚证，某些久病虚证亦可因尿浊停蓄化热，变成湿热的实证。

二、辨证论治

癃闭的形成与水液代谢功能失调有密切关系。癃者为轻，闭者为重，二者可以互相转化。癃闭日重，浊邪壅滞三焦，三焦气化不得宣行则渐变成关格。癃闭的治疗以通利为原则。癃闭实证宜清化湿热、通瘀散结、调畅气机而通水道；虚证则取补肾健脾而助气化，气化得行，小便自通，通补结合。根据虚实证候表现不同，进行分证论治。

（一）膀胱湿热证

(1)证候：小便点滴不通，或量少而短赤灼热，小腹胀满，口苦口黏，口干不欲饮，或大便不畅，舌质红苔根黄腻，脉数。

(2)治法：清热利湿、通利小便。

(3)方药：八正散加减。萹蓄 15 g、瞿麦 15 g、炒栀子 10 g、通草 6 g、大黄 6 g、车前子 15 g(包煎)、蒲公英 15 g、大血藤 15 g、滑石 30 g(包煎)、石菖蒲 12 g、郁金 12 g、甘草 6 g。

（二）肺热壅盛证

(1)证候：小便不畅或者点滴不通，咽干，烦渴欲饮，呼吸急促或有咳嗽，舌质红，苔薄黄，脉数。

(2)治法：清泄肺热、通利小便。

(3)方药：清肺饮加减。黄芩 10 g、桑白皮 10 g、茯苓 15 g、猪苓 10 g、麦冬 12 g、炒栀子 10 g、天花粉 30 g、通草 6 g、车前子 30 g(包煎)、竹叶 12 g。

(三)肝郁气滞证

(1)证候:小便突然不通或者通而不畅,胁腹胀满,情志抑郁或者心烦易怒,舌红,苔薄白或薄黄,脉弦。

(2)治法:调畅气机、通利小便。

(3)方药:沉香散加减。石韦 15 g、滑石 30 g(包煎)、沉香 6 g(后入)、王不留行籽 10 g、郁金 10 g、枳壳 10 g、当归 10 g、陈皮 6 g、冬葵子 10 g、白芍 30 g、大腹皮 30 g、柴胡 12 g、甘草 6 g。

(四)瘀瘀阻塞证

(1)证候:初起自觉排尿不畅,渐致滴沥不爽。若因尿路狭窄,肿物阻塞者,尿出如线细,小腹胀满,隐隐作痛,舌质紫黯或有瘀斑,脉涩。

(2)治法:行瘀散结、通利小便。

(3)方药:代抵当丸加减。大黄 10 g、玄明粉 10 g(后入)、生地黄 15 g、当归 12 g、鳖甲 30 g(先煎)、桃仁 10 g、肉桂 6 g、生牡蛎 30 g(先煎)、王不留行籽 10 g、夏枯草 30 g、土茯苓 30 g、萆薢 15 g。

(五)脾气不升证

(1)证候:时欲小便而不得出,或量少而不爽利,小腹坠胀,气短,语声低微,精神疲乏,不思纳食,舌淡苔薄,脉弱。

(2)治法:升清降浊、化气行水。

(3)方药:补中益气汤合春泽汤。炙黄芪 30 g、炒党参 30 g、炒白术 15 g、茯苓 15 g、当归 10 g、麦冬 10 g、肉桂 10 g、陈皮 10 g、猪苓 15 g、柴胡 10 g、炙升麻 10 g、泽泻 10 g、覆盆子 15 g、益智仁 15 g、炙甘草 6 g。

(六)命门火衰证

(1)证候:小便不通或者点滴不爽,排出无力,面色白,神气怯弱,畏寒肢冷,腰膝冷而酸软,舌淡苔白,脉沉细而尺弱。

(2)治法:温阳益气、补肾利水。

(3)方药:济生肾气丸加减。附子 12 g、肉桂 3 g、熟地黄 12 g、山茱萸 12 g、山药 15 g、杜仲 12 g、续断 12 g、牛膝 10 g、茯苓 15 g、车前子 30 g(包煎)、泽泻 12 g、淫羊藿 10 g、仙茅 12 g、补骨脂 12 g、牡丹皮 10 g。

三、临证权变

本病治法首先是通利小便以应急,但单纯用通淋利尿药,难以消除其致病之因;即或小便暂得通利,亦难根治。故治癃闭必是审因施治,调理脏腑气机,宣畅三焦气化,以通调水道为主要方法。一般实证宜清泄湿热,消瘀散结,宣畅气机,与通利小便并用;虚证属阳气虚者宜温补脾肾,属阴血虚者宜滋养阴血,与通利小便药并用。而滋补与通利孰多孰少,当灵活权变。癃闭发作急,少尿无尿,以致尿液蓄留,有浊毒内攻之势的实证。单用通利小便的药往往难以奏效,腑以通为用,小便不利,可用通二便的方法,如大黄、牵牛子等,通腑泻浊,多能收功。若癃闭由水肿、尿浊、淋证逐渐演变而成,小便点滴难下,渐至闭塞不通者,可用补气升提法,助气化令清阳之气得升,浊阴之邪下降,用党参、黄芪之类补气,以升清降浊,配以桔梗、杏仁等,开宣肺气,使上窍开而下窍自行,此皆权变之法。同时须注意审因,因跌仆撞伤者,当活血行瘀;败精凝滞者,当消瘀散结;结有砂石者,当消石通利;热病津枯者,当滋阴生津,此皆随证化裁之法。总之,治癃闭着眼于通利。

实证宜通腑，虚证宜升补，不论虚实都当行气，随病不同，兼用活血、散结，都应灵活立法处方。

对于尿潴留的癃闭患者，除内服药物治疗外，尚可用外治法治疗。取嚏或探吐法，打喷嚏或呕吐，前者能开肺气，后者能举中气而通下焦之气，是一种简单、有效的通利小便方法。其方法是用消毒棉签，向鼻中取嚏或喉中探吐；也有的用皂角粉末 0.3～0.6 g，鼻吸取嚏。

外敷法可用葱白 500 g，捣碎，入麝香少许拌匀，分 2 包，先置脐上 1 包，热熨约 15 分钟，再换 1 包，以冰水熨 15 分钟，交替使用，以通为度。

四、调护

癃闭患者因心情紧张或忧思恼怒致病者居多，必须加强精神护理，解除患者的紧张情绪，保持心情舒畅，切忌忧思郁怒。实证癃闭，饮食以清淡为宜，并注意防止外邪侵入，消除助湿生热的各种因素，如忍尿、过食肥甘等。虚证癃闭要节情欲，勿过劳，以促进疾病早日康复。

（张云霞）

第五节　阳　痿

阳痿是指性交时阴茎不能勃起，或勃起不能维持，以致不能完成性交全过程的一种病证。多由于虚损、惊恐或湿热等原因致使宗筋失养而弛纵，引起阴茎萎弱不起，临房举而不坚。古代又称“阴痿”“筋痿”“阴器不用”“不起”等。明代《慎斋遗二悟》始见阳痿病名，此后该病名逐渐被后世医家所沿用。勃起障碍亦是阳痿的同义词。

现存最早的中医文献《马王堆医书》，已对阳痿有了初步的认识。竹简《十问》认为生殖器官“与身俱生而先身死”的原因为“其使甚多，而无宽礼”。竹简《天下至道谈》指出性功能早衰的原因是“卒而暴用，不待其壮，不忍两热，是故亟伤”，这是对阳痿病因学认识。帛书《养生方》和竹简《天下至道谈》认为勃起“不大”“不坚”“不热”的病机为肌（肤）、筋、气三者不至，而正常须“三至乃入”，这是对阳痿病机的论述。

阳痿一病，《黄帝内经》称为“阴痿”（《灵枢·邪气脏腑病形》）、“阴器不用”（《灵枢·经筋》）或“宗筋弛纵”（《素问·痿论篇》）。《黄帝内经》把阳痿的成因，归之于“气大衰而不起不用”（《素问·五常政大论篇》）、“热则筋弛纵不收，阴痿不用”（《灵枢·经筋》），认识到虚衰和邪热均可引起本病。《黄帝内经》认识到阳痿的发病与肝关系密切，为后世医家从肝论治阳痿提供了理论依据。其肾气理论，对补肾法治疗阳痿理论的形成有一定影响。

西医的功能性勃起功能障碍，血管、神经、内分泌等因素引起的器质性勃起功能障碍和某些慢性疾病表现有阳痿症状者，可参考本节内容进行辨证施治。

一、病因病机

阳痿乃宗筋失养而弛纵。有由于恣情纵欲，耗伤真元，命门火衰，宗筋失于温煦而致；有因先天禀弱或后天食少，禀赋不足而引起；有由于忧思气结，伤及肝脾，精微失布，宗筋失养而引起；有因湿热侵袭，或内蕴湿热，循肝经下注宗筋，宗筋弛纵而引起；还有因瘀血阻塞阳道而致者。上述种种原因均可导致阳痿，其病机各有特点。

（一）命门火衰

多由房劳过度，或少年误犯手淫，以致精气虚损，命门火衰引起阳事不举。《诸病源候论·虚劳阴痿候》曰："劳伤于肾，肾虚不能荣于阴器，故萎弱也。"

（二）抑郁伤肝

情志不遂，所愿不得，或悲伤过度，郁郁寡欢，致肝气郁结；暴怒气逆，肝疏泄太过，均可致肝失条达，气血不畅，宗筋失充，致阳痿不举。《素问·痿论篇》曰："思想无穷，所愿不得，意淫于外，入房太甚，宗筋弛纵，发为筋痿，乃为白淫。"《杂病源流犀烛·前阴后阴源流》曰："又有失志之人，抑郁伤肝，肝木不能舒达，亦致阴痿不起。"

（三）湿热下注

水道失畅，水湿留滞经络，郁久变生湿热；过食肥甘，嗜酒过度，亦可变生湿热，浸淫肝经，下注宗筋，而致阳痿。《灵枢·经筋》曰："伤于热则筋弛纵不收，阴痿不用。"《临证指南医案·阳痿》曰："更有湿热为患者，宗筋弛纵而不坚。"《类证治裁》曰："亦有湿热下注，宗筋弛纵而致阳痿者。"郭诚勋《证治针经》曰："湿热为患，宗筋必弛纵而不坚举。"

（四）阳明受损

思虑忧郁，损伤心脾，则病及阳明、冲脉。且脾胃为水谷之海，生化之源，脾胃虚必致气血不足，宗筋失养，而导致阳痿。《素问·痿论篇》曰："阳明者，五脏六腑之海，主润宗筋。"《景岳全书·阳痿》曰："凡思虑焦劳忧郁太过者，多致阳痿，盖阳明总宗筋之会……若以忧思太过，抑损心脾则病及阳明冲脉，宗筋为精血之孔道，阳明实宗筋之化源，阳明衰则宗筋不振……气血亏而阳道斯不振矣。"

（五）血脉瘀滞

无论何种病因形成的瘀血，均可导致阳痿，因瘀血阻于络脉，宗筋失养，难以充盈，致阴器不用。《证治概要》曰："阴茎以筋为体，宗筋亦赖气煦血濡，而后自强劲有力。"清代韩善征《阳痿论》曰："盖跌仆则血妄行，每有瘀滞精窍，真阳之气难达阴茎，势遂不举。"

二、诊断与鉴别诊断

（一）诊断

凡男子阴茎痿弱不起，临房不举，或举而不坚，不能完成性事者，均可诊断为阳痿。

（二）鉴别诊断

1.老年生理性阳痿

此为正常的生理现象，应与病理性阳痿相鉴别。

2.勃起不坚

通常是指在性交时，射精之前阴茎勃起不坚硬，但可完成性交过程。往往因性交勃起不坚硬求诊，与阳痿患者之阴茎不能纳入阴道或性交过程中因勃起不坚硬、勃起难以维持而致不能完成性交过程不同。

三、辨证与证候

（一）辨证

1.辨有火无火

阳痿而兼见面色㿠白、畏寒肢冷、舌淡苔白、脉沉细者，是为无火；阳痿而兼见烦躁易怒、小便黄赤、苔黄腻、脉濡数或弦数者，是为有火。其中辨证的依据，以脉象、舌苔为主。

2.辨虚实

由于恣情纵欲、思虑、抑郁、惊恐所伤者，多为脾肾亏虚，命门火衰，属于虚证；由于肝郁化火，湿热下注，瘀血阻络致宗筋弛纵者，属于实证。青壮年多实证，老年人多虚证。

3.辨病位

因病因涉及的部位不同，阳痿的病位亦不同。因郁、怒等情志所伤者，病位在肝；湿热外袭者，病位多在肝经；内蕴湿热者，往往先犯脾，后侮肝；房室劳伤、命门火衰者，则病在肾。临床上有时单一脏腑发病，亦可累及多个脏腑经络。

此外，阳痿尚有虚寒和虚热证者。阳痿虚寒证，多表现为命门火衰，临床可兼见腰膝酸冷、肢体畏寒、夜尿频作、小便清长、舌质淡、脉沉细迟。阳痿虚热证，多表现为肾阴亏虚、阴虚火旺，临床可兼见五心烦热、潮热盗汗、舌质红、舌苔薄黄或剥脱、脉象细数。

（二）证候

1.命门火衰

（1）症状：阳事不举，精薄清冷，头晕耳鸣，面色皖白，精神萎靡，腰膝酸软，畏寒肢冷。舌淡苔白，脉沉细。

（2）病机分析：恣情纵欲，斫丧太过，精气亏虚，命门火衰，故见阳事不举，精薄清冷；肾精亏耗，髓海空虚，故见头晕耳鸣；五脏之精气不能上荣于面，故见面色皖白；腰为肾之府，精气亏乏，故见腰膝酸软；精神萎靡，畏寒肢冷，舌淡苔白，脉沉细，均为命门火衰之象。

2.抑郁伤肝

（1）症状：阳痿伴见胸胁胀满，或窜痛，善太息，情志抑郁，咽部如物梗阻。舌淡少苔，脉弦。

（2）病机分析：肝主宗筋，肝气抑郁可致阳痿；肝主疏泄，疏泄不及则为肝气郁结，情志抑郁不畅；肝为刚脏，其性躁烈，肝气郁结，气机紊乱则胸胁窜痛或胀满；气机不畅，阻于咽部则为梅核气；脉弦为肝气郁结的表现。阳痿之肝气郁结证患者，往往平素多疑善虑，性情懦弱，难以抵制外界之情志刺激。

3.湿热下注

（1）症状：阴茎痿软，阴囊潮湿、臊臭，下肢酸困，小便黄赤。苔黄腻，脉濡数。

（2）病机分析：湿热下注，宗筋弛纵，故见阴茎痿软；湿阻下焦，故见阴囊潮湿、下肢酸困；热蕴于内，故见小便黄赤、阴囊臊臭；苔黄腻、脉濡数，均为湿热内阻之征。

4.阳明受损

（1）症状：阳事不举，面色欠华，纳少腹胀，少气懒言。舌淡苔白，脉缓弱。

（2）病机分析：阳明主胃，胃为水谷之海，主化营卫而润宗筋，饮食劳倦或思虑过度伤及脾胃，气血生化受损，宗筋失润，故阳道外衰；脾主运化，运化失职则纳少、腹胀，饭后尤甚；脾虚精微无以敷布，则面色萎黄或皖白；舌淡苔白、脉缓弱，均为脾胃气虚之征象。

5.血脉瘀滞

（1）症状：阳痿不举，面色黧黑，阴茎色泽紫黯发凉或睾丸刺痛。舌紫黯或有瘀斑，舌下静脉怒张，脉涩。

（2）病机分析：跌打损伤，或强力入房，久病伤络，气血运行不畅，瘀血阻滞阴茎脉络，不能充盈宗筋，宗筋失其润养而难振；经络不通，瘀血阻于睾丸，则阳痿伴见睾丸刺痛；舌质紫黯或有瘀斑、瘀点、脉涩是瘀血阻络典型的征象。

四、治疗

(一)治疗原则

阳痿属虚者宜补,属实者宜泻,有火者宜清,无火者宜温。命门火衰者,阳气既虚,真阴多损,且肾恶燥,故温补之法,忌纯用刚热燥涩之剂,宜血肉温润之品。肝气郁结者,应以疏达肝气为主。湿热下注者,治用苦味坚阴,淡渗祛湿,即《黄帝内经》所谓"肾欲坚,急食苦以坚之"的原则。瘀血阻络者,以活血通络为治。

阳痿单纯由命门火衰所致者,临床上并不多见。若阳痿他证误用温肾壮火治疗,则可导致复杂的变证。如肝气郁结误用壮阳,则可肝郁化火,抑或徒伤肝肾之阴;肝经湿热误用壮阳,犹如火上加炭,使肝木焦萎;瘀血阻络误用壮阳,则伤津耗血,血液黏稠,血行更加不畅,反加重阳痿,临床尤应注意。

(二)方药治疗

1.命门火衰

(1)治法:温补下元。

(2)方药:可选用右归丸、赞育丹、扶命生火丹、壮火丹等。诸方中既有温肾壮阳的药物,如鹿角胶、菟丝子、淫羊藿、肉苁蓉、韭子、蛇床子、杜仲、附子、肉桂、仙茅、巴戟天、鹿茸、补骨脂等,又配伍养血滋阴的药物,如熟地黄、当归、枸杞子、山茱萸、五味子等,以达到阴阳相济的目的,所谓"阳得阴助而生化无穷"。若火不甚衰,只因气血薄弱者,治宜左归丸、全鹿丸、火土既济丹等。

2.抑郁伤肝

(1)治法:疏肝解郁。

(2)方药:逍遥散合四逆散加白蒺藜、紫梢花、川楝子、醋延胡索。方中柴胡、枳实、薄荷疏肝解郁;当归、白芍柔肝养阴;炙甘草缓肝之急;白蒺藜入肝经,通阳气;紫梢花入肝经,专治阳痿;川楝子、醋延胡索一入气分,另一入血分,可疏肝解郁止痛。诸药合用,共奏疏肝理气治疗阳痿之功。

3.湿热下注

(1)治法:清化湿热。

(2)方药:龙胆泻肝汤加减。方中龙胆草、黄芩、栀子清肝泻火,柴胡疏肝达郁,木通、车前、泽泻清利湿热;当归、生地黄养阴、活血、凉血,与清热泻火药物配伍,泻中有补,使泻火之药不致苦燥伤阴。若症见梦中举阳,举则遗精,寐则盗汗,五心烦热,腰膝酸软,舌红少津,脉弦细数,为肝肾阴伤,虚火妄动,治宜滋阴降火,方用知柏地黄丸合大补阴丸加减。若症见阴囊潮湿,阳事不举,腰膝沉重,或腰冷而重,尿清便溏,舌苔白腻,脉濡缓,为阴湿伤阳,治用九仙灵应散外洗。

4.阳明受损

(1)治法:补气健脾和胃。

(2)方药:九香长春饮加减。方中九香虫为君药,健脾益胃,善治阳痿;露蜂房、人参健脾益气起痿;黄芪、白术、茯苓、泽泻运脾治湿,为臣药;山药、白芍药补脾益阴,防诸药之过,为佐药;桂枝醒脾通络,引药直达病所,炙甘草健脾和胃,调和诸药,为使药。诸药配伍,共奏治疗中焦气虚之阳痿的功效。

5.血脉瘀滞

(1)治法:活血化瘀通络。

(2)方药:蜈蚣达络汤加减。方中蜈蚣为君药,通瘀达络,走窜之力最强;川芎、丹参、赤芍、水蛭、九香虫、白僵蚕为臣药,助蜈蚣达络之力;柴胡理气、黄芪补气、紫梢花理气壮阳,共为佐药;牛膝引药下行为使药。诸药配伍,共奏理气活血、通瘀达络以治阳痿之效。亦可用血府逐瘀汤加水蛭、地龙、路路通。方中水蛭、地龙、路路通活血入络脉;当归、牛膝、红花、桃仁、赤芍、川芎养血活血化瘀;生地黄滋阴,柴胡疏肝理气;枳壳、桔梗、甘草宣利肺气,通利血脉。统观全方,共奏益气、和血、通络之功效。

(三)其他治疗

1.单方验方

抗痿灵:蜈蚣 18 g,当归、白芍、甘草各 60 g,共研细末,分成 40 包,每服半包至 1 包,早晚各 1 次,空腹白酒或黄酒送服。15 天为 1 个疗程。

2.针灸

针灸对本病有较好的疗效,可以同时配合应用。常用的穴位有关元、中极、命门、三阴交等。

五、转归预后

阳痿属功能性病变者,经过适宜的治疗后,大多数可以治愈或改善,预后良好。器质性阳痿的预后差异较大。

内分泌性阳痿,一旦确认是某种疾病所致(除先天性因素外),经相应治疗,其原发病改善后,阳痿也会得到纠正。血管性阳痿采用保守治疗,原发病得到妥善治疗后,预后会更好一些。药物性阳痿,在找出某种药物所致之后,根据病情程度,停药或换药后,性能力通常也会迅速恢复起来。

六、预防调护

(一)舒情怀

青壮年阳痿多与精神情志有密切关系,因此,立志向,舒情怀,防郁怒,是预防阳痿的重要一环。情绪要开朗,清心寡欲,注意生活调摄,加强锻炼,以增强体质,提高抗病能力。

(二)调饮食

要饮食有节,起居有常,不可以酒为浆,过食肥甘。以免湿热内生,酿成此患。

(三)节房劳

性生活是人类生活的一部分,不可无,亦不可过。切勿恣情纵欲,或手淫过度。在感到情绪不快、身体不适或性能力下降时,应暂时避免性的刺激,停止性生活一段时间,以保证性中枢和性器官得以调节和休息。

(四)积极治疗原发疾病

积极治疗可能引致阳痿的各种疾病,避免服用可能引起阳痿的药物。与此同时,配合妻子良好的精神护理,女方要体贴、谅解男方,帮助男方树立战胜疾病的勇气。

(张云霞)

第六节 遗 精

遗精是指由脾肾亏虚,精关不固,或火旺湿热,扰动精室引起的以不因性生活而精液频繁遗泄为临床特征的病证。本病发病因素比较复杂，主要有房事不节、先天不足、用心过度、思欲不遂、饮食不节、湿热侵袭等。有梦而遗精者，称为梦遗；无梦而遗精，甚至清醒时精液自出者，称为滑精。本病为男科疾病，其发病近年有增多之势，中医药治疗有较好的疗效。成年未婚男子，或婚后夫妻分居者，偶有遗精，且不伴有头晕、身倦等其他症状，属于生理现象。若遗精次数过多，常伴有头昏，精神萎靡，腰腿酸软，失眠等症者，则属病态，可参照本节辨证论治。

一、病因病机

(一)君相火旺

用脑过度，心阴暗耗，心火独亢，或多思妄想，恣情纵欲，损伤肾阴，肾阴亏，亢盛之邪火扰动亏虚之阴精，肾精不得固藏，则精液外泄，此为心肾阴虚火旺之遗精。

(二)湿热下注

病在脾肾。饮食不节，醇酒厚味，损伤脾胃，内生湿热，湿热流注于下，扰动精室致使精关不固，发生遗精。

(三)劳伤心脾

中气不足，心脾气虚之人，每因劳累太过，气伤更甚，或思虑过度，郁伤脾气，亦可导致气不摄精而遗泄。

(四)肾虚不固

病在肾肝，肾主藏精，肝主疏泄。纵情，恣欲，早婚，房劳过度，频犯手淫，精液频遗，致疏泄无度，阴精亏虚，阴亏则阳失制而亢旺，阳亢疏泄太过，阴亏肾精不藏而遗精；或先天不足，禀赋素亏，下元虚惫，精关不固则遗精。

二、辨证论治

(一)君相火旺

(1)证候：少寐多梦，梦中遗精，伴有心中烦热，头晕目眩，精神不振，倦怠乏力，心悸不宁，善恐健忘，口干，小便短赤，舌质红，脉细数。

(2)治法：清心安神、滋阴清热。

(3)方药：黄连清心饮合三才封髓丹。黄连 10 g、生白芍 30 g、肉桂 3 g、阿胶 10 g(烊化)、龙骨 30 g(先煎)、牡蛎 30 g(先煎)、天冬 10 g、生地黄 15 g、玄参 10 g、远志 15 g、酸枣仁 15 g、炙甘草 6 g。

(二)湿热下注

(1)证候：遗精频作，或有梦或无梦，或尿时有少量精液外流，小便热赤浑浊，或尿涩不爽，口苦或渴，心烦少寐，口舌生疮，大便溏臭，或见脘腹痞闷，恶心，苔黄腻，脉濡数。

(2)治法：清热利湿。

(3)方药：程氏萆薢分清饮。丹参 15 g、萆薢 15 g、石菖蒲 10 g、乌药 10 g、威灵仙 15 g、白芷 10 g(后入)、茯苓 15 g、皂角刺 15 g、五味子 6 g、金樱子 15 g、芡实 15 g、益智仁 15 g、菟丝子 15 g、牡蛎 30 g(先煎)。

(三)劳伤心脾

(1)证候：劳累则遗精，心悸不宁，失眠健忘，面色萎黄，四肢困倦，食少便溏，舌淡，苔薄白，脉细弱。

(2)治法:调补心脾、益气摄精。

(3)方药:妙香散合归脾汤。桃仁 10 g、红花 6 g、川芎 6 g、赤芍 10 g、金樱子 15 g、芡实 15 g、柴胡 10 g、生地黄 10 g、当归 10 g、党参 30 g、白术 15 g、黄芪 30 g、茯神 15 g、远志 15 g、酸枣仁 15 g、木香 10 g(后入)、鸡内金 10 g、炙甘草 6 g。

(四)肾虚不固

(1)证候:梦遗频作,甚至滑精,腰酸膝软,咽干,心烦,眩晕耳鸣,健忘失眠,低热颧赤,形瘦盗汗,发落齿摇,舌红少苔,脉细数。遗久滑精者,可兼见形寒肢冷,阳痿早泄,精冷,夜尿多或尿少水肿,尿色清,或余沥不尽,面色白或枯槁无华,舌淡嫩有齿痕,苔白滑,脉沉细。

(2)治法:补肾益精、固涩止遗。

(3)方药:左归饮合金锁固精丸、水陆二仙丹。生地黄 12 g、熟地黄 12 g、枸杞子 12 g、当归 10 g、炒酸枣仁 12 g、白芍 30 g、杜仲 15 g、淫羊藿 15 g、怀牛膝 10 g、金樱子 15 g、芡实 15 g、益智仁 15 g、菟丝子 15 g、炙远志 6 g。

三、临证权变

遗精大抵因恣情纵欲,或思色不遂,或劳心过度,致相火妄动而生。少数因醇酒厚味,蕴生湿热,下扰精室而发生。故遗精初起正气未伤,多表现为相火、湿热之实证,治疗宜泻相火清湿热为主,宁心神,益肾精兼之,一般不得用固涩。然久泄不已,正气已伤,肾精匮乏,又当急需止遗,以免精髓流失,故或补阴或补阳,都应配用固精止遗之品。精,是营养一身,生命活动的物质精华,宜充盈而忌亏乏,固护精髓之法,贵在权变,要补泻涩利得当。临床多有遗泄无度,久用固涩无效者,大多是脾气不升,肾气不固所致,又非重用固摄所致奏效,而是当重用补益脾肾之气,固护精关,往往应手取效。故知母、黄柏之泄相火;人参、黄芪之益气升提,虽有一虚一实之异,但又都常分别用于遗精证。至于镇静安神,又当随证情的寒热虚实,分别选用益心气、养心血、清心热、敛心神而兼有安神功效之品;至于湿热下注的遗精,可演变或兼见膏淋、尿浊等症,遗精日久易兼见阳痿,要参考各有关病证进行治疗。

四、调护

注意精神调养,是治疗本病的关键。医护人员应鼓励患者,清心寡欲,排除杂念,以利于疾病的治疗。养成规律的生活习惯,节制性欲,戒除手淫。夜晚进食不宜过饱,睡前用温水洗脚,养成侧卧的习惯,被褥不宜过厚,衬裤不宜过紧。少食辛辣刺激性食品,以及姜、韭之类食物。

(张云霞)

第七节　早　泄

早泄是男女在性交时,勃起的阴茎刚接触阴唇或未插入阴道即射精,阴茎随之软缩,使性交不能继续下去而被迫中止的一种常见性功能障碍。健康人在性交2～6分钟后射精是很普通的,有的甚至更短。射精的快慢差异很大,因人而异。早泄的实质是过快射精发生在男性的愿望之前,他们在性活动中经常缺乏对射精和性高潮的合理而随意地控制力,使男性在性反应周期中迅速由兴奋期进入了高潮期，而几乎没有体会到性生活带来的快感。没有性活动周期中不断增进性紧张度的平台期，或平台期太短，致使双方未能获得性满足。

一、病因

(一)精神心理因素

在精神心理因素中，其主要的表现形式是焦虑，它是几乎所有性功能障碍的共同特征。至于造成焦虑的原因则是多种多样的。焦虑可以掩盖或妨碍患者对射精即将来临感知的警觉。医师的治疗目标之一应该是帮助早泄患者清楚地把射精的先兆感鉴别出来，并把它从本质上与射精本身区别开来。由于潜在焦虑常常导致早泄患者对时间概念具有一种主观上的扭曲，这自然会影响到他们的性表现能力。患者似乎被卷入一个时间的漩涡，它否定了射精之前的先兆感受和这两种感受的先后顺序。在这一关键时刻的感知错位和焦虑使他们不可能把欲望和满足感正确地区分开来。如夫妻感情不融洽，相互间存在潜在的敌意、怨恨和恼怒，或丈夫对妻子过分的畏惧、崇拜，存在自卑心理，使男方产生焦虑和恐惧心理，有的由某种偶然的原因，出现1～2次早泄，就背上了思想包袱，产生了恐惧与不安；焦急情况下的婚前性交；女方对性交厌烦，希望赶快结束，促使射精提前；长期禁欲后的首次性交等均可引起早泄。

(二)器质性因素

1.泌尿生殖系统感染

如尿道炎、前列腺炎、精囊炎、精阜炎等，因炎症的刺激，尿道敏感性增强，在发生充血时，前列腺和精囊的代谢和分泌发生紊乱的情况下，局部的刺激可能会对部分人引起暂时的早泄，因为对刺激的反应处于敏感的临界状态，就会很快发生射精。所以精阜炎和精阜增生常可发生早泄，因而电灼精阜也是治疗早泄的一种手段。

包茎和包皮过长的患者，由于龟头及系带平时都处于包蔽的情况下，性交时一旦翻转，对性交和摩擦极其敏感，容易造成早泄。同样的原因，包皮口过紧，系带太短者，也易发生早泄。

2.内分泌系统病变

如血内睾酮含量增高，使射精中枢兴奋性增高阈值下降时，射精中枢容易兴奋而过早出现射精。

3.神经系统病变

如脑肿瘤、脑血管疾病、脊髓损伤、神经衰弱等，直接影响控制性的中枢，对射精中枢控制能力下降而产生早泄。

二、临床表现

性交时间极短，或勃起的阴茎未插入阴道即排精，或开始性交时，阴茎刚接触阴唇，甚至尚未接触就射精，阴茎随之软缩，使性交不能继续下去而被迫中止，常伴有遗精以及头晕眼花、耳鸣、精神萎靡、腰膝酸软等全身虚弱症状。早泄尚无一个完全统一的标准，故早泄的临床表现也会因人而异，根据患者的满意程度判定是否为早泄，是否需要治疗，以下几种临床现象为早泄的典型表现。

(1)只要看到裸体，甚至书刊、影视中有性色彩的画面，就情不自禁地出现射精。

(2)性伴侣双方只要身体一接触，尚未进行性器官的接触，就出现射精，即所谓“一触即发”。

(3)性伴侣双方生殖器官刚一接触，即出现射精，传统中医谓之“见花谢”。

(4)以往性生活时可达较长时间，而近来性交时间比以前明显缩短，而女方在大多数情况下得不到性满足。

(5)生殖器进入阴道抽动数次即发生不可控制的射精，大多数情况下女方无法达到性高潮。

三、诊断与鉴别诊断

(一)诊断

早泄尚无一个完全统一的标准，典型的患者是生殖器未入阴道即泄，容易诊断。对其他类型早泄的临床表现也会因人而异，一般根据临床表现做出诊断。

(二)鉴别诊断

1.阳痿

阴茎不能勃起，或勃起不坚而不能进行性交。早泄是指过早射精，导致阴茎萎软而不能性交。早泄主要为功能性的，而阳痿除功能性外，也有器质性的，早泄经药物和心理治疗后预后较好，阳痿属功能性的预后较好，而器质性的药物和心理治疗效果较差，甚则无效。

2.遗精

遗精是在无性交状态下，频繁出现精液遗泄，当进行性交时，可以是完全正常的。早泄则是在进行性交时，阴茎刚插入阴道或尚未插入阴道即射精，以致不能正常进行性交。早泄为有性交准备，遗精为意念妄动无性交准备而精自遗。临床上两者多兼见，但其预后一般较好。

四、治疗

早泄的治疗是一个系统工程，它包括心理治疗、行为治疗、药物治疗等。早泄从根本上说是射精所需的刺激阈太低，如何提高射精的刺激阈是克服早泄的关键。何谓刺激阈？它反映了机体兴奋性的高低，它就像门槛一样，太低时无论什么样的刺激，哪怕是很低、很短的刺激，都能轻易越过而引起组织反应，说明机体的兴奋性很高。治疗早泄就是要尽力提高这个门槛，提高刺激阈，延长性兴奋平台期，推迟情欲高潮到来，使妻子能享受性交的愉快。早泄的治疗目的是采用各种方法延长患者发动射精的时间，概括有以下几种。

(一)心理治疗

早泄主要是一种精神生理方面的疾病，长期性生活的挫折可影响夫妻间情感的投入，女方更可能认为是丈夫自私行为的表现，应告诉患者及其配偶快速射精是一个普遍性问题，与缺乏性知识和性行为技巧关系密切，尽管早泄导致性生活扫兴，但重建射精的条件反射并不困难，如双方密切配合，消除焦虑心理，并及时解决治疗中的抗阻，使女方也能获得一定程度的满足，则可能只需较短时间就能收到双方愉悦的效果。性伴侣双方一往情深，女方乐意配合治疗，往往事半功倍。性伴侣双方应一起参与治疗，交流彼此对性生活的感受与要求，建立双方亲切和谐的关系，对男女双方进行有关性知识、性心理的教育，解除思想中的各种疑虑、紧张和忧愁，树立信心，让他们感到重建正常的射精反应是可能的。因为相当数量的早泄患者是心理因素所致的，因此应用心理疗法是治疗早泄的一种重要手段，可以调动患者的积极因素，及时纠正和帮助患者心理上的不足，产生良性循环，解除患者的思想顾虑和紧张情绪，以促进疾病的早愈。良好的性行为需处于安宁、温馨的感情氛围中，这样夫妻才能纵情享受性爱带来的美好体验。

(二)行为治疗

行为疗法主要是通过性知识教育和性感集中训练家庭作业，使患者与妻子接触时彻底放松，夫妻间建立起一种亲昵、能够共同分享的性感受，而不是单纯的性交。行为疗法的指导是教育患者注意体验性高潮前的感觉，在尚未到不能控制之前，减少或停止阴茎抽动，使性感减退后重新活动，改变性交体位也可使射精时间延长。

1.增加射精的次数

对于一些性交次数少，频率较低的患者，应鼓励他们增加每周性交的次数，也可连续性交。如晚上性交后次晨再次性交，或连续两晚性交，休息两三天后再连续两天。这样第二次性交时，由于男性性欲已降低，兴奋性得到释放，因此刺激值有提高，第二次性交时射精常可延长。所以，有的人在长期禁欲后，先手淫1次再行性交，可使女方更满意。

2.间断手淫法

男方延长手淫时间，长达15分钟开始射精，以后逐步再延长手淫时间，使之超过15分钟。

3.改变性交体位

女上位做强烈的性器官插入与摩擦，可使女性性高潮提前到来，得到性满足。而男方处于被动地位，肌肉松弛，兴奋性降低，有时还可因深呼吸或分散注意力来延缓高潮的到来，最终与女方共同到达高潮。

4.外生殖器冷敷法

延长男性性交时间，缩短女方达到高潮所需时间，有利于双方性和谐。但欲达到刺激女方尽快达到高潮，而男方又能心平气和是很难办到的。因此，冷敷阴茎和阴囊能使血管收缩，血供减少，同时还能转移男方的注意力，消除紧张情绪，待女方进入兴奋时再徐徐进入性反应状态，可延缓早泄。

5.避孕套法

性交时可戴避孕套，必要时可戴双层避孕套，以降低阴茎对阴道摩擦的触觉，也降低对阴道温度、分泌物及女方阴道收缩时的感觉，降低整个性刺激的强度，也可延长射精时间。

6.中断排尿法

中断排尿法又称耻骨肌训练法，具体方法是在排尿时，先排出一部分，停顿一下，再排，再憋住，分几次把尿排完。平时可有意识地收缩肛门以抬高睾丸，或将浴巾覆盖在勃起阴茎上做抬起运动。在其他情况下，只有当性欲高潮时才有机会锻炼耻骨肌。经过几周骨盆底肌肉的锻炼后，常可有意识地阻止射精，而且当快要射精时，压迫耻骨肌，可以使性交时间随意延长，而且可多次出现性欲高潮。

7.阴囊牵拉法

在男性性高潮时，性兴奋很强烈，出现阴囊收缩、睾丸上提现象，此前用手向下牵拉阴囊及睾丸即可以降低兴奋性，以达到延缓射精，防止早泄的效果。

8.阴茎头部挤捏法

阴茎头部挤捏法又称耐受训练，挤捏法是对Semans技术的改良，此方法的目的是加强丈夫的自控射精能力，并提高妻子的性快感，由女方实施此法效果较好。充分刺激阴茎，当男方阴茎勃起快要射精之前，女方将自己的拇指放在阴茎系带部位，示指与中指放在阴茎的另一面正好在冠状缘上方，稳捏压迫4秒，然后突然放松，施加压力的方向是从前向后，决不能从一侧向另一侧。女方要用指头的腹侧,避免用指甲捏夹或搔刮阴茎。挤捏力度的大小与阴茎勃起的坚硬度成正比。此法可以缓解射精的紧迫感,坚持隔几分钟就使用1次此法,可以改善抑制功能,重建合适的射精反射。通过挤捏可以使阴茎硬度暂时减退10%～25%。当男方信心已增强时,则可转入性交再训练,要采用女上位的性交方式进行挤捏3～6次。在阴茎插入阴道之前进行挤捏,进入阴道后先静止,不主动摩擦,双方把注意力集中到全身性感上。阴茎在阴道内搁置短时间后,女方把阴茎拔出,再次挤捏,当在阴道内搁置4～5分钟时,可以改用阴茎根部挤捏法,这样就无须因挤捏而中断性交。经过2周的上述治疗后,多数男性在控制射精方面的能力会有很大的改善,如果坚持治疗3～6个月,可获得持久稳定的疗效。

(三)药物治疗

通过一些对自主神经系统有作用的药物,可起到控制射精的作用,如抗抑郁类药和吩噻类药物。镇静剂和单脂氢化酶抑制剂型抗抑郁的药物,有提高情绪、抗焦虑、延长射精时间,起到镇静和安静的作用。如苯巴比妥口服1次3 mg,3次/天;异丙嗪12.5 mg,1次/天或2次/天;或性交1小时前口服氯氮䓬之类的药。酚苄明10～30 mg/d口服。

龟头和阴茎涂抹麻醉剂、乳剂、软膏等均可降低龟头、系带处的神经敏感性。例如比法尔(前列腺素E_1软膏),1%丁卡因,或1%的达克罗宁油膏,或3%氨基苯甲酸乙酯涂霜等均属于此类药物。外用的涂抹药物要适量,于性交前10～30分钟使用,最好外套阴茎套,既可充分保持药效,也可避免用量过大、过多造成女方阴道吸收而引起不良反应。

目前较新的疗法多采用抗抑郁类的药物如氯米帕明、曲唑酮等,现有的临床研究其有效率在50%～70%,一般初期效果较好,随着时间的延续需加大药物的剂量来维持药效。

(张云霞)

第八节　尿　　浊

尿浊是指小便浑浊,白如泔浆,尿时无疼痛感为主证,其中尿出白如泔水者称白浊,而色赤者称赤浊。尿浊主要见于现代医学的乳糜尿,另外也有少数结核、肿瘤等。

《素问·至真要大论》曰:"诸转反戾,水液浑浊,皆属于热。"水液浑浊包括尿液浑浊。《中藏经》将小便浑浊归在淋证门中,说:"小便数而色白如泔。"称为冷淋,与此相反,"小便涩而赤色如血"称为热淋。《诸病源候论》列出《虚劳小便白浊候》,所以说巢元方首先列出白浊病名。

至元代《世医得效方》将本病称漩浊,且列出"心浊""脾浊""肾浊"等类型和病名,而朱丹溪更加明显地称为"赤白浊",明代戴思恭著《证治要诀》,认为尿浊有赤白之别,而精浊也有赤白之别。

明代张介宾《景岳全书》对本病有详细的论述,在论证时将尿浊称之为"溺白",而清代《证治汇补》又将本病称之为"便浊"。尿浊的产生,初起多由湿热,《医学正传·便浊遗精》说:"夫便浊之证,因脾胃之湿热下流,渗入膀胱,故使便溲或白或赤而浑浊不清也。"尿浊日久,可导致心、脾、肾受伤,《证治汇补·便浊》说:"又有思虑伤心者,房欲伤肾者,脾虚下陷者。"可根据虚实的不同,选用通利和补益等法。

一、病因病机

(一)多食肥甘

酿生湿热,湿热久蕴而成浊邪,浊气下流渗入膀胱而尿浑浊。湿浊化热损及血络而成赤浊。或酗酒嗜肥,抑郁暴怒,致使肝胆湿热内生,湿热流注下焦,浊气渗入膀胱,故而小便黄赤浑浊。

(二)脾虚下陷

脾虚下陷是浊证中的虚证,故反复发作,尤在疲劳时易复发。脾虚不能统摄精微故尿浊如泔水;脾虚不运则精微渗入膀胱故尿中油珠,光彩不定。病情加重则脾不统血,尿浊与血混面流出成赤浊。或因过食肥甘生冷之物,滞而不化等原因,皆令湿浊停聚,不得消散,凝而为痰,痰浊内蕴下注,致使清浊不泌,产生尿浊。

(三)心肾气阴两虚

思虑于遂,或劳欲过度,或淋病过用通利,损及心肾气阴使虚火甚于上,肾水亏于下,心肾不交,水火失济。《丹溪心法》曰:"人之五脏六腑,俱各有精,然肾为藏精之府,而听命于心,贵乎水火升降,精气内持。若调摄失宜,思虑不节,嗜欲过度,水火不交,精元失守,由是而为赤白浊之患。"

(四)肾阴衰微

劳倦淫欲过度,或久病不复,耗伤精气,致使肾阳衰微命门火衰,犹釜底之无薪,气化不行,开合不利,膀胱虚冷,精气下流,故溺下白浊如凝脂。肾为水脏,内寓相火,肾阴亏损,阴不涵阳则相火亢盛,水道不清,故尿下黄浊。

二、诊断

(1)以尿道流出浑浊尿液为主要特征,一般无排尿频急或尿道涩痛症状。

(2)临床上遇有白色浑浊尿液、豆浆或牛奶样尿液或有乳糜血尿患者,应注意做尿液乳糜试验(又称乙醚试验,即在尿液中加入乙醚便可澄清)以明确乳糜尿及乳糜血尿的诊断。

少数乳糜尿可因结核、肿瘤、胸腹部创伤或手术、原发性淋巴管疾病(包括先天性畸形)所致,偶见于妊娠、肾盂肾炎、棘球蚴病、疟疾等。多由剧烈运动或进食脂肪餐等诱发,可结合病史和相关的实验室检查。

三、鉴别诊断

(一)膏淋

尿浊与膏淋二者均有小便浑浊,其鉴别点在于尿痛与不痛,小便浑浊而痛者为膏淋,小便浑浊而不痛者为尿浊。清代叶桂《临证指南医案》说:"大凡痛则为淋,不痛为浊。"

(二)精浊

清代何梦瑶《医碥》说:"有精浊,有便浊,精浊出自精窍,与便浊之出于溺窍者大异。"尿浊为尿出如米泔,有浑浊沉淀,尿涩不痛,或尿初尚清,旋即澄如白蜡。若热盛伤阴,血络受损,血从下溢,尿中可夹血丝、血块,其病变出自溺窍。精浊是指尿道口经常流出米泔样如糊状浊物,而小便并不浑浊,且常伴有茎中灼热疼痛、尿频、尿急、尿痛等,或伴有会阴部重坠样疼痛,甚则可见腰骶部或尾骶部疼痛,其病变部位在精窍。

四、辨证论治

（一）辨证要点

1.辨病性

首先区分赤浊、白浊。白浊以小便浑浊，色白如泔浆为主证，赤浊以小便浑浊夹血为主证。《丹溪心法》说："赤者湿热伤血分，白者湿热伤气分。"此言尿浊属于实证。《医学证传》说："血虚热甚者，则为赤浊……气虚而热微者，则为白浊。"此言尿浊之属于虚证。

2.辨虚实

本病初起以湿热为多，属实证；病久则脾肾亏虚。

（二）治疗原则

本病初起湿热为多，治宜清热利湿，病久则脾肾虚弱，治宜补益脾肾，固摄下元。但补益之剂中亦可佐以清利，清利之剂中，又可兼以补益，必须做到清利而不伤阴，补益而不涩滞。

（三）分证论治

1.湿浊下注

（1）证候：突然小便浑浊，或白如米泔，或如泥浆或色赤，或停放后小便胶黏浑浊，胸闷不适，纳谷不馨，小便量较多无涩痛，舌苔腻或黄腻，脉濡数。

（2）治法：清化湿浊。

（3）方药：程氏萆薢分清饮化裁。萆薢、石菖蒲、黄柏各 10 g，茯苓、白术、车前子各 15 g，莲子心12 g，丹参 6 g。若热重于湿，加栀子 12 g，滑石 10 g，车前草 15 g。

（4）加减：若湿重于热，加苍术、厚朴各 10 g，半夏、陈皮各 12 g；湿浊下注表现为赤浊，拟清心火，导小肠火，主方用导赤散合四物二陈汤加滑石、小蓟等。尿赤如血，心烦易怒，舌质红，脉细数，提示湿火较甚，以四物汤加黄柏、知母、椿根皮、青黛。

2.肝胆湿热

（1）证候：小溲热赤浑浊，目赤肿疼，口苦心烦，常伴有阴肿、阴痒、阴湿，胸胁苦满，恶心呕吐，耳鸣耳聋，舌苔黄腻，脉象弦数或滑数。

（2）治法：清利肝胆湿热。

（3）方药：龙胆泻肝汤加减。龙胆草、黄芩各 10 g，柴胡 6 g，生地黄、当归、栀子各 12 g，车前子、泽泻各10 g，甘草 3 g。

（4）加减：湿热较重者，加萆薢、海金沙各 10 g，白茅根 15 g；阴痒阴肿者，加地肤子、白鲜皮各 15 g；尿浑浊夹赤，加牡丹皮 6 g，仙鹤草 15 g，藕节 10 g。

3.脾虚下陷

（1）证候：尿浊如米泔，如泥浆，胶黏，败絮或尿中杂有油脂，光彩不定。本症已反复发作或使用渗利之品病情反而加剧，尤在多食油腻、辛辣刺激食物及疲劳之后容易诱发。严重者发为尿赤浑浊如油珠。伴发小腹坠胀，尿意不畅，面色无华，神疲乏力，苔薄或舌质淡，脉缓。

（2）治法：益气升清化浊。

（3）方药：补中益气汤合苍术难名散加减。黄芪、党参、龙骨、白术各15 g，茯苓 10 g，苍术、柴胡、陈皮各 6 g，升麻、甘草各 3 g，制川乌、补骨脂、茴香各 10 g，龙骨 15 g。

（4）加减：兼有湿热，加黄柏、萆薢各 12 g，尿浊夹血者，酌加小蓟、藕节、墨旱莲各 15 g；心脾两虚也可出现赤浊，责之于脾不统血，拟归脾汤加熟地黄、阿胶各 10 g（又名黑归脾）施治。

4.心虚内热

(1)证候:小便赤浊,心中悸烦,多梦少寐,惊惕不安,健忘梦遗,夜卧盗汗,或心中嘈杂似饥,舌赤碎痛,或口舌生疮,脉细数。

(2)治法:养心清热。

(3)方药:清心莲子饮加减。石莲肉、黄芩各 10 g,麦冬、地骨皮 12 g。车前子、茯苓、人参、黄芪各 15 g,甘草 3 g。

(4)加减:阴虚火旺较重者,加知母、黄柏、生地黄各 12 g;尿赤浊明显者,加仙鹤草、紫花地丁、白茅根各 15 g。

5.肾虚不固

(1)证候:尿浊色白反复发作,日久不愈,形寒肢冷,腰脊酸软,下肢软弱,精神委顿,舌质淡,苔白,脉沉细。或尿浊色赤,反复发作,日久不愈,心烦口渴,夜寐不安,手足心发热,甚则盗汗,舌质红、舌苔少,脉细数。

(2)治法:益肾固涩。

(3)方药:大补元煎加味。杜仲、熟地黄、怀山药、山茱萸、枸杞子各 15 g,当归 12 g,人参、郁金、菖蒲、萆薢各 10 g,甘草 5 g。

(4)加减:肾虚不固是尿浊的虚证,病程较长久,肾气不足势必发展为脾肾阳虚和心肾阴虚两个常见类型。脾肾阳虚为主,常见白浊,可选无比山药丸合萆薢分清饮(萆薢、益智仁、石菖蒲、乌药)。心肾阴虚可表现为白浊,更常见赤白浊,可选坎离既济丸,见赤浊加小蓟饮子。

五、其他疗法

(一)单方验方

1.射干汤

射干 15 g,水煎,每日 1 剂,加入白糖适量,分 3 次,饭后服。清热利湿。治疗尿浊(乳糜尿)。

2.飞廉莲子汤

飞廉 45 g,石莲子 30 g,山药 15 g。三味共煎以代茶饮,每日 1 剂,以 30 天为 1 个疗程。本方清热利湿、健脾导浊,适用于膀胱湿热所致尿浊。

3.冬葵萆薢散

冬葵子 150 g,萆薢 120 g,白糖 80 g。将前两味药焙干为末,后加入白糖拌匀装瓶备用。每日早晚各服 1 次,每次 3～5 g,温开水送服。本方清热利湿,适用于治疗血丝虫尿浊(乳糜尿)患者。

4.苦参消浊汤

苦参 30 g,熟地黄、山茱萸各 15 g,怀山药、萆薢、车前子各 20 g,石菖蒲、乌药、益智仁、炮甲片各10 g。水煎服,每日 1 剂。本方益肾养精,清利湿热。主治尿浊、膏淋。

5.乳糜血尿汤

续断、当归、川牛膝各 10 g,淡秋石、丹参、杜仲、生蒲黄(包煎)各 15 g,益母草、黄芪、土茯苓、仙鹤草各 30 g。水煎服,每日 1 剂。本方固肾益气,活血化瘀,主治乳糜血尿。

（二）药膳疗法

1.大黄蛋

锦纹大黄研细末 2 g，以鸡蛋 1 个，破顶入药，搅匀，蒸熟，空腹时食之，连服 3 天。主治赤白浊淋。

2.荞麦鸡蛋

荞麦炒焦为末，鸡子白和为丸，梧子大，每日 3 次，每次 9 g。本方又名“济生丹”。主治男子白浊。

3.白糯丸

糯米 500 g，白芷、石菖蒲各 50 g，牡蛎 100 g。研末，糯米粉和丸，木馒头煎汤吞服，每日 3 次，每次 9 g。主治小便膏脂。

4.韭菜子

韭菜子每日生吞 10～20 粒，盐汤下。主治梦遗溺白。

（张云霞）

第九章　风湿免疫科常见病的诊治

第一节　类风湿关节炎

类风湿关节炎是以侵蚀性关节炎为主要表现的全身性自身免疫病，常以对称性小关节肿痛为特征。由于其致残率较高，近些年来中西医相关研究不断深入，其早期诊断和干预手段有了明显的提升。

一、病因病理

（一）病因

类风湿关节炎的病因不明确，可能的病因如下。

1.免疫因素

疾病早期天然免疫激活成纤维细胞样滑膜细胞、树突状细胞和巨噬细胞。树突状细胞行至中枢淋巴器官呈递抗原并激活 T 细胞，后者激活 B 细胞。反复激活天然免疫系统可直接发生炎症，并可能使抗原呈递在滑膜中进行。在疾病的后续阶段，多种细胞通过核因子 k β 受体激活蛋白/核因子 k β 受体激活蛋白配体系统激活了破骨细胞。

2.环境因素

流行病学研究显示，病毒、反转录病毒以及支原体通过其直接感染、天然免疫反应机制或通过分子模拟机制诱导全身适应性免疫反应启动了类风湿关节炎的发生。

3.遗传因素

同卵双生子的共患病率为 12%～15%，远高于一般人群中 1%的患病率。类风湿关节炎患者的异卵双生同胞患病的危险性增加 2%～5%，但并不比类风湿关节炎患者一级亲属的患病率高。

（二）病理

类风湿关节炎其主要病理表现为滑膜细胞增生、血管翳形成，侵蚀关节软骨，损害骨质。其中滑膜组织中单核细胞，尤其是 T 细胞和巨噬细胞的浸润，以及滑膜衬里层细胞的增生是该病的特征表现。在类风湿关节炎中，T 细胞能够促进滑膜中血管内皮细胞，肿瘤坏死因子-α 和趋化因子的产生。活化的 T 细胞能够促进血管新生。活化的巨噬细胞能够产生白细胞介素-1、白细胞介素-6、肿瘤坏死因子-α、转化生长因子-β 等多种分子。白细胞介素-17 可诱导滑膜成纤维细胞产生其他促炎因子和趋化因子，还能够活化巨噬细胞促使其表达白细胞介素-1、肿瘤坏死因子-α、环氧化酶-2，前列腺素 E_2 和基质金属蛋白酶-9。有数据表明，白细胞介素-17 可通过促进血管内皮细胞、碱性成纤维生长因子及肝细胞生长因子有丝分裂活性介导人微血管内皮细胞生长。

二、中医对类风湿关节炎的认识

中医学无类风湿关节炎对应名称，总结历代医家对疾病发病特点的描述，本病属"痹证"范畴，在文献中又被称为"尪痹""顽痹""历节""骨槌风"等。

《素问・痹论》对其病因、发病、证候分类，以及发展演变均有系统描述和记载。如"风寒湿三气杂至，合而为痹也。其风气胜者为行痹，寒气胜者为痛痹，湿气胜者为着痹"。除此风寒湿痹，还有骨痹、筋痹、脉痹、肌痹、皮痹之五体痹和久而不愈内舍五脏的五脏痹。

汉代张仲景在《金医要略・卒中历节篇》中提出"历节"之名，并细述为"身体羸瘦，独足肿大，黄汗出，胫冷，假令发热，便为历节也""汗出入水中，如水伤心，历节黄汗出，故曰历节"。条目提示本病先天禀赋不足或素体羸弱，营卫气亏虚，脏腑功能低下，或因起居不调，或因劳倦内伤等，进而导致卫外不固，并外感风、寒、湿、热等邪气发为痹病。

清代叶天士《临证指南医案》中指出"寒入络脉，气乘填塞阻逆"以及"湿热入络而为痹"。对久病不愈提出了"久病入络"的病机概念。

本病的病因病机以及辨证论治均离不开外感六淫邪气以及痰瘀内伤。由于前辈医家的深入探索，以及临床中药物治疗的反复验证，后代医家在前辈的基础上，对于类风湿关节炎的研究得以创新。

三、临床表现

类风湿关节炎可发生于任何年龄，但发病以中青年为主，女性多于男性，病变常与季节气候变化有明显的关联。患者早期可仅见关节受累，也可见全身不适。而后迅速累及其他关节，在病变早期多为关节受累的不对称表现，疾病后期多见关节的对称发展。

(一)关节表现

1.晨僵

类风湿关节炎特征性表现，一般持续 1 小时以上，表现为每日晨起的关节"胶着现象"。

2.关节肿痛

早期最常见的受累关节为近端指间关节、掌指关节、腕关节；肘关节在疾病早期即可发生关节受累，随着病情进展，可出现严重畸形。膝关节常发生于小关节受累后，致残率较高。

3.关节畸形

病变晚期手关节的常见改变：①腕关节桡侧偏斜手指尺侧偏斜，呈现特征性的"Z"字形畸形；②近端指间关节过伸，远端指间关节屈曲，呈天鹅颈畸形；③近端指间关节屈曲挛缩和远端指间关节伸展形成纽扣花样畸形。

4.特殊关节疼痛

常可累及颞下颌关节，可见该关节的疼痛。颈椎的椎间关节常有骨、软骨的破坏，有明显的疼痛症状。肩部病变可累及肩关节滑膜，还可影响到局部关节肌肉，出现肩袖受累。

(二)关节外表现

1.皮肤黏膜

类风湿结节为特征性皮肤表现。常见于关节的伸侧面或受压部位的皮下,如鹰嘴窝及尺骨远端。类风湿关节炎可并发血管炎表现,可见指甲下及指端暗红,也可出现四肢网状青斑、暗红色紫癜的血管炎改变。

2.眼

常伴发巩膜炎和巩膜外层炎,巩膜炎可出现严重的眼痛及深红色变色,无渗出;巩膜外层炎表现为眼睛发红,无渗出,但有砂石摩擦感导致的流泪。

3.心脏

有证据表明类风湿关节炎冠状动脉粥样硬化的发生率高于同龄人。

4.肺

肺部受累常见,有时可为首发表现。疾病进展或在治疗过程中使用氨甲蝶呤,都可发生肺间质病变;影像学见双肺网状改变,病理见单核细胞浸润中出现弥漫性纤维化。肺功能检查见气体弥散功能下降。

5.消化系统

由于治疗过程中须服用非甾体抗炎药物,故而可见上腹痛、恶心、反酸、胃灼热、食欲低下的症状。

6.血液系统

类风湿关节炎可导致大部分患者出现正细胞正色素贫血,与病情活动相关。常可见血小板增多症,与关节外症状和疾病活动明显相关。

四、辅助检查

(一)一般检查

血常规可见轻、中度正色素正细胞或小细胞性贫血,常见血小板数增高;红细胞沉降率、C反应蛋白常升高,且与疾病活动呈正相关。

(二)血清学检查

类风湿因子可分为IgA、IgG、IgM型,临床主要检测IgM型类风湿因子。其滴度一般与病变活动度与严重程度相关;5%正常人可出现低滴度类风湿因子阳性。

抗核抗体一般无异常;抗核周因子、抗角蛋白抗体、抗环瓜氨酸肽抗体特异性及敏感性较类风湿因子高。这些抗体常见于类风湿关节炎早期,尤其是血清类风湿因子阴性、临床症状不典型的患者。

(三)影像学检查

1.X线检查

双手、腕关节及其他受累关节的X线片对本病的诊断有重要意义。早期X线表现为关节周围软组织肿胀和关节附近骨质疏松;随病情进展可出现关节面破坏、关节间隙狭窄、关节融合或脱位。根据关节破坏程度可将X线改变分为4期(表9-1)。

表 9-1　类风湿关节炎的 X 线分期

分期	表现
Ⅰ期(早期)	X 线检查无骨质破坏性改变,可见骨质疏松
Ⅱ期(中期)	X 线显示骨质疏松,可有轻度的软骨破坏,伴或不伴有轻度的软骨下骨质破坏;可有关节活动受限,但无关节畸形;关节邻近肌肉萎缩;有关节外软组织病变,如结节或腱鞘炎
Ⅲ期(严重期)	X 线显示有骨质疏松伴软骨或骨质破坏;关节畸形,如半脱位,尺侧偏斜或过伸,无纤维性或骨性强直;广泛的肌萎缩;有关节外软组织病变,如结节或腱鞘炎
Ⅳ期(终末期)	纤维性或骨性强直;Ⅲ期标准内各条

2.CT 检查

CT 检查可较早的发现 X 线未显示的骨破坏。

3.MRI 检查

MRI 检查在显示关节病变方面优于 X 线,可显示关节炎性反应初期出现的滑膜增厚、骨髓水肿及轻度关节面侵蚀,有益于类风湿关节炎的早期诊断。滑膜炎彩色多普勒分级标准如下(表 9-2)。

表 9-2　滑膜炎彩色多普勒分级标准

	Stone 标准	Sukudlarek 标准
0 级	正常	正常
1 级	<1/3	单一血管信号
2 级	1/3～2/3	融合的血管信号<1/2 区域
3 级	>2/3	融合的血管信号>1/2 区域

五、诊断与鉴别诊断

(一)诊断

类风湿关节炎临床上常用诊断标准采取美国风湿病学会和欧洲抗风湿病联盟提出的类风湿关节炎分类标准和评分系统(表 9-3),即至少 1 个关节肿痛,并有滑膜炎的证据(临床或超声或 MRI);同时排除了其他疾病引起的关节炎,并有典型的常规放射学类风湿关节炎骨破坏的改变,可诊断为类风湿关节炎。另外,该标准对关节受累情况、血清学指标、滑膜炎持续也可诊断为类风湿关节炎。

表 9-3　类风湿关节炎分类标准和评分系统

关节受累情况	受累关节数	得分
受累关节		
中大关节	1	0
	2～10	1
小关节	1～3	2
	4～10	3
至少 1 个为小关节	>10	5
血清学		
RF 或抗 CCP 抗体均阴性		0

续表

关节受累情况	受累关节数	得分
RF 或抗 CCP 抗体至少 1 项滴度阳性		2
RF 或抗 CCP 抗体至少 1 项滴度(>正常上限 3 倍)阳性		3
滑膜持续时间		
<6 周		0
>6 周		1
急性时相反应物		
CRP 或 CCP 均正常		0
CRP 或 CCP 增高		1

(二)特殊类型

1.幼年型类风湿关节炎

16 岁以前起病,持续 6 周或 6 周以上的单关节炎或多关节炎,并排除其他已知原因。该病更易累及大关节,如膝关节,小关节较少。目前病因不明,一般认为与遗传及环境因素有关。病变特征为滑膜炎症。

2.RS3PE 综合征

RS3PE 综合征主要累及老年人,平均发病年龄 70 岁左右,男多于女,常起病突然,对称分布,累及腕关节、屈肌腱鞘和手的小关节,伴随手背明显可凹性水肿。疾病在 3～6 个月完全缓解。但受累腕、肘和手运动受限可持续存在。该病无骨侵蚀,持续类风湿因子阴性,通常有轻度贫血,红细胞沉降率增快和血清蛋白降低。

3.Felty 综合征

Felty 综合征为血清阳性类风湿关节炎的系统并发症之一。常以慢性关节炎、脾大及粒细胞减少的三联症为表现。其发病率大约为类风湿患者的 3%,且女性比例高于男性;常表现为严重的关节病变、脾大、粒细胞减少,且发病前可见难以解释的体重下降。血常规提示白细胞及粒细胞绝对值减少,多数患者可见轻、中度贫血。血清学检查提示 98%患者可见高滴度类风湿因子阳性。

4.回纹性风湿症

回纹性风湿症多发生于 30～60 岁,以关节红肿热痛间歇性发作为特征,起病急骤,疼痛持续几小时或几天,很少超过 3 天,疼痛程度不一,常伴有肿痛,但晨僵少见,受累关节皮温增高,颜色变红;膝关节最常受累,其次为腕关节,手背、掌指关节和近端指间关节、肩关节、肘关节。1/3 患者出现关节周围组织受累,有压痛,无可凹水肿。每次只有一个或有限几个关节受累。实验室检查无异常。X 线检查发作期可见软组织肿胀。预后较好,约 1/3 发展为类风湿关节炎。

(三)鉴别诊断

1.西医鉴别诊断

(1)骨关节炎:该病多发于中老年人,主要累及膝、髋等负重大关节。活动时关节痛加重。部分患者的远端指间关节出现特征性 Heberden 结节,而在近端指关节可出现 Bouchard 结节。骨关节炎患者很少出现对称性近端指间关节、腕关节受累,无类风湿结节,晨僵时间短或无晨僵。此外,骨关节炎患者的红细胞沉降率多为正常或轻度增快,而类风湿因子阴性。X 线显示关节边缘增生或骨赘形成，晚期可由于软骨破坏出现关节间隙狭窄。

（2）脊柱关节炎：该类关节病包含强直性脊柱炎、反应性关节炎、银屑病性关节炎、炎性肠病性关节炎。多见于青年发病，常有明显家族倾向性。HLA-B27阳性率较高，但类风湿因子阴性。典型表现为骶髂关节破坏性病变。

（3）痛风：以尿酸盐沉积导致的关节红肿热痛为典型表现，常见有前驱诱因，如进食高嘌呤饮食。夜间疼痛明显，主要表现在双足跖趾关节、双膝关节、双肘关节、耳轮红肿疼痛，病程日久可见痛风石形成。

2.中医鉴别诊断

（1）骨痹：两者皆可见骨关节炎的畸形变表现，但骨痹是以肢体关节沉重疼痛为主，无明显晨僵，常以负重大关节病变为主，且关节致残率明显低于尪痹；晚期可出现关节肿大变形，屈伸受限，但无明显炎症表现，病变可涉及全身关节肌肉。

（2）痛风：两者皆可见到关节疼痛及皮下结节，但痛风常因湿热之邪侵袭关节出现关节局部红肿热痛、关节活动受限为特征表现，常有饮食不节史，且病变常以实证为主，适当调护具有自限性，预后较尪痹相对好。

六、治疗方法

（一）中药辨证论治

1.风湿痹阻证

（1）临床表现：肢体关节疼痛、重着，或有肿胀，痛处游走不定，关节屈伸不利，舌质淡红，苔白腻，脉濡或滑。

（2）治法：祛风除湿，通络止痛。

（3）方药：羌活胜湿汤加减。

（4）加减：关节肿者，加薏苡仁、防己、萆薢以利湿；痛剧者，加制附片、细辛以通阳散寒；痛以肩肘等上肢关节为主者，可选加片姜黄；痛以膝踝等下肢关节为主者，选加牛膝。

2.寒湿痹阻证

（1）临床表现：肢体关节冷痛，局部肿胀，屈伸不利，关节拘急，局部畏寒，得寒痛剧，得热痛减，皮色不红，舌胖，舌质淡暗，苔白腻或白滑，脉弦缓或沉紧。

（2）治法：温经散寒，祛湿通络。

（3）方药：乌头汤合防己黄芪汤加减。

（4）加减：关节肿胀者加白芥子；关节痛甚者加细辛、乌梢蛇、露蜂房；关节僵硬者加莪术、丹参。

3.湿热痹阻证

（1）临床表现：关节肿痛，触之灼热或有热感，口渴不欲饮，烦闷不安，或有发热，舌质红，苔黄腻，脉濡数或滑数。

（2）治法：清热除湿，宣痹通络。

（3）方药：宣痹汤合三妙散加减。

（4）加减：伴发热者，加生石膏、青蒿；关节发热者，加蒲公英、白花蛇舌草以清热解毒；关节肿甚者，加土茯苓、猪苓以化湿消肿；关节痛甚者，加海桐皮、延胡索、片姜黄。

4.痰瘀痹阻证

(1)临床表现:关节肿痛日久不消,晨僵,屈伸不利,关节周围或皮下结节,舌黯紫,苔白厚或厚腻,脉沉细涩或沉滑。

(2)治法:活血行瘀,化痰通络。

(3)方药:小活络丹加减。

(4)加减:关节肿胀,局部发热者可加虎杖、山慈姑;关节不温者,可加干姜、细辛;皮下结节者,加连翘、土贝母;关节肿痛日久,加用破血散瘀搜风之品,如炮甲片、露蜂房、蜈蚣、乌梢蛇等。

5.气血两虚证

(1)临床表现:关节肌肉酸痛无力,活动后加剧,或肢体麻木,筋惕肉瞤,肌肉萎缩,关节变形;少气乏力,自汗,心悸,头晕目眩,面黄少华,舌淡苔薄白,脉细弱。

(2)治法:益气养血,活络祛邪。

(3)方药:八珍汤合蠲痹汤加减。

(4)加减:关节触热加草河车、络石藤;血虚致瘀,症见皮下结节或瘀斑者,酌加鸡血藤。

6.肝肾不足证

(1)临床表现:关节肌肉疼痛、肿大或僵硬变形,屈伸不利,腰膝酸软无力,关节发凉,畏寒喜暖,舌红,苔白薄,脉沉弱。

(2)治法:补益肝肾,蠲痹通络。

(3)方药:独活寄生汤加减。

(4)加减:偏于肾阴不足者,选加知母、黄柏、菟丝子、龟板;偏于肝阴不足者,症见肌肤麻木不仁、筋脉拘急、屈伸不利,重用白芍,选加枸杞子、沙参、麦冬;四末不温者,加附子、鹿角胶。

(二)中成药辨证论治

1.风湿痹阻证

(1)复方夏天无片。

药物组成:夏天无、夏天无总碱、制草乌、豨莶草、安痛藤、鸡血藤、鸡矢藤、威灵仙、广防己、五加皮、羌活、秦艽、蕲蛇、麻黄、独活、全蝎、僵蚕、马钱子、防风、苍术、乳香、木香、川芎、丹参、当归、三七、冰片、牛膝等。

功效:祛风除湿,舒筋活络,行血止痛。

主治:用于风湿性关节肿痛,坐骨神经痛,脑血栓形成肢体麻木,屈伸不灵,步履艰难及小儿麻痹后遗症等。

用法:口服,薄膜衣片每片 0.32 g,每次 2 片,每日 3 次。

(2)祛风止痛片。

药物组成:老鹳草、槲寄生、续断、威灵仙、独活、制草乌、红花。

功效:祛风寒,补肝肾,壮筋骨。

主治:用于风寒湿邪闭阻、肝肾亏虚所致的痹病,症见关节肿胀、腰膝疼痛、四肢麻木。

用法:口服,每次 6 片,每日 2 次。

(3)疏风活络片。

药物组成:马钱子(炒)、麻黄、桂枝、防风、秦艽、菝葜、木瓜、虎杖、桑寄生、甘草。

功效:祛风散寒,除湿通络。

主治:用于风寒湿闭阻所致的痹病,症见关节疼痛、局部畏恶风寒、四肢麻木、腰背疼痛。

用法：口服，每片 0.3 g，每次 2～3 片，每日 2 次。

(4)木瓜丸。

药物组成：制川乌、制草乌、白芷、海风藤、威灵仙、木瓜、鸡血藤、川芎、当归、人参、狗脊(制)、牛膝。

功效：祛风散寒，除湿通络。

主治：用于风寒湿闭阻所致的痹病，症见关节疼痛、肿胀、屈伸不利、局部畏恶风寒、肢体麻木、腰膝酸软。

用法：口服，每次 30 丸，每日 2 次。

(5)骨龙胶囊。

药物组成：狗腿骨、穿山龙。

功效：散寒止痛，活血祛风，强筋壮骨。

主治：用于肝肾两虚，寒湿瘀阻所致的痹病，症见筋骨痿软无力，肢体腰膝冷痛，风湿性关节炎、类风湿关节炎见上述证候者。

用法：口服，每粒 0.5 g，每次 4～6 粒，每日 3 次。

2.寒湿痹阻证

(1)复方雪莲胶囊。

药物组成：雪莲、制川乌、制草乌、羌活、独活、延胡索(醋制)、木瓜、香加皮。

功效：温经散寒，祛风逐湿，舒筋活络。

主治：用于风寒湿闭阻所致的痹病，症见关节冷痛、屈伸不利、局部畏恶风寒；骨关节炎、类风湿关节炎、强直性脊柱炎、风湿性关节炎见上述证候者。

用法：口服，每粒装 0.3 g，每次 2 粒，每日 2 次。

(2)通痹片。

药物组成：制马钱子、金钱白花蛇、蜈蚣、全蝎、地龙、僵蚕、乌梢蛇、麻黄、桂枝、附子、制川乌、桃仁、红花、没药(制)、延胡索(制)、穿山甲(制)、王不留行籽、牡丹皮、阴行草、大黄、鸡血藤、川牛膝、续断、羌活、独活、苍术(炒)、防风、天麻、薏苡仁、路路通、木瓜、伸筋草、人参、黄芪、白术(炒)、砂仁、当归、香附(酒制)、广木香、枳壳、朱砂。

功效：祛风胜湿，活血通络，散寒止痛，调补气血。

主治：用于寒湿闭阻、瘀血阻络、气血两虚所致痹病，症见关节冷痛、屈伸不利；风湿性关节炎、类风湿关节炎见有上述证候者。

用法：口服，片重 0.3 g，每次 2 片，每日 2～3 次，饭后服用或遵医嘱。

(3)寒湿痹颗粒。

药物组成：附子(制)、制川乌、麻黄、桂枝、细辛、威灵仙、木瓜、白术(炒)、黄芪、当归、白芍、甘草(制)。

功效：祛寒除湿，温通经络。

主治：用于风寒湿闭阻所致的痹病，症见肢体关节疼痛、困重或肿胀、局部畏寒；风湿性关节炎见上述证候者。

用法：口服，开水冲服。每次 3 g(无糖型)或 5 g(减糖型)，每日 3 次。

3.湿热痹阻证

(1)四妙丸。

药物组成：盐黄柏、苍术、薏苡仁、牛膝。

功效：清热利湿。

主治：用于湿热下注所致的痹病，症见足膝红肿、筋骨疼痛。

用法：口服，每 15 粒重 1 g，每次 6 g，每日 2 次。

(2)湿热痹胶囊(颗粒)。

药物组成：关黄柏、苍术、粉萆薢、薏苡仁、汉防己、连翘、川牛膝、地龙、防风、威灵仙、忍冬藤、桑枝。

功效：祛风除湿，清热消肿，通络定痛。

主治：用于湿热痹证，症见肌肉或关节红肿热痛，有沉重感，步履艰难，发热，口渴不欲饮，小便黄淡。

用法：口服，每次 4 粒，每日 3 次。

(3)新癀片。

药物组成：肿节风、三七、人工牛黄、肖梵天花、珍珠层粉等。

功效：清热解毒，活血化瘀，消肿止痛。

主治：用于热毒瘀血所致的咽喉肿痛、牙痛、痹痛、胁痛、黄疸、无名肿毒等症。

用法：口服，每片重 0.32 g，每次 2～4 片，每日 3 次。外用，冷开水调化，敷患处。

4.痰瘀痹阻证

(1)瘀血痹片。

药物组成：乳香(炙)、威灵仙、红花、丹参、没药(炙)、川牛膝、川芎、当归、姜黄、香附(炙)、炙黄芪。

功效：活血化瘀，通络定痛。

主治：肌肉关节疼痛剧烈，多呈刺痛感，部位固定不移，痛处拒按，可有硬结或瘀斑。

用法：口服，每次 5 片，每日 3 次，或遵医嘱。

(2)盘龙七片。

药物组成：盘龙七、当归、丹参、红花、乳香、没药、木香，支柱蓼、重楼、过山龙、羊角七、八里麻、老鼠七、青蛙七、珠子参、缬草、秦艽、络石藤、壮筋丹、伸筋草、白毛七、祖师麻、川乌、草乌、铁棒锤、五加皮、竹根七、杜仲、牛膝。

功效：活血化瘀，祛风除湿，消肿止痛，滋养肝肾。

主治：用于风湿瘀阻所致的痹病，症见关节疼痛、刺痛或疼痛夜甚、屈伸不利，或腰痛、劳累加重；或跌打损伤，以及瘀血阻络所致的局部肿痛；风湿性关节炎、腰肌劳损、骨折及软组织损伤见上述证候者。

用法：口服，每片重 0.3 g，每次 3～4 片，每日 3 次。

(3)祖师麻片。

药物组成：祖师麻。

功效：祛风除湿，活血止痛。

主治：用于风寒湿闭阻，瘀血阻络所致的痹病，症见肢体关节肿痛、畏寒肢冷；类风湿关节炎见上述证候者。

用法：口服，每片重 0.3 g，每次 3 片，每日 3 次。

(4)小活络丸。

药物组成：胆南星、制川乌、制草乌、地龙、乳香、没药。

功效：祛风散寒，化痰除湿，活血止痛。

主治：用于风寒湿邪闭阻、痰瘀阻络所致的痹病，症见肢体关节疼痛，或冷痛，或刺痛，或疼痛夜甚、关节屈伸不利、麻木拘挛。舌淡紫，苔白，脉沉弦或涩。

用法：口服，每丸重 3 g，每次 1 丸，每日 2 次。黄酒或温开水送服。

(5)大活络丸。

药物组成：蕲蛇、乌梢蛇、全蝎、地龙、天麻、威灵仙、制草乌、肉桂、细辛、麻黄、羌活、防风、松香、广藿香、豆蔻、僵蚕(炒)、天南星(制)、牛黄、乌药、木香、沉香、丁香、青皮、香附(醋制)、麝香、安息香、冰片、两头尖、赤芍、没药(制)、乳香(制)、血竭、黄连、黄芩、贯众、葛根、水牛角、大黄、玄参、红参、白术(麸炒)、甘草、熟地黄、当归、何首乌、骨碎补(烫、去毛)、龟甲(醋淬)、狗骨(油酥)。

功效：祛风散寒，除湿化痰，活络止痛。

主治：用于风痰瘀阻所致的卒中，症见半身不遂、肢体麻木、足痿无力；或寒湿瘀阻之痹病、筋脉拘急、腰腿疼痛；亦用于跌打损伤、行走不利及胸痹心痛。

用法：口服，每丸重 3.5 g，每次 1 丸，每日 1～2 次。温黄酒或温开水送服。

5.气血两虚证

以痹祺胶囊为例。

药物组成：马钱子(调制粉)、党参、白术、茯苓、丹参、三七、川芎、牛膝、地龙、甘草。

功效：益气养血，祛风除湿，活血止痛。

主治：用于气血不足，风湿瘀阻，肌肉关节酸痛，关节肿大、僵硬变形或肌肉萎缩，气短乏力；风湿性关节炎、类风湿关节炎、腰肌劳损、软组织挫伤属上述证候者。

用法：口服，每粒重 0.3 g，每次 4 粒，每日 2～3 次。

6.肝肾不足证

(1)尪痹胶囊。

药物组成：地黄、熟地黄、续断、附子(制)、独活、骨碎补、桂枝、淫羊藿、防风、威灵仙、皂刺、羊骨、白芍、狗脊(制)、知母、伸筋草、红花。

功效：补肝肾，强筋骨，祛风湿，通经络。

主治：用于久痹体虚，关节疼痛，局部肿大、僵硬畸形，屈伸不利及类风湿关节炎见有上述证候者。

用法：口服，每次 5 粒，每日 3 次。

(2)益肾蠲痹丸。

药物组成：熟地黄、生地黄、淫羊藿、骨碎补、当归、鸡血藤、延胡索、土鳖虫、炮甲片、寻骨风、老鹳草、徐长卿、虎杖、葎草、鹿衔草、全蝎、僵蚕(麸炒)、蜈蚣、广地龙(酒制)、蜂房(清炒)、乌梢蛇(酒制)。

功效：温补肾阳，益肾壮督，搜风剔邪，蠲痹通络。

主治：用于顽痹，症见手指晨僵，关节疼痛、红肿、屈伸不利、肌肉疼痛、瘦削或僵硬畸形；类风湿关节炎见上述证候者。

用法：口服，每袋装 8 g，每次 8 g，疼痛剧烈可加至 12 g，每日 3 次，饭后用温开水送下。

(张云霞)

第二节　反应性关节炎

一、概述

反应性关节炎又称莱特综合征，是继身体其他部位发生微生物感染后，引起远处关节的一种无菌性关节病，主要表现为关节疼痛、肿胀、发热等。多见于尿道炎、宫颈炎、细菌性腹泻、链球菌感染等引起的关节炎。其发病原因目前尚不完全清楚，可能与感染、免疫、遗传有关。有人认为可能是外界因子和遗传因子相互作用所致，即病原体感染后与人体白细胞组织相容性抗体 HLA-B27 相结合，形成复合物，导致异常免疫反应，从而引起关节炎。

中医无“反应性关节炎”的名称，但根据其临床表现应属于“热痹”范畴，其病因病机多为湿热邪毒流注关节所致。

二、诊断要点

(一)全身症状

全身不适，疲乏，肌痛及低热。

(二)关节痛

不对称的单关节痛，多为负重的关节，多见于下肢，如骶髂关节、膝关节、踝关节、肩关节、肘关节、腕关节等。关节局部红肿热痛，或伴有皮肤红斑，也有关节肿痛苍白者。

(三)肌腱端炎

肌腱端炎是反应性关节炎比较常见的症状，表现为肌腱在骨骼附着点疼痛和压痛，以跟腱、足底肌腱、髌肌腱附着点最易受累。

(四)关节痛发作前有感染病史

如非淋球菌性尿道炎、细菌性腹泻、链球菌感染，或反复发作的扁桃体炎等。

(五)眼损害

眼损害也是反应性关节炎的常见症状，主要表现为结膜炎、巩膜炎及角膜炎等。

(六)实验室检查

急性期白细胞总数增高；红细胞沉降率增快；C 反应蛋白升高；类风湿因子和抗核抗体阴性；HLA-B27 阳性。

三、病因病机

反应性关节炎的病因病机其内因主要是湿邪内蕴，外因主要是外感风热湿邪，外邪与内湿相结合流注关节所致。

(一)风热湿邪

外感风热肺气失宣，风热与内湿互结，成风热湿邪，流注肌肉关节，形成本病。

(二)胃肠湿热

外感风热，肺失宣发，下入胃肠，胃失和降，肠失传导，湿邪内蕴，风热与内湿相结合，流注肌肉、关节而成本病。

（三）下焦湿热

外感风热，内入下焦，与内湿相结合，或蕴结于膀胱，或蕴结于胞宫，流注肌肉关节而成本病。

四、辨证论治

（一）风热湿邪

1.主症

先见咽喉疼痛，咳嗽发热，全身不适，而后出现肘部、腕部或膝关节、踝关节红肿疼痛，两眼红肿、疼痛，舌苔黄腻，脉滑数。

2.治则

清热利湿，散风通络。

3.处方

曲池、足三里、外关、阿是穴。

(1)发热者加：大椎。

(2)眼睛红肿疼痛加：太阳、攒竹。

(3)肘关节痛加：尺泽、手三里。

(4)腕关节痛加：合谷、阳池、后溪、商阳、关冲。

(5)膝关节痛加：梁丘、膝眼、阴陵泉、厉兑、足窍阴。

(6)踝关节痛加：丘墟、解溪、商丘、太白、厉兑、足窍阴。

4.操作法

诸穴皆用捻转泻法，阿是穴多位于肌腱附着于骨的部位，按之压痛，针刺泻法并拔火罐；大椎用刺络拔罐法；尺泽、商阳、关冲、厉兑、足窍阴用点刺出血法。

5.方义

反应性关节炎是一种全身性疾病，是由于湿热邪毒夹风邪蕴结于肌肉关节，经络气血闭阻所致。方用曲池、足三里清热利湿、通经止痛，因为曲池、足三里分别属于手足阳明经，阳明经多气多血，并且曲池、足三里又属于本经的合穴，是经气汇聚之处，有极强的调理气血和疏通经络作用，功善通经止痛；曲池善于清热，足三里又善于调胃健脾利湿，所以二穴是治疗本病的主穴。外关属于三焦经，又通于阳维脉，阳维脉维系诸阳经，三焦主持诸气，故外关主治邪气在表在经在络的病证，功善祛邪通经。阿是穴是邪毒会聚之处，针刺拔火罐有很好的祛邪通经的作用。大椎、尺泽、商阳、关冲、厉兑、足窍阴点刺出血，清热祛邪，再配以病变部位诸穴通经止痛，诸穴相配，共达清热利湿、除邪通经止痛的效果。

（二）胃肠湿热

1.主症

先见胃痛，腹痛，泄泻，小便灼热，而后出现膝关节、踝关节、髋关节等关节疼痛，红肿拒按，触之灼热，或见眼睛红肿疼痛，舌红苔黄腻，脉滑数。

2.治则

清热利湿，通经止痛。

3.处方

曲池、足三里、中脘、天枢、阿是穴。

(1)眼睛红肿疼痛加:太阳、外关。

(2)各关节的疼痛参见风热湿邪。

4.操作法

参见“风热湿邪”。

5.方义

曲池、足三里有清热祛湿、通经止痛的作用,已如前述。本症是由胃肠湿热流注关节、经络气血闭阻所致,故加用中脘、天枢,中脘是腑之会穴、胃之募穴,位于中焦,又是小肠经、三焦经与任脉的交会穴,有斡旋气机、升清降浊、理气化湿的作用;天枢属于足阳明经,又是大肠的募穴,功于调理胃肠,清理湿邪。阿是穴是湿热的蕴结点,针刺泻法并拔火罐,意在祛除邪毒、疏通经络。

(三)下焦湿热

1.主症

先见尿频、尿急、尿痛或见阴痒、带下、眼睛红肿疼痛等症,而后出现膝关节、骶髂关节、踝关节等关节红肿热痛,拒按,皮肤温度升高,舌红,舌苔黄腻。

2.治则

清热利湿,通经止痛。

3.处方

曲池、足三里、中极、三阴交、阿是穴。

(1)骶髂关节痛加次髎、秩边。

(2)其他部位关节痛参见风热湿邪证。

4.操作法

中极直刺泻法,使针感直达会阴部。三阴交直刺泻法,使针感达足趾部。次髎、秩边直刺2寸左右,使针感下达膝关节、足踝关节。其他穴位的针刺法参见风热证。

5.方义

本证是由下焦湿热流注关节气血闭阻所致,故取中极、三阴交清理下焦湿热。中极位于下焦,是膀胱的募穴,又是足三阴经和任脉的交会穴,针刺泻法,可使下焦湿热从膀胱排除。三阴交是足三阴经的交会穴,针刺泻法,可清利下焦湿热。因足太阴脾经交会于任脉,又可健脾利湿;足厥阴肝经环绕阴器,交会于任脉;足少阴肾经交会于任脉,并络于膀胱,所以三阴交是治疗下焦病证的重要穴位。其他穴位均属于局部取穴。

(张云霞)

第三节　银屑病关节炎

银屑病关节炎是一种与银屑病相关的炎性关节炎,早在100多年前就有人提出了银屑病关节炎这一病名,但人们一直将银屑病关节炎与类风湿关节炎混为一谈,直到20世纪60年代发现了类风湿因子,才知道绝大多数银屑病关节炎患者类风湿因子阴性,而且这类患者具有银屑病皮疹、不对称关节炎,既可累及远端指间关节,亦可波及骶髂关节和脊柱等特征。多数患者先出现皮肤病变，继而出现关节炎；也可以皮肤病变与关节病变同时发生。在整个病程中，两者常同步发展或减轻。

本病病因不明，属于自身免疫性疾病的范畴。一般认为是因为皮肤的病变产生的毒素引起关节病变；也有人认为是同一病因先后作用于皮肤或关节这两个不同的器官所致。

银屑病关节炎在中医学中属于“痹证”范畴，尤其是与“尪痹”“历节病”相似，其皮肤损害相当于中医的“白疕”。

二、诊断

(1)好发于青壮年男性，男女之比为 3∶2，有一定的季节性，部分患者春夏加重，秋冬减轻；部分患者春夏减轻，秋冬加重。

(2)关节炎多发生在银屑病之后，或银屑病治疗不当之后。远端指、趾关节最早受累，渐渐波及腕、膝、髋、脊柱等关节。

(3)关节病变早期似类风湿关节炎，病变关节疼痛、肿胀、反复发作。银屑病进行期关节炎加重，静止期关节炎缓解；逐渐出现关节功能障碍、活动受限，甚至引起关节强直、畸形等。

(4)皮肤损害，寻常型银屑病皮肤损害好发于头部和四肢伸侧，尤其是肘关节伸侧，重者可泛发全身，起初是红色丘疹，后可扩大融合成大小不等的斑块，表面覆以多层银白色鳞屑，刮去后可露出半透明薄膜，再刮去此膜后，可有点状出血。因活动期治疗不当，或使用刺激性较强的外用药后，可引起皮损迅速扩展，以至全身皮肤潮红、浸润、表面有大量鳞，可伴发热、恶寒(称红皮病型银屑病)。

(5)X 线摄片可见明确关节受损程度，常见关节面侵蚀、软骨消失、关节间隙变窄、骨质溶解和强直，严重时末节远端骨质溶解成铅笔头样。

三、病因病机

银屑病性关节炎在中医中无此病名。银屑病在中医中称之为“白疕”。《医宗金鉴》说：“白疕之形如疹疥，色白而痒多不快。固由风邪客于肌肤，亦由血燥难容外。”又如《外科证治全书·卷四·发无定处》说：“白疕，皮肤燥痒，起如疹疥而色白，搔之屑起，渐至肢体枯燥拆裂，血出痛楚。”因此银屑病性关节炎属于中医白疕关节炎型。

(一)血热风湿痹阻

身患白疕，血虚燥热，卫外力减，风寒湿邪乘虚而入，与血相搏而化热，流注肌肉、关节发为关节疼痛。

(二)湿热兼风湿痹阻

身患白疕，湿热内蕴，风热湿邪乘之，内外邪气相搏，流注关节，经络痹阻发为痹证。

(三)肝肾亏损

身患白疕，邪毒日久不除，与血相搏，耗伤精血，外伤肌肤，内蚀筋骨，关节强直，活动艰难，发为尪痹。

四、辨证论治

银屑病关节炎的发作与银屑病的病程有关，故可根据银屑病的发作过程进行辨证论治。

(一)血热风湿痹阻

1.主症

关节肿痛与银屑病的皮损程度同时存在。皮损不断增多、干燥脱屑皮，皮肤色红皲裂、可伴有筛状出血点。舌红、苔薄黄，脉滑数。

2.治则

清热凉血，祛邪通络。

(二)湿热兼风湿痹阻

1.主症

关节红肿疼痛，皮损多在腋窝、腹股沟等屈侧部位，有红斑、糜烂渗液，或掌跖部出现脓疱，或皮损上有脓点。舌红苔黄腻，脉濡或滑。

2.治则

清热利湿，祛邪通络。

(三)肝肾不足兼外邪痹阻

1.主症

腰酸肢软，关节疼痛，头晕目眩，皮损色淡，鳞屑少。女子有月经不调。舌淡苔薄，或舌淡体胖边有齿痕，脉细或濡细。

2.治则

补益肝肾，祛邪通络。

(四)处方

1.基本穴位

曲池、血海、膈俞。

2.随证选穴

(1)肘关节痛加：尺泽、曲泽、少海。

(2)腕关节痛加：阳溪、阳池、阳谷、腕骨。

(3)指关节痛加：八邪、三间、后溪。

(4)骶髂关节痛加：八髎、秩边、环跳。

(5)膝关节痛加：梁丘、膝眼、阳陵泉、足三里、阴陵泉。

(6)踝关节痛加：昆仑、丘墟、解溪、商丘。

(7)跖趾关节痛加：八风、太白、束骨。

(8)血热风湿痹阻加：曲泽、委中、三阴交。

(9)湿热兼风湿痹阻加：大椎、中脘、中极、阴陵泉。

(10)肝肾不足兼外邪痹阻：肾俞、肝俞、太溪、太冲、悬钟。

3.操作法

曲池、血海直刺泻法；膈俞刺络拔罐法，曲泽、委中用三棱针刺脉出血；肝俞、肾俞、太溪、太冲、悬钟、三阴交针刺补法。其余穴位均用泻法。

4.方义

曲池是手阳明经的合穴，手阳明经多气多血，又是本经气血会聚之处，功于通经止痛，是治疗筋骨疼痛的主要穴位。曲池配五行属于土，土乃火之子，故本穴又功善清热。曲池与血海配合，长于治疗皮肤病，皮肤病多因邪热入于血分、蕴结肌肤所致。手阳明经与手太阴经相表里，肺主表;手阳明大肠经与足阳明胃经同名相通,血海属于足太阴脾经,脾主肌肉;血海善于治疗血分病,所以曲池与血海相配既可清血分之热,又可治疗邪气蕴结于肌肤的皮肤病。膈俞是血之会穴,刺络出血并拔火罐,既可清血分之热,又可活血通络,清除瘀热,还可调血息风,因为血热必伤阴,阴伤则燥热生风,或血热外风乘之;膈俞刺络拔罐治疗皮肤病宗"治风先治血,血行风自灭"的法则。曲泽与委中刺脉出血,其意也是清血热,活血祛瘀,因为曲泽属于心包经,心主血,委中乃血之郄穴。其余穴位大椎清热,中脘、中极、阴陵泉清热利湿,肾俞、肝俞、太溪、太冲、悬钟调补肝肾,濡养筋骨。关节部位的穴位属于局部取穴,主要作用是通经止痛。

(张云霞)

第四节　强直性脊柱炎

一、发病机制与病理

(一)发病机制

虽然强直性脊柱炎的病因及发病机制至今仍不明,但其发病可能涉及遗传、感染、免疫、环境、创伤、内分泌等方面因素。

1.遗传因素

强直性脊柱炎具有遗传倾向,遗传基因在其发病中起了主导作用,所涉及的遗传因素除HLA-B27及其亚型之外,尚有HLA-B27区域内及区域外的其他基因参与,同时也体现了家族聚集性。

2.免疫因素

(1)细胞免疫和体液免疫应答:强直性脊柱炎患者存在多种抗体和细胞免疫改变,具有自身免疫性特征。活动期强直性脊柱炎患者血清IgG、IgM,尤其是IgA水平经常增高,提示该病涉及体液免疫;在强直性脊柱炎患者体内存在严重的Th1/Th2失衡,且随炎症的活动,Th1细胞的分化能力较Th2下降更明显。

(2)细胞因子网络调节:强直性脊柱炎患者体内存在多种细胞因子的改变,血清中肿瘤坏死因子-α(TNF-α)、白细胞介素-17(IL-17)水平明显升高,且与疾病活动指数具有相关性。

3.其他因素

外源性因素可能诱发强直性脊柱炎,包括细菌感染、寒冷潮湿、外伤等因素。

(二)病理

强直性脊柱炎的原发病理部位在附着点或肌腱、韧带囊嵌入骨质处,附着点炎导致强直性脊柱炎典型病变的发生,如韧带骨赘形成、椎体方形变、椎体终板破坏及足跟腱炎。

T细胞在强直性脊柱炎发病中的作用,CT引导骶髂关节活检组织的免疫组织化学研究发现,炎性骶髂关节处存在$CD4^+$ T细胞、$CD8^+$ T细胞、巨噬细胞。在特征性的黏液样浸润物附近富含TNF-α的mRNA,而在新骨形成区发现转化生长因子-β(TGF-β)的mRNA。

二、中医对强直性脊柱炎的认识

《黄帝内经》对痹病的概念、病机、病位、症状及鉴别、预后等均有较详尽的记载,是后世医家论痹、治痹之渊源，其中有关“肾痹”“骨痹”的论述，颇多与现代医学之强直性脊柱炎有相似之处。如《素问·痹论》云：“五脏皆有所合，病久而不去者，内舍于其合也。故骨痹不已，内舍于肾……肾痹者，善胀，尻以代踵，脊以代头。”又如《素问·骨空论》云：“督脉为病，脊强返折。”在汉隋唐时期，如《诸病源候论·背偻候》云：“肝主筋而藏血，血为阴，气为阳。阳气，精则养神，柔则养筋。阴阳和同，则血气调适，共相荣养也，邪不能伤。若虚则受风，风寒搏于脊膂之筋，冷则挛急，故令背偻”等。元代朱震亨《丹溪心法·腰痛七十三》云：“湿热腰痛者，遇天阴或久坐而发者是也；肾虚者，痛之不已是也。瘀血者日轻夜重者也。”此明确指出，肾虚是腰痛的根本原因。到了明清时期，《杂病源流犀烛》云：“凡人一身之骨，最大者脊骨也……且居中丽正，一身之骨胥于是附，犹屋之正梁，且为一身之骨之主也。”尤在泾《静香楼医案·下卷》云：“脊背为督脉所过之处，风冷承之，脉之不得通，则恶寒而痛，法宜通阳。”此明确指出应以“温通”为用。

三、临床表现

(一)临床症状

1.一般症状

起病缓慢而隐匿，早期可有低热、厌食、乏力、消瘦等症状。

2.中轴关节表现

隐匿起病的腰背部或骶髂部疼痛和(或)发僵，半夜痛醒，翻身困难，晨起或久坐后起立时腰部发僵明显，但活动后减轻。可有臀部钝痛或骶髂关节剧痛，偶向周边放射。疾病早期疼痛多在一侧呈间断性，数月后疼痛多在双侧呈持续性。随病情进展由腰椎向胸颈部脊椎发展，则出现相应部位疼痛、活动受限或脊柱畸形。

3.外周关节表现

以膝、髋、踝和肩关节居多，肘及手和足小关节偶有受累，并以非对称性、少数关节或单关节及下肢大关节的关节炎为特征。我国约45%的患者从外周关节炎开始发病。24%～75%的患者在病初或病程中出现外周关节病变。髋关节受累者达38%～66%，表现为局部疼痛，活动受限，屈曲挛缩及关节强直，其中大多数为双侧受累。膝关节和其他关节的关节炎或关节痛多为暂时性，极少或几乎不引起关节破坏和残疾。

4.关节外表现

眼部受累多见，甚至是本病的首发症状，可出现虹膜炎或葡萄膜炎，发生率为25%～30%。心血管系统受累少见，病变主要包括升主动脉炎、主动脉关闭不全和传导障碍。肺实变是少见的晚期关节外表现，以缓慢进展的肺上段纤维化为特点。肾脏受累较少，以淀粉样变及IgA肾病为主。

(二)体征

骶髂关节和椎旁肌肉压痛为本病早期的阳性体征。随病情进展可见腰椎前凸变平，脊柱各个方向活动受限，胸廓扩展范围缩小，及颈椎后突。以下几种方法可用于检查骶髂关节压痛或脊柱病变进展情况。

1.枕墙距

令患者靠墙直立，双足跟贴墙，双腿伸直，背贴墙，收颌，眼平视，测量枕骨结节与墙之间的水平距离。正常为0，>0即枕部触不到墙为异常。

2.屏墙距

测量方式同上，为测量耳屏距墙的距离。

3.颈椎旋转度

患者坐位，挺直上身，收颔，双手平放于膝，用一量角器向患者鼻尖方向置于患者头顶，令患者向左右旋转颈部，分别测量两侧旋转角度，计算平均值。

4.颌柄距

令患者下颌贴向胸骨柄，测量两者间的距离。正常为 0，>0 即下颌触不到胸骨柄为异常。

5.指地距

患者直立，弯腰、伸臂，测量指尖与地面的距离。

6.Schober 试验

令患者直立，在背部正中线髂嵴水平做一标记为零，向下 5 cm 做标记，向上 10 cm 再做标记，然后令患者弯腰(注意保持双膝直立)，测量两个标记间的距离，此增加值(cm)即为 Schober 值。<4 cm 提示腰椎活动度降低。

改良的 Schober 试验：令患者直立，在腰部两侧髂后上棘连线中点水平做一标记为零，向上 10 cm 再做标记，然后令患者弯腰(注意保持双膝直立)，测量两个标记间的距离，此增加值(cm)即为改良 Schober 值。应测量两次取平均值。

7.踝间距

患者平卧，双膝伸直，两踝尽量向外伸开，测量两踝间最大距离。然后让患者直立，双膝伸直，两踝尽量向两侧伸开，测量两踝间最大距离。计算两次测量的平均值为最后测量值(cm)。

8.胸廓活动度

患者直立，用刻度软尺测量其第 4 肋间隙水平(妇女为乳房下缘)深呼气和深吸气的胸围差。<5 cm 者为异常。

9.侧位腰椎活动度

患者直立，双臂贴紧体侧自然下垂，双手指伸直，测量中指距地的距离，然后令患者向左侧、右侧弯腰(保持双膝直立)，分别测量计算左右两侧中指距地的距离差，左右两侧的平均值为最后值(cm)。

10.骨盆按压

患者侧卧，从另一侧按压骨盆可引起骶髂关节疼痛。

11."4"字试验

患者仰卧，一侧下肢伸直，另侧下肢以"4"字形状放在伸直下肢近膝关节处，并一手按住膝关节，另一手按压对侧髂嵴上，两手同时下压。下压时，骶髂关节出现痛者，和(或)者曲侧膝关节不能触及床面为阳性。

四、辅助检查

(一)实验室检查

活动期患者可见红细胞沉降率增快，C 反应蛋白增高及轻度贫血。类风湿因子(类风湿因子)阴性和免疫球蛋白轻度升高。强直性脊柱炎有遗传倾向，但不一定会遗传。目前已证实，强直性脊柱炎的发病和 HLA-B27 密切相关，并有明显家族遗传倾向。强直性脊柱炎患者 HLA-B27 阳性率达 90%，但是大约 90%的 HLA-B27 阳性者并不发生强直性脊柱炎，以及大约 10%的强直性脊柱炎患者为 HLA-B27 阴性。有研究提示，其他新的致病基因，如 IL-23R、IL-1 及 ARTS1 也与强直性脊柱炎致病相关。

(二)影像学检查

1.X 线检查

(1)骶髂关节 X 线片:强直性脊柱炎最早的变化发生在骶髂关节。该处的 X 线片显示软骨下骨缘模糊,骨质糜烂,关节间隙模糊,骨密度增高及关节融合。骶髂关节炎 X 线片的病变程度分为 5 级:0 级为正常;1 级为可疑;2 级有轻度骶髂关节炎;3 级有中度骶髂关节炎;4 级为关节融合强直。

(2)脊柱 X 线片:脊柱的 X 线片表现有椎体骨质疏松和方形变,椎小关节模糊,椎旁韧带钙化以及骨桥形成。晚期可有严重的骨化性骨桥表现,而呈"竹节样变"。

(3)髋关节 X 线:髋关节受累者可表现为双侧对称性关节间隙狭窄、软骨下骨不规则硬化,髋骨和股骨头关节面外缘的骨赘形成,还可引起骨性强直。

(4)其他部位 X 线片:骨盆、足跟等部位 X 线片可见耻骨联合、坐骨结节和肌腱附着点(如跟骨)的骨质糜烂,伴邻近骨质的反应性硬化及绒毛状改变,可出现新骨形成。

2.CT 检查

骶髂关节及髋关节 CT:典型的患者 X 线检查可有明显改变,但对于病变处于早期的患者,X 线表现为正常或可疑,CT 检查可以增加敏感性且特异性不减。

3.MRI 检查

在强直性脊柱炎早期 X 线片不易发现骶髂关节的改变,MRI 对异常信号的高敏感性,以及断层的高分辨率避免了影像结构重叠,可以清晰地显示滑膜部及韧带部,结构清楚,尤其 MRI 对早期轻微的关节面骨质信号异常的显示,敏感性明显高于 X 线片。此外有研究表明脊柱、骶髂关节 MRI 不但可以更清晰地显示强直性脊柱炎患者慢性炎症病变,如硬化、侵蚀、脂肪沉积、骨桥强直等;还可以显示强直性脊柱炎急性炎症病变,如骨髓水肿、滑囊炎、滑膜炎、附着点炎等的程度,对评价疾病的急性炎症活动度和慢性炎症病变的程度有较高的价值。

五、诊断与鉴别诊断

(一)诊断

1.纽约标准

(1)临床标准:①腰痛、僵 3 个月以上,活动改善,休息无改善;②腰椎额状面和矢状面活动受限;③胸廓活动度低于相应年龄、性别的正常人(<5 cm)。

(2)放射学标准:双侧骶髂关节炎≥2 级或单侧骶髂关节炎 3~4 级。

(3)分级。①肯定强直性脊柱炎:符合放射学标准和至少 1 项临床标准;②可能强直性脊柱炎:符合 3 项临床标准,或符合放射学标准而不具备任何临床标准(应排除其他原因所致骶髂关节炎)。

2.脊柱关节病诊断标准

(1)中轴型脊柱关节病分类标准:适用于腰背痛≥3 个月且发病年龄<45 岁的患者,具有影像学显示骶髂关节炎加上 1 个以上脊柱关节病的特征,或者 HLA-B27 阳性加上 2 个以上其他脊柱关节病的特征,可诊断为中轴型脊柱关节病。

脊柱关节病特征包括炎性腰背痛、关节炎、附着点炎(足跟)、葡萄膜炎、指或趾炎、银屑病、克罗恩病、非甾体抗炎药治疗效果好、脊柱关节病家族史、HLA-B27、C 反应蛋白升高。

影像学显示骶髂关节炎的定义:MRI 显示活动性(急性)炎症,高度提示与脊柱关节炎相关的骶髂关节炎，或根据修订的纽约标准有明确放射学骶髂关节炎。

(2)外周型脊柱关节病分类标准：关节炎、附着点炎或趾炎，加上≥1个脊柱关节病特征，或加上≥2个其他脊柱关节病特征。脊柱关节病特征：葡萄膜炎、银屑病、炎性肠病、前期感染史、HLA-B27阳性、影像学骶髂关节炎(X线或MRI表现)；其他脊柱关节病特征为关节炎、附着点炎、趾炎、炎性下腰痛史、脊柱关节炎家族史。

(3)强直性脊柱炎炎性腰背痛诊断标准：慢性背痛>3个月，满足以下至少4条，可诊断为炎性腰背痛，分别为：年龄<40岁，隐匿发病，活动后改善，休息后无改善，夜间痛(起床时改善)。

(二)鉴别诊断

强直性脊柱炎的常见症状，如腰痛、僵硬或不适等在很多临床疾病中普遍存在，需注意和以下疾病相鉴别。

1.类风湿关节炎

本病多见于女性。由于类风湿关节炎的基本病理改变为滑膜血管翳及血管炎，故常以掌指关节及近端指间关节为主，为对称性多关节炎，多不累及骶髂关节，如脊柱受累也常只侵犯颈椎。患者的关节区常可见类风湿皮下结节。类风湿因子阳性率在类风湿关节炎患者中可达60%～95%。

2.骨关节炎

骨关节炎又称为骨关节病。本病多见于50岁以上中老年人群，其病理表现以关节软骨损伤、关节边缘和软骨下骨反应性增生为特点。缓慢起病，关节肿痛、发僵，常在活动后加重，休息后可缓解，关节活动时可有骨摩擦音。手远端指间关节、膝关节、髋关节、第一跖趾关节、颈椎、腰椎易受累。位于远端指间关节的结节称为Heberden结节，位于近端指间关节的结节称为Bouchard结节。实验室检查红细胞沉降率、血常规、C反应蛋白等指标往往正常，类风湿因子阴性。关节X线检查见关节间隙变窄、骨赘、骨硬化，关节无强直。患者无全身系统性病变。另有一种特殊的骨关节炎即弥漫性特发性骨质增生症需与强直性脊柱炎相鉴别。该病至少在连续四节椎体的前面或前外侧面有骨化或钙化；椎间盘相对完好；无椎弓关节骨性僵直，无骶髂关节侵蚀、硬化或骨性融合；可合并颈椎后纵韧带骨化症或椎体后缘增白、硬化。而强直性脊柱炎病变多自双侧骶髂关节开始向上蔓延，椎弓关节常有破坏。椎体呈方形，骨化薄而平。强直性脊柱炎多发于20～30岁青中年，而弥漫性特发性骨质增生症多见于老年人，骨化厚而浓密，外缘呈水波样，椎弓关节、骶髂关节正常，椎体一般无方形改变。

3.Reiter综合征

本病和强直性脊柱炎同属于血清阴性脊柱关节病，多见于成年男性，不洁性交或腹泻常为诱因。临床表现以关节炎、尿道炎和结膜炎三联症为特征。关节炎为多发性、不对称性，以下肢关节，如膝关节、踝关节、跖趾关节、趾间关节易受累。肌腱端病为本病较特异改变，发生在背部、足底、足跟、胸壁和下肢软组织时出现刺击样疼痛。关节炎反复发作后常伴有骶髂关节和脊柱病变。本病90%的患者可出现尿道炎。约2/3患者出现双侧性结膜炎，少数患者可出现角膜炎、巩膜炎、前眼色素层炎、虹膜睫状体炎、视网膜炎等。皮肤黏膜损害也常见，约占25%，典型改变的有环状龟头炎。

4.银屑病关节炎

本病是与银屑病相关的炎性关节病，也是血清阴性脊柱关节病中的一种。它有典型的皮肤鳞屑性皮疹，皮疹为圆形或不规则形，表面覆以银白色鳞屑，去除鳞屑后显露出薄膜，刮除薄膜可见点性出血，此为银屑病的典型表现，具有诊断意义。17%的患者具有类似强直性脊柱炎的骶髂关节炎改变，但常为单侧受累。远端指(趾)关节受累时可见"笔帽征"的X线特征。90%的患者有指甲损害，表现为小坑、纵嵴和甲碎裂。实验室无特异指标，可出现红细胞沉降率增快、贫血、类风湿因子阴性；有典型银屑病皮损，再出现关节炎时较好诊断。若关节炎症状先出现，则应注意鉴别。

5.肠病性关节炎

本病也是血清阴性脊柱关节病的一种，指炎性肠病导致的关节炎，即溃疡性结肠炎与克罗恩病性肠病关节炎等。关节炎以膝关节、踝关节等单关节炎为主，关节肿胀疼痛，呈游走性、非对称性，少数患者出现关节腔积液。临床症状还可见发热、腹痛、腹泻。实验室检查：滑液细菌培养阴性，类风湿因子阴性，HLA-B27 阳性率为 50%～70%，低于强直性脊柱炎。反复发作的患者关节 X 线片可有骨质疏松表现。

6.髂骨致密性骨炎

本病多发于 20～25 岁女性，多见于妊娠或产后妇女，肥胖女性更易罹患，它是以骨质硬化为特点的非特异性炎症，慢性发病，病程较长，临床症状一般较轻，可出现轻度的下背部、腰骶部位疼痛、酸沉感，疼痛呈间歇性，骶髂关节 X 线片或 CT 显示病变累及双侧骶髂关节中下 2/3 髂骨耳状面或全部耳状面，病变致密，均匀一致，略呈三角形，未见有骨质破坏及透亮区。病变内缘为髂骨关节面，外缘亦整齐。骶髂关节面光整，关节间隙无明显改变，骶骨未见异常。病变进展缓慢，邻近骨质疏松改变不明显。实验室检查：HLA-B27 阳性率如正常人群。

7.腰肌劳损

本病多由于腰背肌纤维、筋膜等软组织的慢性损伤而产生腰痛，起病缓慢，症状时轻时重，多在休息后减轻，劳累后加重。一般无外周关节肿痛，无晨僵现象。X 线改变可有腰椎轻度骨质增生、骨质疏松等。实验室检查：红细胞沉降率、C 反应蛋白正常，HLA-B27 阴性。

8.机械性腰痛

本病可发生于任何年龄，无家族史，起病突然，一般持续时间＜4 周，活动后症状加重，无夜间痛重，疼痛范围局限，活动后疼痛加剧，即时相指标红细胞沉降率、C 反应蛋白等多正常。而强直性脊柱炎好发于 40 岁以下男性，可有家族史，发病隐匿，疼痛持续时间＞3 个月，夜间痛重，疼痛范围弥散，活动后疼痛可减轻，红细胞沉降率、C 反应蛋白可升高。

六、治疗

(一)中药辨证论治

1.活动期

(1)肾虚督寒证。

临床特点：腰、臀、胯疼痛，僵硬不舒，牵及膝腿痛或酸软无力，畏寒喜暖，得热则舒，俯仰受限，活动不利，甚则腰脊僵直或后凸变形，行走坐卧不能，或兼男子阴囊寒冷，女子白带寒滑，舌苔薄白或白厚，脉多沉弦或沉弦细。

治法：补肾祛寒、强督除湿、散风活瘀、强壮筋骨。

方药：补肾强督祛寒汤加减。熟地黄，淫羊藿，金毛狗脊，制附片，鹿角胶(或片或霜)，杜仲，骨碎补，补骨脂，羌独活，桂枝，续断，赤白芍，知母，土鳖虫，防风，川怀牛膝。

加减：寒甚病重者加制川乌、制草乌、干姜、七厘散助阳散寒止痛；关节沉痛僵重，舌苔白厚腻者，去熟地黄，加片姜黄、炒白芥子、生薏米；大便溏稀者可去或减少川牛膝用量，加白术，并以焦、炒为宜；项背寒痛者可加重羌活用量，并加炙麻黄；久病关节僵直不能行走，或腰脊坚硬如石者，可加透骨草、寻骨风、自然铜及泽兰，甚者可再加急性子。

(2)邪郁化热证。

临床特点：腰、骶、臀、胯僵痛、困重，甚则牵及脊项，无明显畏寒喜暖，反喜凉爽，伴见口干、咽燥、五心烦热、自汗盗汗，发热或午后低热，甚者关节红肿热痛，屈伸不利，纳呆倦怠，大便干、小便黄，舌偏红，舌苔薄黄或黄白相间少津，脉多沉弦细数，尺脉弱小。

治法：补肾清热、强督通络。

方药：补肾强督清热汤加减。狗脊，生地黄，知母，鹿角霜，骨碎补，龟板，秦艽，羌活，独活，桂枝，白芍，黄柏，土鳖虫，杜仲，寄生，炙山甲。

加减：午后潮热明显者加青蒿、炙鳖甲、银柴胡、胡黄连、地骨皮；若咽干、咽痛，加玄参、知母、板蓝根；关节红肿疼痛、僵硬、屈伸不利者，加忍冬藤、桑枝、寒水石、片姜黄、生薏米、白僵蚕；疼痛游走不定者加威灵仙、青风藤、防风；腰脊、项背僵痛不舒、活动受限者，加葛根、白僵蚕、伸筋草、防风。

(3)湿热伤肾证。

临床证候特点：腰、臀、胯酸痛、沉重、僵硬不适，身热不扬，绵绵不解，汗出心烦，口苦黏腻或口干不欲饮，脘闷纳呆，大便溏软或黏滞不爽，小便黄赤或伴见关节红肿灼热焮痛，或有积液，屈伸活动受限，舌质偏红，苔腻或黄腻或垢腻，脉沉滑、弦滑或弦细数等。

治法：清热除湿、祛风通络、益肾强督。

方药：补肾强督清化汤加减。狗脊，苍术，黄柏，牛膝，薏苡仁，忍冬藤，桑枝，络石藤，白蔻仁，藿香，防风，防己，萆薢，泽泻，寄生，炙山甲。

加减：若关节红肿热痛兼有积液，活动受限甚者可加茯苓、猪苓、泽兰、白术、寒水石；若脘闷纳呆可加佩兰、砂仁、川朴；若低热无汗或微汗出而热不解、五心烦热可加青蒿、炙鳖甲、败龟板、知母，并加重炙山甲用量；若腰背项僵痛、俯仰受限可加白僵蚕、伸筋草、葛根、羌活；若兼见畏寒喜暖恶风加桂枝、赤白芍、知母；若口黏、胸闷、咽中黏痰频频加苏藿梗、杏仁、茯苓、化橘红；若腹中不适、便意频频、大便黏滞不爽加焦槟榔片、炒枳壳、木香、乌药。

(4)邪痹肢节证。

临床证候特点：病变初起表现为髋、膝、踝、足跟、足趾及上肢肩、肘等关节疼痛、肿胀、沉重、僵硬，渐见腰脊颈僵痛不舒、活动不能；或除腰背胯尻疼痛外，并可累及以下肢为主的大关节，畏寒、疼痛、肿胀，伴见倦怠乏力、纳谷欠馨等。病处多见畏寒喜暖(亦有无明显畏寒、反喜凉爽、发热者)，舌淡红暗、苔白，脉沉弦或沉细弦。

治法：益肾强督、疏风散寒、祛湿利节。

方药：补肾强督利节汤加减。狗脊，骨碎补，鹿角片，青风藤，络石藤，海风藤，桂枝，白芍，制附片，知母，秦艽，独活，威灵仙，续断，桑寄生，炙山甲。

加减：若见口干欲饮、溲黄便干等化热征象，可减或去桂枝、制附片，加大知母用量并加用炒黄柏、生地黄；关节红肿热痛或不恶寒、反恶热喜凉者可加忍冬藤、桑枝、寒水石，减或去桂枝、制附片；上肢关节疼痛，晨僵畏寒者可加羌活、片姜黄、制川乌或草乌；恶风畏寒，腰尻凉痛喜覆衣被，四末不温者，可加淫羊藿、干姜、炒杜仲；下肢关节沉重肿胀，伴见倦怠、食欲差者可加千年健、苍术、白术；关节屈伸不利、僵硬不舒者可加伸筋草、白僵蚕。

(5)邪及肝肺证。

临床证候特点：腰、脊、背部疼痛、僵硬、屈伸受限，心烦易怒；胸锁关节、胸肋关节、脊肋关节疼痛、有肿胀感，或伴有压痛；或伴有胸闷、气短、咳嗽、多痰等；或伴有腹股沟处、臀部深处疼痛及坐骨结节疼痛，或伴有双目干涩疼痛且可牵及头部、双目白睛红赤或红丝缕缕，发痒多眦，大便或干或稀，脉象多为沉弦，舌苔薄白或微黄。

治法：燮理肝肺，益肾强督，通络利节。

方药：补肾强督燮理汤加减。狗脊，骨碎补，鹿角，延胡索，香附，苏梗，姜黄，枳壳，桂枝，白芍，续断，杜仲，羌活，独活，防风，炙山甲。

加减：若腰脊背痛僵明显可加桑寄生、菟丝子；同时兼畏寒及颈项僵痛者可再加干姜、炙麻黄、葛根；胸锁、胸肋、脊肋关节疼痛甚且伴有心烦易怒者可酌加青皮，川楝子；胸闷、气短明显者加檀香、杏仁、槟榔；若胸脘胀满、纳谷欠馨，可去方中枳壳，酌加厚朴、枳实、陈皮；微咳者可酌加炒苏子、炒莱菔子、杷叶，紫菀；伴低热者可减少桂枝用量酌加炒黄柏、知母、败龟板，并可加大炙山甲的用量；白睛红赤双目干涩、发痒多眦明显者可酌加白菊花、枸杞子、知母、炒黄柏、炒黄芩，减少或去掉桂枝、骨碎补、鹿角的用量；若大便秘结可加生地黄、决明子；若大便溏稀可酌加补骨脂、建莲肉、炒薏苡仁。

2.缓解期

经治疗后，腰、脊、背、胸、颈及关节等部位疼痛、僵硬基本消失或明显减轻，无发热，红细胞沉降率、C 反应蛋白等化验结果基本在正常范围。

鉴于病情明显减轻且较稳定。则可将取效明显的最后一诊方药(4～5 剂)共研细末，每服 6 g，温开水送服，每日 3 次以巩固疗效。

(二)中成药辨证论治

1.寒证

(1)补肾舒脊颗粒。

药物组成：骨碎补、狗脊、鹿角、续断、羌活等。

功效：补肾舒脊，散寒除湿，活血止痛。

主治：强直性脊柱炎，肾督阳虚、寒湿瘀阻。

用法：每次 1 袋，每日 2 次。

(2)尪痹胶囊(片、颗粒)。

药物组成：熟地黄、续断、附子(制)、淫羊藿、威灵仙、皂刺、羊骨等。

功效：补肝肾，强筋骨，祛风湿，通经络。

主治：用于肝肾不足，风湿阻络所致的尪痹，症见肌肉、关节肿痛、局部肿大、僵硬畸形、屈伸不利、腰膝酸软、畏寒乏力、屈伸不利及类风湿关节炎见有上述证候者。

用法：口服，每次 5 粒，每日 3 次。

(3)藤黄健骨片。

药物组成：熟地黄、鹿衔草、骨碎补(烫)、淫羊藿、鸡血藤、肉苁蓉、莱菔子(炒)。

功效：补肾，活血，止痛。

主治：用于肥大性脊椎炎、颈椎病、跟骨刺、增生性关节炎、大骨节病。

用法：口服，每次 5 粒，每日 3 次。

(4)独活寄生丸。

药物组成：独活、桑寄生、熟地黄、牛膝、细辛、秦艽、茯苓等。

功效：祛风除湿。

主治：养血舒筋，祛风除湿。

用法：口服，每次 1 丸，每日 2 次。

(5)风湿骨痛胶囊。

药物组成：骨碎补总黄酮。

功效：温经散寒，通络止痛。

主治：用于寒湿痹所致的手足四肢腰脊疼痛。

用法：每次 2～4 粒，每日 2 次。

2.热证

(1)清热舒脊浓缩丸。

药物组成：狗脊、知母、生石膏、苍术、黄柏等。

功效：清热、舒脊、利节、益肾。

主治：强直性脊柱炎关节腰骶脊背疼痛，关节红肿热痛，伴见口干、烦热等。

用法：口服，每次 6 g，每日 3 次。

(2)湿热痹胶囊(颗粒)。

药物组成：苍术、关黄柏、薏苡仁、连翘、川牛膝、地龙等。

功效：祛风除湿，清热消肿，通络定痛。

主治：湿热痹证，其症状为肌肉或关节红肿热痛，有沉重感，步履艰难、发热、口渴不欲饮，小便黄淡。

用法：口服，每次 4 粒，每日 3 次。

(3)四妙丸。

药物组成：苍术、牛膝、黄柏、薏苡仁。

功效：清热除湿，通筋利痹。

主治：适用于热痹，表现为肢体关节疼痛，痛处灼热，肿痛剧烈，筋脉拘挛，日轻夜重，兼有发热、心烦，小便黄少，舌红苔黄，脉滑数。

用法：口服，每次 6 g，每日 3 次。

(4)知柏地黄丸。

药物组成：知母、黄柏、熟地黄、山药、山茱萸、牡丹皮、茯苓、泽泻。

功效：滋阴降火。

主治：早期强直性脊柱炎，属阴虚火旺者。

用法：每次 1 丸，每日 2 次。

(5)帕夫林胶囊。

药物组成：白芍总苷。

功效：舒筋活络。

主治：强直性脊柱炎、外周关节炎。

用法：每次 2 粒，每日 3 次。

3.辨证选方

上述辨证如伴关节疼痛较甚者可选用延胡索止痛片；颈项僵痛明显者可选用愈风宁心片；疼痛固定不移，夜间痛甚，疼痛持续不减者，可用七厘散；骨质疏松者可加用壮骨关节胶囊、强骨胶囊或壮骨健肾丸。辨其不同证候，采用不同配伍。

(1)肾虚督寒证：可选用补肾舒脊颗粒＋帕夫林胶囊＋风湿骨痛胶囊＋七厘散。

(2)邪郁化热证：可选用补肾舒脊颗粒＋帕夫林胶囊＋知柏地黄丸＋血塞通。

(3)湿热伤肾证：可选用四妙丸＋帕夫林胶囊＋知柏地黄丸＋血塞通。

(4)邪闭肢节证：可选用补肾舒脊颗粒＋尪痹胶囊(片、颗粒)＋六味地黄丸。

(5)邪及肝肾证：可选用补肾舒脊颗粒＋延胡索止痛片＋帕夫林胶囊＋六味地黄丸。

(三)中医外治

根据病情及临床实际，结合寒热证候辨证选用外治治疗。证偏寒者，可选用中药热敷、中药离子导入、中药蒸汽加手法按摩、红外线疼痛治疗加中药蒸汽、中药药罐疗法和电磁治疗、超声药物透入、中药穴位贴敷、拔罐和走罐、针灸、火疗等，酌情选用祛风散寒除湿、温经通络外用药物；证偏热者，可选用中药湿包裹、中药穴位贴敷、半导体激光照射治疗、拔罐和走罐、针灸等，酌情选用清热利湿外用药物。

1.寒证常用治疗药物

寒痹外用方(川乌 10 g，桂枝 15 g，透骨草 20 g，乳香 10 g，没药 10 g，制延胡索 15 g)、辣椒碱，穴位贴等。

2.热证常用治疗药物

热痹外用方(黄柏 15 g，知母 15 g，大黄 15 g，冰片 6 g，忍冬藤 20 g，地丁 20 g)、如意金黄散、新癀片、冰硼散、穴位贴等。每日 3～4 次，每次 1～2 项。

(张云霞)

第五节　风湿性多肌痛

风湿性多肌痛是一种临床综合征，其主要特点为颈、肩胛带与骨盆带疼痛和僵硬。发病时肩胛带、骨盆带、颈部三处中多有两处累及。本病呈明显区域性分布，欧美发病率较高，多见于 50 岁以上老年人，男女发病率约为 1∶2，本病与巨细胞动脉炎有密切关系。

西医对风湿性多肌痛的病因与发病机制尚不清楚。其病因可能是多因素的。内在因素和环境因素共同作用下，通过免疫机制致病。多数学者认为与遗传因素、环境因素、免疫因素、年龄及内分泌因素有关。

风湿性多肌痛是一种常见病，针灸治疗有很好的效果。本病在中医学中无此病名，但中医学中的“痹证”“历节”“肌痹”的症状与其极为相似。其病因多为素体虚弱复感外邪。

一、诊断

风湿性多肌痛完全为一临床诊断，其临床指标中无一项具有特异性，诊断应严格符合定义中的表现。

(1)发病年龄超过 50 岁，多见于女性。

(2)肌肉疼痛分布在四肢近侧端，呈对称性，在颈、肩胛带及骨盆带三处易患部位中，至少两处出现肌肉疼痛，病程持续 1 周以上。

(3)肌肉疼痛呈对称性分布和晨起僵硬。

(4)肌肉无红、肿、热,无肌力减退或肌萎缩。

(5)对小剂量糖皮质激素反应良好。

(6)实验室检查红细胞沉降率明显增快,多在 50 mm/h 以上。

二、病因病机

其病多为素体虚弱,卫外不固,复感外邪所致。

(一)外感风寒湿邪

自然界气候冷热无常,或居处潮湿,或汗出当风,或酒后当寒,或冒雨涉水,风寒湿邪袭于经脉,流注肌肉、关节,气血闭阻,发为痹证。风寒湿邪常各有偏胜,若以风邪偏胜,疼痛多走窜经络;若以湿邪为主,则肌肉酸痛,重浊乏力;若以寒邪为重,则疼痛剧烈,部位固定。

(二)气血虚弱

气血化生不足,卫外不固,无力抵御外邪入侵,风寒湿邪乘虚内侵筋肉,发为痹证。

(三)肾气虚弱

腰为肾之府,若肾精亏损,肾府及其膀胱经失于濡养,风寒湿邪乘虚而入,经络痹阻发为痹证。

三、辨证论治

(一)风寒湿证

1.主症

颈项部、肩胛部、腰骶部、腰髋部肌肉疼痛,或痛无定处,或痛处不移,或痛而兼有重浊感,常因天气变化而加剧,晨起肌肉僵硬。舌淡、苔薄白,脉沉弦或紧。

2.治则

温经散寒、祛风除湿。

(二)气血虚弱证

1.主症

颈项部、肩胛部、腰骶部、腰髋部肌肉疼痛绵绵,喜按恶风寒,不耐疲劳,心悸乏力,纳食不馨,腹胀便溏,面色㿠白。舌质淡而胖大,舌边有齿痕,舌苔白腻,脉沉弱。

2.治则

补益脾胃,生化气血,祛邪通经。

(三)肾气虚弱

1.主症

颈项部、肩胛部、腰骶部、腰髋部肌肉酸痛,喜按压,喜热恶风寒,腰膝酸软,舌质淡,脉沉弱。

2.治则

补益肾气,祛邪通络。

(四)治疗

1.处方

(1)基本穴位:大椎、风门、曲池、昆仑。

(2)风寒湿证加天柱、后溪、束骨。

(3)气血虚弱证加心俞、膈俞、脾俞、手三里、足三里。

(4)肾气虚弱证加肾俞、腰眼、飞扬、太溪。

(5)以颈肩胛部位疼痛为主加颈百劳、天宗、承山。

(6)以腰髋部、腰骶部疼痛为主加肾俞、关元俞、腰眼、委中。

2.操作法

祛邪通络的穴位:大椎、曲池、昆仑、天柱、后溪、束骨、颈百劳、天宗、承山,均用针刺泻法,并可加灸。大椎、天宗针刺后拔火罐。余穴均用补法。

3.方义

本病是由于感受外邪闭阻经筋引起的病证,治疗应当祛除邪气,舒筋通络。基本处方中首选诸阳之会大椎,通达阳气,祛除邪气;曲池是手阳明经的合穴,为本经气血汇聚之处,其盛大如海,阳明经又多气多血,故本穴功善调气血通经络,有走而不收之称,是通经止痛的主要穴位。

本病的病变部位在太阳经,这是因为足太阳经和足太阳经筋的循行部位和其病变相吻合,如《灵枢·经脉》所说,足太阳经"是动则病……项似拔,脊痛,腰似折,髀不可以曲,腘如结",《灵枢·经筋》又说,足太阳经筋为病"腘挛,脊反折,项筋急,肩不举,腋支,缺盆中纽痛,不可左右摇。"足太阳经又"主筋所生病",所以在治疗中以太阳经穴为主,取风门属于局部取穴范畴,又可加强大椎祛邪散风之力;昆仑穴是足太阳经经穴,"所行为经"主通行气血,又有通表祛邪散风的作用;天柱属于局部取穴范畴,又有祛风通络的作用;束骨、后溪同属太阳经,属于同名经配穴,上下呼应,有协同的作用,二穴在五输穴中同属"输穴","俞主体重节痛",配五行属于木,木主风,故二穴配合既可通经止痛,又可散风祛邪;委中、承山是治疗腰背痛的重要穴位;心俞、膈俞、脾俞健脾补心,补益气血;肾俞、关元俞、腰眼补益肾气,扶正祛邪。

(张云霞)

第六节　干燥综合征

一、病因病理

(一)病因

目前认为遗传、基因多态性、易感性与干燥综合征发病有关,即具有基因易感性个体体内的免疫系统在病毒感染或其他致病因素诱导下,引发自身免疫反应,导致外分泌腺体上皮细胞发生免疫活化或凋亡,使自身抗原暴露于外,导致细胞免疫被激活。

1.遗传因素

家族聚集倾向是干燥综合征发病的一大特征。研究发现干燥综合征患者其家族成员罹患干燥综合征的比例要远远高于正常对照组。已有研究证明 HLA-DR 基因位点与人类的免疫反应有关。不同种族、不同地区人群中与干燥综合征发病相关的 HLA-DR 位点也不尽相同。

2.感染因素

目前已有越来越多的证据证明病毒感染与自身免疫病的发病有关,EB 病毒、人类免疫缺陷病毒、巨细胞病毒、反转录病毒等与干燥综合征的发病有关已被证实。

3.细胞因子

干燥综合征的发病与 Th1 和 Th2 均相关，即通过 $CD4^+$ T 细胞、B 细胞及树突状细胞的上皮细胞增殖与凋亡，引起免疫介导的外分泌腺组织损伤。越来越多的研究表明细胞因子是调节干燥综合征患者外分泌腺慢性自身免疫性炎症的关键分子。目前研究发现多种细胞因子均可参与干燥综合征发病，如 IFN-γ、TNF-α、IL-12、IL-18、IL-4、IL-6、IL-13、IL-1、IL-14、淋巴毒素、B 细胞激活因子等。

4.水通道蛋白 5

水通道蛋白 5 属于细胞跨膜转运蛋白，具有高通透性的特点，人体内水分子可以通过其由质膜向高渗方向移动。目前研究证实水通道蛋白 5 与干燥综合征患者唾液分泌有关。有学者通过动物实验已经证实了水通道蛋白 5 在唾液分泌中起着重要的作用。

5.毒蕈碱型乙酰胆碱受体亚型 3

毒蕈碱型乙酰胆碱受体亚型 3 为 M 型受体多种亚型之一，主要分布在外分泌腺上，具有促进唾液腺、泪腺以及消化道、气管和支气管腺体分泌的作用。已有国外学者等通过实验研究发现毒蕈碱型乙酰胆碱受体亚型 3 的数目在进行性系统性硬化症患者唇腺组织石蜡切片标本中显著增加，从而推测这种抑制作用可能与进行性系统性硬化症患者血清中存在的特殊抗体对毒蕈碱型乙酰胆碱受体亚型 3 的拮抗有关。

6.性激素

近年来性激素在干燥综合征发病中的作用越来越受到各国学者们的重视，鉴于干燥综合征患者中女性占据绝大多数，尤其是绝经后女性多发，有学者提出雌激素不足可能是促使干燥综合征发病的高危因素。有国外学者发现切除小鼠卵巢后，淋巴细胞浸润泪腺先于泪腺细胞的正常凋亡。

（二）病理

淋巴细胞和浆细胞浸润是干燥综合征所导致的系统性损伤的共同病理变化，以唾液腺和泪腺病变为代表，常见的病理改变为大量淋巴细胞、浆细胞以及单核细胞浸润在外分泌腺柱状上皮细胞之间，随着浸润程度的逐渐加重，可进一步形成淋巴滤泡样结构，同时浸润的范围也可扩展至腺体小叶，导致腺体增生，最终形成外肌上皮岛。

此外中小血管受损也是干燥综合征的一个基本病变，主要表现为血管炎。血管病变的病理主要表现为小血管壁或血管周炎症细胞浸润，可导致急性坏死性血管炎、闭塞性血管炎等。而微循环障碍也可在干燥综合征患者中表现出来，主要与干燥综合征患者血清内存在多种且大量的自身抗体、高丙种球蛋白等其他大分子物质有关。

二、中医对干燥综合征的认识

早在中医学经典《黄帝内经》中，就论述了燥邪可导致人体疾病，并提出治燥之法，为后世所尊崇，如《素问·阴阳应象大论》云："燥胜则干"。

《素问·至真要大论》提出"燥者濡之"的总则，并进一步指出根据燥邪的性质，要用相应的治法，即"燥淫于内，治以苦温，佐以甘辛，以苦下之""燥化于天，热反胜之，治以辛寒，佐以甘苦"的法则。

东汉张仲景在其《金匮要略·血痹虚劳病篇》云："诉人胸满，唇痿舌青，口燥，但与漱水不欲咽，无寒热，脉微大来迟，腹不满，患者言我满，为有瘀血也"，详细论述了由于瘀血导致皮肤干燥、肌肤甲错的机制，并提出“缓中补虚”的治疗原则。

金元时期，刘河间在《素问病机气宜保命集·病机论》中云：“诸涩枯涸，干劲皴揭，皆属于燥”，指出燥的病因是气血亏虚，即“枯涩者，气衰血少，不荣于皮肉，气不通利，则皮肤皴揭而涩也，及甚则麻痹不仁”。

明清时期，各路医家将“燥邪致病”分为“内燥致病说”和“外燥致病说”两大类。如张景岳在《景岳全书·传忠录·表证篇》云：“燥邪之气虽为外邪，但是有阴阳之分。从阳者因于火，热者伤阴，必累于脏；从阴者因于寒，寒者伤阳，必累于经”，明确指出了燥邪致病的不同转化。

喻嘉言在《医门法律》中云：“燥盛则干。夫干之为害，非遽赤地千里也，有干于外而皮肤皴揭者，有干于内而精血枯涸者，有干于津液而荣卫气衰、肉烁而皮肉著于骨者，随其大经小络所属上下中外前后，各为病所”，由此提出了精血津液亏虚致燥的“内燥学说”。

叶天士在《临证指南医案·卷五·燥》总结燥邪伤人的规律，认为燥邪有内外之分，外燥伤人上焦气分，提出用药之法当辛凉甘润，以养肺胃之阴。内燥是由于肝肾精血亏虚所致，或因药石所伤，治法应当“以纯阴静药，柔养肝肾为宜”。并且指出燥邪致病的一般规律，即“燥邪致病，始伤人上焦气分，延绵日久，病必入下焦血分”，同时治疗上提出“上燥治气（肺），下燥治血（肾）”的基本原则。

三、临床表现

（一）腺体表现

1.口腔表现

口干常常是本病的首发症状，本病患者几乎均有不同程度的口干表现。患者常因唾液减少而诉口干，虽频繁饮水，但不解渴。口干严重时影响咀嚼，进干食时需用水送下。由于唾液分泌量减少，唾液抗菌的特性减弱，因此约一半的患者牙齿易损坏，表现为牙齿逐渐变黑，继而出现粉末状及小片状脱落，最终只留残根，被称为“猖獗龋”，此为本病的特征性表现之一。

2.眼部表现

眼干也是本病的突出表现之一，多由于泪腺病变和泪液分泌过少所产生的干燥性角膜炎所致。患者常诉眼部有摩擦、砂粒等异物感，同时可伴有畏光、眼痛、视疲劳或视力下降、泪少等，严重者甚至在伤心时或眼部受到刺激时流不出眼泪。

（二）腺体外表现

1.关节肌肉病变

干燥综合征患者的关节病变主要表现为单侧非对称性关节疼痛和一过性滑膜炎，肌肉疼痛、无力、僵硬等症状在进行性系统性硬化症患者中较为常见，但极少见到肌酶持续或显著升高。

2.皮肤病变

进行性系统性硬化症的皮肤病变表现主要为血管炎，其中紫癜样皮疹好发于下肢皮肤，多为米粒样大小，周边界限较清楚，可散在，或为瘀斑，亦可见片状，可自行消退而遗留有褐色色素沉着。

3.呼吸系统病变

鼻黏膜及咽部腺体受损可见鼻腔干燥、鼻痂、嗅觉异常、声音嘶哑等表现。另外还可并发气管炎、纤维性肺泡炎、间质性肺炎、胸膜炎和胸腔积液等。原发性干燥综合征患者的肺部改变以间质性病变为主，为干燥综合征患者死亡的主要原因之一。

4.消化系统病变

本病患者消化系统病变以慢性萎缩性胃炎为常见，约占干燥综合征消化系统病变的77.8%，其次为慢性浅表性胃炎。进行性系统性硬化症肝损害多表现为肝大、原发性胆汁性肝硬化。此外干燥综合征消化系统病变还可表现为慢性腹泻、假性肠麻痹等。

5.肾脏病变

原发性干燥综合征肾损害可引起Ⅰ型肾小管酸中毒，表现为周期性低钾麻痹、肾性软骨病、肾结石、肾性尿崩症等。

6.神经系统病变

干燥综合征神经系统病变多起病隐匿，少数患者呈急性或亚急性起病，部分患者以其为首发表现。本病10%的患者可因不同部位的血管炎致中枢神经系统和周围神经系统病变，其中周围神经损害多见，中枢神经则较少受累。

7.血液系统病变

干燥综合征血液系统变化多影响血细胞3系中的1系，很少有2系或3系均受侵犯。其中贫血最常见，多为正细胞、正色素性贫血，少数为缺铁性贫血，还可有白细胞减少、血小板减少或贫血合并白细胞减少、血小板减少及全血细胞减少。

8.淋巴细胞病变

进行性系统性硬化症可表现为T细胞和B细胞在多种组织中的浸润。这些浸润在组织中的淋巴细胞可伴有持续性的增殖失调，部分患者可从这种持续性的增殖失调状态发展为淋巴瘤。其中已有证据证明与进行性系统性硬化症相关的恶性肿瘤为非霍奇金淋巴瘤。而与健康成人相比，进行性系统性硬化症患者患非霍奇金淋巴瘤的风险高出44倍，非霍奇金淋巴瘤也是导致干燥综合征患者死亡的原因之一。

四、辅助检查

(一)一般检查

1.血常规和红细胞沉降率

可有红细胞、白细胞或血小板减少，90%的患者红细胞沉降率增快。

2.血清生化检查

血清电泳主要以γ球蛋白增高为主，亦可有α_2和β球蛋白增高；伴胆汁性肝硬化者可出现血清胆红素、转氨酶、碱性磷酸酶及谷氨酰转肽酶增高；当存在远端肾小管酸中毒时可出现低钾血症。

(二)血流动力学检查

干燥综合征患者由于高球蛋白血症、血清免疫球蛋白升高及血液中抗原抗体复合物等大分子物质覆盖红细胞表面的原因，可出现红细胞聚集增加、血黏度升高、黏滞性增强等表现，而血细胞比容变化不明显。

(三)免疫学检查

1.免疫球蛋白

高球蛋白血症是本病的特点之一。3种主要免疫球蛋白皆可增高，以IgG最明显，亦可有IgA和IgM增高，但较少见，程度也较轻。

2.抗核抗体

本病患者可出现抗核抗体，以抗 SSA(Ro)抗体和抗 SSB(La)抗体的阳性率最高，分别为57%和 38%，其中抗 SSB(La)抗体的特异性最高，仅出现于干燥综合征和系统性红斑狼疮患者中。

3.类风湿因子

0%～90%的患者类风湿因子呈阳性，阳性率仅次于类风湿关节炎。

(四)泪腺检查

1.泪液分泌试验

Schirmer 试验以 5 分钟内泪液流量来评价泪液分泌情况，若试验结果显示<5 mm，则提示泪液分泌不足。

2.角膜染色试验

角膜染色试验主要用于检查是否存在角膜上皮损害，有助于评价眼表面的暴露范围和种类。

3.泪膜破碎时间测定

采用荧光素钠试纸条为检测工具，以结膜囊为检测部位，通过裂隙灯记录末次瞬目后至第 1 个黑斑出现在角膜上的时间间隔，一般<10 秒为异常。

4.虎红染色

将虎红试纸条轻放入下眼睑结膜囊，在裂隙灯下观察，是评估泪膜中黏蛋白较敏感的指标。

(五)唾液腺检查

1.唾液流量测定

受检者晨起后空腹，固定时间平静状态下给予清水漱口，吐净后使唾液在口底聚集，每隔 1 分钟受试者将唾液吐入试管内，持续 15 分钟，记录唾液总量。15 分钟后，静态唾液流量≤1.5 mL 为唾液分泌不足。

2.腮腺造影

腮腺造影表现可分为点状像、空洞像、破坏像及球状像 4 型表现。

3.唇腺活检

下唇活检的组织中有≥1 个灶性淋巴细胞浸润为异常(每 4 mm^2 ≥50 个淋巴细胞聚集定义为一灶)。

4.超声检查

干燥综合征的腮腺病变超声检查可表现为轻度不均匀、多发结节和纤维化萎缩三类，其中多发结节和纤维化萎缩多提示干燥综合征的诊断。

5.腮腺放射性核素检查

常用锝-99 作为放射性核素，通过其在腺体的显影程度，观察腺体的排泌或浓集功能。

6.MRI 检查

目前认为 MRI 在干燥综合征方面是一种有价值的、无创、无辐射的检查方法。通过 MRI 检查干燥综合征患者的腮腺病变可表现为显像信号不均匀，可呈点状、结节状，其中部分干燥综合征患者腮腺呈现出明显脂肪化病变。

五、诊断与鉴别诊断

(一)诊断

关于如何诊断干燥综合征,世界各国先后制定了多个标准用于临床诊断,其中较为重要的有哥本哈根标准、圣地亚哥标准、Fox 标准以及欧洲标准等。欧洲标准因其敏感性较好而被广泛地引用,但由于特异性低于美国的 Fox 标准,故欧美风湿学者协助组总结原有标准中口眼干的定义不明确且缺乏无量化的不足,对原有诊断标准进行了修订,以较高的敏感度和特异度在世界范围内得到广泛的认可。干燥综合征国际专题会议推荐的干燥综合征诊断标准如下。

1.口腔症状

3 项中有 1 项或 1 项以上:①每日感到口干持续 3 个月以上;②成人腮腺反复或持续肿大;③吞咽干性食物时需用水帮助。

2.眼部症状

3 项中有 1 项或 1 项以上:①每日感到不能忍受的眼干持续 3 个月以上;②感到反复的沙子进眼或砂磨感;③每日需用人工泪液 3 次或 3 次以上。

3.眼部体征

下述检查任何 1 项或 1 项以上阳性:①Schirmer I 试验(+)(≤5 mm/5 分钟);②角膜染色(+)。

4.组织学检查

小唇腺淋巴细胞灶≥1。

5.唾液腺受损

下述检查任何 1 项或 1 项以上阳性:①唾液流率(+)(≤1.5 mL/15 分钟);②腮腺造影(+);③唾液腺核素检查(+)。

6.自身抗体

抗 SSA(Ro)抗体或抗 SSB(La)抗体(+)(双扩散法)。

诊断具体条例如下。①原发性干燥综合征:无任何潜在疾病情况下,按下述 2 条诊断:符合上述标准中 4 条或 4 条以上,但条目 5(组织学检查)和条目 6(自身抗体)至少有 1 条阳性;标准中 3、4、5、6 四条中任何 3 条阳性。②继发性干燥综合征:患者有潜在的疾病(如任何一种结缔组织病),符合条目中任何 1 条,同时符合条目 3、4、5 中任何 2 条。③诊断 1 或 2 者必须排除颈头面部放疗史、丙型肝炎病毒感染、艾滋病、淋巴瘤、结节病、移植物抗宿主病、抗乙酰胆碱药的应用(如阿托品、莨菪碱、溴丙胺太林、颠茄等)。

(二)鉴别诊断

干燥综合征的主要临床表现为口眼干燥,因此干燥综合征主要与能导致口干、眼干的疾病进行鉴别。临床上表现为口干眼干的疾病较多,如糖尿病、眼干燥症、淋巴瘤、HIV 感染、头面部肿瘤放疗等,此外还需与老年人口生理性腺体功能减退进行鉴别。其中鉴别要点为干燥综合征所表现出的口干眼干持续时间长,一般进展缓慢,且逐渐加重,同时还可伴有其他多系统损害表现,血清中除可见特异性抗体外,还可表现为高免疫球蛋白血症。而其余导致口干眼干的疾病多有明确的原发性疾病,一般血清无特异性抗体。

六、治疗

(一)中药辨证论治

1.肝肾阴虚,燥热内蕴

(1)临床表现:两目干涩,口燥咽干,皮肤干燥,腰膝酸软,五心烦热,头晕耳鸣,唇红而干,齿燥脆。舌红,少苔或无苔,脉弦细数。

(2)治法:补益肝肾,滋阴润燥。

(3)方药:知柏地黄丸合沙参麦冬汤。知母 15 g、熟地黄 15 g、黄柏 10 g、山茱萸 10 g、山药 15 g、牡丹皮 15 g、茯苓 10 g、泽泻 10 g、玉竹 15 g、北沙参 15 g、麦冬 15 g、天花粉 15 g、扁豆 10 g、桑叶 6 g、甘草 3 g。水煎服,每日 1 剂,分 2 次服。

(4)加减:两目干涩明显者,加菊花、枸杞子;口燥咽干明显者,加葛根、知母、天花粉;腰膝酸软明显者,加桑寄生、续断;五心烦热者,加生地黄、秦艽。

2.气阴两虚,燥热内蕴

(1)临床表现:两目干涩,口燥咽干,口渴欲饮,饮后反干,声音嘶哑,乏力自汗,少气懒言,五心烦热,大便秘结。舌红而瘦干,少苔或无苔,或有裂纹,脉细数。

(2)治法:益气养阴,润燥生津。

(3)方药:生脉饮合沙参麦冬汤。太子参 20 g、麦冬 15 g、五味子 10 g、玉竹 15 g、北沙参 15 g、桑叶 6 g、天花粉 15 g、扁豆 10 g、生甘草 3 g。水煎服,每日 1 剂,分 2 次服。

(4)加减:乏力明显者,加生黄芪、生白术;自汗明显者,加浮小麦、麻黄根;五心烦热明显者,加生地黄、黄柏;大便秘结明显者,加火麻仁、郁李仁。

3.阴虚血瘀

(1)临床表现:两目干涩,口燥咽干,口渴不欲饮,或有关节疼痛,面色晦暗,皮肤可见紫斑,唇红而紫暗。舌黯淡,少苔或无苔,脉虚而涩。

(2)治法:滋阴润燥,化瘀通络。

(3)方药:六味地黄丸合桃红四物汤。熟地黄 15 g、山茱萸 10 g、山药 15 g、牡丹皮 15 g、茯苓 10 g、泽泻 10 g、桃仁 10 g、红花 10 g、川芎 10 g、当归 10 g、生地黄 15 g、赤芍 10 g。水煎服,每日 1 剂,分 2 次服。

(4)加减:关节疼痛明显者,加延胡索、苏木;两目干涩明显者,加菊花、枸杞子;口燥咽干明显者,加葛根、知母、天花粉。

4.燥毒瘀结

(1)临床表现:两目干涩,口燥咽干,牙齿脱落,仅留残根,面色黧黑,关节肌肉肿胀疼痛,口腔及眼结膜可见溃疡,皮肤紫斑点点,低热,大便干燥,腮腺肿大。舌紫暗,少苔或无苔,脉细涩。

(2)治法:润燥解毒,化瘀通络。

(3)方药:活血解毒方。丹参 30 g、当归 15 g、川芎 15 g、鸡血藤 20 g、玄参 20 g、连翘 15 g、南沙参 15 g、北沙参 15 g、麦冬 20 g、太子参 20 g、生地黄 30 g、石斛 20 g、甘草 10 g。水煎服,每日 1 剂,分 2 次服。

(4)加减:关节疼痛明显者,加延胡索、苏木;腮腺肿大明显者,加紫草、连翘、金银花;大便干燥者,加大黄、枳实。

(二)中成药辨证论治

1.肝肾阴虚,燥热内蕴

(1)杞菊地黄丸。

药物组成:枸杞子、菊花、熟地黄、酒萸肉、牡丹皮、山药、茯苓、泽泻,辅料为蜂蜜。

功效:滋肾养肝。

主治:用于肝肾阴亏,眩晕耳鸣,畏光,迎风流泪,视物昏花。

用法:口服,大蜜丸每丸 6 g,每次 1 丸,每日 2 次。

(2)麦味地黄丸。

药物组成:麦冬、五味子、熟地黄、酒萸肉、牡丹皮、山药、茯苓、泽泻,辅料为蜂蜜。

功效:滋肾养肺。

主治:用于肺肾阴亏,潮热盗汗,咽干,眩晕耳鸣,腰膝酸软。

用法:口服,大蜜丸每丸 6 g,每次 1 丸,每日 2 次。

2.气阴两虚,燥热内蕴

(1)参麦口服液。

药物组成:红参、南沙参、麦冬、黄精、山药、枸杞子,辅料为蔗糖、复合氨基酸、山楂。

功效:补血,补气,补肾。

主治:用于面黄肌瘦,津少口渴,腰膝酸软,食欲缺乏,头晕眼花,心悸气短,神经衰弱。

用法:口服,每支 10 mL,每次 1 支,每日 2 次。

(2)抗衰老片。

药物组成:红参、生地黄、天冬、麦冬、地骨皮、茯苓。

功效:益气养阴,宁心安神。

主治:用于中老年体弱者因气阴两虚所致的神疲乏力,心悸气短,少气懒言,头晕目眩,潮热盗汗,耳鸣健忘,烦躁失眠。

用法:口服,每次 3～5 片,每日 2 次。

(3)生脉饮口服液。

药物组成:人参、麦冬、五味子。

功效:益气复脉,养阴生津。

主治:用于气阴两亏,心悸气短,脉微自汗。

用法:口服,每支 10 mL,每次 1 支,每日 3 次。

3.阴虚血瘀证

(1)龙血竭片。

药物组成:龙血竭。

功效:活血散瘀,定痛止血,敛疮生肌。

主治:用于跌打损伤,瘀血作痛,复发性口腔溃疡,慢性咽炎。

用法:口服,每次 4～6 片,每日 3 次。

(2)祖师麻片。

药物组成:祖师麻浸膏。

功效:祛风除湿,活血止痛。

主治:用于风湿痹症,关节炎,类风湿关节炎。也可用于坐骨神经痛,肩周炎寒湿阻络证,证见关节痛，遇寒增痛，得热痛减，以及腰腿肩部疼痛重着者等。

用法：口服，每次 3 片，每日 3 次。

(3)正清风痛宁片。

药物组成：明山海棠。

功效：祛风除湿，活血通络，消肿止痛。

主治：用于风寒湿痹证。症见肌肉酸痛，关节、肿胀、疼痛，屈伸不利，麻木僵硬等及风湿与类风湿关节炎具有上述证候者。

用法：口服，每次 4 片，每日 3 次。

4.燥毒瘀结证

(1)新癀片。

药物组成：肿节风、三七、人工牛黄、猪胆汁膏、肖梵天花、珍珠层粉、水牛角浓缩粉、红曲等。

功效：清热解毒，活血化瘀，消肿止痛。

主治：用于热毒瘀血所致的咽喉肿痛、牙痛、痹痛、胁痛、黄疸、无名肿毒等症。

用法：口服，每次 2～4 片，每日 3 次。

(2)八宝丹胶囊。

药物组成：牛黄、蛇胆、羚羊角、珍珠、三七、麝香等。

功效：清热解毒，活血化瘀。

主治：用于湿热蕴结所致发热，黄疸，小便黄赤，恶心呕吐，纳呆，胁痛腹胀，舌苔黄腻或厚腻干白，或湿热下注所致尿道灼热刺痛、小腹胀痛，以及传染性病毒性肝炎、急性胆囊炎、急性泌尿喜糖感染等见有上述证候者。

用法：口服，每片重 0.3 g，每次 0.6 g，每日 2～3 次。

(三)外治

1.非药物外治

(1)针灸。《灵枢・经脉》云："经脉者，所以决死生，处百病，调虚实，不可不通。"针灸能改善局部气血，刺激腺体分泌，调节机体免疫，恢复腺体分泌功能。治疗干燥综合征的常用穴位有睛明、廉泉、曲泽、气海、血海、三阴交、地仓、颊车、廉泉、足三里、金津、玉液、上星、印堂等。

(2)按摩。《素问・举痛论》云："按之则热，气至，热气至则痛止矣。"推拿治疗干燥综合征可作用于人体体表的特定穴位，激发经络气血运行，促进腺体血液循环，刺激腺体分泌，恢复腺体分泌功能。

2.药物外治

(1)中药熏治疗法：此法是通过中药煎煮时所产生的蒸汽直接熏蒸双眼、口鼻、皮肤，通过肌肤、孔窍、经穴等途径使药物直接作用于病变部位，一方面可改善皮肤及黏膜干燥症状，另一方面药物可通过皮肤及黏膜吸收，达到整体治疗作用。

(2)中药雾化吸入：此法是通过空气压缩雾化吸入泵将中药药液转化为气雾形式，被人体口鼻吸入，可通过口鼻、黏膜等部位的经穴等途径使药效深入机体，改善腺体局部气血运行，恢复腺体分泌功能。

(3)艾灸：此法是通过点燃灸棒，采用悬空灸或隔物灸的方式直接作用于双眼、口鼻、关节肌肉等，使灸棒内药物通过作用于病变部位的穴位，可刺激经络气血运行，促进病变部位血液循环，恢复腺体分泌功能。

3.外治的序贯和联合

干燥综合征病机复杂,临床表现多种多样,口服药物往往治疗周期较长,起效较慢,而中医外治法是内治法的补充,可缩短治疗周期,进一步提高临床疗效。干燥综合征病变部位较多,以黏膜、皮肤、关节肌肉等为主,因此外治法治疗本病的优势在于可直接使药物作用于病变部位,起到直接治疗作用,在较短的时间内改善症状,同时药物可通过皮肤黏膜吸收而进入人体,增加内服药物的浓度,增强治疗作用。采用外治法治疗本病药遵从序贯、联合的原则,即在治疗过程中根据不同时期的辨证选用不同的外治法进行连续不间断的流程式治疗,同时选用多种不同的外用治疗方式进行治疗,使治疗效果上起到叠加或者协同的作用,可最大限度地发挥中医整体观的特点。

(张云霞)

第七节　结节性红斑

结节性红斑是由于血管炎引起的较常见的结节性皮肤病,是一种累及真皮血管和脂膜组织的反应性炎性疾病。主要表现为小腿伸侧的散在皮下结节,表面鲜红或紫红色,按之有硬节,可有疼痛。本病好发于中青年女性。男女发病率之比约为1.3∶6。春、秋两季为发病高峰期。

中医古代文献中没有关于"结节性红斑"的明确记载,但是从其临床表现来看,有"瓜藤缠""三里发""腿游风""梅核火丹""湿毒流注"等称谓。《医宗金鉴》谓:"'腿游风'一此证两腿内外,忽生赤肿,形如堆云,焮热疼痛,由荣卫风热相搏结滞而成……以当归拈痛汤,清解治之。"

结节性红斑的治疗主要是寻找病因,治疗和消除原发疾病,急性发作时给予消炎止痛等对症处理及使用糖皮质激素,结节可在数周内消退,但易反复,迁延不愈。近年来,临床应用中医、中西医结合治疗,临床效果颇佳,特别是在后期治疗、防止复发方面充分发挥了中医治疗的优势,不良反应小,安全性高。

一、病因病机

本病的病因主要为湿邪黏腻停滞,郁久化热,湿热蕴结于肌腠脉络,湿热下注,气滞血瘀,经络阻塞,顽湿聚结而发病;或禀赋虚弱,正气不足,营卫气血失调,加之嗜食肥甘厚腻、辛辣之品,致使营卫、气血、津液运行不畅,气滞湿阻,瘀血痰浊停滞。湿热与血瘀为结节性红斑发病的主要原因,主要病变机制在于两者相互影响,进一步影响血液运行,导致血行不利,瘀而为结。本病发病部位在肌肉腠理之间,邪气与肌腠相搏击而形成红斑。

二、临床表现

(一)初期

发病时皮下结节周围出现红斑,其中间部分可触及硬结,红斑颜色多为鲜红色,可有疼痛和压痛。

(二)中期

发病约2周,红斑颜色逐渐加深加暗,变为暗红色或淡紫色,红斑数目不定,大小不一,小如蚕豆,大如核桃,分布不均。结节一般不破溃,但邻近的几个结节可以融合为一个较大的结节,此期疼痛和压痛可更为明显。

(三)后期

发病3～6周,结节可逐渐消退,但可游走再发,此起彼伏,患处可有色素沉着,一般不留瘢痕。此期的特点是结节红斑此消彼长,迁延不愈。

三、辅助检查

(一)常规检查

(1)血常规:本病急性期的病例血常规常有白细胞计数轻度升高,分类相对淋巴细胞增多。

(2)血生化抗链球菌溶血素可增高,C反应蛋白、红细胞沉降率升高。

(3)某些由结核菌感染所致病例,结核菌素试验可呈阳性反应。

(4)胸部X线及CT等影像学检查,主要针对结核感染病因的排查。

(二)组织病理检查

组织病理表现为间隔性脂膜炎的改变,早期脂肪间隔小血管及毛细血管扩张、增多,纤维间隔水肿,血管周围中性粒细胞浸润,在管壁有炎症的浸润和内膜增生,部分管腔可闭塞;晚期间隔增宽,炎症细胞以淋巴细胞、组织细胞为主,可见多核巨细胞,浸润的炎症细胞也见于与间隔邻近的脂肪小叶中。

(三)其他检查

由其他结缔性组织病继发者,可根据不同疾病的实验室检查获得支持。

四、诊断与鉴别诊断

(一)诊断

(1)发病年龄多为中青年女性。发斑前和发斑时可伴有发热、咽痛、关节疼痛等全身症状。

(2)结节性红斑多发生于小腿伸侧,可对称分布,有时可涉及臀部。

(3)红斑为鲜红色或暗红色,分布疏散,可对称,邻近数个可融合成团,大小不一,小如花生米,大如核桃,有自觉疼痛,触之有压痛,数目可至十到数十个,表面不易破溃。

(4)病情常有反复,呈此消彼长,迁延难愈。

(二)鉴别诊断

在痹病范畴中,出现皮肤红斑之病有两种,一种是内脏痹(红斑狼疮),面部可出现"蝴蝶形红斑";另一种是瓜藤缠(结节性红斑),在小腿出现"结节状红斑",颇有特色,临床须仔细鉴别。

五、中医治疗

(一)辨证论治

《医宗金鉴·外科心法要诀·瓜藤缠》详尽描述了该病发生的部位及临床特点,曰:"此证生于腿胫,流行不定,或发一、二处,疮顶形似牛眼,根脚漫肿,若绕胫而发,即名瓜藤缠,结核数枚,日久肿痛。"其病机始因阴虚而血分生热,复感湿邪,湿渐化热,湿热互结,流注于下;继则湿热阻遏气化,反耗精液,遂成阴虚有热、血脉不通而致瘀,使气血运行失畅发病。因阴虚血分有热,故斑色红或紫;湿邪流注于下,故硬结多见于下肢;湿性缠绵,故该病常易复发、缠绵难愈;瘀血阻滞于脉络,不通则痛,故疼痛压之越甚。《本草纲目》谓其主“一切风湿气,及诸肿毒、痈疽疥癣、杨梅诸恶疮,散热解毒”,故治宜以清热祛湿、活血解毒为主。

从中医辩证观讲,红斑是由于血分有热,外发肌肤而成;结节是由于痰瘀互阻,经络不通而生;下肢疾病多兼湿邪。本病表现以皮肤结节为主,因此辨结节是本病辨证论治的重要环节,同时需结合全身证候、舌脉综合分析。结节红斑色鲜红属阳,色淡红或紫黯属阴。阳斑治疗以清热利湿解毒为主,阴斑治疗偏重益气行血散瘀。本病的病机关键在于“湿”“热”“瘀”,治疗时应特别权衡痰湿、血热和瘀阻的轻重缓急,有针对性地用药。体内的脏腑功能失调,导致气血运行障碍,外发肌肤就会发生多种皮肤病变。临床治疗时要注意调整好脏腑功能,利气活血,阴阳调和,机体才能达到新的平衡,从而治愈疾病。总之,本病初期多实证,以湿热毒蕴为主要表现,中期以血热血瘀为主,后期可表现出气虚痰凝征象,分期治疗,可取得较好疗效,但活血化瘀通络应贯穿于本病治疗的始末。临床上常用清宣灵动之品,使红斑慢慢消散,切不可急功近利。临床常见分型如下。

1.湿热下注

(1)主症:下肢结节,肤色深红,腿踝水肿,甚则局部漫肿、压之凹陷,疼痛轻微,关节疼痛明显,身倦乏力,小便短赤,大便不调,舌质红,苔黄腻,脉沉濡或沉细数。

(2)治法:清热祛湿,活血通络。

(3)方药:凉血五根汤加减。白茅根、板蓝根、蒲公英、薏苡仁各 30 g,茜草根、紫草根、瓜蒌根、金银花、连翘、白术、萆薢、赤芍、牛膝、泽泻各 15 g。关节疼痛者,加秦艽、桑寄生各 15 g;结节明显者,加夏枯草 15 g,浙贝母 20 g;寒湿者,加桂枝 15 g,熟附子 30 g。全方诸药共奏清热祛湿、活血祛瘀通络之功效,切合结节性红斑之病机,尤其适于早期血热证,湿热证,临床疗效显著,不易复发。

2.血热内蕴

(1)主症:红斑结节绕胫而发,大小不等,个数不定,斑色赤紫,灼热疼痛,触之发硬,按之痛增,发热烦躁,咽痛口渴,神疲倦怠,或伴关节肿胀酸痛,大便秘结,小便短赤。舌质红绛,舌苔黄厚或黄燥,脉象滑数或弦数。

(2)治法:清热解毒,凉血化瘀,通络散结。

(3)方药:十八子消结汤。败酱草、土茯苓、丹皮、茜草各 20 g,连翘、金银花、草河车(重楼)、紫花地丁、地龙各 15 g,皂角刺、牛膝各 10 g。阳明热盛,壮热口渴引饮者,可加生石膏 30 g,知母 15 g,或白花蛇舌草 30 g;邪入少阳,寒热往来,口苦咽干者,可加柴胡10 g,黄芩 15 g;邪入阴分,骨蒸潮热者,可加青蒿、地骨皮各 20 g;咽喉肿痛甚者,可加岗梅、山豆根各 15 g;头痛甚者,可加苦丁茶、菊花各 15 g;斑色鲜红而痛者,可加紫草 20 g,赤芍 15 g;红斑肿大明显者,可加浙贝母、鬼箭羽各 15 g;红斑硬结不消者,可加昆布、山慈姑各 15 g,或白芥子 10 g,猫爪草 15 g;下肢肿甚者,可加萆薢 20 g,防己 15 g,薏苡仁 30 g;舌苔厚腻,湿气重者,可加藿香、木棉花各 10 g,或厚朴花、白豆蔻各 10 g,鸡蛋花 15 g;食欲缺乏者,可加布渣叶、独脚金各 15 g;大便秘结者,可加生大黄 10 g,或番泻叶、芦荟各 10 g;小便短赤者,可加车前草 20 g,或白茅根 30 g。共奏清热解毒,凉血化瘀,通络散结之功效,此型最为常见,且多属实证、阳证,以此为基础,随证加减,卓有疗效。

3.寒湿阻络

(1)主症：结节暗红或紫暗，遇寒加重，反复发作，经久不愈，伴面色苍白，心悸气短，手足厥冷，舌淡苔薄白，脉细弱无力。

(2)治法：散寒祛湿，通络和营。

(3)方药：当归四逆汤加减。当归 10 g，桂枝、芍药、牛膝、大枣各 15 g，鸡血藤30 g，细辛、甘草各 3 g。足踝肿甚者，加防己、陈皮、茯苓各 15 g；气虚明显者，加党参、龙眼肉各 10 g。因寒湿为患，阻塞经络腠理，气血凝滞而发病，病程缠绵，难以速愈，此方共奏温经散寒、除湿通络之功。

4.痰瘀互结

(1)主症：病情缓慢，反复发作，结节坚硬，顽固难消，久治不愈，足踝肿胀，下肢沉重，畏寒肢冷，肤色紫暗，舌有瘀点、瘀斑，苔白滑，脉沉细弦滑。

(2)治法：活血化瘀，祛痰散结。

(3)方药：桃红四物汤加减。红花 12 g，桃仁、当归、川芎、赤芍各 10 g，生地黄 15 g，丹参 20 g，鸡血藤 30 g。气虚明显，加黄芪、党参各 15 g，白术、茯苓各 10 g；阳虚明显，加熟附片、肉桂、淫羊藿各 10 g；结节大者，加夏枯草 15 g、生牡蛎 30 g；痒者，加苦参、白鲜皮各 15 g；痛甚者，加延胡索 12 g，有活血化瘀，祛痰散结之功效。

本病中医学称为“瓜藤缠”，病因复杂，但归根结底乃一“痰”字作祟。正如朱丹溪云：“凡人身上、中、下有块，多是痰。”痰湿凝聚使气血运行障碍，形成肿块结节，故凡病久不愈者，硬结节多不易消退，皮损呈暗红色，疼痛隐隐。痰之为患，有形无形，内而脏腑，外而筋骨肌腠，无所不至。痰浊凝聚，停驻局部留连不退而成斑块结节，且痰浊属阴湿之邪，诚如水流，其性趋下，故常发于双下肢，痰性黏滞，常缠绵难愈且易反复。

结节性红斑的治疗应重视调理血分，从“瘀”论治。由于瘀血受阻，碍及气之流行，凝滞不通，故局部作痛，血初离经，则结聚而成红斑。离经瘀滞日久，则色转黯褐，故临床初起多为色赤，久则转黯。瘀乃有形之物，故结节触之坚硬。瘀血既是一种病理产物，又是一个致病因素。而瘀血日久，必致成毒。湿、热、瘀、毒相互胶结，病机复杂，以致久久难愈。因本病已伤及血分，所以本病不管致病原因如何，都得重视血分的治疗。瘀滞得行、得散，则气血流畅而结节红斑可消。正如唐容川在《血证论》中说：“既已成瘀，不论初起，已久，总宜散血，血散瘀去则寒、热、风湿均无遗留之迹矣。”因此，本病的治疗应以“湿热毒瘀”为主线，同时不忘活血通络，根据引起血瘀的病因不同而辨证论治。

本病病程长，反复发作，正气易损，强调缓解期积极治疗一段时间，治疗不应强调邪气而忽视正虚。扶正首先顾护脾胃，因脾胃为气机升降枢纽、气血生化之源，调补脾胃方能求其本。若脾虚失运，可聚湿生痰，痰湿下注，阻于经络，血脉不通，凝而成结；或脾虚气血生化乏源致正气不足、卫表不固，感邪郁于肌表，气虚血行不力，凝而成瘀，从而加重本病。《本草通玄》谓白术为“补脾胃之药，更无出其右者。土旺则能健运，故不能食者，食停滞者，有痞积者，皆用之也。土旺则能胜湿，故患痰饮者，肿满者，湿痹者，皆赖之也。”常用白术、茯苓、砂仁、半夏等，若纳呆、呕恶，则加法半夏、砂仁等，如小半夏加茯苓汤，一般 3～5 剂则见效较明显，待脾胃纳化正常、气机通顺，则有助病自除。其次，中医理论强调“久病入络”“怪病多痰”“久病必瘀”，治疗不忘化痰、活血、通络，根据引起疾病的病因病理不同而辨证论治。

(二)特色专方治疗

1.四妙勇安汤

由银花藤、玄参、当归、鸡血藤各 30 g,红藤 20 g,桃仁、红花、白芷各 10 g,桔梗 15 g,甘草 3 g 等组成。清热解毒、养血活血、通络散结。用于热毒较盛者。水煎服,每次 100 mL,每日 3 次,2 周为 1 个疗程。

2.实脾饮

由茯苓、白术、炙甘草各 10 g,附子 6 g(先煎)、干姜、厚朴、木香、草果、木瓜各 6 g 等组成。温阳实脾,行气利水。本病常由于脾虚失运,水湿内生,湿郁化热而下注;或体虚之人,气血不足,寒湿易于外袭,客于腠理,终致脉络阻隔,气血壅滞而生结节。本病好发于下肢,脾主肌肉四肢,本病治疗重点在治脾。

3.湿热痹泰

由石膏 30 g,薏苡仁 20 g,土茯苓、忍冬藤、络石藤各 15 g,炒苍术、川牛膝、秦艽、防己、醋鳖甲、炮山甲、地龙、知母各 10 g,黄柏 6 g,细辛 3 g 等组成。祛湿清热、通络止痛。用于结节性红斑之湿热证。每日 2 次。

4.萆薢渗湿汤

由黄柏 12 g,萆薢、元胡、茜草各 15 g,茯苓、生薏仁、滑石、银花藤各 30 g,丹皮 20 g,泽泻、川牛膝各 10 g 等组成。清热化湿,通络止痛。用法:加水浸泡药物 30～60 分钟,煎 2 次,两次药液混合后分 2 次服,10 天为 1 个疗程。现代药理研究认为黄柏含有黄柏酮,具有杀菌消炎作用;萆薢、茯苓、生薏仁、滑石、泽泻均有清热利湿之功,且泽泻现代药理研究有抑制结核菌的作用。

5.膈下逐瘀汤

由当归、红花、生地黄、伸筋草、川牛膝各 12 g,川芎、桃仁、赤芍、牡丹皮、乌药、香附、五灵脂各 9 g 等组成。中药每日 1 剂,前两煎混合分两次口服,第 3 煎湿敷患处 30 分钟,治疗 2 周。本方由桃红四物加味而成,现代医学研究证实,四物汤具有增强机体非特异性免疫功能的作用;桃仁、红花等抗炎镇痛,扩张血管,改善微循环;金银花可抗病毒、细菌等多种病原微生物。本方既能针对病因(病原微生物感染、微循环障碍等)又能针对表证(发热、炎症、疼痛等)起到很好的治疗与调节作用。临床研究表明膈下逐瘀汤加减治疗结节性红斑起效快,治愈率高,无不良反应,复发率低。

6.通络方

由牡丹皮、赤芍、川牛膝各 15 g,王不留行、泽兰、当归、红花、桃仁各 10 g,白花蛇舌草、土茯苓、忍冬藤各 30 g,生甘草 5 g 等组成。清热凉血,解毒化瘀。用于血热内蕴证。水煎服,每日 2 次,2 周为 1 个疗程。

(三)中成药治疗

1.通络开痹片

由马钱子粉、防风、红花、木瓜、川牛膝、当归、全蝎等组成。祛风通络、活血散结。用于痰瘀互结证。用法:每次 3 片(每片 0.3 g),每日 1 次。

2.丹参酮胶囊

丹参酮是中药丹参根的脂溶性提取物,为二萜醌酮类化合物的总称,可参与机体的多种生物化学反应,表现出多种药理作用。丹参酮的广谱抗菌、抗炎、活血化瘀及糖皮质激素样作用使其在结节性红斑中的治疗中疗效显著。用法：每次 4 粒，每日 3 次，连服 2 周。

3.雷公藤总甙片

雷公藤总甙片可用于结节性红斑的治疗，经临床病例观察，尤其对于首次发病、病程较短者疗效更佳，不良反应较小，且停药后很快消失。据相关报道，采用以下方法治疗结节性红斑 40 例：雷公藤总甙片按 1 mg/kg，分 3 次服用，6 周为 1 个疗程。结果：痊愈 23 例，显效 10 例，有效 5 例，无效 2 例，总有效率 95%。雷公藤总甙具有抗炎、抑制细胞免疫及体液免疫的作用，可用于炎症性、变应性及自身免疫性疾病。

4.脉络舒通颗粒

由黄芪、金银花、黄柏、苍术、薏苡仁、当归、白芍、甘草、玄参、水蛭、蜈蚣、全蝎、甘草组成。清热解毒、化瘀通络、利水消肿。每包 20 g，每次 1 包，每日 1 次，温开水冲服，据报道，其治疗结节性红斑有效率为 86.05%。

5.新癀片

新癀片主要由九节茶、肿节风、三七、牛黄、珍珠粉等药物组成，口服每次 3 片，每日 3 次；外用新癀片白醋调敷红肿疼痛患处，疗程 2 周。有报道新癀片治疗湿热瘀阻型结节性红斑安全有效，并能有效缩短临床痊愈天数，总有效率为 97%。

6.川芎嗪注射液

川芎嗪注射液 120 mg 加入 5%葡萄糖注射液 250 mL 中静脉注射，每日 1 次。川芎嗪有抗过敏、抗血管炎症作用，可抑制血小板释放，减轻血管炎症反应。有利于血管炎症的消退，治疗结节性红斑的疗效显著，有效率为 93%。

7.灯盏花素注射液

其主要成分是黄酮类如灯盏甲素、灯盏乙素等，后者发挥了扩血管和修复血管的主要作用。灯盏花素 40 mg 加入 5%葡萄糖注射液 250 mL，稀释后静脉滴注，每日 1 次，1 周为 1 个疗程，总疗程为 3 周。可有效改变皮损及周围组织的微循环和血液流变学性质，使微血管有效灌注条件全面改善，从而达到快速畅通和修复血管及其组织的作用。

8.红花注射液

有效成分为红花黄色素、红花醌苷、红花素、新红花苷，活血化瘀，消肿止痛。主治血瘀之症。方法：用 5%葡萄糖注射液 250 mL 加红花注射液 10～15 mL 静脉滴注，每日 1 次。15 天为 1 个疗程，一般用 2～3 个疗程。

（张云霞）

第八节　系统性红斑狼疮

系统性红斑狼疮是自身免疫介导的以免疫性炎症为突出表现的弥漫性结缔组织病，血清中出现以抗核抗体为代表的多种自身抗体和多系统累及是系统性红斑狼疮的两个主要临床特征。本病好发于生育年龄女性，多见于 15～45 岁年龄段，女：男为(7～9)：1。

本病临床表现多样化，在中医学文献中并无相似的病名，但对其临床表现有类似描述。如对面部红斑及全身皮疹称之为阴阳毒、阳毒发斑、蝴蝶斑、日晒疮、鬼脸斑、面游风、血风疮等。若累及周身，称为“周痹”，而多关节疼痛属于“痹证”，有肾炎、肾功能损害属“水肿”，有肝脏损害属“黄疸”“胁痛”，有心脏损害属“心悸”，有胸腔积液者属“悬饮”。红斑狼疮是一个全身性多脏器受损的疾病，很难归于中医学某一独立病证之中，临床时必须根据其主要表现，进行辨证施治。

随着各领域对系统性红斑狼疮基础理论和临床诊断治疗研究的不断深入，其治疗渐达成共识，从疾病的复杂性到治疗过程中许多免疫抑制药物不良反应的发生，更领悟到对该病要重视整体治疗。中医学核心是整体观念与辨证论治，对该病的切入点是中、西医优势互补。危急重症系统性红斑狼疮治疗需依赖西医以挽救患者生命，主要用非甾体抗炎药、糖皮质激素及免疫抑制剂等药物治疗本病，而轻中度系统性红斑狼疮或稳定期患者可充分发挥中医中药特色，提高患者生存质量和寿命。

一、病因病机

系统性红斑狼疮发病的内因为先天禀赋不足，体质虚弱，加之七情内伤，劳累过度或久病失养，以致阴阳气血失去平衡，气滞血瘀，经络阻隔，毒邪犯脏。这是本病的内在基础。感受外邪，饮食失调，药物诱发，外受热毒之邪侵袭，是导致本病发作的外部条件。

（一）先天不足

本病多有先天禀赋不足，阴阳失调，肾阴亏损。女子体阴而用阳，阴常不足，少女、少妇正值气火旺盛之时，多有阴虚内热，外邪乘虚而入，“邪入于阴则痹”，痹阻先在阴分，阴虚为本，如若房事不节，命相火动，水亏于下，火炎于上，阴火消烁，真阴愈亏，病久阴血暗耗，阴损及阳，气阴两虚，时有外感引发，病深则阴阳两虚。

（二）肝肾阴虚

先天肝肾阴虚，阴虚不能制火，以致邪火内生，邪毒又与肝肾不足互为因果，先天阴亏导致后天阳亢，阳亢又进一步灼伤阴津，热毒日盛，阴液益虚，由气入血，致使气血逆乱，阴阳失调。

（三）六淫外伤

风、暑、火、燥等阳邪，阳热亢盛，消灼阴液，是其主要外因，冬春有风寒外袭，由腠理而入，与气血阻滞脉络，化热则伤阴；夏有湿热交阻，盛暑则阳光灼热，暑热由皮肤而入，酿成热毒；秋有燥热伤津，津亏血燥而口眼干燥，瘀滞痹阻则关节酸痛。风寒暑湿燥火，外能伤肤损络痹阻经脉，内能损及气血津液、五脏六腑，无处不至。

本病基本病机是素体虚弱，真阴不足，热毒内盛，痹阻脉络，内侵脏腑。病位在经络血脉，以三焦为主，与心、肝、脾、肾密切相关，可及肺、脑、皮肤、肌肉、关节，遍及全身多个部位脏腑。本病中的性质是本虚标实，肝肾阴虚血虚为本，郁热、火旺、瘀滞、积饮为标。本病初病在表，四肢脉络痹阻，先表后里，由表入里，由四肢脉络入内而损及脏腑气血津液。入内由上焦而下，渐至中焦，而后入下焦，由轻渐重，由浅渐深。在表在上焦较为轻浅，入里入下焦病为深重，若表里上下多脏同病，当为重症，如再由下而上，弥漫三焦，五脏六腑俱损，上入巅脑是为危急重症。

二、临床表现

（一）全身表现

系统性红斑狼疮的全身表现缺乏特异性，包括发热、乏力、体重减轻等。在病程中约有80%的患者出现发热，其中多数为高热，体温可持续在39 ℃，也可为间歇性发热，少数患者出现低热。有80%～100%的患者病程早期出现乏力症状，可早于皮疹、关节肿痛等症状。有60%～70%的患者出现体重下降，病情恶化前体重可迅速下降。

(二)皮肤黏膜表现

皮肤表现是系统性红斑狼疮常见的症状。有55%～85%的患者出现皮肤损害，28%的患者皮损早于其他系统损害，常见的皮肤损害有红斑、光过敏、脱发、雷诺现象、口腔溃疡、荨麻疹、皮肤血管炎等。

(三)骨骼肌肉系统表现

1.关节病变

系统性红斑狼疮的关节病变是疾病活动的表现之一，也是最常见的一种首发症状。研究证实88%～100%的患者可有关节痛或关节炎。关节炎表现为关节肿胀、压痛及活动受限，有时有关节积液。

2.肌腱、肌肉等软组织病变

10%的系统性红斑狼疮患者出现肌腱端病。表现为附着于骨部位的韧带、肌腱或关节囊的炎症，如跟腱炎、跖筋膜炎及上髁炎等。还有少数患者发生自发性肌腱断裂，如髌下韧带、跟腱等。皮下结节在本病中的发病率为5%～7%，多见于关节旁，如鹰嘴及掌指关节伸侧。本病约半数患者出现肌肉症状，可分为炎症性肌病及药物相关性肌炎两种情况。系统性红斑狼疮的炎症性肌病常是轻度至中度，表现为四肢近端肌群肌痛、肌压痛和肌无力。血清肌酸磷酸激酶及乳酸脱氢酶等肌酶升高。肌电图为肌源性损害或无明显异常。

(四)泌尿系统表现

泌尿系统表现是系统性红斑狼疮最重要的临床表现之一，几乎所有的系统性红斑狼疮患者在病程中均可出现肾脏受累，尿毒症是系统性红斑狼疮患者严重的并发症，也是造成系统性红斑狼疮患者死亡的重要原因。

(五)呼吸系统表现

在系统性红斑狼疮中，呼吸系统受累相当多见，病变侵及胸膜、肺实质、气道、肺血管和呼吸肌等处，其临床表现可有胸痛、咳嗽、呼吸困难等。约半数系统性红斑狼疮患者出现肺及胸膜病变，主要包括胸膜炎、肺间质纤维化、狼疮肺炎及肺血管病变，出现肺部病变的系统性红斑狼疮患者往往预后不佳。

(六)心血管系统表现

心脏病变是系统性红斑狼疮最重要的临床表现之一，具有较高的发病率和病死率。心脏受累的发病率为52%～89%。系统性红斑狼疮可累及心脏各个部分，包括心包、心肌、心内膜及冠状动脉，可有心包炎、心肌炎、心内膜炎及瓣膜损害等病变。心包炎是系统性红斑狼疮最常见的心脏表现，它可以无症状或有短暂的心包摩擦音，也可以有大量的心包积液，一般是渗出液，很少发展为心脏压塞或缩窄性心包炎，常伴有胸腔积液。

(七)神经精神系统表现

系统性红斑狼疮有各种各样的神经精神系统病变。神经系统的各个部分均可受累，临床表现多种多样，癫痫是中枢神经系统受累最常见的一种表现，甚至是许多患者的首发症状。系统性红斑狼疮患者的精神表现包括精神病、情感障碍、器质性脑病综合征、认知损害、药物反应(特别是糖皮质激素)、生物节律紊乱及自主神经系统紊乱等。系统性红斑狼疮患者的精神表现变化迅速，临床上大约有40%的患者以抑郁症状为主，25%表现为躁狂症，5%为双相性情感障碍，15%呈精神分裂症或偏执型精神病，还有10%的患者出现急进性谵妄。

(八)血液系统表现

超过半数系统性红斑狼疮患者在病程中出现血液系统异常,以贫血最多见。几乎所有系统性红斑狼疮患者在病程的某一时期均可能出现贫血,贫血的轻重与病程和病情的严重程度有关,多数患者为轻度至中度贫血。白细胞减少发生率仅次于贫血。白细胞减少与疾病活动、药物治疗、自身抗体及骨髓功能降低有关。血小板减少可以是系统性红斑狼疮病情活动的一种临床表现。

(九)消化系统表现

消化系统各个部位均可受累,缺乏特征性,可出现食欲缺乏、恶心、呕吐、腹痛或腹泻、急性腹膜炎、胰腺炎、胃肠道出血、肠坏死、穿孔或肠梗阻等。常有轻度至中度肝大或脾大,肝酶升高及黄疸等。

三、治疗

(一)急性活动期治疗

系统性红斑狼疮活动期应遵循规范化的治疗方案,急性发作者,一般表现为热毒炽盛、邪毒攻心、热邪犯脑等,此期中医辨证以邪实为主,不主张单用中药,尤其是伴有系统损害者,但在应用激素及免疫抑制剂治疗的同时,加用中药治疗可起到强化疗效,减轻不良反应的双重作用。值得注意的是,对重型狼疮患者,主张用方精简,针对患者最主要的问题,各个击破,切不可囫囵吞枣式地顾及多个症状,这样药效不够,不能使药达病处。

1.辨证论治

(1)气营热盛。①主症:高热不恶寒或稍恶寒,满面红赤,红斑红疹,咽干目赤,口渴喜冷饮,尿赤而少,大便干结,气急喘息,关节疼痛。舌红苔黄,脉滑数或洪数。②治法:清热泻火,凉血祛斑。③方药:三石汤合清瘟败毒饮加减。水牛角、生石膏、滑石、生地黄、鲜芦根各 30 g,玄参、金银花、知母、黄芩、鲜菖蒲、牡丹皮各 15 g,紫草 20 g,赤芍 10 g。高热不退加牛黄粉、羚羊角粉或紫雪散,以加强清热除火之力;关节痛加忍冬藤、桑枝各 15 g 治痹通络,又有清热之力;衄血,尿血加藕节炭、白茅根各 10 g 清热凉血;如有头痛呕吐寒战、舌苔转黄厚,有热毒之象者,加黄连、黄柏、大黄、贯众各 10 g,板蓝根 20 g 等清热解毒。相当于系统性红斑狼疮急性发作期,加用中药治疗可增强疗效。

(2)热毒炽盛。①主症:发病急骤,高热持续不退或弛张热,烦躁,口渴,面赤,面部或手指新发红斑,关节肌肉疼痛。甚者皮肤紫癜,便血,尿血等,或狂躁谵语、神昏惊厥,小便黄赤,大便秘结。舌质红绛,苔黄,脉弦细数或滑数。②治法:清热解毒,凉血消斑。③方药:十八子克斑汤。羚羊角粉 3 g(冲服,或羚羊角丝 10 g,先煎半小时),白花蛇舌草、生石膏各 30 g,救必应、野菊花、金银花、生地黄、牡丹皮、地丁各 20 g,连翘、赤芍、地龙各 15 g,桔梗10 g。神昏谵语者,可加安宫牛黄丸或紫雪丹 1 丸,研末冲服;惊厥狂乱者,可加钩藤、僵蚕各15 g,或珍珠母 30 g;面部红斑明显者,可加茜草、红花各 15 g;鼻衄者,可加白茅根、侧柏炭适量;关节肿痛者,可加海风藤、乌梢蛇、路路通各 15 g;大便干结者,可加火麻仁 30 g,或生大黄 5~10 g(后下);小便短赤者,可加车前草、泽泻各 15 g。相当于系统性红斑狼疮急性发作期,加用中药治疗可尽快缓解症状,减少西药治疗的不良反应。

(3)热郁积饮。①主症:胸闷胸痛,心悸怔忡,时有微热,咽干口渴,烦热不安,红斑丘疹。舌红苔厚腻,脉滑数、濡数,偶有结代。②治法:清热蠲饮,利水渗湿。③方药:葶苈大枣泻肺汤合泻白散加减。葶苈子、桑白皮、生石膏、生地黄、生薏苡仁各30 g，白芥子、知母、沙参、黄芩、猪苓、茯苓、郁金、枳壳各15 g，五加皮20 g，杏仁、甘草各10 g，大枣10枚。体壮实者可用制甘遂末吞服，以攻遂水饮，得泻即可，不宜多用；发热加板蓝根、大青叶10 g，加强清热之力；畏冷或白痰多者加桂枝10 g以通调水道，反佐化饮；心悸、脉结代加玉竹、五味子、丹参各10 g，龙齿20 g以养心宁神；咳痰加浙贝母、炙百部10 g以清肺止咳；气急胸闷加炙苏子、瓜蒌皮、川厚朴各10 g以宽胸顺气。此证型相当于系统性红斑狼疮引起心脏损害，表现为心包炎、心肌炎、心瓣膜炎及胸膜炎等，在治疗中可加用中药调节改善患者症状。

(4)脑虚瘀热。①主症：头昏头痛，低热不退，口干口渴，甚至神昏谵妄，胡言乱语，躁狂不已，或四肢抽搐，口吐痰涎，皮肤瘀斑。舌质紫暗或有瘀斑，苔黄、脉数而滑。②治法：健脑化瘀，安神定志。③方药：补脑祛瘀方加减。生地黄、何首乌、白蒺藜各30 g，枸杞子、麦冬、天麻、蔓荆子、赤芍、泽兰、茯苓、半夏各15 g，知母20 g，川芎、陈皮、制穿山甲、僵蚕各10 g，甘草5 g。头痛严重加全蝎、蜈蚣，白蒺藜加至60 g；神志不清加安宫牛黄丸；癫痫样抽搐加钩藤、制南星、石菖蒲各10 g。此证型相当于系统性红斑狼疮引起轻度脑损害，脑电图可以轻度异常改变。

在临床论治中，我们着重强调在疾病的治疗过程中要寻找中医治疗的切入点，在急性期使用大量糖皮质激素、免疫抑制剂的过程中，出现各种不良反应的时候，加用中医药治疗，改善患者症状，使患者平稳过渡。具体治疗则需要结合患者年龄、体质、病情及出现的兼夹证等各种状况分别论治。如重型狼疮患者，临床激素治疗量大、疗程长，若出现消化道反应，恶心呕吐、胃痛、腹泻、食欲缺乏等，可加用小半夏加茯苓汤调理脾胃，用药如下：茯苓、法半夏、白术、陈皮各10 g，酒黄精、党参各15 g，临床应用效果颇佳，一般2～3剂即可改善患者食欲缺乏等症状情况。在应用免疫抑制剂的过程中，患者常出现月经不调、不孕等，辨证应用中药四物汤和失笑散，用药如下：熟地黄15 g，桃仁、五灵脂、蒲黄、当归、白芍、川芎各10 g，柴胡3 g，可改善患者月经情况。若肝功能有异常，中医辨证可见患者口苦纳呆，两胁胀痛，月经提前，经血暗紫带块，烦躁易怒；或肝脾大，皮肤红斑、瘀斑等，治法可加用大柴胡汤以加强活血养肝，清热退黄，具体方药：柴胡、郁金、知母、猪苓、枳壳、川楝子、泽兰各15 g，生地黄、女贞子、黄芩、败酱草、蒲公英、茵陈各30 g，大黄10 g，甘草5 g，大枣5枚。如针对合并胸闷气短、失眠多梦的患者，治以益气养阴，安神宁志，具体方药：天冬、人参、茯神各15 g，黄芪、当归、白芍、丹参、莲子心各10 g，柏子仁、远志各20 g等。如出现股骨头坏死等，则要提倡活血养血，行瘀通络的治法。总之，在临床辨证中，可见多种情况交织在一起，即使在辨证方面也要掌握主要矛盾，从主要矛盾着手，意虽繁而方药从简。

2.特色专方治疗

(1)犀角地黄汤：由犀角(现以水牛角代替)、生地黄、赤芍、牡丹皮等组成。清热解毒、凉血散瘀。用于热毒炽盛证，症见：高热，神志时清时昧，面部红斑加深，皮肤青紫瘀点，鼻衄、出血、舌红，苔黄，脉弦数。

(2)紫雪丹：由人工麝香、羚羊角、犀角(水牛角代替)、朱砂、滑石、寒水石、磁石、生石膏、玄参、升麻、甘草、青木香、沉香、玄明粉、火硝、黄金、丁香等组成。清热镇痉、开窍。用于狼疮高热或各种感染高热、烦躁，神志不清，语言错乱，舌质红绛，苔黄厚且干。本品为散剂，每次1.5～3 g，吞服。现中成药中去黄金粉。

(3)清营汤：由犀角(现用水牛角代替)、生地黄、玄参、竹叶、金银花、连翘、黄连、丹参、麦冬等组成。清营解毒。用于狼疮或感染引起的高热、神志不清，舌红绛而干。

(4)羚角钩藤汤：由羚羊角、桑叶、川贝母、钩藤、菊花、白芍、竹茹、茯神、鲜生地黄等组成。清肝息风。用于系统性红斑狼疮脑损害，出现神昏，手足抽搐，头痛且晕，高热不退。

(5)清瘟败毒饮：由生石膏、生地黄、犀角(以水牛角代替)、黄连、栀子、玄参、黄芩、知母、赤芍、牡丹皮、竹叶、连翘、桔梗、甘草等组成。清热解毒。用于系统性红斑狼疮血管炎合并溃疡感染。

3.中成药治疗

(1)狼疮丸：由金银花、连翘、丹参、赤芍、蒲公英、白鲜皮、桃仁、红花、蜈蚣等17味中药组成。每丸9 g，日服2次，持续3～5年。单用狼疮丸者96例，有效率85%，激素加中药者230例，有效率92%，对活动期患者，用狼疮丸和激素治疗3～11个月之后停用激素或减量者，有效率72.6%，比单用激素症状控制快，体力恢复较好，很少出现激素不良反应。

(2)青蒿制剂：对盘状红斑狼疮有一定效果。青蒿蜜丸，每丸10 g，每日3次，每次1～2丸。浸膏片，每片0.3 g，约含青蒿生药1 g，每次3～5片，每日2～3次。

(3)复方金养片：有清热解毒功效，用于治疗系统性红斑狼疮和盘状红斑狼疮，每片0.6 g，每日16～24片，分3次服，4周为1个疗程。

(4)昆仙胶囊：由昆明山海棠、淫羊藿、枸杞子、菟丝子组成，功效补肾通络，祛风除湿。主治系统性红斑狼疮关节肿胀疼痛，屈伸不利，蛋白尿，肢体水肿，结节红斑，皮肤血管炎等，每粒0.3 g，每次2粒，每日3次，口服，

(二)慢性缓解期治疗

系统性红斑狼疮缓解期由于机体自身免疫炎症得到控制，组织、器官损伤处于修复或慢性损伤阶段，此期患者免疫功能低下，中医辨证以正虚为主，应采用以中药为主，西药为辅的中西医结合治疗方案：中药配合小剂量糖皮质激素或免疫抑制药物，以求组织、器官损伤的修复作用。此阶段患者以阴虚内热为最常见，但阴虚内热常与血热、瘀热相互交结。通过中药内服配合外治法等综合治疗，起到巩固疗效、增强机体抵抗力、延缓病情的进一步发展和防止疾病复发的作用。

1.辨证论治

(1)阴虚内热。①主症：长期低热，手足心热，面色潮红而有暗紫斑片，口干咽痛，渴喜冷饮，目赤齿衄，关节肿痛，烦躁不寐。舌质红少苔或苔薄黄，脉细数。②治法：养阴清热，祛湿除痹。③方药：玉女煎合增液汤加减。生地黄、生石膏、生薏苡仁、忍冬藤、虎杖各30 g，麦冬、玄参、黄芩、知母各15 g，川牛膝、白薇、凌霄花各10 g，生甘草5 g。关节痛加海风藤、秦艽各15 g，乌梢蛇10 g；低热加青蒿、地骨皮各10 g；口干加石斛、鲜芦根各10 g；脱发加何首乌、熟地黄各10 g，制黄精20 g等。阴虚内热为本病常见证，临证用药不可过用温燥之药以耗津伤液，选药当以护阴为主。二方分别出自《景岳全书》和《温病条辨》，二者合用而辨证加减，功可养阴清热，补泻并投，标本兼顾，使诸症可愈。

根据多年的临床经验，研制中药制剂祛斑养阴颗粒治疗系统性红斑狼疮阴虚内热患者，取得较显著疗效。祛斑养阴颗粒以六味地黄丸为主方，加柴胡、黄芩、益母草、女贞子、僵蚕、八月札而成。六味地黄丸滋肾阴，清虚火，三补三泻，尤适于系统性红斑狼疮患者。系统性红斑狼疮病程长，久病必瘀，经络不通，加柴胡、僵蚕行气活血，通经络；八月札健脾理气，既可解气郁，又可顾护脾胃；系统性红斑狼疮患者多有面部红斑，上焦有热，以黄芩清上焦之热毒；女贞子补益肝肾。诸药合用，共奏滋阴清热、凉血解毒之功效。临床研究证实祛斑养阴颗粒剂结合西药治疗能维持患者疾病稳定，显著改善轻中度疾病活动度患者生存质量，对高疾病活动度患者生存质量也有一

定的作用。还证实了祛斑养阴颗粒是治疗阴虚内热型狼疮的有效药物，结合西药对稳定病情起协同作用，能有效地治疗系统性红斑狼疮，更好控制疾病，提高系统性红斑狼疮患者生存质量。

(2)瘀热痹阻。①主症：手足瘀点累累，斑疹斑块暗红，两手白紫相继，两腿青斑如网，脱发，口糜，口疮，鼻衄、肌衄，关节肿胀疼痛，月经延期，小便短赤，有蛋白血尿，却无水肿，低热或自觉烘热，烦躁多怒。苔薄舌红，舌光红刺或边有瘀斑，脉细弦、涩数。②治法：清热凉血，活血散瘀。③方药：生地黄散加减。生地黄、红藤、丹参、积雪草、六月雪、接骨木各30 g，玄参、黄芩、川牛膝、鬼箭羽各15 g，知母20 g，川芎10 g。若肌衄鼻衄，血小板减少，加制首乌、茜草、生藕节、生地黄榆、水牛角各10 g；雷诺现象严重，寒热错杂者，加麻黄6 g，桂枝、红花各10 g活血通络，温凉并用；闭经加当归、益母草15 g活血通络；关节肿痛加忍冬藤、岗稔根各10 g清热祛风、活血通络；蛋白尿加杜仲、赤小豆各15 g补肾利水。

(3)气血两亏。①主症：面色无华，甲床苍白，气短无力，头晕目眩，皮肤红斑、瘀斑，甚至鼻衄、月经量多色淡。舌质淡苔薄白，脉细弱或沉细无力。红细胞减少为临床突出表现。②治法：益气补血，凉血祛斑。③方药：八珍汤加减。生地黄、熟地黄、何首乌、女贞子、藕节、黄芪各30 g，枸杞子20 g，山茱萸、茜草、白术、知母、白芍各15 g，陈皮10 g，生甘草5 g。鼻衄加阿胶、枳壳各10 g，墨旱莲15 g；红细胞减少加当归、鹿角片、阿胶各10 g；血小板减少加羊蹄根、花生衣各10 g，加重何首乌用量；白细胞减少加生黄芪、白术、女贞子各20 g。

(4)脾肾两虚。①主症：面色不华，但时有潮红，两手指甲亦无华色，神疲乏力，畏寒肢冷时而午后烘热，口干，小便短少，两腿水肿如泥，进而腰股俱肿，腹大如鼓。舌胖、舌偏红或偏淡均有齿痕，苔薄白腻，脉弦细、细数或细弱。②治法：滋肾填精，健脾利水。③方药：济生肾气丸加减。生地黄、熟地黄、生黄芪、黑大豆、石龙芮、脱水草各30 g，麦冬12 g，龟甲、猪苓各20 g，白术、泽泻、赤小豆、大腹皮、枳壳、川牛膝各15 g。面色不华，血红蛋白、白细胞下降加黄芪、女贞子、制何首乌各20～30 g；腰膝酸痛加杜仲、川续断、桑寄生15 g；面部潮红加知母、黄芩各10 g；畏冷舌淡，脉细弱，加桂枝、附子各6～10 g；蛋白尿加猫爪草、金樱子、淫羊藿各10 g；胃纳不振，大便溏薄，加山药、芡实、鸡内金、山楂各10 g；头晕头痛，血压升高者，加菊花、钩藤、白蒺藜、天麻各15 g；恶心呕吐，二便俱少者，加大黄、延胡粉、木香、川朴各10 g；已出现慢性肾衰竭、氮质血症或尿毒症，必须及时利尿通便者也可用桃仁承气汤灌肠。此型脾肾虚衰为发病根本，损及全身脏腑经络，病程缠绵渐进，日久难复，一般见于狼疮肾炎、慢性肾功能不全。

也可用十八子救斑汤。由熟附子（黑顺片）10～30 g（需先煎2小时），穿山龙、黄芪各30 g，牛大力、白术各20 g，防风、防己、白豆蔻、山茱萸、牡丹皮、泽泻各15 g，土鳖虫、怀牛膝各10 g等组成。有温肾壮阳，健脾利水，化瘀散结之功。全身水肿明显者，可加猪苓、茯苓各30 g，肉桂10 g；腹水明显者，可加大腹皮、益母草、车前草各20 g，或茯苓皮、牵牛子各20 g；胸腹胀满者，可加葶苈子、白芥子各15 g，陈皮10 g；肝郁胁痛者，可加柴胡10 g，白芍、郁金各15 g；纳呆食少者，可加藿香、广木香各10 g，鸡内金15 g；小便不利者，可加益母草、车前草各20 g；月经不调者，可加益母草30 g，当归、王不留行各15 g或当归、川芎、桃仁、红花各10 g。

缓解期的治疗中要注意扶正，中药治疗的结果就是要达到调整脏腑的阴阳平衡来恢复人体免疫功能的稳定状态，最大限度地调节免疫功能。尤其在病情控制后，逐渐撤减激素时，一般在泼尼松口服量为10～15 mg时，病情常有复发，以中药为主辨证论治则上升为主导地位，能调节整体脏腑功能、提高机体免疫力、增强防病能力，可使激素顺利撤减至维持量或停服，继续巩固疗效。同时为达到稳定状态，就要从解决患者最基本的兼证开始，不能只顾本病而不顾其他兼证，在这一阶段的治疗中，重在一个“顺”字，把所有病症中出现的症状都一一解决，让所有可以诱发疾病发病的“逆”因素消除，即达到一个阴阳平和的状态。系统性红斑狼疮患者需长期甚至终身服药，易伤脾胃，且饮食不节、不洁也可造成本病的发作。因此，在治疗中始终要不忘固护脾胃，不但要告诫系统性红斑狼疮患者忌食易使本病发作的辛辣刺激等食物，在治疗上也要注意对脾胃的保护。在治疗时用药尽量精简，勿加重脾胃负担；同时应健脾养胃，遣方时可适当加入神曲、麦芽、陈皮、山楂、鸡内金等；或在患者出现相关胃肠道症状时，及时运用中药调理，使患者平稳过渡。

2.特色专方治疗

(1)六味地黄丸：由熟地黄、山茱萸、山药、泽泻、牡丹皮、茯苓等组成。滋阴补肾。用于系统性红斑狼疮肾阴不足，虚火上炎。症见面部红斑，口腔溃疡，口眼干燥，耳鸣，腰膝酸软，蛋白尿，舌质偏红，苔薄白，脉细弱。

(2)青蒿鳖甲汤：由青蒿、炙鳖甲、生地黄、知母、牡丹皮等组成。养阴清热。用于狼疮低热不退，盗汗，口干，心烦，颧红，苔薄，质红，脉细数。

(3)龟鹿二仙胶：由鹿角、龟甲、人参、枸杞子等组成。填补精血，益气壮阳。用于系统性红斑狼疮红、白细胞减少，蛋白尿，腰酸膝软，乏力少气，月经不调，遗精，苔薄白，舌质淡红或偏红，脉细弱。

(4)十八子平斑汤：由青蒿 30 g，鳖甲、玄参、生地黄、山药各 20 g，麦冬、重楼、知母、黄柏、山茱萸、土牛膝、僵蚕各 15 g，柴胡 10 g 等组成。滋阴潜阳，滋养肝肾，清热除邪，健脾疏肝。用于阴虚内热型系统性红斑狼疮。

3.中成药治疗

(1)正清风痛宁缓释片：主要成分为盐酸青藤碱，功效有祛风除湿、活血通络、利水消肿，有抗炎及免疫抑制作用，用于治疗系统性红斑狼疮关节肿痛、蛋白尿、肢体水肿。每片 60 mg，每次 120 mg，每日 2 次。

(2)雷公藤总甙片：功效为祛风解毒、除湿消肿、舒筋通络，有抗炎及抑制细胞免疫和体液免疫等作用，对系统性红斑狼疮及盘状红斑狼疮皮肤病变、关节肿痛、蛋白尿、自身免疫性肝炎有一定疗效。每片 10 mg，每次 20 mg，每日 3 次。

(3)白芍总苷胶囊：是中药白芍的一种提取物，其主要包括芍药苷、轻基芍药苷、芍药花苷、芍药内酯苷及苯甲酯芍药苷等成分。每次 2 粒，每日 2～3 次。临床中发现其优势在于可起到稳定病情及护肝降酶的作用，而且不良反应较少，偶有软便，减量或停药即可。

(张云霞)

第九节 系统性硬化症

系统性硬化症又称硬皮病，是一种原因不明的以局限性或弥漫性皮肤增厚和纤维化为特征的慢性结缔组织病。其表现为结缔组织的异常增生，这一过程不仅会使皮肤真皮层内增生，造成皮肤肿胀，继以变厚变硬，最终萎缩，而且还可累及血管、肺、消化道、肾、心等器官，出现内脏受损的症状。系统性硬化症一般以皮肤受累范围为主要指标分为多种亚型，它们的临床表现和预后各不相同。本病发病率不太高，女性多见，男女发病比例为(1∶3)～5，发病年龄多在30～50岁，儿童相对少见。

近年来，随着中医、中西医结合研究的不断深入，本病无论在基础理论研究方面，还是临床经验的积累方面，均取得了一定的成果，中医特色疗法治疗本病具有自身优势和特点。

一、病因病机

本病初起，多为外邪侵袭，以实证多见；中期多为气血阴阳亏虚，以虚证多见；晚期多为痰浊、瘀血，并累及肺、脾、肾等脏腑，以虚实夹杂多见。

（一）外邪痹阻

素体虚弱，卫外不固，或调养不慎，外邪乘虚而入，或卒然遇风寒湿等外邪，邪侵体表，留于肌肤，发而为痹；或风寒湿邪郁而化热，湿热蕴结皮肤而致本病。

（二）气血亏虚

平素饮食不节，或忧愁思虑，损伤脾胃，气血生化不足，或久病不愈，气血暗耗，气血亏虚，不能温煦、濡养皮肤，而发本病。

（三）肾阳虚衰

先天禀赋不足，或房劳伤肾，或脾阳虚弱，损及肾阳，或痹病日久，元气被耗，而导致肾阳虚衰，阴寒内生，寒凝痹阻，且阳虚不能濡养皮肤，发为本病。

（四）痰阻血瘀

湿邪久滞为痰，或气虚、阳虚推动无力，或寒凝气滞，津液不化，或脾失健运，水湿壅盛，聚湿成痰，痹阻皮肤而为痹；或气滞血行不畅而成瘀，阻滞于皮肤亦可发为本病。

综上所述，本病病位在皮肤，与肺、脾、肾等脏腑有关。其主要病因是外邪侵袭，其中以寒、湿、热邪为主。其内在因素则是脏腑失调，气血亏虚。基本病机为经脉痹阻，皮肤失荣。病性分为虚、实和虚实夹杂。实证多为寒、湿、热等外邪侵袭，或痰瘀留滞皮肤，痹阻经脉。虚证多为气血阴阳亏虚，皮肤失于濡养，不荣而痹。肺脾肾功能失调，气血津液运行障碍，进而形成痰浊瘀血，阻滞于皮肤，形成虚实夹杂之证。

皮痹日久，出现胸闷、气喘、纳少腹胀、气短心悸、月经不调、遗精阳痿等症状，多由皮痹日久不愈，复感外邪，内舍于肺发为肺痹，并可累及脾、肾等脏腑。因肌肉和皮肤相连，皮痹日久不愈，亦可出现肌肉酸胀疼痛的肌痹表现。

二、临床表现

弥漫性皮肤型系统性硬化症和局限性皮肤型系统性硬化症为本病常见的两种亚型，占本病大多数，系统性硬化症一般多指这两种。其中局限性皮肤型占系统性硬化症的95%，女性多见，常先有雷诺现象，以后手指皮肤渐出现水肿、硬化、色素加深。病情进展缓慢，内脏受侵犯较晚。弥漫性皮肤型占系统性硬化症的5%，男女发病相近，病情进展迅速，内脏受侵早而严重者，病死率高，为局限性皮肤型的3倍。鉴于两型硬皮病具有共同临床表现，现归纳叙述如下。

（一）雷诺现象

80%的患者以此为首发症状，其由寒冷、情绪紧张等刺激诱发血管痉挛所致。典型的雷诺现象表现为(趾)皮肤颜色呈白→紫→红的变化，可伴双手麻木、对称性肿胀或僵硬，甚至是针刺样疼痛，指腹变薄或凹陷，严重时引起溃疡。雷诺现象可先于其他症状几个月甚至几年发生。近年研究发现，系统性硬化症患者肢端发生雷诺现象时，内脏（心、脑、肾等）也可出现缺血表现，这种表现被称为内脏雷诺现象。

（二）皮肤病变

皮肤病变一般要经过3个阶段。①水肿期：皮肤紧张变厚，皱纹消失，有绷紧感，早期有腊肠样改变，呈无痛性非凹陷性水肿。②硬化期：皮肤增厚变硬如皮革，呈蜡样光泽，紧贴于皮下组织，不能捏起。③萎缩期：皮下组织及肌肉萎缩，皮肤变薄而光滑如羊皮纸样，紧贴于皮下骨面，皮纹消失，毛发脱落。几乎所有病例皮肤病变都从手指开始，继而面部、颈部受累；或呈向心性扩展，累及上臂、肩、前胸、背、腹和腿。有的可在几个月内累及全身皮肤，有的在数年内逐渐进展，有的呈间歇性进展，通常皮肤受累范围和严重程度在3年内达到高峰。手指可呈爪状，肘、膝关节可屈曲挛缩。面部硬化呈面具脸，鼻部硬化，鼻尖似鹰嘴，口唇变薄，收缩呈放射状沟纹，口裂变小。胸部皮肤紧缩，影响胸廓运动。皮肤色素沉着，或有色素斑，髭毛脱落，少汗，皮脂消失。少数硬化的指端及关节处发生顽固性溃疡。皮肤钙质沉着见于病程较晚期，多见于大关节及手指等处。

（三）关节肌肉病变

多关节痛和肌肉疼痛常为本病早期症状，也可出现明显的关节炎，约29%可有侵蚀性关节病。由于关节周围肌腱、筋膜、皮肤的纤维化，导致关节疼痛，严重者呈屈曲挛缩，功能受限。特别在腕、膝、踝等处伸肌腱硬化粗糙，活动时有摩擦感，或表现为腕管综合征。受累关节可有少量积液，早期呈滑膜慢性炎症浸润和纤维素沉着，晚期滑膜下结缔组织纤维化，指骨由于溶解而变短变细。部分患者有肌炎表现，表现为肌痛、肌无力及肌萎缩，实验室检查可有肌酶升高，肌电图示肌源性损害，肌活检示间质纤维变性，可与多发性肌炎重叠。

（四）内脏病变

1.消化道受累

消化道受累为本病的常见表现，消化道的任何部位均可受累，以食道病变最多见，60%的患者有吞咽困难，少数有胸骨后烧灼不适、反酸。早期患者无症状时即可出现，晚期出现反流性食管炎，严重者出现食管溃疡或狭窄。若累及小肠，出现蠕动减慢和扩张，从而引起消化不良及脂肪泻；大肠病变可出现肠胀气及顽固性便秘；直肠括约肌受累出现大便失禁或直肠脱垂等。

2.肺部病变

肺部病变是本病最常见表现之一，主要是肺间质纤维化和肺动脉高压导致通气功能和换气功能障碍，是本病患者发生死亡的重要原因之一。患者有活动后气喘、干咳、呼吸困难等，体征有呼吸加快、湿啰音等；肺动脉高压晚期可发展为肺心病，预后很差。本病合并肺癌的发生率较高，是普通人群的5倍。

3.心脏纤维化

心脏纤维化是引起心脏受累的主要原因，也是本病患者发生死亡的重要原因之一。病理检查示80%的患者有片状心肌纤维化。心包、心肌、传导系统均可受累，表现为呼吸困难、气短、胸闷、心悸、心前区疼痛等。

4.肾受损

肾受损主要包括肾危象、慢性肾疾病和炎症性肾损害。肾脏受累可表现为镜下血尿、高血压、肌酐清除率下降、氮质血症等。部分患者可出现急骤进展性高血压，表现为剧烈头痛、恶心、呕吐、视力下降和急性肾衰竭等，为硬皮病肾危象。

5.其他病变

其他病变包括神经系统病变,如三叉神经痛、多发性神经炎、周围神经病等;甲状腺病变如甲状腺炎、甲状腺纤维化;另有患者合并干燥综合征;少部分患者合并肝脏损害,见胆汁性肝硬化、肝结节增生、肝外梗阻性黄疸等。

(五)CREST 综合征

CREST 综合征是局限性皮肤型系统性硬化症的亚型,即钙质沉着、雷诺现象、食管运动失调、手指硬化及毛细血管扩张等。此型患者病情进展一般较缓慢,预后也较好。

另外,不足1%的系统性硬化症仅有内脏损害而无皮肤硬化,即无皮肤硬化的系统性硬化症。表现:①食管运动障碍,十二指肠扩张,结肠袋形成;②雷诺现象,甲皱毛细血管扩张,少尿性肾衰竭;③以上症状伴肺动脉高压或肺间质病变。

三、辅助检查

(一)一般检查

血常规基本正常,红细胞沉降率活动期可增快,可有血清 γ 球蛋白增高,部分患者类风湿因子阳性。

(二)免疫学检测

(1)血清 ANA 阳性率可达 90%,核型为斑点型和核仁型,后者更具诊断意义。

(2)抗着丝点抗体是与系统性硬化症相关的抗体,80%的 CREST 综合征患者呈阳性,弥漫性皮肤型系统性硬化症患者中仅有 10%呈阳性,此抗体阳性的患者常伴皮肤毛细血管扩张和皮下钙质沉积。

(3)抗 Scl-70 抗体是与系统性硬化症相关性较强的抗体,约 30%的患者呈阳性,但肺间质纤维化危险性增加。

(4)抗 RNA 多聚酶抗体阳性患者发生肾危象的危险性增加。

(三)显微镜检查

1.早期

少量的增粗、巨大毛细血管,少量毛细血管出血,没有毛细血管丢失证据。

2.活动期

大量巨大毛细血管和出血,中度的毛细血管的丢失,没有或轻度的血管分叉。

3.晚期

少量或没有巨大毛细血管和出血,毛细血管的大量缺失和大量无血管区域,毛细血管排列混乱,毛细血管呈分叉状或树杈状。

(四)病理活检

硬变皮肤活检见网状真皮致密胶原纤维增多,表皮变薄,表皮突消失,皮肤附属器萎缩。真皮和皮下组织内(也可在广泛纤维化部位)可见 T 淋巴细胞大量聚集。甲褶毛细血管显微镜检查显示毛细血管袢扩张与正常血管消失。

四、诊断与鉴别诊断

(一)诊断

目前广泛采用美国风湿病学会的分类诊断标准。

1.主要标准

有近端皮肤硬化，即手指和掌指（跖趾）关节近端皮肤增厚、紧绷、肿胀。这种改变可累及肢体、面部、颈部和躯干（胸、腹部）。

2.次要标准

次要标准主要包括以下 3 点。①指硬化：上述皮肤改变仅限手指；②指尖凹陷性瘢痕或指垫消失：由于缺血导致指尖凹陷性瘢痕，或指垫消失；③双基底部纤维化：在立位胸片上，可见条状或结节状致密影，以双侧肺底为著，也可呈弥漫斑点或蜂窝状肺。要排除原发性肺部和其他疾病所引起的这种改变。

凡具有主要标准或 2 项以上次要标准者，可诊断为系统性硬化症。

此外，雷诺现象、多发性关节炎或关节痛、食道蠕动异常、皮肤活检示胶原纤维肿胀及纤维化，以及血清 ANA、抗 Scl-70 抗体及抗着丝点抗体检测结果均有助于诊断。

（二）鉴别诊断

主要是与肌痹、脉痹等疾病相鉴别。

1.肌痹

两者可同时并存，由于都以肌肤症状为主，故易于混淆。本病以皮肤改变为主，症状见皮肤水肿，皮肤变色，或有红斑鳞屑性斑疹、变硬等。而肌痹病变主要在肌肉，表现为肌肉疼痛无力，酸楚麻木、肢体怠惰，严重者可见肌肉瘦削、四肢痿软，但无皮肤坚硬等损害。

2.脉痹

两者均可见到皮肤损害。脉痹可见皮肤红肿疼痛，皮下有硬结，或见指端冷痛，肤色苍白或紫黯，后期有皮肤萎缩。而本病可见皮色淡紫，甚至指端逆冷、发绀等，起病即有皮肤不仁、板硬等皮肤受病的症状，皮下无硬结，可出现皮肤硬化和脏腑受累的症状，而无脉痹征象。

五、治疗

（一）辨证论治

1.寒湿痹阻

（1）主症：肤紧肿胀、皮肤不温，肤色正常或淡黄，关节冷痛，屈伸不利，口淡不渴，时有咳嗽；舌淡，苔白或白腻，脉紧。

（2）治法：散寒除湿通络。

（3）方药：麻黄汤加减。炙麻黄、人参各 15 g，炮附子、黄芩、防风各 9 g，桂枝、川芎各 12 g，白术、茯苓各 25 g。若苔厚腻湿胜者，加薏苡仁、苍术各 25 g；寒甚阳虚者，加肉桂、干姜各 9 g；皮肤晦暗者，加丹参 30 g；关节疼痛者，加威灵仙、海风藤各 20 g；皮肤肌肉萎缩者，加黄芪 25 g，刺猬皮 15 g，水蛭 10 g。

本证多见于系统性硬化症早期，多由寒湿之邪侵袭所致。外邪侵袭皮肤，留滞脉络，气血被阻，寒性收引，湿胜则肿，故肤紧肿胀。寒湿痹阻，阳气不通，皮肤四末不得温养，故皮肤不温。寒湿痹阻经络关节，则关节冷痛，屈伸不利。寒湿从皮肤而入，侵犯肺卫，肺失宣肃，故时有咳嗽。本证相当于硬肿期，治疗不宜一味求热，用大热之药，补阳莫忘滋阴，以免耗伤津液，加重瘀阻。

2.湿热痹阻

（1）主症：肤紧肿胀、皮肤热感，肤色略红或紫红，或皮肤疼痛，身热口渴，小便短赤；舌红苔黄厚腻，脉滑数有力。

(2)治法:清热除湿,佐以通络。

(3)方药:宣痹汤加减。知母 20 g,薏苡仁 30 g,滑石、蚕沙各 15 g,苦参 12 g,连翘 10 g,甘草 6 g。发热者,加柴胡 12 g,黄芩 12 g;肢体疼痛者,加忍冬藤 30 g;口渴者,加天花粉 15 g;阴虚明显者加玄参 15 g;舌体暗红者,加川芎 12 g,丹参 20 g。

本证多见于系统性硬化症急性活动期,多由素体阳盛,外感寒湿,邪从热化所致。湿热蕴结皮肤,故肤紧肿胀,皮肤热感,肤色红。湿热阻络,气血不通故皮肤作痛。热邪随经入里故身热,热伤津液故口渴。本证表现多样,但均有热象,治以清热除湿通络为主,辅以祛风活血,方用吴鞠通的宣痹汤加减。

3.气血亏虚

(1)主症:肤硬不仁,肌肉瘦削,肤色淡黄,局部毛发稀疏或全无,周身乏力,头晕目眩,声怯气短,面色不华,爪甲不荣,唇舌色淡;舌有齿痕,苔薄白,脉沉细无力。

(2)治法:益气养血,佐以通络。

(3)方药:黄芪桂枝五物汤加减。黄芪、鸡血藤各 30 g,当归、白芍各 20 g,桂枝、生姜各 12 g,大枣 5 枚。头晕目眩者,加柴胡、升麻各 9 g;肌肤麻木者,加丝瓜络 20 g;肌肉瘦削明显者,加山药 30 g;食欲缺乏者,加炒山楂 15 g,炒麦芽 15 g;不寐者,加炒酸枣仁、首乌藤各 20 g。

本证多见于系统性硬化症晚期,皮痹日久,气血耗伤,外邪与痰瘀闭阻皮肤,阻滞经络,气血不行,营卫不通,致皮肤失荣,故肤硬不仁,肌肉消瘦,肤色淡黄。发为血之余,血虚则毛发稀疏脱落。气血虚不能上达头目则见头晕目眩,面色不华,周身乏力、声怯气短、爪甲不荣。本证相当于萎缩期,多有内脏损害,治疗补益气血为主,兼温肾健脾,活血通络,方用黄芪桂枝五物汤加减。

4.脾肾阳虚

(1)主症:肤硬而凉,肢冷形寒,肌肉瘦削,精神倦怠,毛发脱落,气喘,面色㿠白,腹痛泄泻,腰膝酸软;舌质淡,舌体胖,苔白,脉沉细无力。

(2)治法:补益脾肾,温阳散寒。

(3)方药:右归饮合理中汤加减。熟地、山药、巴戟天、淫羊藿各30 g,山茱萸、干姜各 9 g,制附子、肉桂各 12 g,枸杞子、党参、白术各 20 g。肌肉瘦削明显者,加黄芪、当归各 20 g;肤色暗滞,或舌暗有瘀斑者,加赤芍 15 g,丹参 20 g;纳少者,加炒山楂 20 g;大便溏泄者,加薏苡仁 30 g,莲子肉 15 g;腹胀者,加厚朴 9 g,木香 15 g;关节痛甚者,加乌梢蛇、威灵仙各 20 g。

本证多见于系统性硬化症晚期,病久阳虚寒凝,气血不行,故肤硬而凉;阳虚不能温养四末皮肤,故见肢冷形寒;皮肤不荣则毛发脱落;脾主肌肉,脾阳虚,脾失健运,气血津液不能布达肌肤,故面色㿠白、肌肉瘦削。肾阳虚衰,肾不纳气,故见气喘。腰为肾之府,肾阳虚衰则见腰膝酸软,腹痛泄泻。本证相当于萎缩期,可有内脏损害,治疗温补脾肾为主,兼益气养血,活血通络。方用右归饮合理中汤加减。

5.痰阻血瘀

(1)主症:肤硬如革,顽麻,肤色暗滞,肌肉瘦削,关节疼痛强直或畸形,屈伸不利,胸背紧束,转侧仰俯不便,吞咽困难,胸痹心痛,妇女月经不调;舌暗,有瘀斑、瘀点,苔厚腻,脉滑细涩。

(2)治法:活血化瘀,祛痰通络。

(3)方药:桃红四物汤合二陈汤加减。当归 30 g,熟地、羌活、茯苓各 20 g,桃仁 15 g,红花、川芎、白芍、陈皮各 12 g。关节痛甚者,加青风藤 30 g;肢冷肤寒者,加制附片 9 g,桂枝 12 g;肌肉瘦削者,加黄芪、山药各 20 g;吞咽困难者,加苏梗、枳壳各 9 g;胸痹心痛者,加薤白 20 g,延胡索

15 g；皮肤水肿者，加白芥子 15 g，土茯苓 25 g，浙贝母12 g，水蛭 10 g。

本证多见于系统性硬化症中期，多为痰瘀痹阻所致。痰阻血瘀，凝结皮肤，故肤硬如革。肤色暗滞，血瘀之症。痰瘀深入筋骨关节则见关节疼痛、强直或畸形。痰瘀阻滞，气血不达，肌肉失荣，故皮肤顽麻，肌肉消瘦。痰瘀阻滞于胸中，气血不畅，故见屈伸不利、胸痹心痛胸背紧束，转侧仰俯不便等症。痰阻喉道，气机不利故见吞咽困难。瘀血阻于胞宫，故见月经不调。本证相当于硬化期，治疗以祛痰化瘀为主，辅以温阳理气。方用桃红四物汤合二陈汤加减。

6.血瘀寒凝

(1)主症：肤硬如革，色暗发凉，肢体关节刺痛，甚则强直，遇寒痛剧，痛处固定，皮肤触之发凉，有瘀斑，月经色暗有块；舌质瘀暗，有瘀点，苔薄白，脉沉紧细涩。

(2)治法：温阳通络，散寒祛瘀。

(3)方药：乌头汤合身痛逐瘀汤加减。丹参 20 g，乌头(先煎)、炙麻黄、地龙、当归、浙贝母、羌活各 15 g，桃仁、红花、川芎、穿山甲各 12 g。阳虚寒甚痛剧者，加制附子 9 g；消瘦者，加山药 20 g；脾虚食欲缺乏者，加焦三仙各 20 g；胸闷咳喘者，加薤白 15 g，半夏 9 g，瓜蒌 20 g；皮肤变硬者，加皂角刺、土鳖虫、僵蚕、刺猬皮各 15 g，水蛭 10 g。

本证多见于系统性硬化症中期，多因素体阳虚，复感外邪，寒凝血流瘀滞而致寒凝血瘀。阳虚不能温阳皮肤，故见肤硬如革、发凉。瘀血痹阻于肢体，故见关节刺痛。寒凝肌肤，故见皮肤有瘀斑，瘀阻胞宫，故见月经色暗有块。本证相当于硬化期，治疗以活血化瘀，温经散寒为主，辅以理气养血。方用乌头汤合身痛逐瘀汤加减。

以上方药，水煎服，每日 1 剂；重症每日可连服 2 剂。

(二)特色专方治疗

1.二仙乌蛇蝉衣汤

由黄芪、党参、淫羊藿各 30 g，补骨脂 18 g，丹参、乌梢蛇各 15 g，仙茅 10 g，蜂房、土鳖虫、红花、蝉衣各 9 g，砂仁 6 g，蜈蚣(米砂研冲)2 条等组成。温补脾肾，调和气血，化瘀软坚。治硬皮病，症见面色苍白，颈背、前胸和上肢皮肤肿胀僵硬，肌肤麻痹，不知痛痒，难以捏起，光滑如涂蜡，肤色淡褐，呼吸困难，四肢不温，纳食减少，舌淡胖嫩，舌苔白，脉沉细。水煎服，每日 1 剂。

2.乌枝方

由伸筋草、生黄芪、连翘各 12 g，制川乌、制草乌、桂枝、全当归、桑寄生、川牛膝、汉防己、玄参各 9 g，羌活、独活各 4.5 g，秦艽、炒防风各 6 g，白芥子 1.5 g 等组成。祛邪化痰，补益肝肾。治系统性硬皮病。雷诺症者，去玄参，加附子、丹参、泽兰、漏芦；肌肉关节酸麻痛者，加泽兰、丹参、白薇、贯众；咳嗽者，加麻黄、前胡、桔梗；尿蛋白阳性者，加白术、黑种豆、玉米须、米仁根；肝脏损害者，加黄芩、香附、丹皮。水煎服，每日 1 剂。

3.双蛇双参方

由黄芪、党参、当归、丹参各 15 g，赤芍、川芎、淫羊藿、蝮蛇、蕲蛇、鸡血藤各 9 g，红花、桂枝、甘草各 6 g，肉桂 3 g 等组成。温阳通络，活血化瘀，调和营卫，扶正祛邪。治系统性硬皮病。心悸或脉结代者，加枣仁、茯神、远志；肺虚气急、气短者，加沙参、麦冬、桔梗、川贝母；吞咽困难者，加旋覆花、代赭石、陈皮、枳壳；肾阴虚者，加女贞子、墨旱莲、玄参；脾虚便溏者，加白术、怀山药、陈皮、茯苓；肢端溃疡者，加元胡或制乳香、制没药。水煎服，每日 1 剂。

4.桃益参红汤

由丹参、鸡血藤各 15 g，泽兰、川郁金、益母草、苏木、川芎、熟地、桃仁、红花、赤芍、当归各 9 g

等组成。活血化瘀。治各型硬皮病。水煎服，每日 1 剂。同时可配用川乌、草乌、川桂枝各 9 g，炮姜 6 g，鸡血藤、草红花、伸筋草、透骨草各 15 g。煎汤外洗皮损处。

5.硬皮病 1 号方

由泡参、茯苓、黄芪、熟地、白芥子、皂角刺、地肤子、蛇床子各 30 g，白术、仙茅各 20 g，白附子、麻黄各 15 g，草果、血竭各 10 g，当归 6 g 等组成。每日 1 剂，水煎服，每次 100 mL，每日3 次，30 天为 1 个疗程。临床运用本方治疗系统性硬化症患者 37 例，结果：基本痊愈 5 例、显效11 例、有效18 例、无效 3 例，总有效率为 91.89%。

6.补肺健脾方

由黄芪、党参、山药、茯苓、炒白术、丹参各 30 g，积雪草 20 g，桑白皮 15 g，桂枝、五味子各 10 g，麻黄 5 g 等组成。有学者将 61 例系统性硬化症随机分为 2 组治疗 6 个月，治疗组 31 例给予本方配合糖皮质激素、胃动力药口服，对照组 30 例只给予激素和胃动力药，结果治疗组总有效率为 90.3%，优于对照组 70.8%（$P<0.05$），提示补肺健脾方配合西药对硬皮病及其并发的肺纤维化和食道僵硬有较好的防治作用。

7.温阳化浊通络方

由黄芪、桂枝、淫羊藿、丹参、白芥子、香附、全蝎等组成。温阳化浊通络。研究表明，本方能明显抑制系统性硬化症皮损成纤维细胞Ⅰ、Ⅲ胶原蛋白 mRNA 的表达，进而降低胶原沉积，减轻皮肤硬化，改变病情。

8.加味麻黄附子细辛汤

由炙黄芪、制附子（先煎）各 15 g，熟地 12 g，鹿角片（先煎）、当归、桂枝、赤芍、炒白芍、巴戟天、威灵仙、肉苁蓉、王不留行籽各 9 g，净麻黄、红花各 6 g，羌活、独活各 5 g，细辛 3 g 等组成。温经助阳，活血通络，调和营卫，开泄腠理。若阴虚内热者，则去细辛，减量制附子和桂枝。水煎服，每日 1 剂，分 2 次煎服。

（三）中成药治疗

1.薄芝片

本药具有调节免疫的功能和调节胶原代谢作用。适用于本病皮肤萎缩者。片剂，口服，每日 3 次，每次 3 片；或薄芝糖肽针 2 mL，肌内注射；或 4 mL，静脉滴注，每日 1 次。

2.积雪苷片

积雪草提取物，为积雪草苷制成的片剂。每片含积雪草总苷 6 mg，54～72 mg/d，分 3 次口服，疗程 6～12 个月。适用于硬皮病。本药具有抑制胶原增生作用。

3.当归丸

由当归、甘草组成。活血通络，补血养血。用单味当归及以当归为主的复方治疗硬皮病等都有一定疗效。口服，蜜丸，每丸重 9 g，每次 1 丸；水丸，每次 15～20 粒，每日 2 次；浓缩丸，每10 粒相当 2.5 g 当归，每次 15～20 粒，每日 2 次。研究表明，当归可增强红细胞输氧功能，降低血小板集聚及抗血栓形成，能改变血液黏滞凝聚状态；当归对Ⅱ、Ⅲ型变态反应性炎症有抑制作用。

4.瘀血痹冲剂

由乳香（制）、威灵仙、红花、丹参、没药（制）、川牛膝、川芎、当归、片姜黄、香附（炙）、黄芪（炙）等组成。活血化瘀，通络止痛。用于本病瘀血阻络证。冲剂，每袋 10 g。口服，每次 1 袋，每日 3 次。小儿酌减。孕妇忌服。3 周为 1 个疗程。

5.消栓口服液

由生黄芪、归尾、川芎、赤芍、地龙(去土)、桃仁、红花等组成。补气活血，通络化瘀。适用于气虚血瘀者。口服液，每支 10 mL。口服，每次 1～2 支，每日 2～3 次。

6.丹参(冻干)粉针剂

主要成分为丹参素钠、原儿茶醛、阿魏酸、丹参酸 B、丹参酸 C 和迷迭香酸等水溶性总酚。每次 0.8 g 溶于氯化钠注射液 500 mL 中静脉滴注，每日 1 次。适用于瘀血明显者。研究显示，丹参冻干粉针静脉注射能显著改善皮肤损害和内脏损害的症状，而且也能改善血液流变学指标，降低过氧化脂质、增加超氧化物歧化酶，改变内环境，且无不良反应发生。冻干粉针剂型能防止丹参素钠的水解，使其药效稳定。

7.脉络宁注射液

由玄参、牛膝、红花、党参、石斛、金银花、炮山甲等组成。补益肝肾，养阴清热，活血化瘀。适用于硬皮病、新生儿硬肿症等。注射液，每支 10 mL。静脉滴注，每次 10～30 mL，加入 5%葡萄糖注射液或氯化钠注射液 250～500 mL 中滴注，每日 1 次，10～14 天为 1 个疗程，重症患者使用 2～3 个疗程。实验研究证明本品具有扩张血管，改善血液循环，提高纤溶活性，降低血纤维蛋白原含量，减少血小板聚集，降低血液黏稠度，改善微循环等多种作用。

(张云霞)

第十节　闭塞性脉管炎

闭塞性脉管炎是以中动脉节段性、小动脉节段性、非化脓性炎症及动脉腔内血栓形成为特征的慢性闭塞性疾病，主要累及四肢远端的中、小动脉，伴行静脉和浅表静脉也常受累，故常简称为脉管炎。好发于青壮年男性、老年人或糖尿病患者。我国北方较南方多见，以冬春季节为发病高峰。

根据闭塞性脉管炎的临床表现，一般中医学将其归类于脱疽、脱痈、脱骨疽、脱骨疔、十指零落等范畴。明代汪机《外科理例·卷六》记载有脱疽的最早病案分析，提出在疾病的不同阶段采用不同的治疗原则。清代陈实功的《外科正宗》有“脱疽论”专篇，对本病的病因、病机、辨证、治疗皆做了详细的论述。

闭塞性脉管炎的治疗重点是促进侧支循环，改善患肢的血液循环。随着中西医结合研究的不断深入，越来越多的临床观察和研究证明，中西药合用治疗脱疽，可起到相辅相成的功效，尤其是在疾病的后期治疗和改善肢体活动方面，可发挥中医药的独特优势。

一、病因病机

本病因体内正气亏虚，气血不足，外邪乘虚而入，客于肌表，日久侵及经筋骨肉，发为本病。

四肢为诸阳之末，得阳气而温。过食膏粱厚味致脾气不健，化生不足，气血亏虚，内不能荣养脏腑，外不能充养四肢，脾肾阳气不足，不能温养四肢，复感寒湿之邪，则气血凝滞，经络阻遏，不通则痛；四肢气血不充，失于濡养，则皮肉枯槁不荣，汗毛脱落；房劳过度或情志不舒致肝肾不足，或寒邪郁久化热蕴毒，湿热浸淫，则患趾(指)红肿溃脓。热邪伤阴，病久可致阴血亏虚，肢节失养，皮肉枯槁，而致趾(指)焦黑坏死，甚则坏疽脱落。

总之，本病是由于脾气不健，肝肾不足，寒湿侵袭，凝滞脉络所致。以肝脾肾亏虚为本，外感寒湿为标，而气血凝滞、经脉阻塞为其主要病机。《素问·痹论》谓："痹在于脉则血凝而不流"，可见脱疽的病位在血脉，病机重点为"瘀"，瘀血贯穿整个脱疽发生发展的过程。

二、临床表现

本病起病隐匿，病情进展缓慢，常呈周期性发作，经过较长时间病情才逐渐加重。临床症状主要是由于肢体动脉血流减少后肢体缺血引起，病情的轻重则因血管阻塞的部位、范围和侧支循环建立程度，以及局部有无继发感染等情况而有所不同。

(一)疼痛

疼痛是最突出的症状。根据疼痛的程度不等，可分为两种。①间歇性跛行：当患者行走一段路程后，小腿或足部肌肉发生胀痛或抽痛，被迫止步，休息片刻后，疼痛迅速缓解，再行走后疼痛又复出现，这种症状称为间歇性跛行；②静息痛：患肢处于休息状态疼痛经久不息，其痛剧烈，夜间尤甚，患肢抬高时加重，下垂时减轻。

(二)发凉和感觉异常

患肢发凉、怕冷是常见的早期症状，皮肤温度降低，以趾(指)端最明显。因神经末梢受缺血影响，患肢的趾(指)可出现胼胝感、针刺感、烧灼感或麻木等感觉异常。

(三)皮肤色泽改变

动脉缺血可致皮色苍白，伴有浅层血管张力减弱而皮肤变薄者，尚可出现潮红或青紫。

(四)游走性血栓性浅静脉炎

游走性血栓性浅静脉炎可见于50%以上的患者，多位于足背和小腿浅静脉。

(五)营养障碍性病变

因缺血引起程度不同的皮肤干燥、脱屑、皴裂，汗毛脱落，趾(指)甲增厚、变形和生长缓慢，小腿变细，肌肉松弛、萎缩，趾(指)变细。

(六)动脉搏动减弱或消失

足背动脉或胫后动脉和桡动脉或尺动脉的搏动常减弱或消失。

(七)坏疽或溃疡

这是肢体缺血的严重后果，常发生于趾(指)端。

三、辅助检查

(一)实验室检查

1.血液凝血和溶纤维蛋白因子测定

通过测定抗凝血酶Ⅲ、纤维蛋白溶酶原、α_2-巨球蛋白等了解血液是否存在高凝状态。

2.血、尿及肝肾功能检查

了解患者全身情况，测定血脂、血糖及凝血指标，明确有无高凝倾向和其他危险因素。

3.风湿免疫系统检查

排除其他风湿系疾病可能，如RF、CRP、抗核抗体、补体、免疫球蛋白等。

4.组织病理学检查

组织病理学检查是最后的确诊手段。病变的特点是血管全层非化脓性炎症，而且呈节段性，节段之间有正常的内膜管壁,血管内膜增生。

(二)影像学检查

1.彩色多普勒检查

是一种简单方便的无创检查,对血管进行彩色多普勒检查可明确血管的形态,以及有无闭塞、狭窄,闭塞狭窄位置、长度及程度,可观测血流动力学指标。

2.CT 血管成像

CT 血管成像可清晰显示血管走行、形态及管腔粗细,可对狭窄部位做出准确判断,敏感性、特异性达 90%,主干可达 100%。无创且可以显示血管腔和血管壁的病变,对钙斑、血栓的显示更佳。

3.磁共振血管成像检查

敏感性达 95%,特异性达 90%。

4.动脉造影检查

动脉造影是诊断血管疾病的“金标准”。在做最后确诊及术前评估时都可以通过动脉造影来明确血管病变的具体情况。典型征象多为肢体动脉节段性狭窄或闭塞,病变部位多局限于肢体远侧段,可见“树根”状、“蜘蛛”状和“螺旋”状的侧支血管。

四、诊断与鉴别诊断

(一)诊断

(1)几乎全为男性,发病年龄 20～40 岁。

(2)有慢性肢体动脉缺血性表现:发凉、怕冷、麻木、间歇性跛行、瘀血、营养障碍改变等,常累及下肢,上肢发病者少。

(3)40%～60%的患者有游走性血栓性浅静脉炎病史和体征。

(4)各种检查证明,肢体动脉狭窄、闭塞的位置多在腘动脉及其远端动脉(常累及肢体中小动脉)。

(5)有吸烟史或受寒冻史。

(6)在疾病活动期,患者血液中 IgG、IgA、IgM、抗动脉抗体、免疫复合物阳性率增高,T 细胞功能指标降低。

(7)动脉造影显示病变多在股动脉、腘动脉及其远端动脉,动脉呈节段性闭塞、狭窄,闭塞段之间的动脉和近心端动脉多属正常,动脉闭塞的近远端多有树根形侧支循环动脉。

(二)鉴别诊断

1.血痹

血痹因风寒之邪侵及血脉,或因情志刺激,使络脉挛急不和,营血不从而发病,以阵发性肢末对称的间歇性发白、紫暗或潮红、冷痛,遇冷加重,或见红斑为主要表现的疾病。

2.臁疮

臁疮多由于经久站立或负担重物,劳累耗伤气血,中气下陷,而致下肢气血运行无力,气血瘀滞,肌肤失养。复因局部损伤,湿热之邪乘虚而入,湿热蕴结于下而成,主要以小腿下部的慢性皮肤溃疡为表现。而脱疽是由于脾气不健,肝肾不足,寒湿侵袭,凝滞脉络所致,除了有患肢末端发凉、酸胀麻木等症状外,尚有皮肤溃疡或肢端坏疽甚则坏死等表现,而血痹、臁疮皆不伴有肢端的坏死。从病因病机和临床表现上较易鉴别三者。

五、治疗

（一）急性发作期治疗

脱疽急性发作期的发病，或因脾气不健，或因肝肾不足，复感寒湿之邪，致经脉痹阻，气血凝滞，不通则痛。寒邪蕴而化热成毒，湿热壅盛，致患处肿胀疼痛。脱疽急性期之主要症状特点是疼痛剧烈，故急性期病因以邪实为主，治当以祛邪为主要原则，或温阳散寒，或清热利湿，兼活血化瘀。

1.辨证论治

（1）寒湿阻络。①主症：患趾（指）喜暖怕冷，麻木，酸胀疼痛，多走疼痛加剧，稍歇痛减，皮肤苍白，触之发凉，趺阳脉搏动减弱。舌淡，苔白腻，脉沉细。②治法：温阳散寒，活血通络。③方药：阳和汤加味。熟地黄、威灵仙各 30 g，鹿角胶、木通各 20 g，桂枝、当归、独活、白芥子各 15 g，细辛、炮姜炭各 10 g，地龙、肉桂、甘草各 6 g。诸药合用，共奏温阳散寒，活血通络之功。肢端逆冷者，加熟附片 15 g；结节不消者，加鳖甲 10 g，乌梢蛇 15 g；剧痛者，加蜈蚣 2 条；肾阳虚者，加菟丝子 20 g，淫羊藿 15 g。

（2）血脉瘀阻。①主症：患趾（指）酸胀疼痛，夜难入寐，步履艰难，患趾（指）皮色暗红或紫暗，下垂更甚，皮肤发凉干燥，肌肉萎缩，趺阳脉搏动消失。舌暗红或有瘀斑，苔薄白，脉弦涩。②治法：活血化瘀，通络止痛。③方药：桃红四物汤加味。桃仁、红花、川芎、制乳香、制没药各 10 g，鸡血藤、生黄芪、玄胡各 30 g，赤芍 20 g，当归 15 g，水蛭、甘草各 6 g。诸药合用，共奏活血化瘀，通络止痛之功。瘀滞重者，加土鳖虫、地龙各 6 g；肿胀疼痛甚者，加生薏苡仁 20 g，防己、木瓜各15 g；疼痛不止者，加元胡 10 g；伴有游走性静脉炎者，加金银花、蒲公英、紫花地丁各 15 g。

（3）湿热毒盛。①主症：患肢剧痛，日轻夜重，局部肿胀，皮肤紫暗，浸淫蔓延，溃破腐烂，肉色不鲜；身热口干，便秘溲赤；舌红，苔黄腻，脉弦数。②治法：清热利湿，活血化瘀。③方药：四妙勇安汤加味。金银花、玄参、重楼、土茯苓各 30 g，生地、当归、蒲公英、黄柏各15 g，地龙、甘草各 6 g。诸药合用，共奏清热利湿，解毒活血之功。发热者，去生地，加黄芩、连翘各 15 g；红肿甚者，加赤小豆、白茅根各 30 g；溲黄便秘结者，加生大黄 10 g；疼痛剧烈者，加穿山甲、土鳖虫各 10 g；苔厚湿重者，去玄参、生地，加泽兰 10 g，薏苡仁 30 g，或加佩兰 10 g，防己 15 g。水煎服，每日 1 剂。

脱疽急性期的主要发病原因在于气血凝滞、经脉阻塞，不通则痛。正所谓“痈疽原是火毒生，经络阻隔气血凝”，由此可见，脱疽的病机重点为“瘀”，故活血化瘀为治病的关键。温阳散寒、清热利湿之法，目的在于使邪去以助血流，血流瘀自去，血流畅通，内可荣养脏腑，外可充养四肢，故临床中不论何因导致气血痹阻，皆可考虑活血化瘀之法。临床发现本病患者的血液黏度、血液凝固性增高，提出提示血液流变学的改变可引起本病，这也与中医的病机特点相符合。现代药理研究证实，活血化瘀药，尤其是虫类药，多具有改善血液循环及抗凝血的功能，如土鳖虫的提取液及水提醇沉液分别具有抗血栓形成和溶解血栓的作用，提取物可抑制血小板聚集和黏附率。临床中常用的活血化瘀药物有桃仁、红花、土鳖虫、水蛭、虻虫、穿山甲、地龙、露蜂房、蕲蛇等。临床中，活血化瘀药常与行气药相配伍，气行则血行而不滞，与中医理论中的“气为血之帅”“血为气之母”合拍。

2.特色专方治疗

(1)独活寄生汤:独活、牛膝各 9 g,桑寄生、党参、桂枝各 15 g,杜仲、秦艽、茯苓、防风、川芎、当归、芍药、熟地黄各 12 g,细辛、甘草各 6 g。功效:祛风湿,止痹痛,益肝肾,补气血。适用于脱疽之寒湿痹阻见关节冷痛、四肢不温者。水煎服,每日 1 剂。

(2)当归四逆汤:当归 12 g,桂枝、芍药各 9 g,细辛 3 g,大枣 8 枚,通草、炙甘草各 6 g。本方具有温经散寒,养血通脉的功效,适用于脱疽见手足厥寒,口不渴,舌淡苔白,脉沉细者。水煎服,每日 1 剂。

(3)毛冬青汤:毛冬青 150 g,蒲公英、白花蛇舌草 30 g,当归、玄参各 60 g,炮穿山甲 15 g,大黄、生甘草各 10 g。本方具有清热解毒,化瘀通脉的功效,适用于脱疽之湿热偏盛者。食欲减退者,加鸡内金 10 g;发热者,加柴胡、黄芩各 10 g,金银花 30 g;下肢肿胀者,加黄柏、苍术各 10 g。水煎分 4 次服,每日 1 剂。

(4)散寒通脉汤:熟附子、桂枝、炙甘草各 15 g,细辛、炮姜各 10 g,生薏苡仁、鸡血藤各 30 g,当归、川芎、通草各 12 g,独活 20 g,乳香、没药各 6 g。本方可温阳通脉化瘀,适用于脱疽之寒邪痹阻致瘀者。水煎服,每日 1 剂。

(5)清热通脉汤:忍冬藤 50 g,蒲公英、紫花地丁、野菊花、丹参、赤芍、玄参、车前子、猪苓、泽泻各 30 g,乳香、没药各 6 g,地龙、防己、炙甘草各 15 g。本方可清热解毒,利湿通脉,适用于脱疽之热毒盛者。水煎服,每日 1 剂。

(6)活血通脉汤

当归、金银花、川芎各 30 g,赤芍、土茯苓各 90 g,桃仁 60 g。本方可清热散结,活血化瘀,适用于脱疽之瘀滞重证。水煎服,每日 1 剂。

3.中成药治疗

(1)脉管炎片:药物组成包括丹参、红花、乳香(制)、郁金、川芎、生地黄、降香、没药(制)。具有活血化瘀、通经活络,改善血液循环的功效。用法:每次 4～8 片,每日 3 次。

(2)毛冬青片:毛冬青功擅活血化瘀,清热解毒。其有效成分黄酮苷可直接作用于血管平滑肌,使外周血管扩张,缓解血管痉挛,促进肢体血液循环,并有抗菌消炎的作用。每次 5 片,每日 3 次,温开水送服。

(3)独活寄生丸:药物组成包括白芍、川芎、当归、党参、独活、杜仲、防风、茯苓、甘草、牛膝、秦艽、肉桂、桑寄生、熟地黄、细辛。具有祛风湿,散寒邪的功效。现代研究发现其有抗炎、镇痛、改善微循环的作用。用法:每次 1 丸,每日 2 次,温开水送服。

(4)通塞脉片:药物组成包括当归、牛膝、黄芪、党参、石斛、玄参、金银花、甘草。具有活血通络、益气养阴的功效,可用于血栓闭塞性脉管炎(脱疽)的毒热证期。用法:每次 5～6 片,每日 3 次,温开水送服。

(5)丹参川芎嗪注射液:由丹参素、川芎嗪制成,有活血化瘀,抗血小板凝集,扩张冠状动脉,降低血液黏度,加速红细胞流量,改善微循环等作用。用法:丹参川芎嗪注射液 5 mL 加入 5%葡萄糖注射液 250～500 mL 静脉滴注,每日 1 次。

(6)毛冬青注射液:有效成分为黄酮苷,可直接作用于血管平滑肌使外周血管扩张。取毛冬青针剂 2～4 mL,肌内注射,每日 1～2 次。1～3 个月为 1 个疗程。

(7)复方丹参注射液:肌内注射时,复方丹参注射液 2～4 mL,每日 1～2 次;静脉滴注时,复方丹参注射液 20 mL 加入 10%葡萄糖溶液 500 mL 中,每日 1 次,2～4 周为 1 个疗程。

(二)临床缓解期治疗

寒邪郁久化热蕴毒,热盛伤阴;脾气不健,脾主运化不及,气血化生乏源,加之脱疽日久,耗伤气血,导致气血两虚,无以濡养四肢。故缓解期往往疼痛不明显,多见皮肤干燥,疮面久不愈合。又因瘀血贯穿整个脱疽发生发展的过程,故本期治疗当以养血活血为治疗原则,或清热以养阴,或益气养血,兼以活血化瘀。

1.辨证论治

(1)热毒伤阴。①主症:皮肤干燥,毫毛脱落,趾(指)甲增厚变形,肌肉萎缩,趾(指)呈干性坏疽,口干欲饮,便秘溲赤。舌红,苔黄,脉弦细数。②治法:清热解毒,养阴活血。③方药:顾步汤加减。黄芪 30 g,紫花地丁、金银花、蒲公英各 20 g,菊花、牛膝、石斛、当归各 12 g,人参 10 g,甘草 6 g。诸药同用,以清热解毒为主,兼养阴活血。若热盛者,可加虎杖 15 g,玄参 10 g;口渴明显,大便便秘者,加玄参、生地各 20 g,大黄 6 g。

(2)气血两虚。①主症:病程日久,坏死组织脱落后疮面久不愈合,肉芽暗红或淡而不鲜,倦怠乏力,不欲饮食,面色少华,形体消瘦。舌淡,少苔,脉细无力。②治法:益气养血,活血通络。③方药:人参养荣汤加减。党参、黄芪、熟地各 15 g,白术、白芍、茯苓各 12 g,当归、五味子、远志、陈皮各 10 g,肉桂 3 g,大枣 10 个,生姜 3 片。诸药合用,共奏补益气血,活血通络之功。若见余毒未清者,加玄参、金银花各 15 g,忍冬藤 10 g;若见血虚有寒者,可酌情加肉桂 5 g;若气虚明显者,加大黄芪用量至 45 g。以上方药,每日 1 剂,缓解期可长期服药。

闭塞性脉管炎缓解期当以益气健脾、滋阴养胃为治疗大法。腐肉脓汁乃由气血化生,腐去脓尽后必会耗伤气血,气血不足则无以生新,难以生肌收口。因胃为水谷之海,气血化生之源,脾主运化水谷精微,脾胃健运则气血充足,创面愈合较速。现代研究证明,一些健脾胃、补益气血的药物具有减少血栓形成的功效,比如黄芪可降低血小板黏附力,减少血栓形成;当归有明显的抗血栓作用。

2.特色专方治疗

(1)十全大补汤。药物组成:党参、黄芪各 15 g,白术、川芎、当归、赤芍、白芍、山药各 9 g,茯苓、熟地黄各 12 g,炙甘草 6 g。本方具有补益气血的功效,适用于坏疽之疮面久不愈合者。水煎服,每日 1 剂。

(2)滋阴清热活血通脉汤。药物组成:金银花、当归、玄参、甘草各 12 g,乳香、没药各 6 g,牛膝、鸡血藤各 25 g,石斛 15 g。本方可滋阴清热,解毒消肿,适用于热毒炽盛之阴血亏虚者。水煎服,每日 1 剂。

(3)加减顾步汤。药物组成:金银花、川牛膝、石斛各 30 g,当归 20 g,黄芪 15 g。本方适用于热盛伤阴者。水煎服,每日 1 剂。

(4)补阳还五汤加味。药物组成:黄芪 50 g,元参 25 g,当归 20 g,桂枝 15 g,穿山甲 10 g,赤芍、桃仁、红花、地龙各 8 g,川芎、羚羊角各 6 g,全蝎 3 g。本方功可补气通经行血,适用于脱疽日久之气虚瘀阻者。水煎服,每日 1 剂。

(5)益气通脉汤。药物组成:红参 15 g,黄芪 30 g,鸡血藤 20 g,赤芍、红花、白芷、路路通、附片各 10 g。本方可温经散寒,益气通脉,适用于气血亏虚,血行不畅者。水煎服,每日 1 剂。

3.中成药治疗

(1)十全大补丸:主要成分为白芍、白术、川芎、当归、党参、茯苓、肉桂、熟地黄、炙甘草、炙黄芪。本方可温补气血,适用于脱疽日久之气血两虚者。口服,每次 9 g,每日 2~3 次。

(2)虎潜丸:主要成分为黄柏、龟甲、知母、熟地黄、陈皮、白芍、锁阳、虎骨(用代用品)、干姜。适用于脱疽创面敛后,筋骨不利,肌肤欠温者。用法:每次1丸,每日2次,温开水送服。

(3)双红活血胶囊:主要成分为藏红花、红景天、黄芪、当归、川芎、苏木、胆南星、地龙、牛膝等。有益气活血,祛瘀通脉功效。口服,每次3~4粒,每日3次。

(张云霞)

第十章 骨伤科常见病的诊治

第一节 肩周炎

肩周炎是肩关节周围肌肉、韧带、肌腱、滑囊、关节囊等软组织损伤、退变而引起的关节囊和关节周围软组织的一种慢性特异性炎症。临床表现：一侧肩部可为阵发性或持续性疼痛、酸痛或跳痛，夜间痛甚，初起因畏痛而不敢活动，久则产生粘连和挛缩，活动受限，尤以外展、上举、背伸时明显，甚者肩关节失去活动能力。本病起病缓慢，病程较长。目前西医多采用物理疗法和药物局部封闭等，但效果并不理想。中医学中，本病称为“漏肩风”“肩凝”等，属痹病范畴。

一、体针疗法

(一)取穴

1.主穴

肩髃透极泉，天宗透秉风、肩贞，条口透承山。

2.配穴

曲池、尺泽、肩陵、肩井、合谷、阳陵泉。

3.肩陵穴位置

阴陵泉下8～9分。

(二)治法

该法以主穴为主，酌加配穴。嘱患者垂肩曲肘。宜以28号针，长3～4寸，行深刺透刺，使局部有较强的酸麻胀感。条口透承山及肩陵穴、阳陵泉均宜针对侧穴，为提高疗效，可先针此类穴，待明显得气后，令患者活动肩部，内外旋转、前伸后屈等；然后再针局部穴。均留针30分钟，每10分钟行针1次，配合TDP红外线照射患侧肩部，以患者感到舒服为度。每日或隔天1次，10次为1个疗程，疗程间隔5天。治疗期间，鼓励肩关节运动，幅度由小到大，以患者能够耐受为度。禁止超负荷大运动及超范围猛力运动等。

二、温针疗法

(一)取穴

1.主穴

肩髃、天宗、臂臑、肩贞。

2.配穴

肩井、大椎、曲池、外关、腕骨、合谷。

(二)治法

主穴每次必取,取患侧,配穴酌加,可轮用。患者取坐位,选用0.30 mm×(45.00～50.00)mm的毫针,常规对穴位进行消毒后,采用指切进针法,在所选穴位将毫针刺入,行提、插、捻、转手法得气后留针。将一个圆形纸片刺空后套在每个针灸针的底部保护皮肤,选用长2 cm、半径1.5 cm的艾条段套在针柄上,距患者皮肤3 cm左右,点燃艾段下端,使患者的皮肤可以感觉到舒服的温热感,密切观察,避免灼伤皮肤,燃尽后加换艾条,每个穴位每次使用3个艾段。配穴,用同法进针得气,行平补平泻法,留针不灸。上述均留针20～30分钟。每日1次。2周为1个疗程。疗程间停治3～5天。

三、电针加穴位注射疗法

(一)取穴

1.主穴

肩髃、天宗、曲池、肩井。

2.配穴

条口透承山,臂臑、阿是穴。

3.阿是穴位置

肩部压痛最明显处。

(二)治法

该法以主穴为主。配穴,病程小于30天者,加条口透承山;大于30天者,选余穴。用0.30 mm×(75.00～100.00)mm的毫针。先取肩髃,快速刺入1寸,得气后,再向极泉方向刺入3～4寸,行针2～3分钟,余主穴用常规刺法,然后接通电针仪,用密波或疏密波,留针30分钟。电流强度以患者可耐受为度。如病程小于30天,先取患侧条口透承山,针深2.5寸,得气后通电针仪之正极;手握负电极,电针法同上。大于30天者,针其余配穴,方法同上。选2穴行穴位注射,药物用丁公藤注射液或5%当归注射液,每穴1 mL。电针每日或隔天1次,穴注每周2次。电针、穴注不同日进行。

四、平衡针疗法

(一)取穴

1.主穴

肩痛穴。

2.配穴

颈痛穴,阳陵泉透阴陵泉,绝骨穴透三阴交、阿是穴。

3.肩痛穴位置

腓骨小头至外踝连线的上 1/3 处。

4.颈痛穴位置

小指与无名指指掌关节之间。

5.阿是穴位置

肩关节周围、上臂部、肩背部压痛点。

(二)治法

主穴必取,配穴酌加。肩痛穴要求交叉取穴,针法:患者取坐位,膝直位,暴露膝关节以下。穴位局部常规消毒。采用 0.30 mm×75.00 mm 无菌一次性毫针 1 根,用乙醇棉球固定针体下端 1/3 处。针刺手法:一步到位针刺法,提插针刺法,快速针刺(3 秒内)。针刺靶点:腓浅神经。针感:远距离触电式针感。颈痛穴,亦为交叉取穴,针刺手法:三步到位针刺法,快速针刺(3 秒内)。针刺靶点:尺神经的指掌关节混合支。针感为局部酸麻胀针感,个别患者可向前臂放射。阳陵泉透阴陵泉、绝骨穴透三阴交,每次选择一组透穴针刺,患侧与健侧不限。刺入后间隔 8～10 分钟行针一次,采用平补平泻手法。同时嘱患者做肩关节外展、前屈、后伸及旋转活动。上穴均每次留针 20～40 分钟。每日 1 次,3 周为 1 个疗程。阿是穴每次选择 1～2 个,严格无菌消毒后,在压痛点注射药物:泼尼松龙注射液 1 mL 加 2%利多卡因 2 mL。每穴注入 1 mL。间隔 4～5 天穴位注射 1 次。

五、穴位激光照射疗法

(一)取穴

1.主穴

肩内陵、曲池、阿是穴。

2.配穴

肩贞、肩髃、天宗、臂臑。

3.肩内陵穴位置

垂肩,腋前纹端与肩髃连线中点。

(二)治法

主穴均取,配穴酌加 1～2 穴。用低功率氦-氖激光仪照射,输出功率为 7 mW,波长 632.8 nm,光斑直径 4 mm,治疗面积 12.26 mm^2,照射距离 50 cm 左右。每穴照射 5 分钟,痛点可 8～10 分钟,每日 1 次,10 次为 1 个疗程,疗程间歇 3～5 天。

六、刺络拔罐疗法

(一)取穴

1.主穴

阿是穴。

2.配穴

尺泽、曲池、曲泽。

3.阿是穴位置

肩部压痛点。

（二）治法

主穴为主。如效不显时加一配穴，可轮用。主穴操作：首先在患肩上进行按压，找到压痛点，在最明显的一处用三棱针或铍针迅速刺入。如此上、下、左、右，进行点刺，共 5 针，呈梅花状，范围以稍大于罐具口径为宜，点刺处则应血出如珠。如痛点较分散，每次刺络 2～3 个痛点；或以左手示指、中指绷紧阿是穴，右手持锋钩针速刺入皮下组织，患者有酸、麻、胀感时停止进针，并上下提动针柄，钩割数下，出针。然后，用闪火法或真空拔罐器拔罐 10～15 分钟，拔出 1～3 mL 血为度。去罐后，用消毒棉球按压针孔，并行被动活动 5～10 分钟。配穴操作：先在穴位及其周围仔细寻找有瘀血现象的静脉，然后用消毒三棱针刺破血管，出血 10～20 mL，血止后拔罐 5 分钟。每隔 2～4 天 1 次，连续 3 次为 1 个疗程。患者平时加强功能锻炼。

（秦照梅）

第二节　腰椎间盘突出症

腰椎间盘突出症又称腰椎间盘纤维环破裂髓核突出症。它是椎间盘发生退行变之后，在外力的作用下，纤维环破裂髓核突出刺激或压迫邻近的神经根、脊髓或血管等组织而出现一系列腰痛并常伴坐骨神经临床症状的一种病变。腰椎间盘突出症是骨科的常见病、多发病，是腰腿痛最常见的原因。多见于青壮年，男性多于女性，这与劳动强度及外伤有关。椎间盘突出的平面因腰骶部活动度大，处于活动的脊柱和固定的骨盆交界处，承受压力最大，容易发生退变和损伤。故 L_{4-5} 和 L_5～S_1 椎间盘发病率最高，国内外报告均在 90% 以上；2 节段以上突出者占约 15%，L_{3-4} 以上突出少见。本病症属中医“腰腿痛证”“痹证”“痿证”等范畴。

一、病因与病机

（一）病因

1.中医病因

腰椎间盘突出症的主证是腰腿痛，中医认为其是因外伤劳损与外感风寒湿邪，导致营卫失调、气血经络受损，或是肝肾不足，外邪乘虚而入，致气血瘀阻而发病。巢元方《诸病源候论》中对此病的论述较全面，曰：“凡腰痛病有五。一曰少阴，少阴肾也，十月万物阳气伤，是以腰痛。二曰风痹，风寒著腰，是以痛。三曰肾虚，役用伤肾，是以痛。四曰臂腰，坠堕伤腰，是以痛。五曰寝卧湿地、是以痛。”“劳损于肾，动伤经络，又为风冷所侵，血气击搏，故腰痛也。阳者不能俯，阴者不能仰，阴阳俱受邪气者故令腰痛不能俯仰。”这些论述较全面地概括了腰腿痛的病因和病机，形象而具体地论述了肾虚与外邪侵入、劳损外伤在腰腿痛发病中的关系。腰椎间盘突出症的发病原因是肝肾不足，风寒湿邪侵入，反复过劳或跌仆损伤。

2.西医病因

腰椎间盘突出症是在椎间盘退变的基础上发生的，而外伤则常为其发病的重要原因。腰椎间盘是身体负荷最重的部分，正常的椎间盘富有弹性和韧性，具有强大的抗压能力。一般成人平卧时 L_3 椎间盘压力为 20 kg，坐起时达 270 kg。一般认为 20 岁以后，椎间盘开始退变，髓核含水量逐渐减少，椎间盘的弹性和负荷能力也随之减退。日常生活中腰椎间盘反复承受挤压屈曲和扭转等负荷，容易在受应力最大处(纤维环后部)由里向外产生破裂。这种变化不断积累而逐渐加重，裂隙不断增大，此处纤维环逐渐变薄弱。在此基础上，一次较重外伤或多次反复轻微外伤，甚至日常活动致腰椎间盘压力增加时，均可促使退变和积累性损伤的纤维环进一步破裂、髓核突出。纤维环损伤本身可引起腰痛，而突出物压迫刺激神经根或马尾神经，则有腰痛和放射性下肢痛和神经功能损害的症状和体征。

(二)病机

腰椎间盘突出症的病理变化过程，大致可分为3个阶段。

1.突出前期

突出前期髓核因退变和损伤可变成碎块状物，或呈瘢痕样结缔组织，纤维环因损伤变软、变薄或产生裂隙。此期患者可有腰部不适或疼痛，但无放射性下肢痛。也有部分患者原无病变，因一次暴力引起突出。

2.椎间盘突出期

外伤或正常活动使椎间盘压力增加时，髓核从纤维环薄弱处或破裂处突出。突出物刺激和压迫神经根部发生放射性下肢痛，或压迫马尾神经而致大小便功能障碍。在急性突出期，突出物产生的化学介质使受压的神经根产生水肿，充血变粗和极度敏感，任何轻微刺激均可产生剧烈疼痛。待化学性炎症反应消失后，突出物的单纯机械性压迫使其传导能力下降，则表现为运动和感觉功能缺失。髓核突出的病理形态，有以下3种类型。

(1)隆起型：纤维环部分破裂，表层完整，退变的髓核经薄弱处突出，突出物多呈半球状隆起，表面光滑完整。此型后纵韧带和部分纤维环完整，突出物常可自行吸收缩小或经非手术方法而部分还纳。临床上表现呈间歇性发作。也可因外伤，如粗暴手法使纤维环完全破裂，变成破裂型或游离型突出。

(2)破裂型：纤维环完全破裂，退变和破碎的髓核由纤维环破口突出，突出物多不规则，有时呈菜花样或碎片状。病程较长者，突出物易与周围组织粘连，产生持续性压迫。

(3)游离型：纤维环完全破裂，髓核碎块经破口脱出游离于后纵韧带之下，或穿破或绕过后纵韧带进入硬膜外间隙。游离的髓核碎块有可能远离病变间隙，到达上或下一个椎间隙平面。有时大块髓核碎块脱出将椎管堵塞，或破入硬膜囊，造成广泛的神经根和马尾神经损害。

破裂型和游离型突出，因为纤维完全破裂，突出物不能还纳，只能采用手术治疗，并应尽早手术，以解除对神经根和马尾神经的压迫。若处理过晚，神经受长期压迫产生变性和萎缩，则功能难以完全恢复。

3.突出晚期

椎间盘突出后，病程较长者，椎间盘本身和其他邻近结构均可发生各种继发性病理改变。

(1)椎间盘突出物纤维化或钙化：纤维化呈瘢痕样硬块与神经根、硬脊膜及周围组织粘连紧密，突出物也可钙化，钙化可局限于突出物周边或顶部，也可完全钙化呈骨样结节。X检查线或CT检查可见异常钙化影。

(2)椎间盘整个退变，纤维环皱缩，椎间隙变窄，椎体上下面骨质硬化，边缘骨质增生，形成骨赘。

(3)神经根和马尾神经损害：由于突出物的刺激压迫，受累的神经根在早期可发生急性创伤性炎症性反应，表现为充血、水肿、变粗及异常敏感。若长期压迫，神经根可发生粘连，神经纤维可出现变性和萎缩，导致支配区运动、感觉丧失。中央型突出压迫马尾神经，除机械性压迫外，常因突出物对神经的弹射作用而损伤神经纤维，甚至发生变性，常有大小便障碍，若处理过晚损害难以回逆，神经功能难以完全恢复。

(4)黄韧带肥厚：为继发性病变，黄韧带正常厚度为2～4 mm，腰椎间盘突出后，其生理前凸往往消失或呈局部畸形，椎间稳定性丧失而出现过度活动，使黄韧带受到牵拉处于紧张状态，张力和压力增加，促使黄韧带增厚。后方黄韧带增厚造成椎管狭窄压迫硬膜囊，侧方黄韧带肥厚造成侧隐窝狭窄，压迫神经根。

(5)椎间关节骨性关节炎：椎骨间失稳退变、椎间关节软骨磨损、软骨下骨质裸露、骨质增生，逐渐形成骨关节炎而引起疼痛。

(6)继发性椎管、神经根通道狭窄：年龄较大、病程长的患者，常有椎板和黄韧带肥厚，小关节肥大增生内聚，椎体后缘骨赘形成等，形成继发性狭窄，再加上椎间盘突出使椎管更为狭窄，加重了神经根和硬膜囊压迫。

二、发生机制

有关腰椎间盘突出症的发生机制主要有3种学说。

(一)机械性压迫学说

自从有学者首次施行腰椎间盘突出手术以来，很多学者认为机械压迫神经根是引起腰背痛、坐骨神经痛的主要原因。牵伸的神经常呈紧张状态，不及时复位，将发生神经炎症和水肿，导致神经内张力增高，使神经功能障碍逐渐加剧。脊神经有丰富的神经外膜，包绕在神经束外。神经外膜由弹性胶原结构和脂肪组织组成，因而具有弹性缓冲作用，可使神经不易受到机械性损伤。在神经外膜的里层，尚有一层神经束膜，此膜有化学屏障功能，能防御外来的化学刺激，从而使神经免受化学损伤。但神经根的神经外膜极不发达，弹性缓冲作用和化学屏障功能较弱，容易受到机械性和化学性损伤。因此，在椎间盘突出中，神经根损伤极为常见。

(二)化学性神经根炎学说

神经根机械受压对引起疼痛虽起重要作用，但并不能完全解释椎间盘源性疼痛和体征。有学者提出，正常神经受压并无疼痛发生，只有炎症神经受压时才引起疼痛。椎间盘突出附近的神经根常有充血、水肿、炎症变化，这种炎性神经根疼痛非常敏感，术中稍一触及即可引起患者严重疼痛。造成神经根炎的原因，主要是椎间盘髓核经纤维环裂口破出，沿椎间盘和神经根之间的通道扩散。髓核中的糖蛋白和β-蛋白质对神经根有强烈的化学刺激性，再加上大量组胺的释放，神经又无完善的神经束膜化学屏障，因而导致化学性神经根炎。炎症时，多种化学介质能诱使神经外膜和内膜以及神经束膜处，出现大量载有组胺的肥大细胞，导致神经和寰椎神经中有较多炎性物质渗出。此改变可增加神经内压力，引起局部缺血和电解质紊乱，从而刺激神经根和寰椎神经，引起此神经支配区疼痛。同时，此局部变化还可破坏正常神经的生化传导，形成“人工突触”，使功能活跃的其他脊神经与痛觉传入纤维发生短路，从而引起急性腰椎间盘突出症症状。

(三)自身免疫学说

近几年来，有学者通过大量动物试验和临床研究，提出了椎间盘自身免疫病的设想。椎间盘髓核是体内最大无血管的结构封闭的组织，与周围循环毫无接触，其营养主要来自软骨终板的弥散作用，故人体髓核组织被排除在机体免疫机制之外。当椎间盘损伤或病损后，髓核即突破纤维环或后纵韧带的包围，在修复过程中新生血管长入髓核组织，髓核与机体免疫机制发生密切接触，髓核基质里的糖蛋白和β-蛋白质便成为抗原，机体受到这种持续的抗原刺激之后，就会产生免疫反应。由于免疫反应,一个节段的椎间盘突出还可引起其他节段的椎间盘变性和疼痛。有学者用淋巴细胞转化试验或白细胞游动抑制试验,测到椎间盘突出后这种细胞免疫反应的存在。

三、分类

(一)根据突出的方向和部位分类

髓核可向各个方向突出,有前方、侧方、后方、四周及椎体内突出。其中以后方突出为最多,且后方突出在椎管内可刺激或压迫神经根与马尾神经,引起严重的症状和体征,临床上常把后方突出又分为中央型突出和旁侧型突出。其中旁侧型突出最多,少数位于椎间孔或其外侧称为极外侧型突出。

1.旁侧型突出

旁侧型突出位于椎间盘的后外侧,即后纵韧带外侧缘处,突出物压迫神经根,引起根性放射性腿痛,多为一侧突出,少数为双侧突出。根据突出物顶点与神经根关系,把旁侧型突出又分为根肩型突出、根腋型突出及根前型突出。

(1)根肩型突出:髓核突出位于神经根的外前方(肩部),将神经根向内后侧挤压。临床表现为根性放射痛,脊柱向健侧弯曲,向患侧突出。若向患侧弯曲,则疼痛加重。

(2)根腋型突出:髓核突出位于神经根的内前方(腋部),将神经根向后外挤压。临床表现为根性放射痛,脊柱向患侧弯曲,向健侧突出。若向健侧弯曲,则疼痛加重。

(3)根前型突出:髓核突出位于神经根前方,将神经根向后挤压。临床表现根性放射痛严重,脊柱生理前凸消失,前后活动均受限,多无侧弯畸形或出现交替性侧弯畸形。

髓核突出的位置与神经根关系是可变化的,症状体征也相应发生变化。

2.中央型突出

髓核从椎间盘后方中央突出,压迫神经根和通过硬膜囊压迫马尾神经,引起神经根和马尾神经损害的症状和体征,一般以偏中央型突出为多,正中央型突出较少。

(1)偏中央型突出:髓核突出位于间盘后方中央偏于一侧(左或右),主要压迫一侧神经根及马尾神经,或两侧均受压,一侧较重而另一侧较轻。

(2)正中央型突出:髓核突出位于椎间盘后方正中央,一般突出范围较大,纤维环完全破裂,髓核和纤维环碎块脱出聚集在后纵韧带下或进入硬膜外腔,甚至破入硬膜囊内,致使两侧神经根和马尾神经广泛受压,临床表现为广泛瘫痪和大小便功能障碍。也有髓核突出较局限者,仅压迫马尾神经引起大小便障碍和鞍区感觉障碍,并无神经根刺激和压迫症状。

(二)根据临床症状和体征分类

根据临床症状和体征,可分为典型突出和非典型突出。

1.典型突出

典型突出一般发病时间短,处于急性期,症状体征严重而明显。

2.非典型突出

非典型突出一般病程较长,症状和体征时隐时现,经非手术方法或休息后,症状有所缓解。

(三)根据突出的还纳性分类

根据椎间盘突出的可还纳与不可还纳,可分为可逆性椎间盘突出和不可逆性椎间盘突出。

1.可逆性椎间盘突出

如隆起型,突出物有时可自行还纳或经非手术方法而还纳,症状缓解或痊愈,称为可逆性椎间盘突出。

2.不可逆性椎间盘突出

破裂型或游离型突出物纤维化或钙化或与周围组织粘连等，突出物不能还纳，称为不可逆性椎间盘突出症。非手术疗法无效，需手术治疗。

四、临床表现

(一)症状

腰痛伴有根性分布的放射性下肢痛为本病的典型特征。发病多有诱因，一般与外伤有明显关系。多数为先出现腰痛继之出现放射性坐骨神经痛或腰腿同时疼痛，少数先腿痛后腰痛。腰痛呈钝痛、酸痛、锐痛等，与体位和休息有关系；下肢痛呈锐痛、灼烧痛、窜电样放射痛，且常与体位和由咳嗽、喷嚏、大笑等引起的腹压升高有关。另外高位椎间盘突出者可出现腰痛和下腹部或大腿前内侧痛。伴腰椎椎管狭窄者可有间歇性跛行。严重神经根压迫、神经麻痹、肌肉瘫痪多见于 $L_{4\text{-}5}$ 间盘突出，L_5 神经根麻痹致胫前肌、腓骨长短肌，伸长肌麻痹呈足下垂。L_5～S_1 间盘突出致 $S_{1\text{-}2}$ 神经根麻痹致小腿三头肌瘫痪少见。部分患者无下肢疼痛而肢体麻木，间盘压迫刺激了本体感觉和触觉纤维引起麻木，麻木感觉区域按神经根受累区域分布。中央型巨大椎间盘突出压迫马尾神经早期可产生双侧严重坐骨神经痛，会阴部麻木，排便、排尿无力，尿潴留尿失禁或不能控制，男性多有阳痿等性功能障碍；还有肢体发凉、下肢水肿等少见特殊症状，原因不甚明确。

(二)体征

1.一般体征

(1)腰部畸形：症状轻者可无改变，症状明显者姿态拘谨，脊柱外形腰椎平直或侧凸，肌紧张，腰部活动受限；症状重者身体前倾而臀部突向一侧，跛行。脊柱侧弯是一种保护性反应，可以凸向患侧，也可以凸向健侧。若髓核突出在神经根外侧，上身向健侧弯曲，腰椎向患侧可松弛受压的神经根；若突出物在神经根内侧，上身向患侧弯曲，腰椎向健侧可缓解疼痛(图 10-1)。

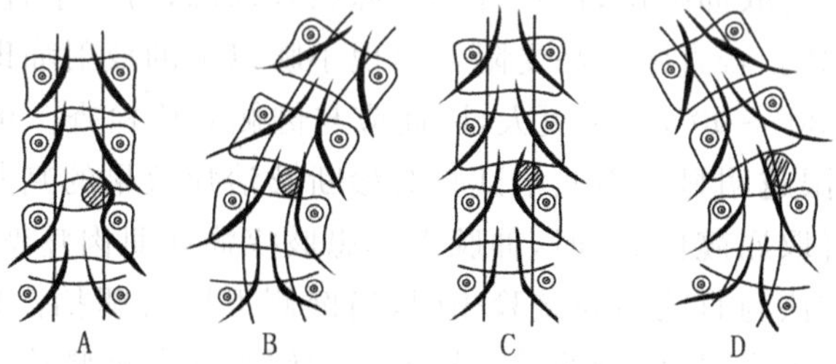

图 10-1 姿势性脊椎侧凸与缓解神经根受压的关系

(2)棘突间旁侧压痛与放射痛：在椎间盘突出间隙相对应的棘突间旁侧有局限性压痛点，并伴有向小腿或足部的放射痛，压痛点往往为髓核突出处，对诊断和定位均有重要意义。在急性患者中此体征很显著，而慢性患者则不明显。让患者取站立腰过伸位进行检查，较易查出压痛与放射痛，放射痛的部位与神经根支配区相一致。

(3)下肢肌肉萎缩、肌力减弱：原因是失用性萎缩或是神经根受压。$L_{4\text{-}5}$ 间盘突出，趾伸力减弱；L_5～S_1 间盘突出，小腿三头肌力减弱，提踵无力；$L_{3\text{-}4}$ 间盘突出影响股四头肌，伸膝无力。

(4)感觉减退位于受累的神经分布区域：$L_{4\text{-}5}$ 间盘突出为小腿前外侧及足背趾背侧，L_5～S_1 间盘突出为小腿后外侧、足跟部及足外侧、足底，$L_{3\text{-}4}$ 间盘突出为小腿前内侧(图 10-2)。

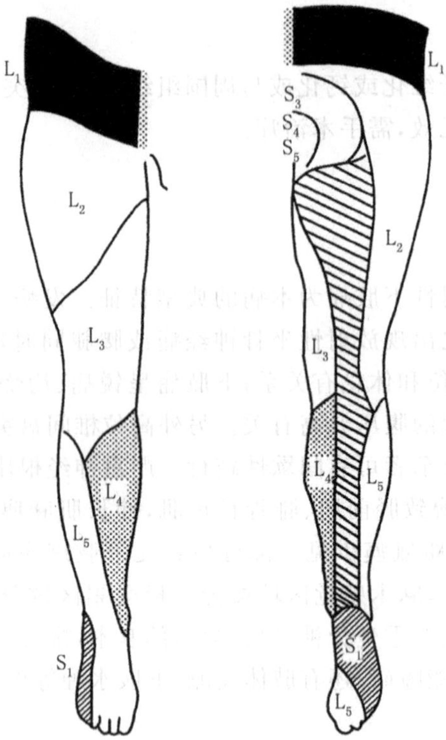

图 10-2 腰骶神经节段分布图

(5)膝反射减弱：多为 $L_{3\text{-}4}$ 间盘突出，L_4 神经根受累；L_5～S_1 间盘突出，S_1、S_2 神经受累，跟腱反射减弱或消失。

2.各种特殊体征

(1)直腿抬高试验：患者取仰卧位，检查者一手握患者踝部，另一手置于大腿前方保持膝关节伸直，然后将下肢徐徐抬高。若直腿抬高受限并出现小腿以下的放射痛即为阳性；正常人抬高度数范围差别很大，一般为 80°～90°，甚至更大，因此应与健侧对比检查。椎间盘突出物越大，神经根受压越重，直腿抬高受限越明显。因此本试验对诊断及治疗效果的判断均有较大参考价值。

(2)拉塞克征：当患者取屈髋位 90°时，伸膝引起患肢疼痛或肌肉痉挛，则为拉塞克征阳性。

(3)健肢抬高试验：方法与直腿抬高试验相同，当健侧下肢直腿抬高时引起患侧下肢放射痛为阳性。其机制是当健肢抬高时，健侧的神经根袖牵拉硬膜囊向远侧移动，同时牵拉患侧神经根也向远侧移动引起患侧下肢放射痛。多见于中央型间盘突出或突出物位于神经根腋部时，在肩部则为阴性。

(4)加强试验：在直腿抬高试验同一高度，再将踝关节用力背屈，使受累神经根进一步受牵拉，下肢放射性痛加重为阳性。或在直腿抬高到一定高度产生下肢放射痛时，将下肢高度稍降低使放射痛消失，此时将踝关节用力背屈，若又引起下肢放射痛，亦为阳性。此试验有助于鉴别直腿抬高受限是由于神经根还是由髂胫束和腘绳肌紧张引起。因为踝关节背屈可增加神经根紧张，而对髂胫束及国腘绳肌则无影响。

(5)仰卧挺腹试验：患者仰卧，双上肢置于身旁，以枕部和两足跟为着力点，做抬臀挺腹动作，使臀部和腰背部离开床面。出现患肢放射痛为阳性；若放射痛不明显，在挺腹同时医师用手压迫患者腹部或两侧颈静脉引起放射性疼痛为阳性。适用于舞蹈和杂技演员检查。

(6)颈静脉压迫试验:压迫一侧或两侧颈静脉 1～3 分钟,出现腰痛和放射性下肢痛为阳性。

(7)屈颈试验:取坐位或半坐位,下肢伸直时,向前屈颈引起下肢放射痛为阳性。

(8)腘窝神经压迫试验:在拉塞克试验阳性基础上,稍伸膝时压迫腘窝产生疼痛为阳性。

(9)弓弦试验:坐位头脊柱平直,小腿自然下垂,将小腿逐渐伸直或挤压腘窝产生坐骨神经痛为阳性。

(10)股神经牵拉试验:俯卧位髋膝关节完全伸直,医师一手扶按腰骶部,另一手放于患侧大腿前方,将患肢向上抬提使髋关节过伸。若出现大腿前方放射痛为阳性。

(11)坐骨神经牵拉试验:患者坐位颈部屈曲,当髋关节处于屈曲 90°时,伸膝时引起下肢放射痛为阳性。

(12)胡佛征:患者仰卧,当抬高患肢时,对侧肢体肌肉收缩为阳性。

(13)压痛屈膝反射:患者俯卧位,用手指直接按压背部压痛点时屈膝 90°为阳性,为反射性伸髋肌痉挛所致。

五、辅助检查

(一)X 线检查

应常规拍摄 X 线正侧位片。正位片可显示腰椎侧凸;侧位片可见腰椎生理前凸减少或消失,病变的椎间隙可能变窄,相邻椎体边缘有骨赘增生。X 线检查对腰椎间盘突出症的诊断只作参考,其重要性在于排除腰椎其他病变,如结核、肿瘤、骨折、腰骶先天畸形等。

(二)CT 检查

CT 检查可清晰地显示腰椎间盘突出的部位、大小、方向等,以及神经根、硬膜囊受压移位的情况。同时还可以显示椎板及黄韧带增厚、小关节增生退变、椎管及侧隐窝狭窄等情况,对本病的诊断有较大的价值。

(三)MRI 检查

MRI 检查是一种无损伤性可以取得三维影像的检查方法。能全面地观察到突出的髓核与脊髓、马尾神经、脊神经根之间的关系,并可鉴别椎管内有无其他占位性病变。但 MRI 检查的断层间隔大,不如 CT 检查精细。

(四)造影检查

(1)椎间盘造影:此法操作比较复杂,患者痛苦较大,故宜慎重考虑。

(2)蛛网膜下腔造影:是鉴别椎管内病变性质的重要方法,此法诊断腰椎间盘突出的准确率约为 70%。

(3)硬膜外造影:将有机碘造影剂 3 mL 连续注入腰部硬膜外腔,照片观察造影剂的分布情况,以判断有无突出及其位置。

(4)硬膜外静脉造影:通过股静脉插管到腰部,注入造影剂以显示脊髓和椎间孔处静脉,分析静脉影像的形态和位置变化,来诊断椎间孔附近占位性病变。因造影检查为有创性,有一定风险,现已被 MRI 检查替代,临床应用较少。

(五)肌电图检查

通过测定不同节段神经根所支配肌肉的肌电图,根据异常肌电位分布的范围,判定受损的神经根,再由神经根和椎间孔的关系推断神经受压的部位。故对腰椎间盘突出的诊断具有一定的意义。

六、诊断与鉴别诊断

(一)诊断

根据病史、症状、体征及影像学检查,对多数腰椎间盘突出症可做出正确诊断和病变定位。

诊断的依据:患者腰痛伴有一侧放射性坐骨神经痛,症状时轻时重;下腰棘突旁压痛伴有放射痛;脊柱姿态改变和不对称性运动受限;直腿抬高试验和加强试验阳性;患侧 L_5、S_1 或 L_4 根性感觉、肌力及反射异常。X 线、CT、MRI 等检查,有助于确定病变间隙、突出方向、突出物大小、神经受压情况及主要引起症状的部位等,但一定要与临床表现相一致方有诊断价值。

(二)鉴别诊断

1.急性腰扭伤

急性腰扭伤有明显的外伤史、病程短,局部压痛明显,一般无放射性坐骨神经痛症状。痛点给予利多卡因封闭后常使疼痛减轻或消失。

2.腰椎结核

少数腰椎结核患者亦有腰痛和坐骨神经痛,易与腰椎间盘突出症相混淆。胸腰椎结核患者有结核病史,低热、盗汗、消瘦、乏力、红细胞沉降率增快,往往患部附近有寒性脓肿或窦道。X 线片可见椎间隙变窄,椎体有破坏和腰大肌脓肿。

3.腰椎椎管狭窄症

腰椎椎管狭窄症亦有腰腿痛,并有典型的间歇性跛行,但卧床休息后一般症状可明显减轻或完全消失,腰后伸时腰腿痛加重。主诉症状复杂但临床查体却无明显神经损害的感觉和运动缺失体征,运动诱发试验阳性,骑自行车和弯腰行走时症状不明显。X 线、CT 或 MRI 检查可见骨质增生、小关节肥大内聚、椎板增厚等退行性改变及多节段神经受压表现。虽然也可同时伴有椎间盘突出,但其突出程度较轻,而退变程度较重。

4.腰椎骨质增生

腰椎骨质增生又叫作腰椎骨关节病、肥大性脊椎炎,是椎体边缘及关节软骨的退行性变。患者年龄多在 50 岁以上,慢性逐渐加剧,腰腿酸痛、劳累或阴雨天加重,晨起腰板硬,活动后稍减轻,腰部活动受限,有时伴有坐骨神经痛,腰部压痛点不集中,直腿抬高试验阴性、腱反射无变化。X 线检查显示椎间隙变窄,且椎体前、后缘有增生。

5.梨状肌损伤综合征

梨状肌损伤综合征腰部无症状和体征,主要是由于梨状肌损伤致该肌的痉挛、充血、水肿,压迫坐骨神经,或由于坐骨神经在穿过梨状肌时存在解剖学上的变异引起。疼痛一般由臀部开始,梨状肌表面投影范围有压痛,尤其在髂后上棘与股骨大粗隆连线的内上 1/3 与外下 2/3 的交界处,压痛更加明显。可在臀中部触到横条状较硬或隆起的梨状肌,梨状肌紧张试验阳性,直腿抬高试验多为阴性。

七、治疗

腰椎间盘突出症的治疗方法很多,临床上不要过分注意影像学显示,应根据腰痛和神经症状的变化,综合考虑患者的年龄、体质、经济条件及身心状况,以及医疗条件和医疗技术等诸多因素,选择施行适宜的治疗方案。现在采用单一的治疗方法已很少见,原则上以非手术综合疗法为主。若经过一段时间系统的治疗后，疼痛等临床症状能够得到缓解，那就并不一定要采用手术的方法进行治疗，创伤性较大的手术方法应慎用。本节主要介绍腰椎间盘突出症的非手术疗法

非手术疗法是治疗腰椎间盘突出症的基本疗法。腰椎间盘突出症的发病率很高，但它是一种自限性疾病。治疗的目的不应是单纯追求椎间盘突出髓核的部分或全部回纳，还在于改变突出物与神经根的位置关系，减轻或消除对神经根的压迫，改善局部血液循环，加速其炎性物质的吸收和肿胀的消退，促进椎间盘突出物的逐渐缩小或吸收，从而减轻或解除对神经根的刺激，以达到缓解或消除临床症状，直至痊愈和康复。

（一）卧床休息与功能锻炼

急性期应完全卧床休息，可以减少椎间盘承受的压力，使椎间盘突出过程停止，有利于局部静脉的回流，减轻水肿，加速炎症的消退，改善椎间盘的营养，促使损伤的纤维环组织获得部分的修复。

卧床休息的体位可选择仰卧位、侧卧位、俯卧位或跪卧位，主要是以自我感觉舒适为宜。一般患肢在屈膝屈髋位，对缓解疼痛特别有效。仰卧位时可采用枕被将小腿垫高，使髋膝处于半屈曲位；侧卧位时以健侧卧，双膝双髋半屈曲或健肢伸直为宜。

动静结合是中医骨伤科的一项基本治疗原则，腰椎间盘突出症的治疗也不例外，只要患者在卧床期间能主动地在床上翻身，即可进行腰背肌和腹肌的功能锻炼。因卧位功能锻炼是在椎间盘未承受自身体重压力的情况下进行的，只要是在医师正确的指导下，循序渐进地进行锻炼，一般不会加重病情。

功能锻炼可以逐渐矫正脊柱的生理曲线，增强腰背肌的肌力以增加脊柱的稳定性，减轻腰部的负荷，缓解疼痛。常见的练功方法有飞燕式、拱桥式等。缓解期站立位练功可采用腰部前屈、后伸、侧弯或在双杠上悬吊做前后摆腿练习等。

急性期应完全卧床 3 周或更长的时间，待症状明显缓解后，方可下床活动。卧床期间应按治疗计划采用药物、手法按摩或牵引等各项综合治疗。若需离床进行检查或治疗，一定要用担架、推车卧位运送，最好不要下床行走，以免影响疗效。

（二）推拿治疗

1.卧位推拿手法

（1）揉摩法：患者俯卧，术者立其身旁，以双手拇指和手掌自肩部起循脊椎两旁足太阳膀胱经路线自上而下揉摩脊筋，过承扶穴后改用揉捏，下至殷门，委中而过承山穴，重复 3 次。

（2）按压法：术者双手交叉，右手在上，左手在下，以手掌自第 1 胸椎开始，沿督脉向下按压至腰骶部，左手在按压时稍向足侧用力，反复 3 遍。再以拇指点按腰阳关、命门、肾俞、志室、居髎、环跳、承扶、委中等穴。

（3）滚法：术者于腰背部督脉和足太阳膀胱经，自上而下施行法，直至下肢承山穴以下，反复 3 次，重点在下腰部可反复多次。

（4）牵引按压法：患者俯卧，双手把住床头，一助手在床前拉住患者腋部，一助手拉住两踝，向两端拔伸牵引约 10 分钟。术者立于患者一侧用拇指或手掌按压椎旁压痛点，按压时用力由轻变重。此法可使椎间隙增宽，促使髓核还纳。

（5）牵抖法：患者俯卧，双手把住床头，术者立于患者足侧，双手握住患者双踝，在用力牵引的基础上，进行上下抖动，另一人左手掌揉按下腰部，反复进行 2～3 次。

（6）俯卧扳腿法：患者俯卧，术者一手按住腰部，另一手托住患者对侧膝关节部，使该下肢尽

量后伸，双手同时相向用力，可听到有弹响声，左右各做1次。

(7)俯卧扳肩法：患者俯卧，术者一手按住腰部，另一手抓住肩部，将肩扳到后伸位不能后伸时，推按腰部之手突然用力下按，有时可听到弹响声，左右各1次(图10-3)。

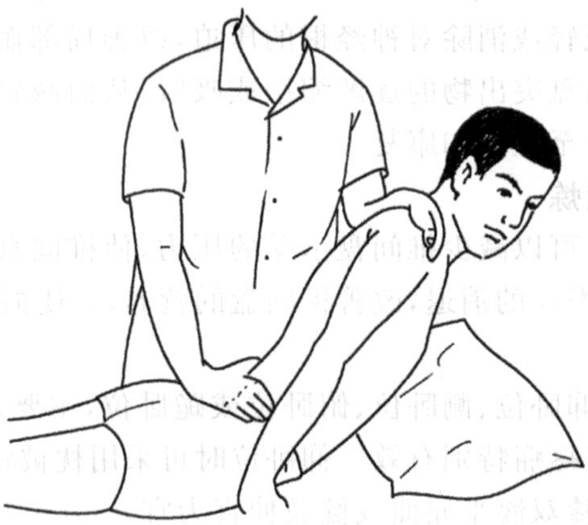

图10-3 俯卧扳肩法

(8)推腰拉腿法：患者侧卧，手术者一手推腰部向前，另一手握其上方足踝向后拉，如拉弓一样使腰部过伸，并有节奏地一松一紧晃动腰部。再改为对侧卧位，同法操作(图10-4)。

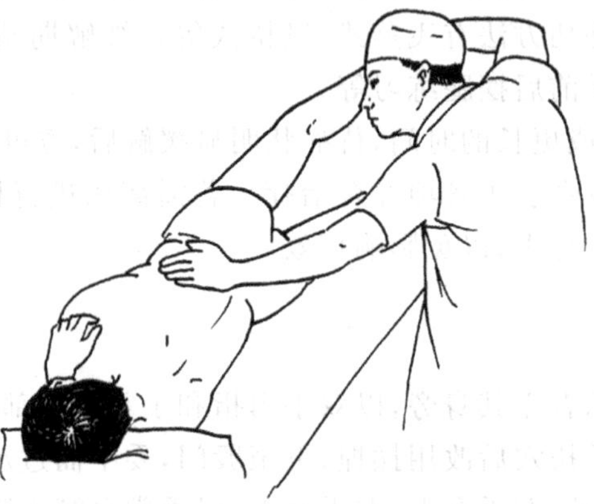

图10-4 推腰拉腿法

(9)斜扳法：患者侧卧，卧侧下肢伸直，另一下肢屈曲放在对侧小腿上部。术者站在患者背后，一手扶住患者髂骨后外缘，另一手扶住患者肩前方，同时拉肩向后，推髂骨向前，使腰部扭转，有时可听到或感觉到“咔嗒”响声。

2.坐位旋转手法

患者端坐方凳上，两足分开与肩同宽，以右侧痛为例，术者立于患者之右后侧，右手经患者右腋下至患者颈后，用手掌压住颈后，拇指向下余四指扶持左后颈部，同时嘱患者双足踏地，臀部正坐不要移动，术者左拇指推住偏歪的腰椎棘突之右侧压痛处。一助手面对患者站立，两腿夹住并用双手协助固定患者左大腿，使患者在复位时能维持正坐姿势。然后术者右手压患者颈后部，使其上半身前屈60°～90°，再继续向右侧弯，在最大侧弯时使患者躯干向后内侧旋转。同时左拇指向左顶腰椎棘突，此时可感指下椎体轻微错动，有“咔嗒”响声（图 10-5）。最后使患者恢复正坐。然后术者用拇食指自上而下理顺棘上韧带及腰肌，亦可与患者背靠背，双肘用力相扣，术者屈膝弯腰将患者背起，迅速伸直膝关节使患者腰部过伸，更有利于小关节嵌顿的解除。

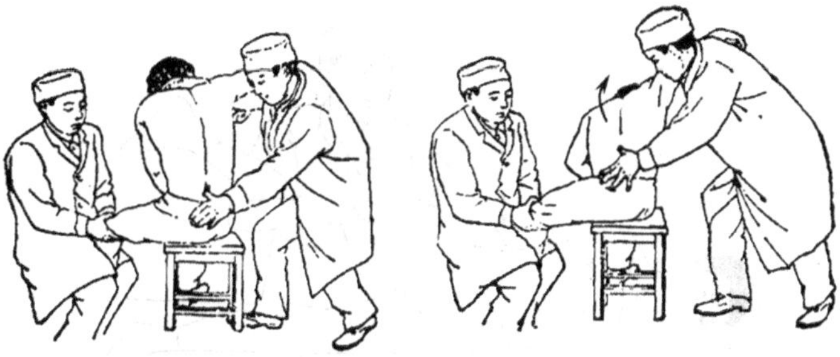

图 10-5 坐位旋转手法

旋转手法对腰椎间盘突出症伴有腰椎小关节错缝，腰肌紧张有纠正和缓解作用。旋转手法的作用机制，是利用躯干的杠杆作用，将腰椎旋转及屈曲，充分发挥旋转牵引力的作用，使韧带松弛紧张，给突出物一挤压力，同时腰椎屈曲，使神经根移位，改变了突出物与受压神经根之间的位置关系，以减轻或消除突出物对神经根的压迫。

施行旋转手法时要使患者在思想上和形体上放松，与医师密切配合。术者顶住腰部的拇指一定要按压在病变的压痛处或棘突的偏歪处，应以此点为轴心给患者上身做屈曲旋转动作，患者的屈体应以能承受为度，可先做几次小幅度的屈体旋转动作，在患者适应后，最后做一次大幅度的旋转动作。

3.麻醉下推拿手法

麻醉以硬膜外麻醉较为安全，麻醉后，施行推拿手法。

(1)直腿抬高法：患者仰卧，两助手分别握患者两足踝部及两侧腋窝部，做对抗拔伸，然后将患肢屈髋屈膝，顺时针旋转髋关节 3～4 圈后，再将患肢做直腿抬高试验，并在最高位置时用力将踝关节背伸（图 10-6），共做 3 次，健侧也做 3 次。

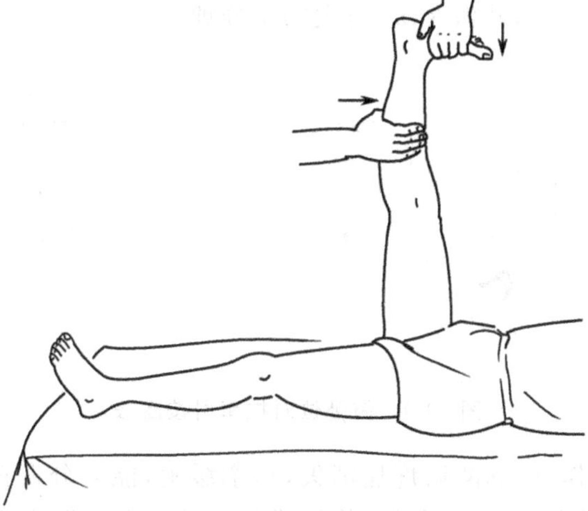

图 10-6 直腿抬高法

(2)侧卧扳腿法：患者侧卧，患侧在上，术者站于患者背后，以一侧手臂托起患侧大腿，一手压住患侧腰部，先转动髋关节2～3圈，再将髋关节在外展30°位置下做向后过伸2次，即拔腿(图10-7)。换体位同法做另一侧。

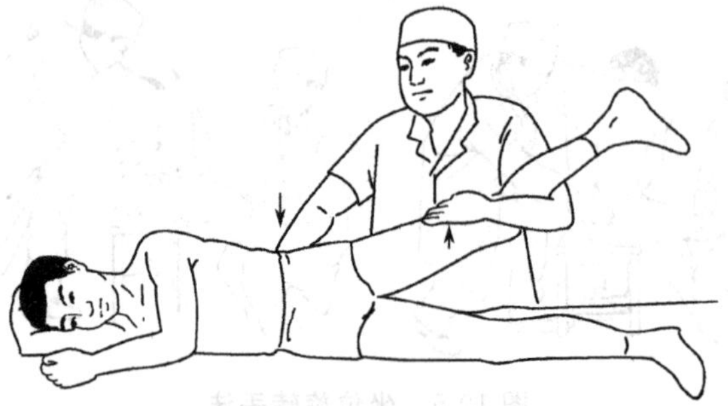

图10-7 侧卧扳腿法

(3)俯卧位运腰法：患者俯卧，术者将双下肢摇动2～3圈(此时腰部随之摇动)，然后做腰过伸(图10-8)，共2次。

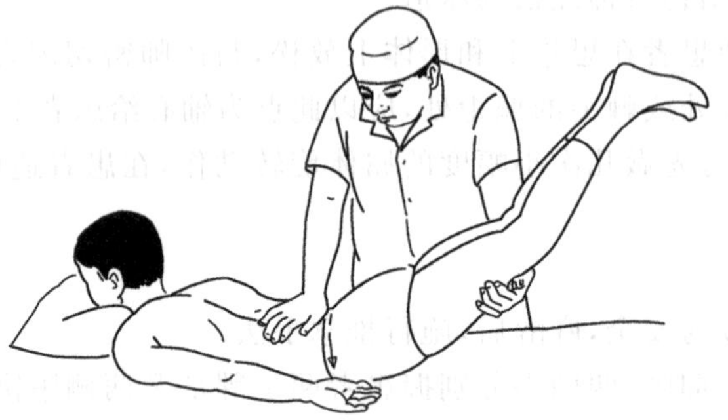

图10-8 俯卧位运腰法

(4)俯卧位对抗牵引按压法：患者俯卧，助手2～3人再做1次腰部拔伸，同时术者用掌根按压第4、5腰椎棘突部(图10-9)，共做3次，每次约1分钟。

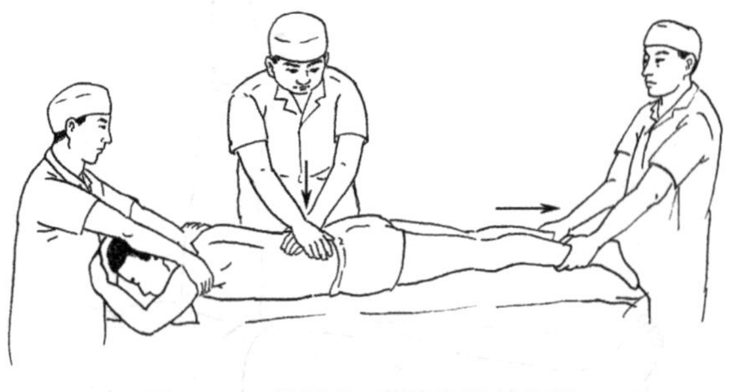

图10-9 俯卧位对抗牵引按压法

在麻醉下进行手法操作，因麻醉后疼痛消失，痉挛缓解，能充分发挥手法的作用。为提高手法的效果，有人主张先行骨盆牵引30分钟，将硬膜外麻醉改为硬膜外椎管封闭，穿刺点选在病变部位的椎间隙，采用单侧硬膜外腔注药，既可起到麻醉作用也可起封闭作用，因硬膜外腔注药通过沿神经根袖弥散起到分离神经根粘连的作用。注射药液中普鲁卡因或利多卡因有良好的解痉止痛作用，能够消除患肢疼痛麻木感。

硬膜外注药后宜稍等片刻，待药物弥散后再施行手法，在操作过程中，要注意麻醉反应。所施手法主要是牵、扳、推、按法，麻醉后机体松弛，手法一定要做到轻巧灵活，切不可粗暴，对伴有骨质疏松、椎管狭窄或椎体滑脱的患者应慎用或禁用。一般在手法治疗的当天可有腰痛、腹胀等反应。但在 2 天后这些症状会逐渐减轻，一般需严格卧硬板床 3 周，并同时配合药物治疗和功能锻炼。

(三)牵引治疗

在腰椎间盘突出症的治疗中，骨盆牵引是一项常用的方法，多与其他治疗方法联合应用。牵引可使椎间隙增大和后纵韧带紧张，有利于突出物髓核向间隙回纳，可纠正脊柱关节紊乱，恢复其正常的生理平衡，松解神经根的粘连，可放松椎旁肌肉，改善受压组织的血液供应。

1.骨盆带牵引

适用于早期患者或反复发作的急性患者。患者仰卧于牵引床上，腰髂部缚好牵引带后，每侧用 10 kg 重量做牵引，并抬高床尾做对抗牵引(图 10-10)。每日牵引 2 次，每次 1～2 小时，牵引重量和牵引时间可结合患者感受调节。

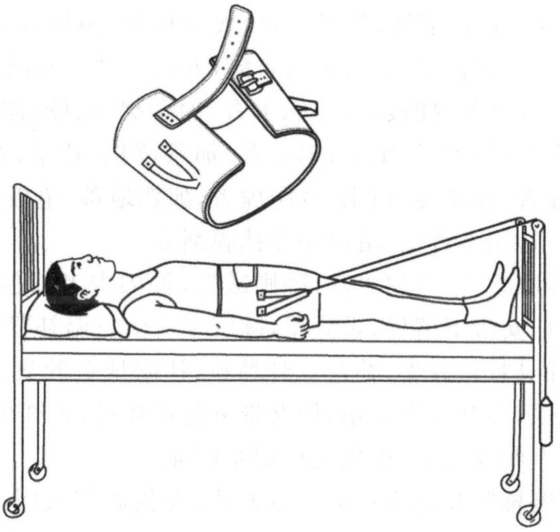

图 10-10　骨盆带牵引法

2.机械牵引

目前已有许多类型的腰椎机械牵引床应用于临床。常用的有自动脉冲牵引治疗床、振动牵引床、立式自动控制腰椎牵引器、自控三维旋转复位腰椎牵引床等。其共同特点：力求增加牵引力量，增大椎间隙，增加负压，以利于髓核的回纳。有的还试图以改变牵引的角度来增大突出侧的椎间隙和松解神经根的粘连。一般认为机械牵引的重量以相当于自身体重为宜，初次牵引者或年老体弱的患者应适当减轻，最大的牵引重量不宜超过体重 10 kg。牵引的体位一般以腰部微前屈为宜，因腰椎前屈时正常生理弧度变直，牵引力更接近于椎体的后部，有利于椎体后缘间隙增大，使后纵韧带张力增大，有助于突出髓核的回纳。为了保持腰椎处于微前屈位，可用棉被或枕头置于小腿部，保持髋膝关节置于微屈曲位。仰卧位 L_5～S_1 突出者以 30°牵引、$L_{4\text{-}5}$ 突出者以15°牵引、L_{3-4}以水平牵引疗效较好。牵引疗法虽为腰椎间盘突出常用的方法，但也必须根据患者的年龄、病理类型等选择应用。对突出物在神经根内侧者，牵引往往会使疼痛加重；对中央型髓核突出物较大或游离型髓核突出者，不适宜采用牵引疗法。

（四）药物治疗

1.中药治疗

腰椎间盘突出症属中医“腰腿痛”范畴，其证分虚证和实证。由劳伤肾气，肾精亏损所致，其证多虚；而受风寒湿邪所致者，其证多实；凡闪扭劳损血瘀气滞者，其证多虚实并见。在治疗上应时以肾虚为念，在实证去邪后必须妥为调摄，始能巩固疗效。

（1）风寒证：腰腿冷痛，逐渐加重，转侧不利，静卧痛不减，畏风恶寒，肢体发凉，阴雨天疼痛加重，舌质淡，苔白或腻，脉沉紧或濡缓。治宜祛风散寒，活络止痛，方用独活寄生汤加减。寒湿阻滞，腰腿冷痛重着者，治宜散寒除湿，温经通络，方用甘姜苓术汤加牛膝、杜仲、桑寄生之类。常用的中成药有风湿骨痛胶囊，散风活络丸等，偏于寒湿者，可用痛痹胶囊、寒湿痹冲剂等。外用药可贴天和追风膏、复方南星止痛膏等。

（2）湿热证：腰部疼痛，腿软无力，痛处伴有热感，遇热或阴雨天痛增，活动后痛减，恶热口渴，小便短赤，苔黄腻，脉濡数或弦数。治宜清热化湿，方用加味二妙散为主方。中成药可选用湿热痹冲剂、当归拈痛丸、痛风定胶囊等。外用药可选用如意金黄散、消炎散。

（3）血瘀证：腰腿痛如刺，痛有定处，日轻夜重，腰部板硬，俯仰旋转受限，痛处拒按，舌质黯紫，或有瘀斑，脉弦紧或涩。治宜活血化瘀，理气止痛，方用身痛逐瘀汤加减。腰酸痛者，加杜仲、续断；肢痛重者，加延胡索、威灵仙、桂枝；肢体麻木者，加全蝎、蜈蚣；湿热重者，加黄柏、苍术；偏热者，加知母、忍冬藤；偏寒者，加附子、细辛；偏湿者，加薏苡仁、苍术、蚕沙、防己；年老久病体虚者，加补骨脂、骨碎补；气虚者，加黄芪、白术；肾阴虚者，加熟地黄、龟板。中成药可选用腰痛宁胶囊、瘀血痹冲剂。外用药可选用萘普生、疏通安涂抹膜剂等。

（4）肾虚证：腰酸痛，腿膝乏力，劳累更甚，卧则减轻，偏阳虚者面色白，手足不温，少气懒言，腰腿发凉，或有阳痿早泄，妇女带下清稀，舌质淡，脉沉细。治宜温补肾阳，方用肾气汤，或右归丸合青娥丸，中成药可选用仙灵骨葆胶囊、补肾壮骨颗粒、桂附地黄胶囊。偏阴虚者，咽干口渴，面色潮红，倦怠乏力，心烦失眠，多梦或有遗精，妇女带下色黄味臭，舌红少苔，脉弦细数。治宜滋补肾阴，方用六味地黄丸，或左归饮为主，中成药可用左归丸。

中药治疗是中医治疗腰椎间盘突出症的基本方法，现代研究表明活血化瘀、温经通络、补肾壮骨的中药，能促使椎间盘突出物的回缩和自然吸收。而舒筋通络、活血化瘀、祛湿利水的中药，能减轻或消除神经根局部充血、水肿等炎症反应，改善局部微循环，使神经内和周围组织中的充血水肿缓解，清除神经根周围局部炎症介质等致痛物质，促进神经根结构和功能的恢复。

2.西药治疗

腰椎间盘突出症的西药治疗主要是根据患者的症状、体征进行对症用药。临床上主要应用抗炎止痛、消肿利水、解除肌肉痉挛、扩张毛细血管及营养神经的药物。常用的药物有扶他林25 mg，每日3次；甲钴胺500 U，每日3次；地巴唑10 mg，每日3次。也可适当应用利尿药亦可减轻神经根水肿充血。神经根刺激症状严重者，可加服泼尼松5 mg，每日2～3次。

（五）针灸治疗

根据中医不通则痛的理论，经络循行不畅是引起疼痛的原因，运用针灸疗法疏通经络，可使疼痛迅速缓解或减轻，从而达到镇痛效果。常用的针灸疗法有体针、电针、耳针及水针等。临床上多按疼痛的部位和放射路径采用循经取穴，可选用肾俞、环跳、承扶、阳陵泉为主。按证型辨证取穴，寒湿证可选命门、腰阳关，瘀血证可选膈俞、委中，正气虚证可选足三里。一般每日 1 次，每次留针 30 分钟，10 次为 1 个疗程。

（六）封闭治疗

骶管硬膜外封闭已较广泛应用于临床，适用于某些顽固性腰腿痛、神经根粘连的患者，对急性腰腿痛患者亦有效。方法同硬膜外麻醉，可直接注射醋酸泼尼松龙 25 mg 加 1% 利多卡因 5 mL、维生素 B_1 100 mg，再加生理盐水稀释至 15 mL，每周 1 次，共注射 2～3 次。注射的各个环节都需严格无菌，注射技术必须绝对可靠。注意勿将药液注入硬脊膜腔内，若将药物注入蛛网膜下隙，则可引起蛛网膜炎，发生严重后果。硬膜外注射次数不可太多，剂量不宜太大，否则药物会积聚成块而刺激神经。

（七）物理治疗

物理疗法是腰椎间盘突出症的一种常用的辅助治疗，它具有改善局部组织的血液循环、促进神经根炎症性水肿的吸收、止痛及缓解肌肉痉挛的作用，有利于腰椎运动功能的恢复。常用的有短波透热疗法、超短波疗法、红外线疗法、音频电流疗法及中药离子导入等。

（岳元雷）

第三节　膝关节骨性关节炎

膝关节骨性关节炎是一种以膝关节软骨退变和骨质增生为主要特征的慢性、进展性关节疾病。随着年龄增长，膝关节软骨逐渐磨损，加上长期的机械应力、创伤、肥胖、遗传等因素影响，关节软骨会出现软化、皲裂、剥脱等病变，进而导致软骨下骨暴露、骨质增生形成骨赘，同时还可能伴有滑膜炎症、关节腔积液及周围肌肉萎缩等改变。患者常出现膝关节疼痛、肿胀、僵硬、活动受限等症状，上下楼梯、蹲起、长时间行走等活动时疼痛往往会加重，严重影响患者的生活质量和运动功能。

膝关节骨关节炎根据其严重程度可分为早、中、晚三期。早期症状较轻，表现为疼痛、屈伸、起步艰难，X 线检查无病理变化；中期症状较重，走路疼痛，影响生活质量；晚期症状表现为疼痛剧烈，入睡时会痛醒，不能屈伸，而且出现关节变形（如“X”形腿和“O”形腿），X 线检查关节畸形。

根据本病之临床症状，中医多将其归属于“痹证”“痿证”“骨痹”“筋痹”“腰腿痛”之范畴。多数医家认为，本病由肢体筋脉、关节、肌肉、经脉气血痹阻不通而发病。

一、病因病机

膝关节骨关节炎之病位主要在肝肾，与脾、肺关系密切，与肢体筋脉、关节、肌肉、经脉气血紧密相关。凡能引起气血经脉痹阻不通之因素，皆可引起本病之发生。

（一）病因

1.肝肾亏损

中医认为，肝藏血，血养筋，故肝之合筋也；肾藏精，主骨生髓，故肾之合骨也。诸筋者，皆属于节，筋能束骨而利关节。人至中年之后，阴气自半，肝肾渐趋亏损，肝虚则不能荣筋，筋不能维持关节之弛张，则关节失于滑利；肾虚则骨枯髓减，致使筋骨均失所养。精血不足，筋脉失养，风寒湿邪乘虚而入，流注关节，筋骨脉络不通，使气血痹阻，此证乃成。

2.慢性劳损

久行伤筋，久立伤骨，过劳伤肾。由于长期或过度劳累，日积月累，筋骨受损，营卫失调，气血受阻，经脉凝滞，筋骨失养。

3.外邪侵袭

风寒湿邪乘虚而入，阻滞关节经络，导致气血运行不畅，不通则痛，遂成本病。

（二）病机

膝关节骨关节炎的基本病机为“瘀”，即经脉气血痹阻不通。不论是肝肾亏损、慢性劳损，还是外邪侵袭，最终均导致气血痹阻不通。故本病最终之病理归结为“瘀”，瘀血阻滞之病机贯彻于本病之始终。

纵观古今文献，“瘀”在“痹”的形成过程中起到重要的作用，“瘀”的状态贯穿于痹证之始终。《素问·痹论》曰：“病久入深，营卫之行涩，经络时疏，故不通。”《素问·举痛论》曰：“经脉流行不止，环周不休。寒气入经而稽迟，泣而不行……故卒然而痛。”《灵枢·贼风》曰：“痹在于脉则血凝而不流。”这些均描述了因瘀致痹之病机。

《类证治裁·痹症》中进一步明确论述了痹证之病机：“良由营卫先虚，腠理不密，风寒湿乘虚内袭，正气为邪所阻，不能宣行，因而留滞，气血凝滞，久而成痹。”王清任的《医林改错》更是一针见血地指出：“无论内伤、外感所伤者，无非气血。”明确地把“瘀血”作为一个重要的致病因素和病机环节，而且书中还有专篇“痹症有瘀血说”，明确指出“痹症必有瘀”，并创制身痛逐瘀汤治疗。

由此可见，痹与瘀密不可分。在痹证形成之初即有“瘀”，因“瘀”成痹为本病之病机要点。痹者闭也，瘀血内阻，经脉气血闭阻不通，不通则痛，痹证乃成。

从痹证之病因病机分析，“瘀”也无处不在，无时不有。外邪侵袭可使经脉收紧，血行迟缓，血液凝滞而成瘀；肝肾不足，气血亏虚，血行迟缓，血液涩滞也可致瘀。久病正虚，可以致瘀，“久病入络”，经络气血不通，亦可致瘀。由此可见，无论是广义的“痹”，还是狭义的痹，都与“瘀”是紧密相关的。

膝关节骨关节炎多因瘀而致，结合现代医学理论，骨关节炎之滑膜变厚及增殖，都属于“瘀”，其血液之高凝状态和微循环障碍，显然也属于“瘀”的表现。这些“瘀的状态”，在临床上出现“瘀的症状”之前就已经形成，并且又因瘀血内阻，久久不通，进一步加重了对膝关节的破坏，以致病情逐渐加重。

二、治疗

（一）中药治疗

自拟桃红二膝汤。

1.组成

熟地黄 24 g、山茱萸 10 g、枸杞子 15 g、当归 10 g、麦冬 15 g、桃仁 12 g、红花 12 g、杜仲 12 g、川芎 12 g、怀牛膝 12 g、川牛膝 10 g、鹿衔草 20 g、威灵仙 10～20 g、骨碎补 10～15 g、血竭粉 3 g（冲）、三七粉 4 g（冲）。水煎服，日 1 剂，分 2 次服。

2.随症加减

风寒盛者，加羌活、独活、桑寄生、秦艽、防风；寒邪重者，加附片、川乌、草乌、细辛；膝关节肿胀者，加苍术、薏苡仁、防己、木瓜、茯苓、土牛膝；膝关节红肿热痛者，加苍术、黄柏、薏苡仁、虎杖、忍冬藤、土茯苓；疼痛甚者，加乳香、没药、延胡索、姜黄；疼痛剧烈者，酌加全蝎、蜈蚣、水蛭粉、穿山甲；关节屈伸不利者，酌加伸筋草、丝瓜络、络石藤、石楠藤、忍冬藤、鸡血藤；气短神疲乏力者，加党参、黄芪；脾虚者合四君子汤；纳呆者，加白术、陈皮、砂仁、焦三仙；阴虚火旺、骨蒸潮热者，酌加知母、黄柏、青蒿、鳖甲、地骨皮；肝阳上亢者，加天麻、钩藤、石决明；兼有痰湿者，合温胆汤之意，并加姜黄、通草、木瓜。

（二）针灸治疗

针灸治疗膝关节骨关节炎，以早期治疗疗效更佳。针灸治疗可补虚泻实，平衡阴阳，调整脏腑，止痛消肿，而且针灸早期介入，可以减缓和控制病情的发展进程，阻止病邪传变，防止肢体畸形。针灸治疗和中药治疗对本病各有其不同的特性与优势，针灸治疗与中药治疗相结合，可以相辅相成，优势互补，疗效较单一的中药或针灸治疗更胜一筹。

1.治疗思路

针灸治疗膝关节骨关节炎之思路，是辨证循经取穴与局部取穴相结合。由于本病之症状表现主要集中在膝部，故在膝关节周围之局部取穴及选择以痛为腧的阿是穴（压痛点），是止痛消肿之重要方法，对控制疼痛，改善关节功能有较好的效果。然而，针对本病发生之主因，根据循经取穴的原则，选取远端穴位，也确有良好的调整作用。所以，临床上多采用循经取穴与局部取穴相结合的方法。

2.疗效特点

针灸不但可以控制疼痛，消除肿胀，而且可以控制关节畸形和肌肉萎缩，对关节功能恢复也有显著的作用。

但是针灸治疗膝关节骨关节炎之个体差异较大。有些患者可在短期内治愈，有的患者则可在几个月内就出现严重的关节破坏或畸形，甚至出现内脏受损。所以，针灸早期介入，及时采取正确有效的治疗，十分重要。否则，迁延日久，或久病入络，关节变形，或邪盛正衰，“穷必及肾”，则预后不良。

针灸治疗本病总体疗效是肯定的、良好的，多数患者的针灸疗效可逐渐显现，一般经过1～2个疗程（1个疗程为针治12次），可取得显著疗效，症状可明显改善。但是应当注意的是，膝关节骨关节炎属于骨性关节病变，非同一般风湿或急性扭伤，故治疗必须有一个过程，非短短数日可以收功。所以，经过针灸治疗后，某一关节症状的减轻或消失，并不意味着病情已完全控制，绝不可放松或中断治疗，必须持之以恒，继续针灸，并配合中药治疗，同时加强功能锻炼，这样才能巩固疗效，防止复发。

3.治疗方法

（1）主穴：内膝眼、外膝眼、鹤顶、梁丘、阿是穴、阳陵泉、阴陵泉、足三里、委中。

（2）随症加减：肝肾亏损者，加肝俞、肾俞、三阴交、太溪；瘀血阻滞者，加血海、膝阳关；“风气胜者为行痹”，其痛无定位，游走不定，可加风池、风市；“寒气胜者为痛痹”，表现为疼痛较剧，可加针命门、肾俞、关元，用温针或配合灸法；“湿气胜者为著痹”，其特点是局部沉重，病位相对固定，可重取足三里、阴陵泉，并加针商丘。

（3）方义：以上穴位，主要是根据病变部位及经络循经而选取，重点是在膝关节局部（如膝眼、鹤顶、阿是穴）和邻近部位（如足三里、阴陵泉、阳陵泉、委中）选穴。足三里为足阳明胃经之合穴，而阳明为水谷之海，气血生化之源，足三里穴为全身强壮保健之要穴；阳陵泉为足少阳胆经之合穴,又为"筋会",而筋骨相连,筋为骨用,"筋柔则骨正"。而且,足三里、阳陵泉二穴又邻近膝关节,故对膝关节骨关节炎之治疗别具深意,独擅其功。

(4)手法:以上穴位,均施平补平泻法。每日针治1次,每次留针30分钟。留针期间行针(提插捻转)1~2次。针刺治疗,每穴务求"得气",气至则有效,气速至则速效,气迟至则迟效,气不至则无效,此针治疗效之关键。所以,务必认真操作,细心探求,以"得气"为要。膝部穴位务必屈膝取穴,屈膝成90°~100°,以便于取穴,而且利于进针。患者脚下最好适当垫高,或在患者膝下垫上1个高枕,使患者双膝呈自然屈膝状,这样体位比较稳定而且舒适。针刺方向:用1寸半或2寸针灸针,但不必刺入关节腔内。由于膝眼穴位于髌骨下,所以取穴定位和针刺方向必须准确,而且达到相应的深度后,针下沉紧,患者有明显的酸麻胀痛感,并向膝关节周围扩散,此谓"得气",即"气至病所"。"得气"后,需再反复提插捻转多次。

(岳元雷)

第四节 半月板损伤

半月板损伤是膝关节中最常见的损伤。多发生于青年人。半月板位于膝关节间隙,有内侧半月板和外侧半月板。内侧半月板为"C"形,其后半部连于胫侧副韧带,故前半部松弛,后半部固定,扭转外力易造成交界处损伤。外半月板近似环形"O"。其前角附着于胫骨髁间隆起的后方,在内侧半月板后角附着点的前方。前后二角的附着点比较接近,且其外侧不与外侧副韧带相连,因而外侧半月板活动度较大;而正常膝关节有轻度外翻,所以外侧半月板受的压力亦大,故股骨外髁做前后滑动及旋转活动时,易发生损伤。

半月板随膝关节活动而发生移动,膝关节伸直时,半月板向前移动;屈曲时,半月板向后滑动;旋转时,半月板一个向前,一个向后。膝关节屈伸时,半月板紧贴胫骨平台关节面上,股骨内外踝关节面在半月板上面做前后运动。膝关节旋转时,半月板与股骨内外踝关节面紧紧相贴,胫骨平台在半月板下面做旋转活动,容易造成损伤。

一、病因病机

在足部固定的情况下,膝关节在半屈曲位时,做内收、外展,或内外旋转,这时半月板卡在股骨髁和胫骨平台之间,若突然伸直或屈曲膝关节,半月板会受到股骨和胫骨的夹挤、研磨,造成损伤。

半月板损伤的主要病因病机是扭伤筋肉,损伤血脉,血溢脉外瘀阻经络发为疼痛、肿胀和功能障碍。或因瘀血阻滞脉络,卫外不固,湿浊入侵,蕴结成痰,痰瘀互结,病变日久不愈。或素体肝肾亏损,复加瘀血阻滞,筋骨失养,日久不愈。根据半月板病变的部位,外侧半月板损伤应属于足阳明经病证,内侧半月板损伤应属于足太阴经病证。

二、诊断

(1)患者多有膝关节急性损伤史。受伤当时,膝关节有响声与撕裂感,随后立即疼痛。

(2)患肢肿胀、疼痛,不能主动伸直。

(3)患者行走时，膝软，乏力，自感关节稳定性差，在上、下楼或在高低不平的道路上行走时，多有险些摔倒的现象。

(4)部分患者有关节交锁现象，即行走时突然感觉有异物卡在关节内，不能屈曲与行走，需自己慢慢活动膝关节或由他人按摩解锁后，才能继续行走。

(5)在关节间隙平面内侧或外侧有压痛点。慢性患者膝关节屈伸时，有弹响声。

(6)慢性期有肌肉萎缩，以股四头肌萎缩最为突出。

(7)检查。①急性期膝关节肿大，慢性期股四头肌萎缩，以股内侧肌最明显。②关节间隙有固定压痛：当压痛发生在主诉疼痛部位与半月板解剖部位相符时，具有较大的诊断意义。③麦克茂来氏试验(半月板弹性试验)阳性：检查者一手掌放患膝前面，另一手握足跟，外旋足部内收小腿，做屈伸膝关节活动，膝内侧有弹响与疼痛者，为内侧半月板破裂；反之，内旋足部，外展小腿，屈伸膝关节活动，膝外侧有弹响和疼痛者，为外侧半月板损伤。膝关节在全屈位弹响和疼痛，为后角损伤；屈膝 90°弹响和疼痛，为全部破裂。④指压试验：这是检查半月板前角和边缘撕裂的较好办法。检查者给患者做膝关节的屈伸、旋转活动，拇指尖给半月板一定的压力，压痛点即为半月板损伤部。膝眼压痛为前角损伤；膝关节内、外侧间隙压痛，应考虑半月板边缘撕裂。

三、辨证论治

(一)瘀血阻滞

1.主症

膝关节肿痛，关节交锁，局部明显压痛，按之痛甚，屈伸受限，舌质黯红，脉弦。

2.治则

活血祛瘀，疏通经络。

3.处方

鹤顶、膝眼、足三里、阳陵泉。

加减：外侧半月板损伤加梁丘、厉兑；内侧半月板损伤加血海、三阴交、隐白。

4.操作法

屈膝 120°，针鹤顶用 40 mm(1.5 寸)毫针，向髌骨下斜刺 25 mm(1.0 寸)左右，有针感向膝关节内传到，捻转泻法。针膝眼时应使针尖直达病变部位，捻转泻法。足三里、阳陵泉、梁丘、血海、三阴交直刺泻法。厉兑、隐白用三棱针点刺出血。

5.方义

本证是由于扭伤筋脉、瘀血阻滞所致，所以治疗的关键是活血祛瘀，取厉兑、隐白用三棱针点刺出血，意在破血祛瘀疏通经脉。厉兑配五行属于金，内应于肺，宗气藏于胸中以贯心脉，行血通脉，行血可祛瘀，通脉可除瘀血之痹阻。隐白配五行属于木，内应于肝，肝藏血，肝主疏泄，有疏通、调理全身气机的作用，进而促进气血的运行，气行则血行，故隐白有活血祛瘀的作用。外侧半月板损伤者病在阳明经，故治取阳明经穴为主；内侧半月板损伤者，病在足太阴经，故治取太阴经穴为主。其他穴位均属于局部取穴范畴。

(二)痰瘀互结

1.主症

损伤日久不愈，或手术之后，症见膝关节肿胀，酸痛乏力，屈伸受限，肌肉萎缩，舌质胖大色黯，舌苔白腻，脉滑。

2.治则

温化痰浊,祛瘀通络。

3.处方

鹤顶、血海、膝眼、足三里、阳陵泉、气海、丰隆、三阴交、太白。

4.操作法

鹤顶、膝眼、足三里、阳陵泉的操作法见瘀血痹阻证。血海直刺泻法并加刺络拔罐。气海直刺捻转补法,丰隆捻转泻法,三阴交、太白平补平泻法。膝眼加用灸法。

5.方义

本方的宗旨是活血祛瘀、健脾化痰、通经止痛。血海刺络拔罐破血祛瘀,三阴交活血化瘀,气海、足三里、太白益气健脾利湿化痰,丰隆功专豁痰通络。

(三)肝肾亏损

1.主症

损伤日久,肌肉萎缩,膝关节有轻度肿痛,静止时疼痛较明显,腰膝酸软乏力,舌质淡红,脉沉细。

2.治则

补益肝肾,濡养筋骨。

3.处方

鹤顶、膝眼、足三里、阳陵泉、关元、肾俞、太溪。

4.操作法

诸穴均针刺补法,并于关元、膝眼、足三里加用灸法。

5.方义

鹤顶、膝眼、足三里、阳陵泉属于局部取穴范畴。“膝乃筋之府”,膝关节关系到肝脾肾的功能,本证取用肾俞、太溪属于背俞穴与原穴组合配穴法,补肾壮骨;关元是任脉和足三阴交的交会穴,针刺补法并灸,可健脾益气,培补肝肾,补筋肉壮筋骨。

(蒋增虎)

第五节　肘部扭挫伤

肘部扭挫伤是外力作用于肘关节并引起关节囊、关节周围韧带及筋膜等组织损伤,出现局部肿胀、疼痛及功能障碍的病证,中医称为“肘部伤筋”。直接暴力的打击可造成肘关节挫伤,也可见于间接暴力的损伤,如跌仆、由高坠下、失足滑倒、手掌着地、肘关节处于过度扭转,即可导致肘关节扭伤。此外,在日常生活和工作中做前臂过度扭转动作,以及做投掷运动时姿势不正确,均可造成肘关节扭伤。

临床上以关节囊、侧副韧带和肌腱损伤较多见。受伤后可引起局部充血、水肿,严重者关节内出血、渗出,影响肘关节的功能。一般以桡侧副韧带损伤最为常见,尺侧次之。

一、病因病机

（1）筋主束骨而利关节，若外力过大，使筋肉的活动超出正常范围，即可造成筋肉撕裂，血溢脉外。离经之血阻滞经络，经气不通，不通则痛；筋伤、筋裂则致关节不利。

（2）直接暴力作用于肘部造成肘关节软组织损伤，如跌仆滑倒，手掌撑地，传导暴力使肘关节过度外展、伸直或扭转，均可造成筋肉撕裂，瘀血闭阻。

（3）骨折或关节脱位纠正后，肘关节挫伤、瘀血阻络则成为突出的病证。

总之，肘关节扭挫伤的主要病机是血溢脉外，离经之血痹阻经络，气血不通，发为疼痛、肿胀、关节活动不利等症。

二、诊断

（一）外伤病史

肘部疼痛、乏力，活动时疼痛明显加重。

（二）肘关节呈半屈曲位

伤侧肿胀明显，皮下瘀斑，甚至有波动感。

（三）活动受限

肘关节可以活动，但活动时常引起剧痛而影响活动。受伤部位可触及明显的压痛点。

（四）X 线摄片

可排除肘部骨折及肘关节脱位。

三、辨证论治

肘关节扭挫伤的主症：肘部疼痛，弥漫性肿胀，可见瘀斑，局部压痛，肘关节活动受限。舌质紫暗，或有瘀斑，脉弦或弦紧。

肘关节扭挫伤的病机主要是血瘀阻滞，故治疗的总原则是散瘀消肿，活血止痛。但由于挫伤的部位不同，损伤的经络不同，治疗选用的穴位也不尽相同。

（一）经络辨证论治

1.桡侧副韧带损伤

（1）主症：肘关节疼痛、肿胀、活动障碍，肘部外侧有明显的压痛点，侧扳检查阳性。

（2）治则：取手阳明、少阳经穴为主，针刺泻法，活血祛瘀。

（3）处方：曲池、天井、手三里、阿是穴、尺泽、合谷、商阳、关冲。

（4）操作法：先用三棱针点刺尺泽出血，出血量以血色由黯红变鲜红为度。再于商阳、关冲点刺出血，每穴出血 3～5 滴。其余诸穴均采用针刺泻法。也可在天井与手三里或曲池与合谷采用电针，选用疏密波。留针 20～30 分钟。每日或隔天治疗 1 次。

（5）方义：本病的病变部位主要在肘关节的桡侧，桡侧分布有手阳明和少阳经，根据“经脉所过，主治所及”的原则，故取二经穴位为主进行治疗。点刺尺泽出血，宗“菀陈则除之”，以排除局部的瘀血。点刺商阳、关冲出血，清除经络中的瘀血。其余穴位为疏通气血，通经止痛。

2.尺侧副韧带损伤

（1）主症：肘关节疼痛、肿胀、活动障碍，肘部尺侧面有明显的压痛点，侧扳检查阳性。

（2）治则：取手太阳、少阴经穴为主，针刺泻法，活血祛瘀疏通经络。

(3)处方:少海、曲泽、小海、天井、阴郄、后溪、少冲、少泽。

(4)操作法:先用三棱针点刺曲泽出血,出血量以血色由黯红变鲜红为度。同时在少泽、少冲点刺出血,每穴出血3～5滴。其余穴位均用针刺泻法。也可在少海、天井之间加用电针,采用疏密波。

(5)方义:本症的病变部位在肘关节的尺侧,尺侧分布有手少阴、太阳经,故取二经穴位为主进行治疗。点刺曲泽出血,以铲除局部的恶血,少冲、少泽点刺出血,意在排出经络中的瘀血,通经止痛。少海、小海、天井属于局部取穴法。阴郄是手少阴经的郄穴,气血深聚之处,善于治疗急性疼痛。后溪是手太阳经的"输穴",是治疗太阳经络疼痛症的重要穴位。

3.肱二头肌腱损伤

(1)主症:肘关节疼痛、肿胀、功能障碍,肱二头肌腱及其附着处有明显的压痛点。

(2)治则:取手太阴、厥阴经穴位为主,针刺泻法,活血祛瘀,通经止痛。

(3)处方:曲池、尺泽、曲泽、阿是穴、孔最、郄门、内关、少商、中冲。

(4)操作法:先取尺泽或曲泽用三棱针点刺出血,出血的血色从黯红变鲜红为止。刺少商、中冲出血,每穴3～5滴。其余诸穴均用泻法。也可在曲泽、孔最之间加用电针,采用疏密波。

(5)方义:孔最是手太阴经郄穴,郄门是手厥阴经郄穴。郄穴是气血深聚的部位,有良好的调气调血的作用,功善通经止痛。点刺尺泽、曲泽出血,可排除局部的瘀血,点刺少商、中冲出血,可消除经脉外的瘀血,瘀血消散,经络通畅,疼痛可止。曲池、阿是穴、内关针刺泻法,助其他穴位通经止痛。

(二)其他治疗

1.巨刺法

(1)主穴:外侧副韧带损伤取健侧阳陵泉或足三里;内侧副韧带损伤取健侧阴陵泉;肱二头肌腱损伤取健侧膝关。

(2)操作法:用3寸的毫针,从阳陵泉透向阴陵泉,或足三里透向合阳;刺阴陵泉透向阳陵泉;刺膝关透向阳陵泉。用捻转手法,在捻转的同时令患者活动患肢,一边捻转针柄一边活动患肢。留针30分钟,每10分钟捻针1次,并活动患肢。

2.同经相应法

(1)主穴:桡侧副韧带损伤:商阳、关冲(患侧),足三里、阳陵泉(健侧)。

(2)尺侧副韧带损伤:少泽、少冲(患侧),内委中、阴谷(健侧)。

(3)肱二头肌腱损伤:少商、中冲(患侧),阴陵泉、曲泉(健侧)。

(4)操作法:先在患侧的井穴用三棱针点刺出血,每穴出血5～7滴,然后取健侧的经穴行浅刺雀啄术法,同时令患者活动患肢。留针30分钟,每隔10分钟行针1次。

(秦照梅)

第六节　旋后肌综合征

旋后肌综合征又称桡管综合征,是桡神经深支在旋后肌腱弓附近被挤压,使前臂伸肌的功能障碍,以肘痛为主症的一种综合征。旋后肌起于肱骨外上髁和尺骨上端后方桡侧,分为深浅两层，肌束向外下，止于桡骨中部外侧面。其功能是使前臂旋后。桡神经至肱骨外上髁分为深支和浅支，深支穿桡管、旋后肌腱弓，进入旋后肌两层之间，从旋后肌下缘穿出，改名为骨间后神经。其中桡管、旋后肌腱弓、旋后肌下缘为狭窄部位，易引起桡神经深支卡压，出现前臂伸肌功能障碍为主要表现的综合征。主要支配前臂伸肌群的运动。

旋后肌是前臂的旋转肌，前臂旋后力大于旋前，因此，在生活、工作中，手工业工人、操盘手、某些运动员等过度使用伸肌，导致旋后肌慢性损伤，出现充血、肿胀、粘连，使神经通过的间隙狭窄，桡神经受压而发生功能障碍。

一、病因病机

本病的主要症状是肘外侧疼痛、拇指外展及掌指关节伸直障碍，所以本病的病变部位主要在手阳明经、太阴经、三焦经。本病的主要症状在劳累后加重、休息后缓解，夜间加重，其病机主要为劳伤气血、瘀血阻滞及寒邪闭阻。

（一）气血瘀滞

肘部骨折、脱位损伤经脉，血溢脉外形成血肿，阻滞脉道；或局部有囊性肿物（如腱鞘囊肿、脂肪瘤、纤维瘤等）压迫脉道，气血不通，筋肉失养，引起前臂乏力、疼痛等。

（二）劳伤气血

手工业工人、键盘操作者以及某些运动员前臂长期用力旋前旋后，耗损气血，劳伤筋肉，气血不足于荣养筋肉而挛急，形成筋结，压迫经脉，气血不通，发为前臂无力和疼痛。

（三）风寒阻滞

前臂长期过度旋转，耗伤气血，卫外不固，风寒湿邪侵袭经脉，气血闭阻引起前臂疼痛和乏力。

二、诊断

(1)本症主要表现为掌指关节不能完全伸直，拇指外展无力，伸腕时偏向桡侧等运动障碍，没有感觉障碍。

(2)肘部外侧及前臂近端伸肌群疼痛和放射痛，前臂旋转活动可使疼痛加重，休息时疼痛加重，夜间常痛醒。

(3)检查：①拇指外展、伸直障碍，指掌关节不能主动伸直。②伸指试验阳性，检查时令肘腕指关节伸直，抗阻力伸直掌指关节，若肘部疼痛加剧为阳性（桡侧腕短伸肌起点内侧缘疼痛）。③疼痛点及压痛点，在肱骨外上髁远端 5～10 cm 处长可触及压痛点及痛性结节，前臂旋后时明显。④旋后肌加重试验：患者患侧肘关节屈曲 90°，检查者一手拇指用力压在桡骨小头颈部的前内侧（相当于骨间背神经如旋后肌腱弓处），另一手把持患肘的上臂，使患者快速最大限度地旋转前臂 15～20 次。如自觉伸指力更弱，且伸直角度比试验前减少为阳性。

三、辨证论治

（一）气血瘀滞

1.主症

急性损伤后，肘外侧及前臂近端伸肌群处疼痛，局部肿胀，活动后疼痛加重，脉弦滑或弦细，舌苔薄白。

2.治则

活血除瘀，消肿止痛。

3.处方

曲池、阿是穴、手三里、温溜、外关、合谷、商阳、列缺。

4.操作法

阿是穴用刺络拔火罐法，商阳用三棱针点刺出血。曲池用0.30 mm× 40 mm长的毫针向肱骨外上髁下方斜刺25 mm左右，捻转泻法。手三里直刺12～20 mm，捻转泻法。温溜、列缺用0.25 mm× 25 mm的毫针，沿经向上斜刺12 mm左右，捻转泻法。外关、合谷直刺捻转泻法。

5.方义

本病的病变部位主要在手阳明经，所以治疗时以阳明经穴为主，本证的病机是瘀血阻滞的实证，《灵枢·九针十二原》曰："满则泄之，菀陈则除之，邪胜则虚之。"所以用针刺泻法以祛邪通经止痛，刺阿是穴、少商出血以活血祛瘀通络止痛。曲池、手三里属于局部取穴，功在消散瘀血。温溜是手阳明经的郄穴，是气血深聚的部位，可加强瘀血的消散，功善止痛。

(二)筋脉失养

1.主症

肘部外侧疼痛，并可触及阳性结节，前臂旋转后疼痛加重，掌指关节不能伸直，拇指外展、伸直无力，舌质淡，脉沉细。

2.治则

益气养血，濡养筋肉。

3.处方

曲池、阿是穴、手三里、下廉、列缺、外关、合谷、足三里。

4.操作法

曲池用0.30 mm×40 mm的毫针，向肱骨外上髁斜刺20 mm左右，手三里、阿是穴均采用龙虎交战手法。刺下廉、列缺、外关平补平泻法。合谷、足三里针刺补法。

5.方义

本证的病机是气血不足筋脉失养形成筋结，故取病变部位的穴位补泻兼施补益气血解除筋结。下廉、列缺、外关疏通手阳明、太阴、少阳经脉，调理气血濡养筋脉。针补合谷、足三里益气生血，加强对筋脉的濡养。诸穴配合共达舒筋解结，益气养血濡养筋脉的作用。

(三)风寒阻滞

1.主症

肘部外侧疼痛，并可触及阳性结节，疼痛并向肩、腕部放散，前臂旋转后疼痛加重，喜热恶寒，遇冷疼痛加重，掌指关节不能伸直，拇指不能外展。舌质淡，脉细紧。

2.治则

温散风寒，益气养血。

3.处方

天柱、曲池、手三里、阿是穴、列缺、合谷、外关、足三里。

4.操作法

天柱直刺泻法，并使针感沿经传导，术后加用灸法。其他穴位的针刺法同筋脉失养证，不同的是在手三里、阿是穴施以艾条灸，每穴艾灸 3 分钟。

5.方义

本证是由于劳伤气血，卫外不固，风寒邪气乘虚入侵经脉，气血闭阻所致，治疗时分为两个方面，一是祛风散寒，取天柱、列缺、外关，散风祛邪通络，在病变的部位即风寒邪气与气血互结的部位取阿是穴、手三里施以龙虎交战手法，并重用灸法，温散风寒，通经止痛；二是取合谷、足三里，针刺补法，益气养血，濡养筋脉，缓解筋肉的挛急以止痛。

（秦照梅）

第七节　踝关节扭挫伤

踝关节扭挫伤主要是指踝关节内侧副韧带、外侧副韧带和下胫腓韧带的损伤。一般是骑车、上下楼突然跌倒或道路不平时由于踝关节不稳定而使其过度向内和向外翻转所致。临床分为内翻型和外翻型2 种，以前者多见。本病可发生于任何年龄，以青壮年常见。运动员在进行田径、球类和体操等身体训练时，易发生此病。此外，踏空、高坠等均可导致踝关节扭伤。本病属中医学“筋伤”的范畴，是由于经筋损伤，脉络受阻所致。

一、病因病理

踝关节扭伤多由在行走过程中因道路不平或阻碍物不慎跌倒，或空中落地、站立不稳，下楼或下坡时失脚踏空，体育运动中撞跌摔地时，足部突然受到内翻和外翻的暴力所引起。踝关节的扭伤可引起软组织的急性损伤，当其处于跖屈位时，距腓前韧带与胫骨之纵轴走行一致，而且处于紧张状态，故在跖屈位受到内翻暴力时，会先发生距腓前韧带损伤；当踝关节于 0°受到内翻暴力时，可单纯发生跟腓韧带损伤，也可以是继发于距腓前韧带损伤之后，由外力继续作用所导致。距腓后韧带在外踝 3 组韧带中较为坚强，损伤极少发生，仅于踝关节极度背屈位而又受到内翻暴力时，才会损伤。外翻断裂时则合并有多踝或腓骨下端骨折，并可同时有下胫腓韧带损伤。

二、临床表现

踝关节扭伤之后踝部立即出现肿胀疼痛，不能走路或可勉强行走。伤后 2～3 天局部即可出现紫瘀血斑。内翻扭伤时，多在外踝前下方肿胀，压痛明显。足做内翻动作时，则外踝前下方发生剧痛。外翻扭伤时，在内踝前下方肿胀，压痛明显。足做外翻动作时，则内踝前下方发生剧痛。轻者韧带受到过度的牵引而引起损伤反应；重者则引起完全或不完全的韧带断裂及关节脱位，若不及时处理或处理不当，局部渗出液与瘀血积聚，造成损伤组织愈合不良或结缔组织过度增生，以上因素均可导致局部的粘连，关节不稳和其他继发性病理变化。

三、诊断

(1)有明显的受伤史即踝关节扭伤史。受伤之后有局部肿胀、骤然疼痛和紫瘀血斑，且行路时疼痛加剧。

(2)受伤后行走不利，伤足不敢用力着地，踝关节活动时损伤部位疼痛而致关节活动受限，患者跛行甚至完全不能行走。

(3)局部有明显压痛点。

(4)做与受伤姿势相同的内翻或外翻位X线检查,一侧韧带撕裂显示患侧关节间隙增宽;下胫腓韧带断裂,则显示内、外踝间距增宽。

四、针灸治疗

(一)毫针法

1.处方一

丘墟透照海。操作:患者侧卧位进针处常规消毒,毫针从丘墟刺入,针尖指向照海,缓慢提插进针,以患者有强烈的酸麻胀痛感为度。当在照海处可隐约摸到针尖,但针尖仍处于皮下时,即停止进针。于针柄处置艾条施温针灸法,换灸2次,每日或隔天1次。治疗10次左右即可。

2.处方二

健侧外关。操作:以1.5寸毫针,快速刺入皮下,进针至0.5～1寸,患者得气后行平补平泻手法,强度以患者能耐受为度。留针过程中行针2～3次,并让患者自行做旋转踝关节的动作。每日或隔天治疗。

3.处方三

中渚、阳池。操作:取患侧中渚穴与阳池穴,予常规消毒后快速进针直达皮下,待患者产生酸胀感后留针20分钟,留针期间辅以自行揉按,活动患部的动作。

4.处方四

大陵、内庭、侠溪、阿是穴。操作:取健侧大陵、内庭、侠溪及疼痛局部,以1.5寸毫针快速刺入皮下,至0.5～1寸停针,有酸麻胀重等针感时即行平补平泻法,以患者能耐受为度,留针20～30分钟,行针期间嘱咐患者以踝关节旋转运动相配合。

5.处方五

第二掌骨桡侧末端"足端踝穴"。操作:患者取坐位,将与病足同侧的手握空拳,放松肌肉,将虎口朝上,取足踝穴常规消毒后,垂直刺入0.6～0.8寸,并同时活动踝关节。

6.处方六

神门、阳谷、阿是穴。操作:仰掌取神门,屈腕取阳谷,均取患处对侧穴位。常规消毒,以1寸毫针快速刺入穴位。针神门时,以神门透大陵,针尖指向大陵;针阳谷时,以阳谷透阳池,针尖向阳池方向斜刺。阿是穴采取平补平泻手法。提插捻针,得气后留针,并令患者做跳跃动作,以增强疗效。

7.处方七

阳池、阿是穴。操作:取同侧阳池穴及局部阿是穴,常规消毒后快速进针,得气后留针,患者可配合自我按摩,使扭伤局部血液循环改善,瘀血消散,则疼痛自除。

8.处方八

冲阳、足三里、八风穴、阿是穴。操作:取患侧八风穴,配合冲阳,得气后留针30分钟,阿是穴行平补平泻法。

9.处方九

同侧腕关节对应点。操作：常规消毒后，斜刺进针，得气后反复刮针柄，并活动受伤关节。

(二)耳针法

(1)处方：耳穴踝、膝、神门、皮质下、肾上腺。

(2)操作：外踝扭伤加健侧腕骨，内踝扭伤加患侧阳溪透太渊。瘀血肿痛者加耳尖穴，筋伤重者配肝，内伤者配脾。消毒后，以速刺法垂直刺入皮下 0.2～0.3 寸，以局部产生胀感、耳郭渐有热感为度，同时令患者活动扭伤的踝部、并逐步增大活动幅度。出针后，可由耳尖放血数滴，以增强治疗效果。

五、推拿治疗

(一)摇按捋顺理筋法

踝关节扭伤时，令患者侧卧，使伤踝在上，助手以双手握住患者伤侧小腿下端，固定伤膝。医师双手相对，拇指在上握住足部，做踝关节摇法，然后徐徐使足跖屈内翻，在牵引下将足背屈，外翻，同时双手拇指向下按压，最后以手拇指在韧带损伤处做捋顺法。亦可使患者取端坐位，医师以一手握住患足背部，在踝关节轻度内翻姿势下，进行持续性牵引，同时以另一手的拇指和示指顺肌腱走向进行按摩，并喷白酒于伤侧足部。停止按摩后，在继续牵引下，将踝关节内翻，尽力跖屈。施行此理筋手法时，对单纯韧带扭伤或韧带部分撕裂者可进行手法理筋、瘀肿严重者，手法宜轻。

(二)理筋顺筋止痛法

患者仰卧于治疗床上，医师用一手握住患者足前部固定，另一手着力，反复捏揉按摩踝部损伤之处及其周围软组织，用以活血理气顺筋通络，手法宜轻柔而不可用力过猛，以免增加出血和渗出。并向四周散其气血，理筋顺筋。若属外踝损伤，则应反复点揉外踝损伤之处及其周围软组织。若属内踝损伤，则应反复点揉内踝损伤之处及其周围软组织。用一手握住踝上部，另一手握住足前部，双手协同用力，反复做踝关节的跖屈背伸活动，反复做踝关节的向内旋转摇踝活动和向外旋转摇踝活动，各十余次。以促使其恢复活动功能。

(三)推揉疏筋法

原则是以解除肌肉的紧张痉挛，消散瘀血，去除粘连，活动关节为主。以拇指行推法，对小腿各肌群逐一施行推拿。在有明显压痛和瘀血聚结的地方，用拇指指尖轻推，行指揉及拔络法，以患者有痛感为度。在受伤部位行揉、擦手法的同时，另一手握住患足前部并摇动关节，通过疏理经筋的方法而使其断离的软组织得以复位。

六、中药治疗

(1)早期：治宜活血祛瘀，消肿止痛，内服舒筋丸，每次 6 g，每日 3 次。外敷五黄散或三色敷药或一号新伤药。

(2)后期：治宜舒筋活络，温经止痛，内服小活络丹，每次 6 g，每日 3 次。外用海桐皮汤或四肢损伤洗方熏洗。

(蒋增虎)

第八节　跟腱周围炎

跟腱周围炎是一种发生在跟腱周围组织的炎症性疾病。跟腱是人体最粗大的肌腱，连接小腿后方肌肉与跟骨，在行走、跑跳等运动中起着重要作用。跟腱周围有一层腱围组织，当由于过度运动、反复牵拉、外伤、鞋子不合适等因素，导致腱围组织发生充血、水肿、渗出等炎症反应时，就会引发跟腱周围炎。患者主要表现为跟腱附着点上方疼痛、肿胀，活动时疼痛加剧，尤其是在踮脚、行走或跑跳等跟腱受力的动作时，还可能伴有跟腱周围的压痛和摩擦感，严重时会影响踝关节的正常活动。跟腱由腓肠肌与比目鱼肌肌腱组成，是人体最强有力的肌腱之一，止于跟腱结节，能使踝关节做跖屈运动，承受负重步行、跳跃、奔跑等的强烈牵拉力量而不易被拉伤。小腿腓肠肌起自股骨内、外踝，两头于小腿后面的中、上部结合在一起，并向下移行成腱，再与其深层的比目鱼肌肌腱相合组成跟腱。

跟腱应隶属于足太阳经筋与足少阴经筋，因为足太阳之筋"结于踵，上循跟，结于腘"，足少阴经筋"起于小指之下，并足太阴之筋，走内踝之下，结于踵，与太阳之筋合，而上结于内辅之下，并太阴之筋。"

一、病因病机

本病多因急性拉伤引起，如准备活动不充分即做猛力踏跳或急速起跑动作，往往因肌肉急剧收缩而拉伤腱围组织。也可因反复做超过本人活动能力的跑、跳运动，逐渐劳损而发病；或慢性劳损，跟腱周围组织变性，导致腱围组织与跟腱之间产生粘连而发病。

中医认为急性发作者多由于挫伤筋脉瘀血阻滞所致；慢性发作者，多由于劳伤气血经筋失养，或由于局部瘀血长期阻滞，气血通行不利，经筋失于濡养所致。

二、诊断

(1)有急性扭伤史。

(2)踝部明显肿胀疼痛，不能着地，伤处有明显压痛、局部皮下瘀血。

(3)足跖屈抗阻力试验疼痛加重。

(4)慢性病者，跟腱周围变硬，踝关节屈伸疼痛减轻，屈伸活动受限，上下楼梯时不方便。

三、辨证论治

(一)瘀血阻滞

1.主症

跟腱周围肿胀、疼痛，不能着地走路，局部皮下瘀斑，有明显压痛。舌质黯，脉弦。

2.治则

活血祛瘀，消肿止痛。

3.处方

委中、委阳、承山、昆仑、太溪、阿是穴、至阴。

4.操作法

委中、至阴用三棱针点刺放血，其余诸穴用捻转泻法。阿是穴采用关刺法，直刺跟腱的两旁，每侧各刺2～3针。

5.方义

本病位于足太阳、少阴经，故治疗以二经穴位为主。所取诸穴采用针刺泻法，活血祛瘀；点刺委中、至阴放血，旨在破血祛瘀，消肿止痛；本病属于经筋病证，故对阿是穴用关刺法，关刺法乃针刺筋病之法。

(二)经筋失养

1.主症

病情日久不愈，跟腱酸楚僵硬，踝关节屈伸不利，触之跟腱变硬。舌质黯，脉弦细。

2.治则

养血柔筋，活血祛瘀。

3.处方

承山、昆仑、三阴交、太溪、大钟、阿是穴。

4.操作法

承山、昆仑针刺用龙虎交战手法，三阴交、大钟、太溪针刺捻转补法，阿是穴采用关刺法。

5.方义

本病位于足太阳经筋与足少阴经筋，故选取二经穴位为主。承山、昆仑采用龙虎交战手法，补泻兼施，泻可去实，活血祛瘀，疏通经脉瘀血阻滞，又可调补气血养筋柔筋，解经筋之僵硬。针补三阴交、大钟、太溪补气血、益肾精以养筋柔筋，缓解经筋的挛急。

(苟东升)

第十一章　妇科常见病的诊治

第一节　闭　经

闭经分为原发性闭经和继发性闭经。原发性闭经为女性年龄超过 14 岁，第二性征未发育；或者年龄超过 16 岁，第二性征已发育，月经还未来潮。继发性闭经为女性正常月经周期建立后，月经停止 6 个月以上；或按自身原有月经周期停止 3 个周期以上。按生殖轴病变和功能失调的部位分为下丘脑性闭经、垂体性闭经、卵巢性闭经、子宫性闭经以及下生殖道发育异常性闭经。按照发病原因，闭经又可分为生理性与病理性，生理性闭经按时间分为青春期前、妊娠期、哺乳期与绝经后。病理性闭经中，原发性闭经约占 5%，以先天性疾病多见，如各种性发育异常等；继发性闭经多考虑后天发生的疾病。

本节讨论的闭经主要包括中枢神经、下丘脑、垂体、卵巢、子宫、子宫内膜或甲状腺等功能性病变引起的闭经。肿瘤等器质性病变所致闭经、生殖器官先天发育异常或后天损伤所致闭经不属本节重点讨论范围。

中医妇科与西医妇科的闭经概念基本相同，只是继发性闭经的诊断时间中医妇科既往以停经 3 个月为诊断依据，目的主要为早期诊断和治疗，满足患者需求。

一、病因病机

中医学认为闭经的病因有虚实之分，虚者主要是经血匮乏致胞宫胞脉空虚，无血可下；实者多为胞宫胞脉壅塞致经血的运行受阻，或经脉不通，或气血郁滞。虚实可单独为病，也可相兼为病。

(一)精血不足，血海空虚

1.肾气亏虚

禀赋不足、肾气未盛、精气未充，或多产、堕胎、房劳伤肾，或久病及肾，肾气亏虚，生精乏源，以致精血匮乏，冲任空虚。

2.肝肾阴虚

若素体肝肾阴虚，阴血不足，冲任血少，或多产房劳，肾精暗耗，肾阴虚损，肾水不足，肝木失养，肝肾阴虚，冲任血少，胞脉空虚。

3.气血虚弱

脾胃素弱,或饮食劳倦,或忧思过度,或谷食不足,或节食减重,以致气血化源不足;或吐血、下血、堕胎、小产失血,或哺乳过长过久,或患虫疾耗血,以致失血伤血而不足。

4.阴虚血燥

素体阴虚,或失血伤阴,或久病耗血伤阴,或过食辛燥伤阴,阴虚不足,虚热又生,热邪复伤阴,从而加重阴伤,营阴不足,阴血亏虚。

(二)冲任瘀阻,经血不泻

1.气滞血瘀

素性郁闷,或精神紧张,或七情内郁,或病久抑郁,肝郁不舒,气机郁滞,冲任气血瘀阻。

2.痰湿阻滞

素多痰湿,或嗜食肥甘厚味,酿生痰湿,或肥胖之人,多痰多湿,或脾虚失运,痰湿内生,下注冲任,冲任壅塞,气血运行受阻。

3.寒凝血瘀

素体阳虚,或过食生冷,或经产之时,血室正开,或冒雨涉水,寒邪外袭,或过用寒凉之品,或久病伤阳,寒从内生,血为寒凝,瘀滞冲任。

(三)虚实夹杂,脏虚血瘀

肾精匮乏,精不化血,血少气虚,血运不畅,冲任瘀滞;或肾阴虚亏,阴血不足,冲任涩滞;或肾阳素虚,寒从内生,虚寒滞血,冲任不畅;或肾气不足,行血无力,冲任瘀滞;或手术损伤冲任,不能传送脏腑化生气血,离经之血瘀滞冲任。冲任既虚且瘀,故经血不得泻。

从上可见,闭经的病因与病机虚者多责之肾、肝、脾之虚损,精、气、血之不足,血海空虚,经血无源以泄;实者多责之气血、寒、痰之瘀滞,胞脉不通,经血无路可行;尚有虚实相兼为病的。本病虚多实少,虚实可并见或转换。

二、临床表现

(一)症状

1.主要症状

无月经或月经停闭。表现为女性年龄超过 14 岁,第二性征未发育;或者年龄超过 16 岁,第二性征已发育,月经还未来潮;女性正常月经周期建立后,月经停止 6 个月以上;或按自身原有月经周期停止 3 个周期以上。

2.伴随症状

常可见阴道干涩,带下量少,或有腰酸腿软,头晕耳鸣,畏寒肢冷,神疲乏力,汗多,睡眠差,心烦易怒,食欲缺乏,厌食,小腹胀痛或冷痛,大便溏薄或干结,小便黄或清长等全身症状。

3.与病因有关的症状

(1)宫颈宫腔粘连综合征闭经可见周期性下腹疼痛。

(2)垂体肿瘤闭经可见溢乳、头痛。

(3)空泡蝶鞍综合征闭经可见头痛。

(4)席汉综合征闭经可见无力、嗜睡、脱发、黏液水肿、怕冷。

(5)丘脑及中枢神经系统病变所致闭经可见嗅觉丧失、体重下降。

(6)多囊卵巢综合征闭经可见痤疮、多毛。

(7)卵巢早衰闭经可见绝经综合征的症状。

(二)体征

体质瘦弱或肥胖,第二性征发育不良,可有多毛、胡须、溢乳、皮肤干燥、毛发脱落、面目肢体水肿等。

三、诊断

闭经是一种症状,其诊断需要结合病史、症状、辅助检查,寻找闭经原因,确定病变部位,再明确具体疾病所在。

(一)病史

根据原发性闭经和继发性闭经的不同了解相关情况。对于原发性闭经,应询问幼年时健康情况,是否曾患过某些严重急慢性疾病、第二性征发育情况、家族情况等。对于继发性闭经,应询问既往月经情况(初潮年龄、月经周期、经期、经量、闭经期限及伴随症状等)、有无诱因(如精神因素、环境改变、体重增减、饮食习惯、运动、各种疾病及用药情况、手术史、职业等)、避孕药服用情况。已婚妇女询问生育史及产后并发症史等。

(二)辅助检查

1.体格检查

检查全身发育情况,尤其是第二性征发育状况以及内、外生殖器官有无畸形、缺陷等。

2.其他根据病因的检查

诊断性刮宫、子宫输卵管造影等用于了解子宫及子宫内膜状态与功能的检查;基础体温测定、阴道脱落细胞检查、宫颈黏液结晶检查、甾体激素测定、卵巢兴奋试验、B超监测等了解卵巢功能检查;垂体兴奋试验、催乳素及垂体促性腺激素测定、CT及MRI等了解垂体功能检查。

四、鉴别诊断

闭经的鉴别诊断主要与生理性的闭经相鉴别。

(一)青春期停经

少女月经初潮后,可有一段时间月经停闭,此属正常现象。

(二)妊娠期停经

已婚妇女或已有性生活史妇女原本月经正常,突然停经,或伴晨吐、择食等早孕反应,妊娠试验阳性,脉多滑数。

(三)哺乳期停经

产后正值哺乳期,或哺乳日久,月经未潮,妊娠试验阴性,妇科检查子宫呈正常大小。

(四)自然绝经

已近更年期,原本月经正常或先有月经紊乱,继而月经停闭,伴有更年期综合征表现,妇科检查子宫为正常大小或稍小,妊娠试验阴性。

(五)特殊月经生理

避年,月经一年一行,无不适,不影响受孕;暗经是指终身无月经,但有生育能力。

五、治疗

闭经的治疗目的是建立或恢复正常连续自主有排卵的月经,或有周期规律的月经。对于育龄期妇女，尤其是有生育要求者，需中医或中西医结合方法促卵泡发育及促排卵，以达到根本治疗目的，对暂时无生育要求的育龄妇女，在治疗过程中要注意避孕。

（一）内治

1.辨证论治

闭经的辨证，首先根据局部及全身症状，结合闭经的病史、病程及诱因进行虚实辨证，在此基础上，再进行脏腑气血辨证。闭经的治疗原则，是根据病证的虚实寒热，虚者补而通之，或补益肝肾，或调养气血；实者泻而通之，或活血化瘀，或理气行滞，或化痰调经，如有实证，亦不可一味峻补，反而留邪，而阻滞精血。辨证要点如下。①辨虚证：特点为年逾16周岁尚未行经，或已行经而月经渐少、经色淡；或先有经期延后，继而停闭，伴或不伴全身其他症状；病程长者也多属虚；因骤伤精血、冲任损伤而月经突然停闭者也属虚（如刮宫太过、内膜基底层受损等）。属虚者多有先天不足或后天亏损或失血、房劳多产、多次人工流产刮宫病史，多见形体偏瘦，面色少华，伴见头晕失眠、疲倦乏力、纳食不佳、带下量少、阴道干涩、潮热汗出、烦躁等症，舌淡或红，脉细或弱，或细数。②辨实证：多为平素月经正常，骤然停闭，或伴有其他实象。属实者，有感寒饮冷、涉水、郁怒等诱因，尤其出现在经前或行经之初，多见于形体壮实或丰腴，或伴胸胁胀满、腰腹疼痛或脘闷痰多等症，脉多有力。闭经的辨证论治，重点在于引经与调经的辨证论治。

（1）肾气不足：年逾16周岁尚未行经，或初潮偏晚而常有停闭，或月经已潮而又后期量少至停闭，或体质纤弱，第二性征发育不良，或腰膝酸软，头晕耳鸣，或夜尿频多，或四肢不温，倦怠乏力，性欲淡漠，面色晦暗，眼眶暗黑，舌淡红，苔薄白，脉多沉弱。治法：补肾益气，养血调经。推荐方剂：苁蓉菟丝子丸加淫羊藿、紫河车。

（2）肝肾阴虚：经量减少，色鲜红，质黏稠，既往月经正常，由于堕胎、小产、分娩，或大病久病后，月经骤然停闭，或月经逐渐减少、延后以至停闭。腰酸腿软，或足跟痛，或带下量少，或阴道干涩，或手足心热，心烦少寐，或形体瘦削，头晕耳鸣，两目干涩，面色少华，毛发脱落，神疲倦怠，舌暗淡，苔薄白或薄黄，脉弦细而数或沉细无力。治法：补益肝肾，养血通经。推荐方剂：育阴汤。

（3）阴虚血燥：月经周期延后，经量少，经色红、质稠，渐至停闭，潮热或五心烦热，颧红唇干，咽干舌燥，甚则盗汗骨蒸，形体消瘦，干咳或咳嗽咯血，大便燥结，舌红，苔少，脉细数。治法：滋阴益血，养血调经。推荐方剂：一阴煎加丹参、黄精、女贞子、制香附。

（4）气血虚弱：月经周期逐渐延长，月经量逐渐减少，经色淡而质薄，继而经闭。或有头晕眼花，心悸气短，食少，面色萎黄或苍白，神疲体倦，眠差多梦，毛发不泽或早见白发，舌淡，苔少或白薄，脉沉缓或细弱。治法：益气养血，调补冲任。推荐方剂：滋血汤加紫河车粉。

（5）气滞血瘀：既往月经正常，突然停闭不行，伴情志抑郁或烦躁易怒，胁痛及乳房胀满或小腹胀痛拒按，嗳气叹息，舌质正常或暗或有瘀斑，苔正常或薄黄，脉沉弦。治法：理气活血，祛瘀通经。推荐方剂：膈下逐瘀汤加川牛膝。

（6）痰湿阻滞：月经量少、延后渐至停闭，色淡，质黏稠，形体日渐肥胖，或面部生痤疮，或面浮肢肿，或带下量多色白质稠，或胸胁满闷，或呕恶痰多，或神疲倦怠，心悸短气，舌淡胖嫩，苔白腻多津，脉滑或沉。治法：健脾燥湿化痰，活血调经。推荐方剂：苍附导痰丸加皂角刺、菟丝子。

（7）寒凝血瘀：月经停闭半年以上，胞宫感寒，小腹冷痛拒按，得热则痛缓，形寒肢冷，面色青白，小便清长，舌紫暗，苔白，脉沉紧。治法：温经散寒，活血调经。推荐方剂：温经汤。

（8）肾虚血瘀：月经初潮较迟，或月经后期量少渐至闭经，或有多次流产史，或无全身症状，或伴腰酸腿软、头晕耳鸣、性欲淡漠、带下量少或无、阴道干涩疼痛，舌淡暗，苔白或少苔，脉沉细。治法:补肾化瘀。推荐方剂:左归丸去鹿角胶、龟甲胶,加丹参、红花、生山楂。

经上述治疗后有首次月经来潮者,当根据患者出现的证候继续辨证调经治疗(参见辨证论治),或施以周期治疗,以经后期滋补肾精、补养气血,经间期补肾活血、疏肝理气,经前期温补肾阳、健脾疏肝,经期行气活血、化瘀通经为法。

2.中成药治疗

(1)少腹逐瘀丸:温经活血,散寒止痛。适用于寒凝血瘀型闭经。口服,每次 1 丸,每日 2 次。

(2)血府逐瘀丸:活血祛瘀,行气止痛。适用于气滞血瘀型闭经。口服,每次 1 丸,每日 2 次。空腹用红糖水送服。

(3)坤灵丸:调经养血,逐瘀生新。适用于月经不调,或多或少,行经腹痛,子宫寒冷,久不受孕,习惯性流产,赤白带下,病久气虚,肾亏腰痛。口服,每次 15 丸,每日 2 次。

(4)八珍益母丸:益气养血,活血调经。适用于气血两虚兼有血瘀证所致月经不调。每次 1 丸,每日 3 次。

(5)八宝坤顺丸:益气养血调经。适用于气血虚弱所致的月经不调、痛经。口服,每次 1 丸,每日 2 次。

(6)妇科金丸:调经活血。适用于体虚血少,月经不调,腰酸背痛等症。每次 1 丸,每日 2 次。

(7)乌鸡白凤丸:补气养血,调经止带。适用于月经不调,疲乏无力,心慌气短,腰腿酸软,白带量多。口服,每次 1 丸,每日 2 次。

(8)艾附暖宫丸:理血补气,暖宫调经。适用于子宫虚寒,月经量少,后错,经期腹痛,腰酸带下等。每次 1 丸,每日 2 次。

(二)外治

1.针灸治疗

(1)气血虚弱,选取关元、足三里、归来、气海、脾俞、胃俞。操作:手法宜轻柔。足三里直刺 0.5～1 寸,提插或捻转,补法,至局部酸胀感。关元、气海、归来直刺 0.5 寸,轻轻提插或徐徐捻转,至小腹部胀重感。脾俞、胃俞均斜刺 0.5～1 寸,捻转补法,至局部酸胀感。留针 20 分钟,隔天治疗 1 次。

(2)肝肾不足,选取关元、足三里、归来、肾俞、肝俞。操作:关元、归来直刺 0.5～1 寸,提插捻转补法,至小腹部胀重感。足三里直刺 0.5～1 寸,提插或捻转,补法,至局部酸胀感。肾俞直刺 1.5～2 寸,提插捻转运针,至局部酸胀感。肝俞斜刺 1 寸,捻转补法,至局部酸胀感。留针 20 分钟,隔天治疗 1 次。

(3)阴虚血燥,选取关元、足三里、归来、太溪。操作:关元、归来直刺 0.5～1 寸,提插捻转补法,至小腹部胀重感。足三里直刺 0.5～1 寸,提插或捻转,补法,至局部酸胀感。太溪直刺 0.5～1 寸,捻转补法,至局部酸胀感。留针 20 分钟,隔天治疗 1 次。

(4)气滞血瘀,选取中极、三阴交、归来、合谷、血海、太冲。操作:中极、归来直刺 1 寸,提插平补平泻法,至小腹部有胀麻感。三阴交向上斜刺 1～1.5 寸,提插泻法,使针感沿小腿内侧向上放射。合谷直刺0.5～1 寸,提插泻法,至局部有酸胀感或向指端放射。血海直刺 1 寸,提插或捻转泻法。太冲直刺 0.5～1 寸,提插泻法,至局部有酸胀感并向趾端放射。留针 20 分钟,间歇行针。

(5)痰湿阻滞,选取中极、三阴交、归来、阴陵泉、丰隆。操作:中极、归来直刺 1 寸,提插平补平泻法,至小腹部胀麻感。三阴交向上斜刺 1～1.5 寸,提插泻法,使针感沿小腿内侧向上放射。

丰隆直刺 1～1.5 寸，提插泻法，使针感向足部放射。留针 20 分钟，间歇行针。

2.按摩治疗

全身推运，腰骶部加擦法，以透热为度；少腹部则震颤，摩腹，揉腹。取穴内关、合谷、肾俞、关元、中极、足三里、三阴交等。按摩垂体、甲状腺、肾上腺、生殖腺、子宫、腹腔神经丛等反射区。每日 1 次，15 次为 1 个疗程。

3.穴位埋线治疗

(1)选取主穴：天枢、带脉、子宫、脾俞、胃俞、肾俞、足三里均为双侧，关元、中极、中脘。

(2)操作：取消毒的弯盘、剪刀、镊子、纱布、3-0 医用羊肠线、7 号注射针头、35 mm×40 mm 针灸针。将羊肠线分别剪成长约1 cm的一小段放在 95%乙醇溶液中，埋线时取出放在纱布上。局部皮肤消毒后，将针灸针穿入注射针头内，稍向后退少许，将羊肠线用镊子夹起，放进注射针头前端，羊肠线不要露出针头，然后倾斜地持注射针头及针灸针，快速将注射针头刺入皮内，针尖达患者肌肉层后，将注射针头稍向上提，同时将针灸针向下刺入，将羊肠线推入肌肉内，当针灸针针下有松动感时，说明羊肠线已进入肌肉内，即可将注射针头和针灸针一起拔出，再用棉签按压针孔片刻至血止。1 个月治疗 1 次，6 个月为 1 个疗程。

六、转归预后

长期闭经或不排卵，易于发生子宫内膜癌，且对生育功能和骨代谢有影响，如性生活障碍、不育、早绝经、骨质疏松等。近代研究还发现低雌激素与高胰岛素和高血脂密切相关，因此，长期闭经患者将来发生血管硬化、高血压、心脏疾病的概率远高于非闭经患者。

（温天桥）

第二节　功能失调性子宫出血

功能失调性子宫出血是指由于神经内分泌机制失常引起的异常子宫出血，需排除全身和内外生殖器官器质性病变存在，或指下丘脑-垂体-卵巢轴调节功能失常导致异常子宫出血，而非直接由全身及内外生殖器器质性病变引起的异常子宫出血。功能失调性子宫出血是妇科常见病，可发生于月经初潮至绝经间的任何年龄。临床主要表现为月经周期、经期、经量的异常，如月经周期长短不一、经期延长、经量过多或不规则阴道流血。临床分为无排卵性功能失调性子宫出血和排卵性功能失调性子宫出血两类，无排卵性功能失调性子宫出血约占 80%，其中 90%见于青春期和绝经前期，即生殖功能开始发育和衰退过程中生殖内分泌功能波动大的两个阶段，少数发生于生育期，如流产后、产后需要重新恢复排卵功能的阶段。无排卵性功能失调性子宫出血的特点为月经周期和月经量的异常，表现为月经周期紊乱、经期延长、经量多或淋漓不净。排卵性功能失调性子宫出血多见于育龄期妇女，常需与器质性病变相鉴别。其月经周期相对有规律，主要表现为月经周期缩短、经量异常增多、经期延长、经间期出血等。

一、病因病机

(一)中医

该病病因较为复杂,但可概括为虚、热、瘀三个方面,其主要发病机制是劳伤血气,脏腑损伤,血海蓄溢失常,冲任二脉不能制约经血,以致经血非时而下。常见有血热、肾虚、脾虚、血瘀等。

1.血热

包括阴虚血热、阳盛实热、肝经郁热、湿热等。素体阴虚,或久病失血伤阴,阴虚内热,虚火内炽,扰动血海,加之阴虚失守,冲任失约,故经血非时妄行;失血则阴愈亏,冲任更伤,以致病情反复难愈。素体阳盛,感受热邪,或过服辛温香燥助阳之品,或素性抑郁,肝气郁久化火,或热伏冲任,扰动血海,迫血妄行。久居湿地,素体阳热,湿而化热,或过食湿热之品,湿热阻滞冲任,扰动血海而无以制约经血。

2.肾虚

包括肾气虚、肾阴虚、肾阳虚等。少女禀赋不足,天癸初至,肾气稚弱,冲任未盛;育龄期因房劳多产伤肾,损伤冲任胞脉;绝经期天癸渐竭,肾气渐虚,封藏失司,冲任不固,不能调摄和制约经血。若房劳多产,经、乳数脱于血,肾阴亏损,则阴虚失守,虚火内生,扰动冲脉血海,迫血妄行。若体质虚寒,久病不愈,或过食寒凉耗阳之品,或房劳多产,伤及肾阳,阳虚火衰,胞宫失煦,不能制约经血。

3.脾虚

素体禀赋弱,忧思过度,或饮食劳倦损伤脾气,脾气亏虚,统摄无权,冲任失固,不能制约经血而成崩漏。如《妇科玉尺・崩漏》云:"思虑伤脾,不能摄血,致令妄行。"

4.血瘀

情志所伤,肝气郁结,气滞血瘀;或经期、产后余血未尽又感受寒、热邪气,寒凝热灼而致血瘀,瘀阻冲任,旧血不去,新血难生。也有因元气虚弱,无力行血,血运迟缓,因虚而瘀或久漏成瘀者。

该病病因可概括为热、虚、瘀,三者或单独成因,或复合成因,或互为因果,最终导致冲任损伤,不能制约经血。

(二)西医

正常月经周期的建立,有赖于下丘脑-垂体-卵巢-子宫之间的功能协调。正常月经的发生是基于排卵后黄体生命结束,雌激素和孕激素撤退,使子宫内膜功能层皱缩坏死而脱落出血。正常月经的周期、持续时间和血量,表现为明显的规律性和自限性。功能失调性子宫出血的发生是由于体内外多种因素,如过度紧张、恐惧、忧伤、环境和气候骤变,以及全身性疾病、营养不良、贫血及代谢紊乱等影响了下丘脑-垂体-卵巢轴的功能,而致异常子宫出血,分为无排卵性功能失调性子宫出血和有排卵性功能失调性子宫出血。

1.无排卵性功能失调性子宫出血

无排卵性功能失调性子宫出血主要发生于青春期和绝经过渡期,两者发病机制不完全相同。青春期功能失调性子宫出血患者,下丘脑-垂体-卵巢轴的调节功能尚未成熟,大脑中枢对雌激素的正反馈作用存在缺陷,此时垂体分泌促卵泡激素呈持续低水平,促黄体素无高峰形成,导致卵巢不能排卵。绝经过渡期患者,由于卵巢功能衰退,对促性腺激素的反应下降,致使卵泡在发育过程中退化,因而不能发生排卵。各种原因引起的无排卵均可导致子宫内膜受单一雌激素刺激且无孕激素对抗而发生雌激素突破性出血或雌激素撤退性出血。雌激素突破性出血有两种类型，低水平雌激素维持在阈值水平，可发生间断少量出血，内膜修复慢使出血时间延长；高水平雌激素且持续维持在有效浓度，则引起长时间闭经，因无孕激素参与，内膜无限制地增厚，却无致密坚固的间质支持，致使突破性出血，出血量多。雌激素撤退性出血表现在子宫内膜受雌激素作用持续增生，当雌激素短期内大幅度下降，子宫内膜缺少足量的雌激素作用，出现脱落、出血。

此外，无排卵性功能失调性子宫出血的出血还与子宫内膜剥脱出血的自限性机制缺陷有关。①子宫内膜组织脆性增加；②子宫内膜剥脱不完整；③内膜血管结构与功能异常，小动脉螺旋化缺乏；④纤溶亢进和凝血功能异常；⑤子宫肌层合成前列环素增多，使血管扩张和抑制血小板凝集。

2.排卵性功能失调性子宫出血

排卵性功能失调性子宫出血多发生在育龄期，主要由于卵泡可发育不良或下丘脑垂体功能不足，引起排卵后黄体功能不足，或黄体期缩短，或黄体萎缩不全，导致子宫内膜不规则出血。目前认为黄体功能不足的原因：①卵泡期 FSH 缺乏，卵泡发育缓慢，雌激素分泌减少；②LH 不足，排卵后黄体发育不全，孕激素分泌减少；③LH/FSH 比率异常，使卵泡发育不良，排卵后黄体发育不全；④部分患者同时有血催乳素水平升高；⑤生理因素如初潮、分娩及绝经前，性腺轴功能紊乱；⑥下丘脑-垂体-卵巢功能失调，或黄体机制失常，引起黄体萎缩不全。

二、临床表现

(一)症状

无排卵性功能失调性子宫出血症状：最常见的是子宫不规则出血，其特点是月经周期紊乱，经期长短不一，经量时多时少，甚至大量出血。有时停经数周或数月后阴道流血，往往出血较多；有时开始即阴道不规则流血，量少淋漓不净。出血量多或时间长者可继发贫血，短期大量出血可导致休克。

排卵性功能失调性子宫出血症状：①黄体功能不足主要表现为月经周期明显缩短，月经频发；有的月经周期虽然在正常范围内，但卵泡期延长、黄体期缩短，可导致患者不易受孕或孕早期流产；或由于黄体过早衰退，不能支持子宫内膜，或子宫内膜反应不良，以至于经前数天即有少量出血，然后才有正常的月经来潮。②子宫内膜不规则脱落多见于育龄期妇女，表现为月经周期正常，但经期延长，可长达 10 天，且出血量多，症状以经期延长为主，可伴出血量多。

以上两种功能失调性子宫出血，若病程日久，或出血量多时可出现头晕、乏力、易疲倦、心慌、气短、水肿、食欲下降、失眠等虚弱症状。

(二)体征

妇科检查：子宫大小多属正常。

(三)常见并发症

1.贫血

病程久、出血量多时出现贫血，表现为头晕、乏力、易疲倦、心慌、气短、水肿、食欲下降、失眠等。

2.失血性休克

失血性休克可见于大出血的无排卵性功能失调性子宫出血患者，表现为意识障碍、面色苍白、四肢冷、皮肤湿冷、口唇青紫、脉搏细数、血压低。

3.不孕

无排卵性功能失调性子宫出血患者小卵泡可发育，但无卵泡成熟和排卵；排卵性功能失调性子宫出血患者黄体期孕激素分泌不足或黄体过早衰退，以致患者不易受孕。

4.盆腔炎

功能失调性子宫出血患者出血时间过长，容易并发盆腔感染，而致盆腔炎。

三、辅助检查

（一）妊娠试验

有性生活者应行妊娠试验，排除妊娠及妊娠相关疾病。

（二）血液学检查

包括血常规、凝血功能、血清铁蛋白检查，必要时需行骨髓穿刺检查，排除血液系统疾病。轻度贫血者，血红蛋白 91～110 g/L；中度贫血者，血红蛋白 61～90 g/L；重度贫血者，血红蛋白＜60 g/L。感染者，白细胞＞10.0×10^9/L。

（三）激素测定

青春期无排卵性功能失调性子宫出血患者血中 FSH、LH 水平可稍低，血雌二醇（E_2）水平偏低或正常。绝经期无排卵性功能失调性子宫出血患者血 FSH、LH 可正常或稍高，血 E_2 水平可正常或稍高，血睾酮（T）水平可正常或略高。排卵性功能失调性子宫出血在 BBT 上升后第 7 天血中孕酮(P)水平偏低。测定血清催乳素水平及甲状腺功能排除其他内分泌疾病。

（四）B 超检查

无排卵性功能失调性子宫出血可见小卵泡可发育，但无卵泡成熟及排卵；有排卵性功能失调性子宫出血有卵泡发育，卵泡或成熟或不成熟，均有排卵。

（五）基础体温测定

无排卵性功能失调性子宫出血患者基础体温呈单相型曲线，提示无排卵；黄体功能不足的排卵性功能失调性子宫出血患者基础体温呈双相型者提示有排卵，但高温相持续小于 11 天；子宫内膜不规则脱落的排卵性功能失调性子宫出血患者基础体温高温相下降缓慢。

（六）阴道细胞学检查

无排卵性功能失调性子宫出血表现为中、高度雌激素影响。

（七）宫颈黏液结晶检查

无排卵性功能失调性子宫出血仅有羊齿植物状结晶，尤其是经前出现羊齿植物状结晶。有排卵性功能失调性子宫出血经后为羊齿植物状结晶，排卵后及经前可见椭圆形结晶。

（八）诊断性刮宫

可了解子宫内膜有无病变，同时也可起到止血作用。年龄＞35 岁，药物治疗无效或存在子宫内膜癌高危因素的异常子宫出血患者，应行诊断性刮宫，明确子宫内膜病变。不规则阴道流血或大量阴道出血时可随时行诊断性刮宫，诊断性刮宫时必须搔刮整个宫腔，尤其是两个宫角，并注意宫腔形态、大小，宫壁是否平滑，刮出物性质和数量。疑有子宫内膜癌时行分段诊断性刮宫。

（九）子宫内膜活检

为了解卵巢排卵情况及黄体功能，应在经前期或月经来潮 6 小时内刮宫；若怀疑子宫内膜脱落不全，则应在月经来潮第 5 天刮宫。

无排卵性功能失调性子宫出血子宫内膜的病理改变如下。

1.增殖期子宫内膜

见于月经周期后半期甚至月经来潮后，提示未排卵。

2.子宫内膜增生症

(1)单纯性增生(旧称腺囊型增生)。

(2)复杂性增生(旧称腺瘤型增生)。

(3)不典型增生：为癌前期病变。癌变率为10%～15%，已不属于功能失调性子宫出血范畴。

3.萎缩型子宫内膜

萎缩型子宫内膜见于绝经期。

有排卵性功能失调性子宫出血子宫内膜的病理改变：有排卵而黄体不健者分泌期子宫内膜落后于正常内膜2天以上，有排卵而黄体萎缩不全者月经来潮第5天子宫内膜仍有分泌相。

(十)宫腔镜检查

宫腔镜检查可提高宫腔病变如子宫内膜息肉、子宫黏膜下肌瘤、子宫内膜癌的诊断率。

(十一)腹腔镜检查

用以排除盆腔内器质性病变。

四、诊断

功能失调性子宫出血的诊断应采用排除法。主要依据病史、体格检查及辅助检查做出诊断。

(一)病史

详细询问患者的年龄、月经史、婚育史、避孕措施、激素类药物使用史，是否受环境和气候变化、精神紧张、劳累过度等因素的影响，或存在营养不良、代谢紊乱等因素。了解子宫出血的经过，如发病的时间，目前出血情况，出血前有无停经史及以往治疗经过(尤应注意以往内分泌治疗的情况)，特别注意过去有无月经过多、月经频发、子宫不规则出血等病史。

(二)症状

1.无排卵性功能失调性子宫出血月经表现

(1)月经过多：周期规则，但经量过多(>80 mL)或经期延长(>7天)。

(2)月经过频：周期规则，但短于21天。

(3)子宫不规则过多出血：周期不规则，经期延长，经量过多。

(4)子宫不规则出血：周期不规则，经期延长而经量正常。

2.排卵性功能失调性子宫出血的月经表现

主要为月经周期缩短，有时月经周期虽在正常范围内，但卵泡期延长，黄体期缩短，以致患者不易受孕或在孕早期流产。或表现为月经周期正常，但经期延长，长达9～10天，且出血量多。

(三)体格检查

1.一般情况

应注意患者的精神、营养、发育状况，有无贫血及其程度，第二性征、乳房的发育及毛发分布，有无泌乳等。

2.妇科检查

子宫大小多属正常。

(四)辅助检查

1.诊断性刮宫

结果显示分泌反应至少落后2天者,提示有黄体功能不足可能;在月经周期的第5~6天行诊断性刮宫,显示子宫内膜仍呈分泌期反应,且与出血期及增生期内膜并存,提示有子宫内膜不规则脱落可能。

2.B超检查

了解子宫大小、形状、子宫内膜厚度,宫腔内有无赘生物及血块等,有助于排除其他疾病;动态观察卵泡发育、优势卵泡大小及排卵情况。

3.宫腔镜检查

可在宫腔镜直视下选择病变区进行活检,有助于诊断子宫内膜息肉、子宫黏膜下肌瘤及子宫内膜癌等宫腔内病变。

4.凝血功能测定

通过血小板计数,出、凝血时间,凝血酶原时间等了解凝血功能。

5.血红细胞计数及血红蛋白

了解贫血情况。

6.BBT测定

无排卵性功能失调性子宫出血BBT呈单相型,黄体功能不足者BBT呈双相型,但黄体期不足11天;子宫内膜不规则脱落者BBT呈双相改变,但下降缓慢。

7.宫颈黏液检查

经前宫颈黏液见羊齿植物状结晶,提示有雌激素作用但无排卵,见成排出现的椭圆体,提示有排卵。

8.阴道脱落细胞涂片检查

一般表现为中、高度雌激素影响。

9.女性生殖内分泌激素测定

血清孕酮为卵泡期低水平则提示无排卵;雌二醇可反映体内雌激素水平;催乳素及甲状腺激素有助排除其他内分泌疾病;高雄激素应考虑多囊卵巢综合征。

五、鉴别诊断

必须排除由生殖器官病变或全身性疾病所引起的子宫出血,应注意与下列疾病相鉴别。

(一)病理妊娠或妊娠并发症

如流产、异位妊娠、滋养细胞疾病、产后子宫复旧不全、胎盘残留等,可通过HCG测定、B超检查及诊断性刮宫等协助鉴别。

(二)生殖道感染

如急性或慢性子宫内膜炎、子宫肌炎等,妇科检查可有带下增多,或子宫附件压痛。

(三)生殖道肿瘤

如子宫内膜癌、子宫肌瘤、卵巢肿瘤等,通过B超或诊断性刮宫可鉴别。宫颈病变可通过妇科检查结合宫颈细胞学检查、宫颈活检等鉴别。

(四)全身性疾病

血液病通过血液及骨髓检查可诊断;肝功能损害可通过B超及肝功能检查协助鉴别。甲状腺功能亢进或低下可通过检测甲状腺协助鉴别。

（五）性激素类药物使用不规范

含孕激素的避孕器，如节育器、阴道环、皮下埋置剂，由于持续释放低剂量孕激素，可使子宫内膜不规则脱落，表现为阴道不规则出血。

（六）生殖道损伤

妇科检查可诊断。

六、治疗

功能失调性子宫出血的治疗应根据出血的缓急之势、出血时间的久暂、患者的年龄及体质情况等决定治疗方案。功能失调性子宫出血的一线治疗是药物治疗。出血期首先是止血，出血时间长者注意预防感染。根据青春期、育龄期、绝经期等不同阶段的特点，治疗目的之差异，进行个体化治疗。青春期和生育年龄无排卵性功能失调性子宫出血以止血、调整周期、促排卵为主；绝经过渡期功能失调性子宫出血以止血、调整周期、减少经量，防止子宫内膜病变为治疗原则。

出血期的治疗原则是急则治其标，缓则治其本，急缓指出血之势而言。对于异常出血，应首先止血；非出血期的治疗，应调整月经周期至正常，或止血固冲。应结合病史，根据阴道出血期、量、色、质的变化及其全身证候辨明寒、热、虚、实；同时结合兼证及体质状况、舌脉特点，辨其病在何经何脏，或在气在血；患者的不同年龄阶段亦是功能失调性子宫出血辨证施治时的重要参考。血止后固本善后，即恢复正常的月经周期是治疗的关键，月经的调节是肾气-天癸-冲任-胞宫协调作用的结果。根据中医的基本理论辨证调经，采用中医药周期疗法，以恢复正常的月经周期。

（一）辨证论治

1.治崩三法

根据病情三法可单独使用，也可相兼使用。

（1）塞流：即止血。暴崩之际，急当止血防脱，首选补气摄血法。或大补元气，摄血固脱，或回阳救逆，固脱止血。血势不减者，宜输血救急。血势渐缓应按不同证型塞流与澄源齐头并进，采用健脾益气止血，或养阴清热止血，或养血化瘀止血治法。出血暂停或已止，则谨守病机，行澄源结合复旧之法。

（2）澄源：即正本清源，根据不同证型辨证论治。切忌不问缘由，概投寒凉或温补之剂，专事止涩，致犯“虚虚实实”之戒。

（3）复旧：即固本善后，调理恢复。但复旧并非全在补血，而应及时地调补肝肾、补益心脾以资血之源，安血之室，调经固本。视其病势，于善后方中寓治本之法。调经治本，其本在肾，故总宜填补肾精，补益肾气，固冲调经，使本固血充，则周期可望恢复正常。

2.无排卵性功能失调性子宫出血治疗

（1）肾阳虚。①证候特点：经血非时而下，淋漓不断，色淡质稀；面色晦暗，腰膝无力，畏寒肢冷，小便清长，水肿，眼眶黯，五更泄泻，精神萎靡，性欲减退；舌淡黯，苔白滑，脉沉迟无力或弱。②治法：温肾固冲，止血调经。③推荐方剂：右归丸，止血加赤石脂、补骨脂、炮姜、艾叶。④组成：鹿角胶（烊化）15 g，制附子 9 g，肉桂（冲服）6 g，杜仲 15 g，枸杞子 10 g，菟丝子15 g，熟地黄 15 g，山茱萸 12 g，山药 10 g，当归 10 g，赤石脂 10 g，补骨脂 10 g，炮姜 9 g，艾叶10 g。水煎服，每日 1 剂。⑤随症加减：出血量多、色淡、无块者，加党参 20 g、黄芪 20 g、菟丝子 15 g 以温肾止血。

（2）肾阴虚。①证候特点：经血非时而下，量少淋漓或量多，色鲜红，质稍稠；头晕耳鸣，腰膝酸软，口干舌燥，尿黄便干，五心烦热，失眠健忘；舌质红，少苔，脉细数。②治法：滋肾益阴，固冲止血。③推荐方剂：左归丸合二至丸。④组成：熟地黄 15 g，鹿角胶（烊化）10 g，龟甲胶（烊化）10 g，枸杞子 10 g，山茱萸 10 g，菟丝子12 g，怀山药 10 g，牛膝 10 g，女贞子 10 g，墨旱莲 10 g。水煎服，每日 1 剂。⑤随症加减：出血量多加仙鹤草 15 g、乌贼骨 15 g 以固涩止血；出血淋漓不断加生蒲黄（包煎）15 g、生三七粉（冲服）3 g 以化瘀止血。

(3)脾虚。①证候特点：经血非时而下，量多，色淡，质清稀，暴崩之后，经血淋漓；面色苍白，精神萎靡，气短乏力，语音低微，小腹空坠，食欲缺乏；面浮肢肿，手足不温，便溏；舌淡体胖，边有齿痕，苔薄白，脉缓弱。②治法：补气健脾，摄血固冲。③推荐方剂：固本止崩汤去当归，加五倍子、海螵蛸、煅龙骨、煅牡蛎。④组成：党参 15 g，白术 15 g，黄芪 15 g，熟地黄 10 g，炮姜 6 g，五倍子 10 g，海螵蛸 10 g，煅龙骨（先煎）15 g，煅牡蛎（先煎）15 g。水煎服，每日 1 剂。⑤随症加减：兼血虚者，加制首乌 20 g、白芍 15 g 以养血止血；心悸失眠者，加酸枣仁 15 g、五味子 10 g 以宁心安神。

(4)虚热。①证候特点：经血非时而下，量少淋漓，或量多势急，色鲜红而质稠；伴见心烦失眠，面颊潮红，咽干口燥，潮热汗出，小便黄少，大便燥结；舌红，少苔，脉细数。②治法：养阴清热，固冲止血。③推荐方剂：保阴煎加阿胶、海螵蛸、仙鹤草、藕节。④组成：生地黄 12 g，熟地黄 12 g，白芍 10 g，山药 10 g，续断 10 g，黄柏 9 g，黄芩 9 g，甘草 5 g，阿胶（烊化）10 g，海螵蛸 10 g，仙鹤草 15 g，藕节 10 g。水煎服，每日 1 剂。⑤随症加减：心烦、失眠少寐，加柏子仁 15 g、酸枣仁 15 g、夜交藤 20 g 以养心安神，或加龟甲（先煎）20 g、生牡蛎（先煎）20 g、生龙骨（先煎）20 g 以重镇安神。

(5)实热。①证候特点：经血非时而下，量多如崩，或淋漓不断，色深红，质稠，有血块；口渴烦热，小腹或少腹疼痛，腹部拒按，面红目赤，渴喜冷饮，口苦咽干，小便黄或大便干结；舌红，苔黄，脉滑数。②治法：清热凉血，固冲止血。③推荐方剂：清热固经汤。④组成：黄芩 10 g，栀子 10 g，生地黄 15 g，地骨皮 12 g，地榆 10 g，藕节 10 g，阿胶（烊化）10 g，龟甲（先煎）15 g，生牡蛎（先煎）15 g，棕榈炭 10 g。水煎服，每日 1 剂。⑤随症加减：热瘀互结，见腹痛有块，去棕炭、牡蛎，加益母草 20 g、枳壳 10 g、生三七粉（冲服）3 g以加强活血化瘀，加夏枯草 10 g 以清热。

(6)血瘀。①证候特点：经乱无期，量时多时少，时出时止，经行不畅，色紫暗有块，质稠，小腹疼痛拒按，或痛经；舌质紫暗，有瘀点、瘀斑，苔薄白，脉涩。②治法：活血化瘀，固冲止血。③推荐方剂：逐瘀止血汤。④组成：大黄 10 g，生地黄 10 g，当归 10 g，赤芍 15 g，牡丹皮 12 g，枳壳 12 g，龟甲（先煎）15 g，桃仁 12 g。水煎服，每日 1 剂。

3.排卵性功能失调性子宫出血治疗

(1)肾气虚。①证候特点：月经先期，经期延长，量少，色淡暗，质稀；伴面色晦暗，腰膝酸软，性欲减退，夜尿频数；舌淡暗，苔薄白，脉沉细无力。②治法：补肾益气，固冲止血。③推荐方剂：归肾丸。④组成：熟地黄 15 g，山药 12 g，山茱萸 12 g，枸杞子 12 g，当归 10 g，茯苓 10 g，菟丝子 15 g，杜仲 15 g。水煎服，每日 1 剂。⑤随症加减：出血量多，加党参 20 g、黄芪 20 g、白术 15 g 以补后天以益先天，补益肾气。

(2)脾虚。①证候特点：月经先期，经期延长，淋漓不断，量多，色淡，质稀；面色苍白，精神萎靡，神疲肢倦，气短懒言，小腹空坠，食少纳呆，便溏；舌淡胖，边有齿痕，苔薄白，脉细弱或缓弱。②治法：补气健脾，摄血固冲。③推荐方剂：固本止崩汤去当归，加五倍子、海螵蛸、龙骨、牡蛎。④组成：党参 15 g，白术 15 g，黄芪 15 g，熟地黄 10 g，炮姜 6 g，五倍子 10 g，海螵蛸 10 g，煅龙骨

(先煎)15 g,煅牡蛎(先煎)15 g。水煎服,每日 1 剂。⑤随症加减:出血量多、色淡、无块,加补骨脂 15 g、赤石脂 15 g、仙鹤草 15 g 以固涩止血。

(3)阴虚血热。①证候特点:月经先期,经期延长,量少,色鲜红,质稠;面颊潮红,五心烦热,潮热盗汗,心烦失眠,咽干口燥,小便黄少,大便燥结;舌红有裂纹,少苔,脉细数。②治法:养阴清热,固冲止血。③推荐方剂:两地汤合二至丸。④组成:生地黄 15 g,地骨皮 12 g,玄参 12 g,麦冬 10 g,阿胶(烊化)10 g,白芍 10 g,女贞子10 g,墨旱莲 10 g。水煎服,每日 1 剂。⑤随症加减:兼有瘀血,症见小腹疼痛,经行不畅,色暗有块等,加炒蒲黄(包煎)15 g、炒灵脂10 g、丹参 10 g、赤芍 10 g 以活血化瘀止血。

(4)阳盛血热。①证候特点:月经先期,经期延长,量多,色深红,质黏稠;面红颧赤,口渴欲饮,小便短赤,大便干结;舌红,苔黄,脉滑数。②治法:清热凉血,固冲止血。③推荐方剂:清热固经汤。④组成:黄芩 10 g,栀子 10 g,生地黄 15 g,地骨皮 12 g,地榆 10 g,藕节 10 g,阿胶 10 g(烊化),龟甲(先煎)15 g,生牡蛎(先煎)15 g,棕榈炭 10 g。水煎服,每日 1 剂。⑤随症加减:血热伤阴者,加墨旱莲 15 g、玄参 10 g 以清热养阴;郁热互结者,加牡丹皮 15 g、赤芍15 g以凉血化瘀。

(5)肝郁血热。①证候特点:月经先期,经期延长,量或多或少,经行不畅,经色深红,质稠有块;烦躁易怒,小腹胀痛,口苦咽干,胁肋胀痛,小便黄,大便干结;舌红,苔薄黄,脉弦数。②治法:疏肝清热,凉血固冲。③推荐方剂:丹栀逍遥散。④组成:当归 10 g,白芍 10 g,柴胡 10 g,薄荷 6 g,白术 10 g,茯苓 15 g,炮姜 6 g,炙甘草5 g,牡丹皮 15 g,焦栀子 10 g。水煎服,每日 1 剂。⑤随症加减:出血量多者,加地榆 15 g、贯众 15 g 以清热凉血止血。

(6)血瘀。①证候特点:经血非时而下,量或多或少,时下时止,或淋漓不净,血色紫暗有块;质稠,小腹疼痛拒按,或痛经;舌质紫暗,舌有瘀点、瘀斑,苔薄白,脉涩。②治法:活血化瘀,固冲止血。③推荐方剂:逐瘀止血汤。④组成:大黄 10 g,生地黄 10 g,当归 10 g,赤芍 15 g,牡丹皮 12 g,枳壳 12 g,龟甲(先煎)15 g,桃仁 12 g。水煎服,每日 1 剂。⑤随症加减:瘀久化热,口干苦,血色红,量多,加黄芩 10 g、地榆 15 g、夏枯草 10 g 以清热凉血止血。

(7)湿热。①证候特点:经期延长或淋漓不断,或经间期出血,质黏稠;小腹疼痛,胸脘满闷,白带色黄秽臭,质黏稠;舌红,苔黄腻,脉滑。②治法:清热利湿,凉血止血。③推荐方剂:清肝止淋汤加减。④组成:牡丹皮 12 g,黄柏 10 g,当归 10 g,白芍 10 g,地黄 10 g,黑豆 10 g,香附 9 g,牛膝 12 g,阿胶(烊化)10 g,大枣 6 g。水煎服,每日 1 剂。⑤随症加减:湿重,加薏苡仁 20 g、泽泻 10 g 以利湿化浊;热重,加黄芩 10 g、大小蓟各 15 g、椿根皮 10 g 清湿热、凉血止血。

(二)中成药治疗

1.出血期用药

(1)益宫宁血口服液:补气养阴,固肾止血。适用于功能失调性子宫出血气阴两虚证。每次 20 mL,每日 3 次。

(2)益母草流浸膏:活血调经。适用于血瘀之崩漏、经血淋漓不尽等。每次 5～10 mL,每日 3 次。

(3)云南白药:有止血、抗炎、兴奋子宫等作用。适用于功能失调性子宫出血证属血热实证或气血瘀滞者。散剂,口服每次 0.2～0.3 g,每次不超过 0.5 g,4 小时服 1 次,可视出血情况连服多次。胶囊剂,口服每次 0.25～0.5 g,每日 4 次。

(4)紫地宁血散:清热凉血,收敛止血。适用于功能失调性子宫出血血热证。每次 8 g,每日 3～4 次,凉开水或温水调服。

(5)宫宁颗粒:化瘀清热,止血固经。适用于瘀热证所致的月经过多、经期延长,或宫内节育器引起出血不良反应见上述证候者。温开水冲服。每次1袋,每日3次,饭后服用。用于经期过长、月经过多,于月经来潮前1～3天开始服用,服用5～7天有效者服用3个月经周期可防止复发。

(6)归芪益气养血口服液:益气养血,调补肝肾。适用于气血虚弱,肝肾不足所致的月经量多,经期延长,经行小腹隐痛。口服,每次10～20 mL,每日2次。糖尿病患者慎用,孕妇禁用。

(7)妇康宁片:调经养血,理气止痛。适用于气滞血瘀崩漏等。每次4片,每日2～3次。

2.非出血期用药

(1)紫河车胶囊:温肾补精,益气养血。适用于功能失调性子宫出血所致的肾精不足,或虚劳消瘦,骨蒸盗汗,咳嗽气喘,食少气短。温黄酒或温开水送服,每次15粒,每日2次。

(2)鹿胎膏:补气养血,调经散寒。适用于气血不足,虚弱消瘦,月经不调,行经腹痛,寒湿带下。口服,每次10 g,每日2次,温黄酒或温开水送下。孕妇忌服。

(3)复方阿胶浆:补气养血。适用于功能失调性子宫出血所致的气血两虚,头晕目眩,心悸失眠,食欲缺乏及白细胞减少症和贫血。每次20 mL,每日3次。

(4)定坤丹:滋补气血,调经舒郁。适用于功能失调性子宫出血气血两虚兼有郁滞者。大蜜丸9 g,每次半丸至1丸,每日2次。

(5)四物合剂:养血调经。适用于血虚所致的面色萎黄、头晕眼花、心悸气短及月经不调。口服,每次10～15 mL,每日3次。

(6)乌鸡白凤口服液:补气养血,调经止带。适用于功能失调性子宫出血气血两虚型。每次10 mL,每日2次。

(7)生脉饮:益气复脉,养阴生津。适用于功能失调性子宫出血气阴两伤型。实证、实热之邪未尽及表证未解者禁用。每次10 mL,每日3次。

(8)归脾丸:益气健脾,养血安神。适用于心脾气虚型功能失调性子宫出血出血期,或用于止血后调理。水蜜丸,每次6 g,每日3次。大蜜丸9 g,每次1丸,每日3次。

(三)外治

1.针灸

(1)体针取穴:关元,隐白,足三里,三阴交。操作方法:用毫针针刺上述穴位,针用平补平泻手法,留针30分钟;隐白穴用温针灸,灸2壮。每日1次,10次为1个疗程,疗程间休息3天。

(2)腹针:针刺冲脉配关元,取关元、气海旁开5分,左右各取一点。常规消毒后,取0.4 mm×75 mm的毫针,垂直快速刺入皮肤后,缓缓进针,根据患者胖瘦不同进针1.5～2.5寸,当患者出现强烈针感后停止进针,不提插,禁乱捣,可轻微小幅度捻转或弹针以加强刺激。要求针感下传至整个下腹部,有时向会阴部放散,甚至双侧腰骶部出现酸麻胀痛感。强烈时感觉整个下腹部、双侧腰部、骶和会阴部有明显抽搐感。出现此种现象后立即停止进针,留针30～40分钟,可获最佳效果。每日1次,7次为1个疗程。

(3)经外奇穴:针刺"断红"穴,"断红"穴是经外奇穴,位于手指第2、3掌指关节间前1寸,相当于八邪穴之上都穴。患者取仰卧位或坐位,两手掌面向下,自然半屈状态,常规消毒后,取3.5寸毫针,沿掌骨水平方向刺入皮肤后,缓慢进针1.5～2寸,平补平泻法,使针感向上传导,上升至肩部为好,出现强烈针感后,停止进针,留针20～25分钟。每日2次。

(4)耳针。①取穴:子宫、卵巢、内分泌、肝、肾、神门。②操作:每次选用3～4个穴,每日或隔天1次，中等刺激，留针30～60分钟，也可耳穴埋针。

(5)艾灸。①艾灸隐白穴：把艾条做成米粒大小圆锥形6炷，分别置于两足隐白，点燃，待快燃尽时用拇指按压艾炷，每日3～4次。待出血停止后可再继续灸1～2天。②艾灸百会、隐白、关元、八髎：崩者在针刺完毕后用艾条悬灸百会、隐白、关元各30分钟；对于漏者必用重灸法，在灸百会、隐白、关元的基础上重灸八髎，即用5根艾条捆在一起重灸八髎，以局部皮肤充血起红晕、小腹有温热感为度。每日1次，至血止。

2.穴位注射

(1)断红穴：患者取坐位或平卧位，双手半握拳，取断红穴注射。断红穴位于2、3掌骨间，指端下1寸。先针后灸，有减少血量的作用。取0.5～2 mL酚磺乙胺1支，用5 mL 6号针注射器抽取酚磺乙胺1 mL，常规消毒后刺入穴位，待针下有酸、麻、胀等得气感后，回抽无血后将药液注入，每穴0.5 mL。一般在注射2小时后流血量明显减少或停止，个别患者至次日方见效。一般1次即可，流血量较多、注射1次后血不止者，次日再注射1次。

(2)常规穴位：子宫(耳穴)、内分泌(耳穴)、关元、肾俞(双侧)、三阴交。随症加减：实热加血海、水泉；阴虚加内关、太溪；气虚加脾俞、足三里；虚脱加百会、气海。药物：酚磺乙胺注射液、参麦注射液。方法：用10 mL注射器，5号半注射针头，抽取酚磺乙胺注射液4 mL，参麦注射液4 mL，共得复合注射液8 mL。在常规穴位局部消毒后，子宫(双侧)各注射0.1 mL，内分泌(双侧)各注射0.1 mL，三阴交穴各注射0.3 mL，关元穴注射1 mL，肾俞(双侧)各注射3 mL，每日1次，15次为1个疗程，共4个疗程。

3.耳穴压豆

(1)主穴：子宫、卵巢、脑、肝、脾、肾。配穴：内分泌，膈穴。

(2)方法：选光滑饱满的王不留行贴在0.5 cm×0.5 cm的胶布中心，用血管钳送至耳穴，贴紧后加压力，以患者感到酸、麻、胀痛或发热或躯体有经络传感为度。两耳轮隔天交换治疗1次。嘱患者每日饭后、睡前、起床后自行按压所贴穴位1次，按压15分钟左右，10次为1个疗程。

4.穴位敷贴

(1)取穴：耳穴子宫、卵巢、输卵管、盆腔、皮质下、内分泌、肾上腺、神门、脑干、肝、脾、胃、肾。

(2)方法：将王不留行籽用胶布贴压于上述耳穴，每次按压3～5分钟，每日3～4次，出血重者，隔天换药，换药3～5次后改为每周1次，双耳交替，连续1～4周有效。

七、难点与对策

功能失调性子宫出血是妇科常见病，可发生于任何年龄；因其出血量多势猛而有时被视为急症；同时因其止血困难和月经周期的恢复困难，为难治病。针对上述情况提出以下难点与对策。

(一)有效地止血

1.因病、因证、因人而异

功能失调性子宫出血临床表现不一，有血崩，有漏下，有时甚至长年累月出血不止。目前功能失调性子宫出血的病因认识仍以虚、热、瘀三说为主，难以快速奏效的原因在于三者可单一致病，也可多重病因复合致病，又可互为因果致病，故本病反复难愈。如何快速有效地止血，必须考虑病因、病症及患者的年龄、体质状况。

对于全身症状不明显的功能失调性子宫出血患者，可根据功能失调性子宫出血虚、热、瘀的基本病因病机进行治疗。对出血量、多势急，且患者整体状况不佳，甚至虚脱者，治疗重在固气固摄、升提止血；对出血淋漓日久者，治疗重在养血止血、化瘀止血。在整个治疗过程中，注意“塞流、澄源、复旧”止血三法灵活应用。或紧急塞流止血，或塞流澄源止血，或澄源复旧止血。

对于青春期功能失调性子宫出血患者，主要是肾气不充，因此当以补肾益气为主。对于更年期功能失调性子宫出血，肾气亏虚兼夹血瘀多见，应以补肾化瘀止血为主。体质壮实者，可去瘀生新以止血；体质虚弱者，应调补冲任，补气养血以止血。

2.多种手段联合应用

(1)充分利用阴道B超：可排除生殖器官的器质性病变引起的出血，同时了解子宫内膜的消长变化，结合内膜变化情况，灵活选用不同止血方法。如果内膜较厚，大于12 mm，单纯止血药物难以完全奏效，可酌加活血药物，促进内膜脱落，去瘀生新，活血以止血；如果内膜较薄，可结合病因病机，或益气止血，或凉血止血，或收摄止血。

(2)适当介入宫腔镜检查和诊断性刮宫术：对原因不明的反复出血，如果子宫内膜不均质，且较厚时，应尽早行诊断性刮宫术，可使子宫内膜在短时间内全部脱落，减少了出血量并缩短了出血时间，同时明确出血原因，以制定下一步治疗方案。必要时合理选用激素治疗。

(二)调周与促排

针对育龄期无排卵性功能失调性子宫出血患者应积极调整周期，有生育要求患者应积极采用促排卵治疗。

1.调周

针对经后期、经间期、经前期、月经期四个不同的时期，肾阴阳和气血的变化，结合西医的性腺轴中卵泡发育的不同阶段，以补肾为根本，采用益肾补血-补肾活血-益肾固冲任-活血调经的方法调整脏腑气血阴阳的动态平衡，以期恢复肾-天癸-冲任-胞宫生殖轴的功能。

(1)经后期：是新月经周期的开始，此期经水适静，血海空虚，奠定阴精基础是经后期的重点。治宜滋肾养血，调理冲任，促进卵泡发育。

(2)经间期：此期血海由虚复盛，阴升阳动，是重阴必阳的转换时期，因而促进阴阳转化为经间期的治疗重点。治宜理气活血兼滋肾助阳，以促排卵。

(3)经前期：随时间推移冲任气血已由经后期溢而暂虚，过渡到阴血渐充，阳气内动，阴升阳长。至此期阳长阴消，冲任气血盛，应为阳气活动的旺盛时期。其中阳长是主要的，阴消是次要的，阳气旺盛与否关系到月经周期的进一步演变。阳长不及或阳气不足，测量基础体温可见缓慢上升，或高相偏低、偏短、不稳定等情形，此时治疗目的为要延长高温期，故以补阳为主，阴中求阳助冲任气血旺盛为治疗重点。治宜温补肾阳，引血下行。

(4)月经期：月经来潮标志着本次月经的结束，新的周期的开始，此期的经水排泄实际上是阳气下泄让位于阴，故因势利导以通为主是行经期的治疗特点。治宜活血调经，使胞宫排血通畅，冲任经脉气血顺和，除旧布新，为新月经周期奠定基础。

调周法临床使用时，应测量基础体温、B超监测排卵等，通过西医检查优势，掌握微观的深层次资料，有助于了解月经周期中不同时期的变化特点，中西医各取所长，宏观与微观的结合，才能不断提高调周法疗效。

2.促排

无排卵性功能失调性子宫出血止血后，对于有生育要求患者，可进行促排卵治疗。中医促排卵需辨证，根据肾藏精，主生殖等理论，多数医家认为主要应该从肾论治促排卵。如罗元恺教授主张温肾为主而兼滋阴以促排卵，认为无排卵者，多属肾阳虚为主而兼肾阴不足，治以温肾为主而兼滋阴，于经净后服促排卵汤以促其排卵。促排卵汤基本组成：菟丝子 20 g，枸杞子 20 g，淫羊藿 10 g，制巴戟15 g，党参20 g，熟地黄 15 g，当归 10 g，制附子（先煎）6 g，炙甘草 6 g。于月经来潮第 5 天开始连续服 14 剂左右，每日 1 剂，每日 2 次，一个月经周期为 1 个疗程，共服用 3 个疗程。

夏桂成教授认为，经间排卵期，除了活血通络、补肾燮理阴阳以促排卵，以及处理常见的五大干扰因素（五大兼证）即痰、湿、气、血、寒五者之外，重要的是处理经间排卵期的三大矛盾，即动与静、升与降、泻与藏之间的矛盾。其主张在偏重补阴的基础上适量加用补阳之品，补肾助阳，佐调气血，主要以补肾促排卵汤为基础加减来治疗。补肾促排卵汤药方：怀山药、山茱萸、熟地黄、炒牡丹皮、茯苓、赤白芍、丹参、川续断、菟丝子、鹿角片（先煎）各 10 g，五灵脂（包煎）12 g，红花 6 g，或加川芎 6 g，荆芥 5 g。经间排卵期服，每日 1 剂，3 数律者连服 3 天，5 数律者连服 5 天，7 数律者连服7 天。鉴于排卵在入夜时间，因此要求夜间服药，一般于晚饭后 30 分钟及临睡时服药为佳。

单纯中药促排卵效果不理想时，可适当使用西药促排卵治疗。西药促排卵需严格掌握禁忌证，规范使用促排卵药物。

（三）改善有排卵性功能失调性子宫出血的黄体功能

中医认为肾虚为黄体不健的根本原因，但对是偏肾阳虚还是肾阴虚，仍有争议，夏桂成等教授研究认为黄体不健的中医辨证主要为肾阳虚肝郁证，张玉珍教授继承罗元恺教授的学术思想，在多年的临床实践中注意到黄体不健患者常有五心烦热、咽燥口干、舌红少苔、脉细数等阴虚见证，因此，主张本病的中医辨证主要为肾阴虚肝郁证，予罗氏调经种子丸（由酒洗菟丝子、酒洗当归、酒炒白芍、北柴胡等药物组成）治疗。于卵泡期开始服药，针对黄体不健的病因病机，调整患者已紊乱的“肾气-天癸-冲任-胞宫”轴，以恢复女性机体中阴阳的动态平衡。

西医认为有排卵性功能失调性子宫出血主要表现以下 3 点：①FSH 缺乏，卵泡发育差，雌激素分泌不足，黄体功能不足；②LH 峰值不高，黄体发育不良；③下丘脑-垂体-卵巢轴功能紊乱，引起黄体萎缩不全，内膜持续不断有孕激素影响，不能完全脱落。

针对以上情况，可考虑：①枸橼酸氯米芬促排卵，应用枸橼酸氯米芬使 FSH 增高，黄体功能好转，孕激素分泌充足而不再点滴出血；②月经后半期加用黄体酮，共用 7～10 天，使子宫内膜分泌期发育良好而减少出血；③黄体萎缩不全者于黄体期加用黄体酮，抑制 LH 持续分泌并使子宫内膜发育良好，完全脱落，月经期不致延长。

八、经验与体会

（一）无排卵性功能失调性子宫出血的治疗

无排卵性功能失调性子宫出血的群体以青春期、围绝经期为多。青春期的下丘脑-垂体-卵巢轴功能发育尚不完善，围绝经期的卵巢功能逐渐衰竭，尽管二者均为无排卵，但二者卵巢功能的结局不同，因此治疗法则也不尽相同。

（1）对于青春期无排卵性功能失调性子宫出血的总体治疗为对症止血及调整下丘脑-垂体-卵巢轴功能为主，以恢复月经周期为治愈标志，中医治疗原则补肾是贯穿始终的治疗大法。

关于青春期功能失调性子宫出血的调周问题，目前有两种治疗认识，一是控制异常出血后，当积极调周，并且以建立排卵功能为治愈标准；二是认为治疗仅达到对症止血或建立月经周期，不强调有排卵，让患者生殖轴随着青春发育的进一步成熟，自行建立有排卵月经周期。第一种观点的目的是彻底治愈，防止复发，并为今后育龄期的生殖功能正常打下基础。第二种观点的目的是顺其自然，让有限的卵泡在育龄期生殖需要时排放，以免卵泡耗竭。卵巢的生殖功能持续时间有一定年限，青春期非生殖最佳年龄，从保全卵巢功能于生殖最佳年龄时处于活跃状态着想，让机体在自然状态下，而不是药物状态下恢复正常排卵功能有一定科学意义，相当于在最佳生育年龄前不动用储备始基卵，让卵巢处于半苏醒状态，但需要长期观察，如接近 18 周岁仍然为无排卵周期，则应积极唤醒卵巢功能。

卵巢功能与中医先天禀赋相关，先天肾气充足，则卵巢功能持续时间较长，排卵的年限相应也较长久，故多为自身便能先建立正常月经有排卵周期，反之，机体如在自身建立正常排卵周期时有障碍，属于先天禀赋不足，卵巢自排卵功能的年限相对较短，治疗时当根据患者的需要制定卵巢功能状态调节的长远计划。对于 18 岁以下，尤其是 11～13 岁月经刚初潮少女，在必要时可只调节为有正常周期月经，即让卵巢处于半休眠状态，而不强求一定恢复为有排卵月经。因此，对于青春期功能失调性子宫出血的治疗，需根据患者的禀赋情况进行判定，对于采取第二种治疗方法者，有必要进行临床远期随访。

(2)围绝经期无排卵性功能失调性子宫出血的治疗主要为对症止血，控制围绝经期伴随症状，帮助其平稳过渡至绝经期，无须维持正常月经周期。中医方面，健脾益气养血是主要的治疗方法。

(二)功能失调性子宫出血出血期的治疗

无论是排卵性功能失调性子宫出血还是无排卵性功能失调性子宫出血，对于出血期的治疗，应根据具体情况选择止血方式，止血治疗有三种体现方式：一是直接减少血量或止血；二是出血量先多，然后减少停止；三是逐渐延长不出血时间至正常周期，当视患者的具体情况而定。我们称为顺势治疗。

1.顺应月经周期

对于功能失调性子宫出血出血期的治疗，首先应准确判断当以止塞为主或当以通下为主，对于病程短者，在接近既往正常月经周期时，当顺势以通下为主，目的是尽量不扰乱自身生殖轴内分泌功能，为日后调周打下基础，其余时间的出血则以塞流为主；对于病程长，反复阴道不规则流血者，注意寻找是否有每月一次出血明显增多的周期性变化，如有此变化，则尝试以出血量多时为月经周期，或通下或顺其自然，3～5 天后则以塞为主治疗。顺应月经周期治疗，是止血与调周的有序治疗。

2.顺应胞宫生理藏泻

胞宫生理是亦藏亦泻，藏泻有时。其泻表现为行经、分娩，其藏表现为蓄经、育胎。功能失调性子宫出血患者的胞宫功能则处于藏泻失调，在治疗中当分辨胞宫处于或藏、或泻、或正由泻向藏的功能转化、或正由藏向泻的功能转化。顺应胞宫的生理功能，即在胞宫当藏时运用补法，以固冲任；在胞宫当泻时运用泻法，以去瘀滞；在胞宫功能处于转化时，则注意补泻药物的配伍比例，当胞宫生理功能出现藏泻有度，则为痊愈。B 超检查结果可帮助医者正确判定无排卵功能失调性子宫出血患者出血期间胞宫所处的生理功能状态，合理使用止血方法，以获得较好的治疗效果。胞宫的生理功能当藏时，冲任气血处于相对不足状态，子宫内膜多呈线型、薄或不能测定出厚度，一般当功能失调性子宫出血患者子宫内膜厚度为 0.2～0.5 cm(双层)，可以补法为主治疗；胞宫的生理功能当泻时，冲任气血处于相对壅滞状态，子宫内膜较厚，一般当功能失调性子宫出血患者子宫内膜双层厚度达0.6～1.3 cm时，可以泻法为主治疗。塞流、澄源、复旧三法同用多适合于内膜较薄者。有时对崩漏的治疗首先以塞流单纯止血，如为暴流如注，当塞流止血顾本；有时又当区分出血的久暂、出血势头的急缓和量的多少、全身兼证舌脉等，将塞流、澄源同用，如出血时间较长，出血势缓，色暗有块，当以先化瘀止血为主，可配合B超检查以了解内膜厚度，内膜较厚者，即使无血块及全身瘀滞症状，仍属胞宫冲任气血瘀滞，可以化瘀行气之法助内膜剥脱止血；内膜较薄者，可补肾健脾助内膜增生修复以止血。在胞宫藏泻功能状态进行治疗的同时，仍当辨证加减用药。

九、转归预后

青春期以无排卵性功能失调性子宫出血多见，患者多数随年龄增长，性腺轴功能将会逐渐发育成熟，其间经过适当的治疗，最终可建立正常排卵的月经周期，少数患者病程长，药物治疗反应差则难以治愈，或易由某些诱因而复发。

对于育龄期无排卵性功能失调性子宫出血患者，治疗主要为对症止血、恢复或建立正常排卵周期；对于有生育要求者，必要时促排卵治疗，一般多能见效；对于严重的无排卵性功能失调性子宫出血，应注意饮食和激素的使用。过多食用饱和脂肪酸食物会刺激雌激素的过度分泌，同时晚婚、晚育、无正常婚育、哺乳期短、环境污染等多种因素，都往往使女性长期受到雌激素的影响。子宫内膜受到长期的雌激素刺激，有可能导致子宫内膜增生和子宫内膜癌的发病年龄提前。育龄期有排卵性功能失调性子宫出血多表现为经期延长或经间期出血，排除身体器质性病变后，多有自愈趋势，预后较好。

围绝经期功能失调性子宫出血病程相对较短，以止血及对症治疗，促进顺利绝经为主，疗效一般尚可，但该时期也是恶性病变的高发阶段，应加强监测，否则预后一般。

（温天桥）

第三节　卵巢早衰

卵巢早衰是指因卵巢功能过早衰竭致使女性40岁之前出现闭经，同时伴有低雌激素、高促性腺激素水平的一种疾病。中医学无卵巢早衰之名，与古籍记载的“月水先闭”“经水早断”最为相似。

一、病因病机

中医认为本病的发生与肾虚密切相关，累及肝、心、脾多脏。月经的形成有赖于肾。

据有关报道，卵巢早衰者占妇女总人群的1%～3.8%，原发性闭经占10%～28%，继发性闭经占4%～18%。卵巢早衰在40岁之前的发病率为1/100，30岁之前为1/1 000，20岁之前为1/10 000，发病率呈逐年上升的趋势。卵巢早衰病因复杂，治疗上相当棘手，严重影响了患者的身心健康。由于气、天癸、冲任、胞宫的生理功能相互协调，故卵巢早衰闭经多责之于肾气、天癸、冲任、胞宫的失衡。先天不足、后天失养是本病的病因；肾精匮乏、冲任虚衰是本病发病的基本病机；脾失健运、肝郁不疏是本病发病的促动因素。本病属虚实夹杂之证，虚为本，实为标，虚多实少。

本病的病因与病机不外乎虚实两端，属虚者责之于肾、肝、脾之虚损，精、气、血之不足，血海空虚，经血无源以泻；属实者多责之于气、血、寒、痰之瘀滞，胞脉不通，经血无路可行。

（一）肝肾阴虚

《傅青主女科·经水先后无定期第十七》中曰："经水出诸肾""经水早断，似乎肾水衰涸""肾气本虚，何能盈满而化经水外泄"。若先天禀赋不足，肾气未盛、久病及肾，或房事过度，或多产、坠胎、小产等耗竭精血，损伤及肾。肝肾同源，肾主藏精，肝藏血，若肝肾阴虚，导致冲任不能充养，不能化为经血，乃至经水渐少直至闭经。

（二）肾虚肝郁

《万氏妇人科》云："忧愁思虑，恼怒怨恨，气郁血滞，而经不行。"若精神刺激、长期工作生活压力较大，七情内伤、情志抑郁或其他脏腑病证长期不愈，影响了肝的疏泄功能，或肾的藏精功能，而致肝气郁滞，血行不畅，肾虚胞宫失养致经闭不行。

（三）脾肾阳虚

多由感受寒邪较重，或久病耗气损伤脾肾之阳气，或其他脏腑的亏虚，累及脾肾两脏等引起。脾虚阳气不足，冲任气血不充，血海不能满溢，遂致月经停闭。

（四）心肾不交

思虑过度，或者心情抑郁，心火亢盛，向下损耗肾水，肾失阴液濡养，或者过劳伤肾，引起心肾不交，肾精亏损，血海不能满溢，遂致月经停闭。

（五）肾虚血瘀

患者久病脏腑功能低下，精气血不能互化，冲任气血不足，虚瘀互结；或手术伤损经络经脉，不能传送脏腑化生之气血；或离经之血瘀滞冲任，损伤肾气，致肾虚血瘀，经血当至未至，胞宫新血不生，血海不能满溢，遂致月经停闭。

（六）气血两虚

《本草衍义·衍义总叙》曰："夫人之生以气血为本……思虑过当，多致劳损……女则月水先闭。"平素思虑过度，损伤心脾，或大病久病耗伤气血，冲任气血衰少而致闭经。

二、诊断

（一）病史

多数患者无明确诱因。少数可有家族遗传史，自身免疫性疾病引起的免疫性卵巢炎病史，幼时腮腺炎及结核、脑炎、盆腔器官感染史，盆腔放射、全身化疗、服用免疫抑制剂及生殖器官手术等医源性损伤史，吸烟酗酒、有毒有害物质接触史；或在发病前有突发的惊恐或持续不良的精神刺激史。

（二）症状

月经不规则是首要线索，患者一般是先出现月经周期延后、经期缩短、经量减少、不规则子宫出血，而后逐渐发展为闭经；少部分患者月经周期可正常，突然出现闭经；部分患者或可出现潮热等绝经过渡期症状。

（三）体格检查

妇科检查：生殖器官萎缩，阴道黏膜充血、皱襞消失。

（四）实验室检查

1.辅助检查

（1）生殖内分泌激素测定：间隔 1 个月持续 2 次以上 FSH≥40 IU/L，E_2≤73.2 pmoL/L。

(2)染色体检查：对于25岁以下闭经或第二性征发育不良者，可行染色体核型分析。25岁以上继发闭经者，很少有染色体核型异常。

(3)B型超声检查：子宫内膜菲薄或子宫及卵巢萎缩，卵巢中无卵泡。

2.诊断标准

具有以下3条则可以诊断：①40岁前闭经；②两次以上血清FSH≥40 IU/L；③E_2≤73.2 pmoL/L。

三、鉴别诊断

(一)高催乳素血症

临床表现是月经稀发、闭经及非哺乳期乳汁自溢。PRL≥25 μg/L。B型超声可见卵巢内有发育的卵泡。血清LH、FSH及TSH的水平均正常。

(二)多囊卵巢综合征

可出现月经稀发或闭经、不孕，临床以高雄激素血症、高胰岛素血症及代谢综合征表现为主，血清FSH水平在正常范围。常伴有肥胖、多毛、痤疮及黑棘皮症等。

(三)希恩综合征

产后大出血和休克持续时间过长导致垂体梗塞和坏死，引起低促性腺激素性闭经，同时伴有肾上腺皮质、甲状腺功能减退。临床表现为脱发、闭经、阴毛和腋毛脱落、低血压、畏寒、嗜睡、贫血、消瘦等症状。

(四)中枢神经-下丘脑性闭经

中枢神经-下丘脑性闭经包括精神应激性、神经性厌食、体重下降、剧烈体育运动、药物等引起的下丘脑分泌促性腺激素释放激素功能失调或抑制而导致的闭经。

(五)抵抗性卵巢综合征

又称卵巢不敏感综合征，亦属FSH升高之高促性腺闭经。镜下卵巢形态饱满，具有多数始基卵泡及初级卵泡，易与卵巢早衰相鉴别。

四、辨证论治

卵巢早衰以肾虚为本，常影响到心、肝、脾等脏腑，辨证注意有无水湿、痰浊、瘀血之类兼夹证。

(一)肝肾阴虚

(1)证候特点：月经周期延后，量少，色红，质稠，或闭经；五心烦热，烘热汗出，失眠多梦，阴户干涩、灼热痛，头晕耳鸣，腰膝酸软，两目干涩，视物昏花，舌红，少苔，脉弦细数或脉细数。

(2)治法：滋养肝肾、养血调经。

(3)方剂：左归丸。

(4)基本处方：熟地黄24 g，山药12 g，山萸肉12 g，菟丝子12 g，鹿角胶12 g，龟甲胶(烊服)12 g，枸杞子12 g，川牛膝9 g。每日1剂，水煎服。

(5)加减：若阳气偏亢而见头痛剧烈、夜睡不寐，加石决明12 g以平肝潜阳。

(二)肾虚肝郁

(1)证候特点：月经周期延后，量少，色黯，夹有血块或闭经；腰膝酸软，烘热汗出，精神抑郁，胸闷叹息，烦躁易怒；舌质淡黯，苔薄黄，脉弦细尺脉无力。

(2)治法：补肾疏肝、理气调经。

(3)方剂:二仙汤合并柴胡疏肝散加减。

(4)基本处方:淫羊藿 15 g,仙茅 10 g,巴戟天 15 g,当归 10 g,菟丝子 30 g,柴胡 10 g,枳壳 15 g,香附15 g,白芍 15 g,川芎 10 g,陈皮 10 g。每日 1 剂,水煎服。

(5)加减:潮热盗汗者,加糯稻根 20 g、浮小麦 20 g 以止汗、益气、除热;心悸明显者,加煅龙骨20 g(先煎)、煅牡蛎 20 g(先煎)以重镇降逆;失眠多梦者,加夜交藤 20 g、百合 12 g 以养心安神;腰痛甚者,加川续断 12 g、杜仲 12 g 以补肝肾、强筋骨。

(三)脾肾阳虚

(1)证候特点:月经周期延后,量少,色淡,质稀或闭经;腹中冷痛,面浮肢肿,畏寒肢冷,腰膝酸软,带下清冷,性欲淡漠,久泻久痢或五更泻;舌淡胖,边有齿印,苔白滑,脉沉迟无力或脉沉迟弱。

(2)治法:温肾健脾、养血调经。

(3)方剂:四逆汤合并当归补血汤加减。

(4)基本处方:熟附子 15 g(先煎),干姜 10 g,甘草 10 g,黄芪 30 g,当归 6 g,党参 20 g,茯苓 15 g,白术15 g。每日 1 剂,水煎服。

(5)加减:肾虚而见腰酸者,加淫羊藿 12 g、川续断 12 g 以温补肾阳;寒滞者,加桂枝 10 g、细辛 3 g 以辛温香窜、通阳祛瘀、温经通络。子宫发育不良者,加紫石英 10 g、紫河车粉 10 g 以养肾气、益精血。

(四)心肾不交

(1)证候特点:月经周期延后,量少,色红,质稠或闭经;心烦不寐,心悸怔忡,失眠健忘,头晕耳鸣,腰酸膝软,口燥咽干,五心烦热;舌尖红,苔薄白,脉细数或尺脉无力。

(2)治法:清心降火、补肾调经。

(3)方剂:黄连阿胶汤。

(4)基本处方:黄连 3 g,阿胶 10 g(烊),黄芩 10 g,白芍 15 g,鸡子黄 1 枚。每日 1 剂,水煎服。

(5)加减:若潮热盗汗、情志异常、悲伤欲哭,加百合 15 g、浮小麦 20 g、甘草10 g、大枣 15 g 以养阴安神;若严重失眠、坐卧不宁,加龙骨 20 g(先煎)、牡蛎20 g(先煎)以安神定志;若心火过亢而见口舌糜烂、心烦不寐,加淡竹叶 15 g、黄柏 10 g、知母 10 g 以清降心火。

(五)肾虚血瘀

(1)证候特点:月经周期延后,量少,色黯,质稠或闭经;头晕耳鸣,腰膝酸软,口干不欲饮,胸闷胁痛,口唇紫黯;舌质紫黯,边有瘀点或瘀斑,苔薄白,脉沉涩无力。

(2)治法:补肾益气、活血调经。

(3)方剂:归肾丸合桃红四物汤。

(4)基本处方:熟地黄 24 g,枸杞子 12 g,山茱萸 12 g,菟丝子 12 g,茯苓 12 g,当归 12 g,怀山药 12 g(炒),杜仲 12 g(盐炒),川芎 10 g,白芍 10 g,桃仁 10 g,红花 10 g。每日 1 剂,水煎服。

(5)加减:肾气不足者,可选加淫羊藿 12 g、巴戟天 12 g 以温补肾阳;血瘀较甚者,加泽兰 10 g、刘寄奴10 g、川牛膝 12 g 以活血化瘀通经;兼肝郁气滞者,加柴胡 6 g、香附 9 g 以疏肝解郁。

(六)气血虚弱

(1)证候特点:月经周期延后,量少,色淡,质稀,或闭经;神疲肢倦,头晕眼花,心悸气短,面色萎黄，舌淡，苔薄白，脉细弱或沉缓。

(2)治法：补气养血、和营调经。

(3)方剂：人参养荣汤。

(4)基本处方：党参 15 g，黄芪 15 g，白术 15 g，茯苓 20 g，陈皮 10 g，甘草 10 g，熟地黄 15 g，当归 5 g，白芍 15 g，五味子 10 g，远志 10 g，肉桂 1.5 g(焗服)。每日 1 剂，水煎服。

(5)加减：腰酸者，加杜仲 12 g、川续断 12 g、菟丝子 15 g 以补肾；失眠者，加酸枣仁 15 g、柏子仁 15 g 以养心安神。

五、其他治疗

(一)中成药治疗

(1)六味地黄丸：滋阴补肾。适用于肾阴亏损所致的头晕耳鸣，腰膝酸软，骨蒸潮热，盗汗遗精。每次 9 g，每日 2 次，早晚分服。

(2)妇科调经片：养血柔肝、理气调经。用于肝郁血虚所致的月经不调、经期前后不定、行经腹痛。口服，每次 4 片，每日 3 次。

(3)参茸白凤丸：益气补血、调经。用于气血不足，月经不调，经期腹痛。口服，每次6 g，每次 1 丸，每日 1 次。

(4)天王补心丸：滋阴养血、补心安神。用于心阴不足，心悸健忘，失眠多梦，大便干燥。每次 1 丸，每日 2 次。

(5)定坤丸：补气养血、舒郁调经。用于冲任虚损，气血两亏，身体瘦弱，月经不调，经期紊乱，行经腹痛，崩漏不止，腰酸腿软。每次 1 丸，每日 2 次。

(6)归脾丸：益气健脾、养血安神。用于心脾两虚，气短心悸，失眠多梦，头昏头晕，肢倦乏力，食欲缺乏。用温开水或生姜汤送服，每次 6 g，每日 3 次。

(二)针灸治疗

(1)体针：A 组为关元、归来、子宫、中极、三阴交、足三里、血海、太冲、太溪。B 组为膈俞、肝俞、脾俞、肾俞、关元俞、次髎穴。两组穴位交替使用。方法：关元、三阴交、太溪、肾俞、关元俞用补法，其余平补平泻法，得气后留针 30 分钟，每隔 10 分钟行针 1 次。隔天 1 次，3 个月为 1 个疗程，2 个疗程为限，每疗程之间休息 1 周。加减：阳虚者加以温针灸，烦躁易怒、失眠不寐者配内关、神门以镇静安神；外阴干涩、瘙痒者配会阴以养阴止痒；体倦乏力、食少纳呆、食后腹胀者配脾俞、关元以补脾益气。

(2)腹针：中脘、下脘、气海、关元，中极、气穴(双)。患者平卧位，暴露腹部，先在腹部从上至下触诊明确无阳性体征，取穴并做好标记，对穴位的皮肤进行常规消毒，采用“薄氏腹针专用针”一次性管针，避开毛孔及血管把管针弹入穴位，针尖抵达预计的深度后，留针 20 分钟，无需行针。开始每日治疗 1 次，连续3 天，以后隔 3 天治疗 1 次，共治疗 4 周。

(3)灸法：选用艾箱进行。穴位选取肾俞、脾俞、气海、足三里。操作：患者仰卧，艾箱置于穴位上。每穴 1 壮，每日 1 次，每周治疗 5 次，20 次为 1 个疗程。

(4)耳穴压豆：将王不留行籽置 0.5 cm^2 胶布上并贴压神门、卵巢、肝、脾、肾、内分泌等耳穴，胶布固定，同时用指尖间断按压耳穴，每次间隔 0.5 秒，以患者略感胀、沉重、刺痛为度，每穴每次点压 20 下，每日 3 次，每次一侧耳，两耳交替，3 次/周，治疗 3 个月。

(三)穴位埋线治疗

选取肝俞、脾俞、肾俞、胆俞、三阴交、阳陵泉(均双侧)。将穴位分为2组,左侧背俞穴配右侧下肢穴为一组,右侧背俞穴配左侧下肢穴为一组。2组穴位轮流埋线。操作:先将3-0号外科医用羊肠线剪成1.0 cm装入消毒液中浸泡备用。施治时,在穴位处皮肤常规消毒,选用8号注射针头,28号毫针作针芯。先将针芯向外拔出约2 cm,镊取一段约1.0 cm已消毒的羊肠线从针头斜口植入,左手拇指、食指绷紧或捏起进针部位皮肤,右手持针快速刺入穴内,并上下提插,得气后,向内推针芯,同时缓慢将注射针头退出,将羊肠线植入穴位深处,检查羊肠线断端无外露,无出血,按压针孔片刻,敷以创可贴。埋线区当天不得触水,以防感染,指导患者埋线2天后,每日睡前自行按压穴位10～20分钟。疗程:埋线治疗期,15天埋线1次,4次为1个疗程;埋线巩固期1个月埋线1次,4次为1个疗程。

(温天桥)

第四节 阴道炎

阴道炎是指阴道黏膜和黏膜下结缔组织的炎症,是妇科常见疾病,各年龄组均可发病。正常健康妇女由于解剖和生理生化特点,阴道对病原体的侵入有自然防御功能。当阴道的自然防御功能遭到破坏,病原体易于侵入,导致阴道炎症。外阴阴道与尿道、肛门毗邻,局部潮湿,易受污染。生育年龄妇女性活动较频繁,且外阴阴道是分娩、宫腔操作的必经之道,容易受到损伤和外界病原体的感染;绝经后妇女和婴幼儿雌激素水平低下,局部抵抗力下降,也易发生感染。

阴道炎临床常见的有滴虫阴道炎、外阴阴道假丝酵母菌病、细菌性阴道病及老年性阴道炎。

阴道炎属于中医学的“带下病”“阴痒”等范畴。

一、病因病机

(一)滴虫阴道炎

本病主要多为湿邪为病、湿热蕴结、虫蚀阴中所致。

1.湿热下注

湿热之邪有内外之分。如久居湿地等致湿邪外侵,郁而化热,或经期、产后,湿热邪毒乘虚而入,此为外感湿热。若素体脾气虚弱,或肝气郁结,木旺乘脾土,脾失健运,水湿内留,停注下焦,蕴而化热,则为内生湿热。湿热蕴结,任带不固,则带下增多、色黄。下焦湿热,膀胱失约则并发淋证。

2.肾虚湿盛

湿邪浸淫日久成毒,素体不足或久病、房劳多产致肾气亏虚,气化失常,水湿内停,而致湿邪蕴积下焦,湿腐生虫,或摄生不慎,虫邪直犯阴器,虫蚀阴中则阴痒。

(二)外阴阴道假丝酵母菌病

本病多为湿浊蕴结、感染邪毒所致。

1.湿浊蕴结

郁怒伤肝,或忧思不解,损伤脾气,运化失常,水谷之精微聚而成湿,流注下焦;或因久居湿地，感受湿邪，湿浊蕴结，流溢下焦，则带下黏着，犯及阴部，湿腐生虫而阴痒；或摄生不慎，忽视卫生，虫体邪毒直犯阴器致阴痒。

2.肝肾阴虚

房劳产众，久病或孕后阴血亏虚，肝肾不足，不能濡养窍道，湿邪乘虚而入，湿浊下注，湿腐生虫而致带下、阴痒之症。故临床上消渴及妊娠者易屡患此疾。

(三)细菌性阴道病

本病的发生，中医多责之于肝、脾、肾三脏，以及风、寒、湿、热之邪。

1.肝肾阴虚

外阴、阴道为经络丛集之处，宗筋聚集之所。肝藏血，主筋；肾藏精，主前后二阴。若素体肝肾不足，或房劳过度，或育产频多，精血耗伤；或七七之年，肾阴亏虚，天癸竭绝，阴精耗伤，阴血不足，不能濡养阴户，而致阴痒。张三锡《医学准神六要·前阴诸病》云："瘦人燥痒，属阴虚坎离为主。"

2.肝经郁热

足厥阴肝经绕阴器，若内伤七情，肝郁气滞，郁久化热，热灼经络。肝郁克脾，脾虚湿盛，湿热蕴结，注于下焦，直犯阴部，而生阴痒、带下等证。《校注妇人良方·妇人阴痒方论》薛己按："妇人阴内痒痛，内热倦怠，饮食少思，此肝脾郁怒，元气亏损，湿热所致。"

3.湿热下注

湿热为病，有内生和外感之分。内生者多与脾虚肝郁或恣食膏粱厚味有关。外感者，常因经行产后胞室空虚，湿热之邪乘虚而入。

(四)老年性阴道炎

本病主要发病机制为肝肾阴虚、湿热下注。

1.肾阴亏虚

年老体衰或手术切除卵巢后，精血不足，肝肾亏虚，冲任虚衰，带脉失约，津液渗漏于下则带下量多。阴虚火旺，灼伤脉络，迫血外出，则带下夹血，阴中灼热而痛。阴血不足，阴窍失养，生风化燥则阴痒。

2.湿热下注

年老精血亏虚，阴窍失养，湿邪乘虚而入，或脾虚湿阻，与体内虚火相胶结，湿热下注而致带下、阴痒、淋证等诸病。

二、临床表现

(一)滴虫阴道炎

潜伏期一般为4～28天，25%～50%的患者患病初期可无任何症状。

1.症状

主要是稀薄脓性、黄绿色、泡沫状白带增多及外阴瘙痒，可伴有灼烧感、疼痛和性交痛，如伴尿道感染时，有尿频、尿急、尿痛及血尿。

2.体征

检查可见阴道与宫颈黏膜充血水肿，常有散在的红色斑点，或草莓状突起，阴道内有大量白带，呈黄白色、灰黄色稀薄泡沫样液体或为黄绿色脓性分泌物。

3.常见并发症

可引起继发性细菌感染，往往与其他阴道炎并存。阴道毛滴虫能吞噬精子，并能阻碍乳酸生成，影响精子在阴道内存活，因此可并发不孕症。此外，最近有报道：滴虫感染增加人乳头瘤病毒传染和感染的危险。

（二）外阴阴道假丝酵母菌病

1.症状

外阴瘙痒，有较多的白色豆渣样白带是该病的主要症状。可伴有外阴瘙痒、灼烧感，尿急、尿痛和性交痛。症状严重时坐卧不宁，痛苦异常。

2.体征

检查见外阴肿胀，表皮可剥脱，可有抓痕。小阴唇内侧及阴道黏膜附有白色膜状物，擦除后可见阴道黏膜红肿或糜烂面及浅表溃疡。严重者小阴唇肿胀粘连。典型的白带为白色豆渣样，可呈凝乳状，略带臭味。

3.临床分类

目前根据本病的流行情况、临床表现、微生物学及宿主情况分为单纯性外阴阴道假丝酵母菌病和复杂性外阴阴道假丝酵母菌病。

（三）细菌性阴道病

1.症状

临床10%～40%的患者临床无症状，多数患者外阴和阴道黏膜无充血及红斑等炎症表现。有症状者主要表现为阴道分泌物增多，呈稀薄均质状或稀糊状，为灰白色或灰黄色，有鱼腥臭味。性交后加重，可伴有轻度外阴瘙痒或灼烧感。

2.体征

检查见阴道黏膜无充血等炎症改变，阴道分泌物可增多，分泌物呈灰白色，均匀一致，稀薄，常黏附于阴道壁，但黏度很低，容易将分泌物从阴道壁拭去。

3.常见并发症

常与妇科宫颈炎、盆腔炎同时发生，也常与滴虫阴道炎同时发生。有报道滴虫培养阳性妇女中有86%的妇女合并本病。此外，在妊娠期细菌性阴道病常可引起围产期不良结局，如绒毛膜羊膜炎、羊水感染、胎膜早破、早产及剖宫产后或阴道分娩后子宫内膜感染等。

（四）老年性阴道炎

1.症状

主要为外阴灼热不适、瘙痒及阴道分泌物增多，稀薄，呈淡黄色，严重者呈脓血性白带，可伴有性交痛。

2.体征

检查可见阴道黏膜呈萎缩性改变，皱襞消失，上皮菲薄并变平滑，阴道黏膜充血，有散在小出血点或点状出血斑，有时见浅表溃疡。溃疡面可与对侧粘连，严重时造成阴道狭窄甚至闭锁，炎性分泌物引流不畅形成阴道积脓或宫腔积脓。

三、辅助检查

（一）滴虫阴道炎

1.悬滴法

检查滴虫最简便的方法是悬滴法。在玻璃片上加一滴温生理盐水，于后穹隆处取少许阴道分泌物，混于玻璃片上的盐水中，即刻在低倍显微镜下寻找滴虫。若有滴虫，可见其呈波状运动而移动位置，亦可见到周围白细胞等被推移。冬天检查必须保温，否则滴虫活动力减弱而辨认困难。对于有症状的患者，悬滴法的阳性率可达80%～90%。

2.培养法

阳性率高。若临床症状可疑而悬滴法检查为阴性时，可做培养，检出率达98%左右。

(二)外阴阴道假丝酵母菌病

1.悬滴法

取阴道分泌物置玻片上，加一小滴10%氢氧化钾溶液或0.9%氯化钠溶液，显微镜下找假丝酵母菌的芽孢及菌丝。由于10%氢氧化钾溶液可溶解其他细胞成分，检出率高于0.9%氯化钠溶液。

2.涂片染色法

分泌物做涂片固定后，进行革兰染色，置油镜下观察，可见革兰染色阳性的孢子及菌丝。

3.培养法

若有症状而多次涂片检查为阴性，或为顽固病例，为确诊是否为非白假丝酵母菌感染，可采用培养法，并可行药敏试验。

(三)细菌性阴道病

1.寻找线索细胞

在湿的生理盐水涂片上见成熟的阴道上皮细胞，表面由于加德纳氏杆菌的黏附，呈点状或颗粒状细胞，边缘呈锯齿形。

2.阴道分泌物酸碱度检查

pH>4.5，多为5～5.5。

3.阴道分泌物细菌培养

用血-琼脂混合特殊培养基培养。

4.阴道分泌物胺试验

分泌物加10%KOH后释放鱼腥样氨味，即为胺试验阳性。

5.胺试纸法

取3支洁净试管，标明实验管，阳性、阴性对照管。实验管加入被检子宫颈分泌物生理盐水液0.5 mL，阳性管加入0.5 mL氯化铵标准液，阴性管加入0.5 mL无氨生理盐水。然后各瓶加入10%KOH液一滴，摇匀，用1片胺试纸盖在管口上，以玻片压住，置于25～35 ℃下，10分钟后看结果。管口上胺试纸出现圆形均匀紫色为阳性，不变色为阴性。

6.革兰染色法

进行常规革兰染色，观察革兰阳性菌(乳酸杆菌)和革兰阴性菌的比例，细菌性阴道病显微镜下的特点是乳酸杆菌缺乏，因其被革兰阴性杆菌所替代。

7.脯氨酸氨肽酶测定

即用酶联免疫测定法测定脯氨酸氨肽酶的活性，如标本变为枯黄色或红色即为阳性，如仍为黄色，则为阴性。

8.唾液酸酶法

最新研究表明，细菌性阴道病患者阴道分泌物中唾液酸酶的活性与其有一定量的关系。将取样棉拭子浸入测试管溶液中，盖上瓶盖置于37 ℃水浴10分钟，然后加1滴显色剂至测试管溶液中并轻摇混匀，在3分钟内溶液或棉拭子头呈蓝色即为阳性，显示唾液酸酶活性增高。

(四)老年性阴道炎

阴道细胞学检查可见阴道涂片中缺乏成熟细胞,大多为中层及旁基底细胞,甚至底层细胞,根据涂片中不同细胞的比例,可以了解内源性雌激素缺乏的程度。因任何阴道炎都可引起白带增多与黏膜充血,故阴道分泌物中的滴虫、真菌检查都是必要的。

四、诊断

(一)滴虫阴道炎

1.症状

外阴瘙痒,稀薄泡沫状白带增多。

2.体征

阴道黏膜有散在红色斑点,后穹隆有大量液性泡沫状或脓性泡沫状分泌物。

3.实验室检查

在阴道分泌物中找到滴虫,即可确诊。

(二)外阴阴道假丝酵母菌病

1.症状

外阴瘙痒、灼烧感,白带增多,排尿灼烧感。

2.体征

妇科检查发现阴道黏膜充血,白带增多呈豆腐渣样或凝乳样或膜样覆盖阴道黏膜。

3.实验室检查

分泌物镜检发现真菌菌丝和孢子。

(三)细菌性阴道病

下列4项中有3项阳性即可临床诊断为本病。

(1)均质、稀薄、白色阴道分泌物,常黏附于阴道壁。

(2)线索细胞阳性。

(3)阴道分泌物 pH>4.5。

(4)胺臭味试验阳性。

(四)老年性阴道炎

1.病史

绝经后老年妇女;或手术切除双侧卵巢,或放射治疗治疗使卵巢失去功能,或卵巢功能早衰以及药物性闭经病史。

2.症状

阴道分泌物增多,呈脓黄色,严重者可有血样脓性白带。外阴有瘙痒或灼热感。

3.体征

阴道呈老年性改变,上皮萎缩,皱襞消失,上皮变平滑、菲薄,阴道黏膜充血,有小出血点,有时有表浅溃疡。

4.实验室检查

取阴道分泌物排除滴虫性及念珠菌性阴道炎,行常规宫颈刮片检查,排除恶性肿瘤。

五、治疗

阴道炎是一种常见病、多发病,随着我国对外开放的深入发展,本病发病率呈直线上升趋势。

由于涉及人群广泛，近几年对本病的治疗研究也在向纵深发展。临床主要表现为白带增多及阴部瘙痒，其发病机制有很多共同之处，西药抗生素治疗是其常用手段，但其不良反应较大，使用时间长，易致细菌耐药而无效或导致二重感染，且有高复发性特点。中医临证时须结合全身症状，审因论治，作出正确的辨证论治。中医治疗着重调理肝、肾、脾的功能，并注意"治外必本诸内"的原则，根据患者不同的证候和体质，整体与局部相结合进行辨证，采用内服与外治中医特色方法进行治疗。中医治疗虽见效较慢，但疗效较稳定，复发率低，不良反应小。采用中西医结合治疗，能发挥中医、西医各自的优势，避免长期不良反应，提高疗效。

(一)内治

1.辨证论治

(1)滴虫阴道炎：本病与湿热蕴蒸，腐蚀生虫有关，治疗以清热祛湿杀虫为主，湿热为病，常缠绵难愈，而致虚实夹杂，此时应注意扶正祛邪，勿犯虚虚实实之戒。内服药的同时配合中药外洗，以期取得更佳效果。

湿热下注。①证候特点：带下量多，色黄，质稠或如泡沫状，其气腥臭，阴部灼热瘙痒，尿黄，大便溏而不爽，口腻而臭，舌质偏红，苔黄厚腻，脉滑数。②治法：清热利湿，杀虫止痒。③方剂：龙胆泻肝汤加减。④基本处方：龙胆草 10 g，黄芩 10 g，栀子 10 g，车前子 15 g(布包)，生地 15 g，泽泻 15 g，柴胡 10 g，当归 5 g，甘草 5 g。每日 1 剂，水煎服。⑤加减：痒甚者，加苦参 15 g、百部 10 g、苍术 10 g 以燥湿杀虫；伴见尿黄、尿痛、排尿淋漓不尽者，可加萆薢、瞿麦各 15 g 以利湿清淋；便结者，加大黄 10 g(后下)以泄热通腑。

肾虚湿盛。①证候特点：带下量多，色白质稀，泡沫状，外阴瘙痒，腰酸，尿频，神疲乏力，舌质淡红，苔薄腻，脉细。②治法：补肾清热利湿。③方剂：肾气丸合萆薢渗湿汤加减。④基本处方：萆薢 15 g，薏苡仁 15 g，黄柏 10 g，赤茯苓 10 g，牡丹皮 10 g，泽泻 15 g，滑石 10 g，山茱萸 15 g，桂枝 5 g，车前子 15 g。每日 1 剂，水煎服。⑤加减：腰痛如折者，加杜仲 15 g、覆盆子 15 g 以加强补肾；小腹胀痛者，加延胡索 10 g、香附 10 g 以理气止痛。

(2)外阴阴道假丝酵母菌病：本病多因湿浊蕴结，感染邪毒所致，治宜以除湿杀虫为主。本病轻症者可单用外治法即能收效，待经净后宜巩固治疗，治疗期间应注意换洗内裤，防止反复感染。怀孕期间应注意固护胎元，治病与安胎并举。

湿浊蕴结。①证候特点：阴痒，坐卧不安，心烦失眠，带下量多，质稠如豆渣样，色白或淡黄，脘腹胀满，舌质正常，苔薄白腻，脉濡缓。②治法：利湿，杀虫止痒。③方剂：萆薢分清饮加减。④基本处方：萆薢 20 g，石菖蒲 10 g，黄柏 6 g，茯苓 15 g，白术 10 g，丹参 15 g，车前子 15 g，鹤虱 10 g，白鲜皮 10 g，贯众 5 g。每日 1 剂，水煎服。⑤加减：兼神疲乏力，气短懒言，舌淡胖等脾虚之证者，加山药 15 g、太子参 10 g 以健脾。

肝肾阴虚。①证候特点：带下量或多或少，豆渣样或水样，或夹有血丝，阴痒或灼痛，反复发作，伴五心烦热，夜寐不安，口干不欲饮，尿赤涩频数，舌红，少苔，脉细数。②治法：滋阴清热，杀虫除湿。③方剂：六味地黄汤加减。④基本处方：生地黄 15 g，山药 15 g，山茱萸 15 g，牡丹皮 10 g，丹参 10 g，蛇床子 10 g，泽泻10 g，茯苓 15 g，白花蛇舌草 15 g。每日 1 剂，水煎服。⑤加减：带下色赤者，可加大小蓟各 10 g 以凉血止血；五心烦热者，可加淡竹叶 10 g 以清心火。

(3)细菌性阴道病：临证时应"标本兼顾"，阴痒者应兼以止痒，带下多者应酌加止带。同时酌情结合熏洗、纳药等外治之法，则效果更佳。

肝肾阴虚。①证候特点：阴道干涩灼热或疼痛，潮红，带下量少或量多，色黄或淡红或赤白相间，质稀如水或黏稠，伴心烦少寐，手足心热，咽干口燥，腰酸耳鸣，或头晕眼花，烘热汗出，小便黄少或短赤涩痛，舌红少苔而干，脉细数。②治法：滋阴清热。③方剂：知柏地黄汤加减。④基本处方：生地黄 15 g，山药 15 g，山茱萸 15 g，茯苓 10 g，牡丹皮 10 g，泽泻 10 g，盐知母10 g，盐黄柏 10 g。每日 1 剂，水煎服。⑤加减：若头晕耳鸣、心烦，宜加鳖甲 20 g(先煎)、龟甲胶 15 g(烊化)以滋阴潜阳；若神疲、食欲缺乏、便溏，宜加党参 10 g、白术 10 g 以健脾益气。

肝经郁热。①证候特点：阴部胀痛或灼热，甚者痛连少腹、乳房；带下量多、色黄、质稠或有臭气，伴烦躁易怒，胸闷太息，口苦，食欲缺乏，舌红，苔薄白腻或黄腻，脉弦滑数。②治法：疏肝清热，健脾除湿。③方剂：丹栀逍遥散加减。④基本处方：牡丹皮 15 g，栀子 12 g，柴胡 10 g，白术 10 g，当归 9 g，白芍 12 g，薄荷 5 g(后下)，甘草 5 g，车前子 10 g，茵陈蒿 15 g。每日 1 剂，水煎服。⑤加减：伴大便溏薄者，可加益智仁 15 g、怀山药 15 g 以健脾止泻；带下黄稠味臭者，可加黄柏 10 g、金银花15 g、连翘 10 g 以燥湿清热解毒；胸闷纳呆者，加豆蔻 6 g(后下)、砂仁 6 g(后下)以醒脾化湿。

湿热下注。①证候特点：带下量多，色黄，质黏稠，有臭气，阴道肿痛、潮红或有溃疡，尿黄或尿频、涩痛，口腻，纳呆，舌红，苔黄腻，脉滑数。②治法：清热利湿。③方剂：龙胆泻肝汤加减。④基本处方：龙胆草 10 g，栀子 10 g，柴胡 10 g，茯苓 10 g，车前子 10 g，泽泻 10 g，生地黄 15 g，当归10 g，甘草 5 g。每日 1 剂，水煎服。⑤加减：热盛伤阴出现口干、便结等症状者，去燥热之柴胡，加白茅根 15 g、芦根 15 g 以清热养阴生津；湿热蕴毒，阴道肿痛，带下腥臭者，可加金银花 15 g、连翘 10 g、野菊花 10 g 等以清热解毒。

(4)老年性阴道炎：本病主要因肝肾不足，任带不固，外阴失养所致。亦有因湿热下注，任带失约者。但后者亦有肝肾不足，虚中夹实者多见。治以滋养肝肾，清热止带为主。夹湿热者，佐以利湿。若湿热较盛，则急者治其标，待热清湿祛后，缓以补其肝肾。

肾阴亏虚。①证候特点：带下色黄或赤，清稀如水或稠，量常不多，阴中灼热、疼痛、瘙痒、干涩，头晕，耳鸣，心烦易怒，腰膝酸软，咽干，舌红，少苔，脉细数。②治法：滋补肝肾，清热止带。③方剂：知柏地黄汤加减。④基本处方：熟地黄 15 g，山药 15 g，山茱萸 15 g，茯苓 10 g，牡丹皮 10 g，泽泻 10 g，黄柏 10 g，知母10 g。每日 1 剂，水煎服。⑤加减：若烘热汗出形寒，为阴阳两虚，加仙茅 10 g、淫羊藿 10 g 以温补肾阳，阴阳并治；若心悸失眠烦躁，为心肾不交，加柏子仁 10 g、五味子 10 g 以宁心安神；若带下量多不止，加煅牡蛎 30 g(先煎)、芡实 15 g、莲须 10 g 以固涩止带。

湿热下注。①证候特点：带下量或多或少，色黄或黄赤，有臭味，有时为脓带，阴痒灼热，口苦口干，尿黄，苔黄腻，脉细滑或细弦。②治法：清热利湿止带。③方剂：止带方加减。④基本处方：猪苓 15 g，车前子 10 g，泽泻 15 g，茵陈蒿 10 g，赤芍 10 g，黄柏 10 g，栀子 10 g，薏苡仁15 g。每日1 剂，水煎服。⑤加减：湿毒壅盛，阴道或宫腔积脓，身热者，宜加野菊花 15 g、蒲公英 15 g、紫花地丁10 g、龙葵10 g、败酱草 15 g 以加强清热解毒之功。

2.中成药治疗

(1)龙胆泻肝丸：清肝胆、利湿热。用于肝胆湿热，头晕目赤，耳鸣耳聋，胁痛口苦，尿赤，湿热带下。每次 6～9 g，每日 2 次。

(2)妇科止带片：清热燥湿、收敛止带。用于湿热证。每次 5 片，每日 3 次。

(3)金刚藤胶囊：清热解毒、化湿消肿。用于湿热下注证。每次 4 片，每日 3 次。

(4)知柏地黄丸:滋阴清热。用于肝肾不足证。每次1～2丸,每日2次。

(5)白带丸:清热、除湿、止带。用于湿热下注证。每次1丸,每日2次。

(6)加味逍遥丸:疏肝清热,健脾养血。用于肝郁脾虚证。每次6～9 g,每日2次。

(二)外治

1.中药治疗

(1)坐浴法:苦参30 g,蛇床子30 g,白鲜皮20 g,狼牙草20 g。煎水坐浴,每日1次。可用于滴虫阴道炎、外阴阴道假丝酵母菌病。

(2)阴道塞药法:紫金锭片(山慈姑 、红大戟、雄黄、朱砂、千金子霜、五倍子、麝香等),每次5片,研为细末,用窥阴器扩开阴道上药,每日1次,5天为1个疗程,治疗滴虫阴道炎。

(3)熏洗法:黄柏、苦参、白鲜皮、川椒各150 g。将上述药用适量水煎煮2次,合并两次煎煮液过滤,药物浓缩至1∶1备用,用时稀释。熏洗阴部,每日2次。主治外阴阴道假丝酵母菌病。

(4)敷脐法:醋炙白鸡冠花3 g,酒炒红花3 g,荷叶3 g,白术3 g,茯苓3 g,净黄土30 g,车前子15 g,白酒适量。先将黄土入锅内,继之将诸药研成粉末并倒入黄土同炒片刻,旋以白酒适量注入烹之,待半干时取出,做成药饼,取药饼烘热。湿敷患者脐窝内,外用纱布覆盖,胶布固定。每日换药1次,通常敷脐5～7天可痊愈。适用于脾虚夹实证。

2.针灸治疗

(1)滴虫性阴道炎。①毫针:取气海、归来、复溜、太溪、阴陵泉等穴。阴痒重者,加风市、阳陵泉;分泌物为脓血味腥臭者,加大敦。均采取泻法。②耳针:取内分泌、外生殖器、肾上腺、肾、三焦、脾等耳穴。毫针中等刺激,每日1次。埋豆法,每周3次。

(2)外阴阴道念珠菌病。①毫针:取气海、曲骨、归来、风市、太冲、阴陵泉等穴。奇痒难忍者,加神门、三阴交。毫针中等刺激,每次选4～5个穴,每日1次。②耳针:取神门、内分泌、肝、胆、皮质下、外生殖器、三焦等耳穴。耳穴埋针法,每次选3～4个穴,隔天1次。③电针:取曲骨、太冲,归来、阴陵泉,气海、阳陵泉。每次选用一组,接电针仪,选密波,中等强度,通电20分钟,每日1次。

(3)细菌性阴道病。①毫针:取中极、曲骨、横骨、地机穴。身热者,加合谷、大椎;阴道分泌物为脓血性者,加大敦;小腹坠胀明显者,加气海、关元俞。均采取泻法。②耳针:取外生殖器、肝、肾、肾上腺、三焦、耳背静脉。急性期宜用毫针中等刺激,耳背静脉放血,每日1次。慢性期者,可用埋豆法,每周2～3次。③穴位注射:取曲骨、横骨、三阴交、地机穴。选用红花注射液、鱼腥草注射液等。每次取腹部和下肢各1穴,每穴注入1～2 mL,隔天1次。

(4)老年性阴道炎。①毫针:取气海、曲骨、归来、风市、太冲、阴陵泉。配穴:奇痒难忍者,加神门、三阴交,均采取平补泻法。②耳针:取神门、内分泌、肝胆、皮质下、外生殖器、三焦。毫针中等刺激,每次选4～5个穴,每日1次。耳穴埋针法,每次选3～4个穴,隔天1次。③电针:取曲骨、太冲,归来、阴陵泉,气海、阳陵泉。每次选用1组,接电针仪,选密波,中等强度,通电20分钟,每日1次。

六、转归预后

阴道炎是妇科常见病,大多数经规范治疗后可痊愈。但由于个体免疫、身体基础疾病、卫生、性生活等多方面的原因,有部分形成复发性阴道炎。复发性阴道炎会给患者的生活带来较大的影响,严重的可能影响生育。

七、预防调护

阴道炎的主要致病原因主要包括不注重个人卫生、接触性感染、药物及自然生理变化后病菌滋生等几方面产生,在不经意中侵袭女性的健康。为从源头上防范病菌的传播,将预防调护作为首要措施。

(一)预防

具体的做法则可从以下几个方面展开。

(1)加强相关卫生知识的宣传教育,提高全民对此类疾病的认识,讲卫生,培养良好的社会公德。

(2)加强公共卫生设施的管理工作,对所有公共设施定期消毒,防止疾病的传播。

(3)讲究个人卫生,科学护理阴部,不使用没有经过消毒的卫生纸或卫生巾。定期进行体格检查,包括配偶的检查,及时发现疾病,及早治疗。要在医师指导下合理用药,不乱用抗生素和糖皮质激素类药物。

(4)为减少医源性和患者的交叉感染机会,医疗卫生部门应对检查和治疗按操作规程严格要求。

(5)应加强对婴幼儿和更年期妇女这两类生理易感人群的预防工作。

(6)饮食有节,不要过食辛辣、甘甜食品。

(7)加强体育锻炼,增强机体的抵抗力,生活有规律,起居有常,不熬夜,避免睡眠不足导致免疫力下降,减少病毒侵害。

(二)调护

1.生活调护

(1)注意个人卫生,正确清洗外阴,保持外阴清洁干燥,浴巾、内裤等贴身物品使用后均应消毒后再使用,不可与他人共用各种洗浴用具。

(2)接受医护人员的指导,避免随意冲洗阴道,以防人为地破坏了阴道内相互制约关系,造成适得其反的结果。

(3)房事有节,防止不洁性交,避免病原体直接带入而致病,尤其治疗期间禁止性交,防止交叉感染。月经期间宜避免阴道用药及坐浴。反复发作者应检查伴侣身体状况,发现问题应一并治疗。

(4)忌食辛辣肥甘之物,避免因饮食不当而致病。

(5)对特定人群的调护:孕妇、婴幼儿、绝经后妇女和糖尿病患者均属易感人群,应针对她们的个人卫生、生活起居、用药、饮食等方面悉心照顾,防止处理失当而感染疾病。

(6)要保持良好的精神状态,避免精神紧张等不好的情绪刺激,要经常锻炼身体,提高免疫能力和抵抗能力。

(7)保持良好个人生活习惯,不要吸烟、饮酒,在饮食方面要控制好,少吃或不吃有辛辣刺激性的或容易发生过敏的食物,可适度摄取含乳酸饮料,如酸奶等,有利于维持阴道酸性环境,减少细菌感染。

2.饮食调养

饮食是维持生命的物质基础。不同的饮食会产生不同的影响，均衡饮食，多进食富含维生素、营养丰富，易于吸收和消化的清淡食品。忌肥甘厚味、辛辣刺激性食物。以免助湿生浊，酿生湿热或耗伤阴血。常用食疗方如下。

（1）白果黄芪乌鸡汤：白果 30 g，黄芪 50 g，乌鸡 1 只，米酒 50 mL。文火熬汤代茶饮。健脾补气、利湿，适用于脾虚湿困。

（2）芡实核桃粥：芡实粉 30 g，核桃肉 15 g，红枣 7 枚煮粥加糖食用。温补肾阳，固涩止带，适用于肾阳虚型。

（3）萸肉山药粥：山茱萸 50 g，山药 50 g 共煮成粥。益肾滋阴，清热止带，适用于肾阴虚。

（4）银花绿豆粥：金银花 20 g，绿豆 50 g，粳米 100 g，白糖调味煮粥共食。健脾益气，清热解毒，除湿止带，适用湿热型。

（5）木棉花粥：木棉花干品 30 g，大米 50 g。木棉花加水煎，去渣取汁加入大米煮成粥，日服 1 剂，连服 7 天。清热利湿，适用于湿热下注。

3.精神调理

（1）阴道炎患者心理上恐惧不安，治疗时应给予患者关心体贴，以及适时的基本知识宣教和说服解释工作，消除患者因疾病困扰而产生的焦虑心理，让其树立信心，积极配合检查，有助于疾病的诊断和正确用药，按医嘱坚持治疗及时复查是可以治愈的。

（2）由于局部不适会影响到工作、休息与性生活，家庭尤其是配偶应予以关爱，稳定其情绪，配合治疗。

（3）根据患者发病诱因采取相应措施，指导患者加强锻炼，增强体质，提高自身免疫功能。消除诱发因素，有助于治愈生殖器官各种炎症。

（4）提高人们对该病的认知度，不应歧视患者，利于患者生活在轻松的社会环境中。

（温天桥）

第五节　盆腔炎性疾病

盆腔炎性疾病指女性上生殖道及其周围组织的炎症，主要包括子宫内膜炎、输卵管炎、输卵管卵巢脓肿、盆腔腹膜炎等，最常见的是输卵管炎、输卵管卵巢炎。以小腹或少腹疼痛拒按或坠胀，引及腰骶，或伴发热、白带增多等为主要表现。按其发病过程、临床表现可分为急性盆腔炎性疾病与慢性盆腔炎性疾病。

盆腔炎性疾病属于中医学“带下”“痛经”“癥瘕”“不孕”等的范畴。中医认为该病多因先天禀赋不足、平时养护不慎、阴户不洁或劳倦过度、外邪入侵所致。如《妇人良方》载：“妇人月经痞塞不通，或产后余血未尽，因而乘风取凉，为风冷所乘，血得冷则为瘀血也。瘀血在内，则时时体热面黄。瘀久不消，则为积聚癥瘕矣。”

一、诊断

(一)急性盆腔炎性疾病

1.症状

有急性感染病史,下腹隐痛、肌肉紧张、有压痛及反跳痛,伴有心率快、发热,阴道有大量脓性分泌物。病情严重时可有高热、头痛、寒战、食欲缺乏、大量的黄色白带、小腹胀痛、压痛、腰部酸痛等;有腹膜炎时出现恶心、腹胀、呕吐、腹泻等;有脓肿形成时,可有下腹包块及局部压迫刺激症状,包块位于前方可有排尿困难、尿频、尿痛等,包块位于后方可致腹泻。

2.体征

子宫常呈后位,活动受限或粘连固定。若为输卵管炎,则在子宫一侧或两侧触到增粗的输卵管,呈索条状,并有轻度压痛。若为输卵管积水或输卵管卵巢囊肿,则在盆腔一侧或两侧摸到囊性肿物,活动多受限。若为盆腔结缔组织炎时,子宫一侧或两侧有片状增厚、压痛,宫骶韧带增粗、变硬、有压痛。

3.妇科检查

阴道、宫颈充血,有大量脓性分泌物,宫颈举痛明显。子宫压痛,活动受限,输卵管炎时可触及子宫一侧或两侧索条状增粗,压痛明显。患结缔组织炎时,子宫一侧或两侧片状增厚,宫骶韧带增粗,触痛明显。盆腔脓肿形成时,可触及边界不清的囊性肿物,有压痛。

4.血常规检查

白细胞计数在 $10\times10^9/L$ 以上,以中性粒细胞升高为主。

5.B 超检查

盆腔内有渗出或炎性包块。

根据以上五点即可诊断为急性盆腔炎性疾病,如后穹隆穿刺抽出脓液,即可进一步确诊。有条件者可做血、宫颈分泌物培养或脓液培养,查明病原体,为临床诊断和治疗提供帮助。

(二)慢性盆腔炎性疾病

根据病史、典型的症状和体征,即可做出慢性盆腔炎性疾病的诊断。

1.症状

腰骶部疼痛或下腹痛,或因长时间站立、过劳、性交或经前期加重,重者影响工作。或有白带增多、月经紊乱、经血量多、痛经、输卵管阻塞、不孕等。日久或有体质虚弱,精神压力大,常合并神经衰弱。

2.体征

子宫多后倾、活动受限或粘连固定,或输卵管增粗压痛,或触及囊性包块,或子宫旁片状增厚、有压痛等。

二、治疗

(一)中药治疗

1.辨证论治

(1)瘀热互结:多见于慢性盆腔炎性疾病急性发作或急性盆腔炎性疾病。①临床证候:发热或高热,小腹疼痛拒按,痛有定处,或经行不畅,或量多有块,带下量多如脓,臭秽,尿黄便秘。舌质暗红有瘀斑，苔黄，脉滑数或弦数。②主要治法：清热解毒，活血化瘀。③方剂：五味消毒饮合血府逐瘀汤加减。④处方：金银花、野菊花、蒲公英、紫花地丁、天葵子、桃仁、红花、当归、生地黄、枳壳、赤芍、柴胡、桔梗、川芎、牛膝、生甘草。

(2)湿热血瘀：多见于慢性盆腔炎性疾病急性发作或急性盆腔炎性疾病。①临床证候：低热，小腹疼痛灼热感，带下量多色黄质稠，或赤黄相兼，小腹胀痛，口苦，口干不欲饮，小便混浊，大便干结，舌暗红，苔黄腻，脉弦滑或弦数。②主要治法：清热祛湿，活血化瘀。③方剂：四妙丸合桃红四物汤加减。④处方：苍术、黄柏、牛膝、生薏苡仁、桃仁、红花、当归、生地黄、赤芍、川芎。

(3)冲任虚寒：常见于慢性盆腔炎性疾病。①临床证候：小腹冷痛，喜暖喜按，带下量多、色白质稀，畏寒肢冷，舌质淡，苔薄白，脉沉细。②主要治法：温经化瘀，调理冲任。③方剂：艾附暖宫丸加减。④处方：艾叶炭、香附、吴茱萸、肉桂、当归、川芎、白芍、生地黄、黄芪、续断、莪术、炮山甲。

2.中成药治疗

(1)少腹逐瘀颗粒：由小茴香、干姜、延胡索、没药、当归、川芎、官桂、赤芍、蒲黄、五灵脂等组成。功效：活血祛瘀，温经止痛，适用于寒瘀阻络证。每次 1 袋，每天 3 次。

(2)桂枝茯苓丸：由桂枝、茯苓、牡丹皮、桃仁、芍药组成。功效：化瘀生新，调和气血，适用于慢性盆腔炎性疾病盆腔有包块者。每次 1 丸，每天 2 次。

3.中药保留灌肠

可选用酒大黄、蒲公英、败酱草、红花等中药，将 1 剂中药浓煎成 100 mL，每晚睡前保留灌肠，药液温度以 39～41 ℃为宜。

(二)针灸治疗

1.处方 1

次髎。操作方法：选取穴位后用碘伏常规消毒皮肤，左手捏紧周围皮肤，右手持一次性注射器针头快速点刺皮肤 3 下，随后用火罐吸附皮肤上，出血大约 30 mL，留罐 5 分钟后取下。

2.处方 2

带脉、中极、子宫、次髎。湿热瘀结配蠡沟、阳陵泉、膈俞；气滞血瘀配肝俞、膈俞；寒湿凝滞配关元、肾俞、命门；气虚血瘀配足三里、脾俞、血海。操作方法：先寻找腹部和腰骶部压痛点或痛性结节，再配合穴位，选用三棱针，以慢速进针手法进针，当针刺入一定深度后(0.2～0.3 cm 处，挑断皮内纤维即可。如遇皮肤较薄的部位或病情需要，也可挑深至皮下脂肪层及皮下筋膜层)，挑断皮下纤维，挑毕出针时要把针口整复，并消毒和保护伤口。

3.处方 3

腰眼、肾俞、关元、三阴交、气海。操作方法：选取穴位后用碘伏常规消毒皮肤，左手捏紧周围皮肤，右手持一次性注射器针头快速点刺皮肤 3 下，随后用火罐吸附皮肤上，出血大约 30 mL，留罐 5 分钟后取下。

4.处方 4

关元、三阴交、大椎、肾俞、十七椎、腰眼、委中，每次 2 穴。操作方法：常规进行皮肤消毒，选取中号三棱针点刺出血，手法宜轻、浅、快、准，深度以 0.1～0.2 寸为宜，每穴出血 3～5 mL。血止后加拔火罐，10～15 分钟后取罐，擦净血迹，碘伏消毒，2 小时内忌洗澡，每日 1 次，穴位交替使用，15 次为 1 个疗程。

5.处方5

三江。操作方法:俯卧位,选取第13椎下每节一穴,即7穴,第14椎下旁开3寸即6穴(两边共12穴),常规皮肤消毒后,以三棱针快速点刺,点滴出血即可。

三、注意事项

(1)注意个人卫生,保持外阴的清洁、干燥。

(2)久坐易使盆腔的血液回流不畅,从而引起盆腔炎性疾病。建议女性患者可以选择一些适合自己的运动,例如爬山、慢走、打乒乓球、打羽毛球、骑单车等。

(3)盆腔炎性疾病患者要注意饮食调护,要加强营养,忌食煎烤油腻、辛辣之物。

(4)重视妇科体检,当有外生殖器瘙痒,白带多、有异味,尿频、尿急、尿痛等不适症状时,应尽早到正规医院治疗,若延迟治疗或治疗不当,将会促使病情发展,导致盆腔感染。

(应红梅)

第十二章　精神科常见病的诊治

第一节　双相情感障碍

一、病因病机

双相情感障碍在中医古籍中早已有所记载，认为其是属于狂病、郁证的范畴，虽可由多种因素引起，但精神因素的诱发占主导地位。病位在肝、脾、心、脑、肾，初期为火郁、痰湿、气滞，多属实证；久病由气及血，多见阴虚火旺等，由实转虚。

（一）阴阳失调

机体阴阳失去平衡，不能相互维系，导致阴虚阳亢，神明被扰而逆乱，发为本病。久病则阴阳俱虚，温运无力，神明失充。

（二）七情内伤

情志不遂，肝气不疏，气郁化火，肝火内盛，扰乱神明；肝胆火炽，魄无所藏；火盛伤阴，神明失养。七情内伤可引起神明逆乱而发本病。

（三）痰气上扰

情志不舒，气机不畅，气不行则津液停聚成痰，痰气上扰清窍，以致蒙蔽神明。气郁化火，痰火交结，上扰神明则发为本病，见狂躁不宁。

（四）瘀血阻滞

久病入络，肝血瘀滞，肝无所藏，魂无所附，神魂无主，发为本病。

二、临床表现

双相情感障碍是以显著而持久的情绪高涨或情绪低落为主要临床表现，伴有相应的认知和行为改变，可自行缓解，有复发倾向。

双相情感障碍与正常人心境好坏的两极波动不一样，它的两极表现更为严重和突出，它可以使人际关系破坏、出现工作障碍或糟糕的学校表现，甚至自杀。

双相情感障碍以既有抑郁又有狂躁，呈周期性的变化为其主要特征。有时这种两极的变化是快速的和引人注目的，但大多数呈逐渐转换的过程。在情绪异常低落的抑郁发作时期内患者出现重性抑郁的表现；在情绪异常高涨的狂躁发作时期内又会出现精神亢奋、思维疾速、敏感易激惹、言语不停、盲目乐观和过度夸张等症状。

(一)情绪高涨

躁狂症状起病一般较急,可有烦躁、失眠等前驱症状,继而产生持久的情感高涨。患者心情极好,轻松愉快,乐观,自我感觉良好,觉得周围的一切都非常美好,因此终日兴高采烈,扬扬得意,笑逐颜开。患者情感高涨颇为生动、鲜明且持久,与内心体验相一致,具有一定的感染力,常引起周围人的共鸣和同情。患者有时情绪反应不稳定,呈易激惹,发怒,可出现破坏或攻击行为,常以敌意或暴怒对待别人的干涉和反对,但易激惹情绪通常持续时间较短暂,容易转怒为喜。部分患者在躁狂发作时以易激惹症状为主,而不表现为情绪高涨。

(二)情绪低落

抑郁症状除了有情绪、思维和行动方面的障碍之外,常有许多自主神经和躯体的伴随症状,例如难于入睡和早醒、厌食和消瘦、胃肠功能失调、便秘、便溏、嗜食和体重骤增、性功能减退、月经紊乱、体能减退、头晕、腰背和肩颈疼痛等,其中每个人的表现又各有差异。自杀行为是抑郁可能出现的最可怕后果,应当引起相当的重视。

(三)思维加速

患者的思维联想过程明显加速,思维内容丰富多变。自觉脑子比平时聪明,记忆力较平日好,大脑反应格外敏捷,概念如泉水般涌现,有时会感到语言跟不上思维的速度。临床表现为引经据典,高谈阔论,滔滔不绝,口若悬河。由于联想过程加快以至于来不及深思熟虑,谈话的内容显得肤浅和表面化,常使人有信口开河之感。患者的主动和被动注意力均有增强,但不能持久集中,表现为思维活动常受周围环境变化的影响致使话题突然改变,即随境转移,叙述事情常常有始无终,意念飘忽。因新概念不断涌现和想象力极为丰富,有的患者出现音联和意联。说话声音大而多,可出现声音嘶哑,唇干舌燥,在书写时常出现下笔千言,一挥而就的状况。

(四)思维迟缓

自觉反应迟钝、思考问题出现困难、决断能力下降、言语减少、语速变慢、音量降低,严重者应答及交流也会出现障碍。

(五)思维内容障碍

由于患者情绪高涨,自我感觉良好,感到身强力壮,常出现夸大观念,过高评价自我,盛气凌人,自称才华出众,神通广大等。夸大观念多涉及健康、容貌、能力、地位和财富等,内容多具联想性,但不荒谬。严重时可发展为夸大妄想,有时在夸大观念或妄想基础上出现关系妄想和被害妄想,但一般持续时间不长。有时可见与情绪相一致的幻觉,常见的是幻听。妄想与幻觉随主证的缓解而消失。

(六)躯体症状

双相情感障碍患者因自我感觉良好,极少有躯体不适和主诉,常面色红润,双目有神,可伴有心率加快、血压偏高、瞳孔轻度扩大和便秘等交感神经功能兴奋症状。对于年老体弱的患者应密切观察,以免造成对躯体疾病的疏忽。此类患者食欲增强,睡眠需求少,入睡困难或早醒,性欲旺盛,体重多减轻。临床症状相对稳定,无昼夜节律变化,自知力往往早期即丧失。抑郁情绪常在晨起后加重,在下午和晚间则有所减轻,此症状是“内源性抑郁”的典型表现之一。但是部分心因性抑郁障碍患者的症状则可能在下午或者晚间加重,与前述相反。

三、诊断

(一)躯体检查

例如通过CT扫描、磁共振、B超等影像学及声像学检查,以及相关实验室检查等排除一些躯体疾病的可能。这些检查不需要都做,应在有了初步的临床诊断考虑,需要排除某些躯体疾病的可能时再进行。

(二)诊断要点

双相情感障碍起病大多急骤,部分患者发病前可有短期失眠、乏力症状。临床以情绪高涨、思维活动加速和言语动作增多为主要特征,大部分患者的思维及行为异常与高涨的心境协调。多青壮年发病,具有发作性病程,缓解期精神状态基本正常。躯体和神经系统检查及实验室一般无阳性发现。

四、鉴别诊断

(一)精神分裂症

心境障碍与精神分裂症的鉴别要点之一在于患者认知、情感与意志行为是否协调。一般认为心境障碍患者有明显或过度的情感表现,且具有较强的感染力,其思维联想过程无逻辑推理的障碍或荒谬离奇的内容,情感与思维协调一致。精神分裂症的兴奋躁动多是杂乱和冲动的,虽然言语动作增多,但不伴有情绪高涨,患者与环境接触不良,情感反应不适当,动作较单调、刻板。双相情感障碍患者兴奋状态持续时间较长,情感活跃、生动,富有感染力,与思维内容配合,主动与周围接触,反应敏捷。精神分裂症青春型患者常有精神运动性兴奋,但其认知、情感和意志活动明显不协调。患者行为举止荒诞离奇、杂乱无章,言语异常凌乱,表情古板或呆板,情感表现不轻松、愉快,而是喜怒无常。急性躁狂发作时也可见不协调的精神运动性兴奋,但历时短暂。询问病史,若患者既往有心境障碍病史,或过去有类似发作而缓解良好,往往提示双相情感障碍的可能。

(二)继发性躁狂症

脑器质性疾病、躯体疾病、某些药物和精神活性物质等均可引起继发性躁狂症。详细的病史,躯体和神经系统检查有助于鉴别。

1.脑器质性精神障碍

某些脑器质性精神障碍,如麻痹性痴呆、老年性精神病可出现躁狂状态,但往往伴有智能障碍,情感并非高涨,而是以欣快为主。

2.躯体疾病伴发躁狂

肾上腺皮质功能和甲状腺功能亢进等疾病患者常伴发躁狂症状,但情感并非真正高涨,而是以焦虑、情绪不稳为主,自我感觉较差,多有不适主诉,伴有原发躯体疾病症状和体征,兴奋症状随原发病情的变化而波动,实验室检查有助于鉴别。

五、中医治疗

双相情感障碍当按证论治,抑郁发作按抑郁障碍辨证论治,以下介绍躁狂发作的辨证论治。狂证治疗应抓住核心症状即心境高涨,临床辨证用药时须仔细辨清虚实。实证则苦寒清泻,分别采用泻火、清热、化痰等方法;虚证则滋阴降火;虚实夹杂者则补虚泻实,有所偏重。

(一)辨证论治

1.心肝火盛

(1)主证:情绪高涨,洋洋自得,妄自尊大,思维敏捷,言语滔滔不绝,口若悬河,躁动不安,喊闹不休,不知疲劳,做事有始无终,轻率任性,易激惹,稍有拂意就勃然大怒,甚或伤人毁物,倏忽转怒为喜,严重者可出现意识模糊。常伴有声音嘶哑,口干唇裂,多食少寐,烦躁失眠,性欲亢进。舌质深红或舌边尖红起刺,苔黄少津,脉弦洪数。

(2)治法:泻肝清心,镇静安神。

(3)方药:当归龙荟丸加减。龙胆草 9 g,芦荟 12 g,青黛 5 g,大黄 9 g,当归 15 g,黄连 9 g,黄芩 9 g,黄柏 9 g,山栀子 9 g,木香 5 g。失眠少寐者加酸枣仁 30 g,茯神 12 g;意识模糊者加远志 12 g,石菖蒲 15 g;躁动不安者加龙骨 30 g,牡蛎 30 g;声音嘶哑,口干唇裂者加玄参 15 g,麦冬 15 g,桔梗 9 g 或胖大海 12 g;大便秘结者加火麻仁 15 g,郁李仁 30 g。

2.肝胆郁热

(1)主证:情感活跃,易激惹,联想加速,言语增多,夸大,自负,精力充沛,动作增多,睡眠减少,大便干结,小便色黄。舌质红,苔黄,脉弦数。

(2)治法:清泄肝胆实火。

(3)方药:龙胆泻肝汤加减。龙胆草 6 g,车前子 9 g(包煎),黄芩 9 g,山栀子 9 g,甘草 6 g,泽泻 12 g,当归 3 g,生地黄 9 g,柴胡 6 g。肝火盛者加芦荟 12 g,青黛 6 g;情志活跃者加龙齿 15 g,朱茯神 15 g,牡蛎 30 g。

3.痰火上扰

(1)主证:起病急骤,先有急躁易怒,头痛失眠,两目怒视,面红目赤,突发胡言乱语,手舞足蹈,狂妄自大,目中无人,怒骂叫号,不避亲疏,日夜不休,甚则妄听妄闻,气力逾常,毁物伤人,狂乱奔走,房事不节,不食不眠,大便秘结,小便黄。舌质红绛,苔多黄腻,粗糙乏津,脉弦大滑数。

(2)治法:镇心涤痰,泻肝清火。

(3)方药:生铁落饮加减。生铁落 9 g,浙贝母 9 g,胆南星 3 g,黄连 9 g,栀子 9 g,龙胆草 9 g,连翘 3 g,茯苓 3 g,玄参 5 g,麦冬 9 g,竹茹 3 g,远志 3 g,磁石 12 g,丹参 5 g,茯神 3 g。痰火盛者去茯苓、丹参,加天竺黄 9 g,礞石 15 g;烦热渴饮者加生石膏 30 g,知母 15 g,天花粉 30 g;大便秘结者加生大黄 9 g,枳实 12 g。

4.火盛阴伤

(1)主证:狂证日久,时作时止,其势渐减,情绪饱满欣快,言语较多,动作亦多,但呼之已能自制,且易精神疲惫,注意力不集中,多言善惊,睡眠较少或烦躁不眠,形瘦面红,体质偏弱,五心烦热,口干咽干,大便干结。舌质红嫩,少苔或无苔,脉弦细数。

(2)治法:滋阴降火,宁心安神。

(3)方药:天王补心丹加减。生地黄 30 g,玄参 9 g,天冬 15 g,麦冬 15 g,当归 15 g,人参 6 g,远志 9 g,郁金 9 g,柏子仁 15 g,丹参 9 g,酸枣仁 15 g,茯神 9 g,五味子 9 g,朱砂 1 g。神志不宁者加生龙骨 30 g,生牡蛎 30 g;大便秘结者加茯苓 12 g,何首乌 15 g,火麻仁 15 g。

(二)辨病论治

躁狂早期症状活跃者多重用清热泻火涤痰之剂,可以纯用中药或合用小剂量西药。生石膏 250 g,生大黄 80 g,生铁落 35 g,礞石 65 g,代赭石 65 g,芒硝 20 g,辅以小剂量西药(氯丙嗪 50～200 mg)治疗,有较好的治疗效果。

(三)专药专方治疗

1.重剂大黄方

(1)组成:生大黄30～150 g,生地黄30 g,黄连5 g,橘红20 g,天竺黄10 g,石菖蒲30 g,生龙骨30 g,生牡蛎30 g。水煎服,每日1剂,重症病例每日服2剂。

(2)功效主治:泻火导滞,用于狂证。

(3)方解:以重剂大黄泻火导滞为主,配合生地黄、黄连养阴清心,橘红、天竺黄、石菖蒲化痰开窍,龙骨、牡蛎重镇安神。

(4)按语:数年来,通过反复实践,认识到重剂大黄有使双相情感障碍症状消失快、疗程短、疗效巩固、不良反应少等优点,明显优于单纯抗精神失常药物。药后大多在1～5天躁狂停止,其他精神及躯体症状也随之消失。运用大黄经验:①用量视身体状况和耐受程度,或先用20～50 g,据病情增加药量,一般不超过150 g。②大黄需与他药同煎。大黄入药同煎,其泻下作用不及后下,而清热泻火之力未减。③用药后以保持大便每日4～6次为宜,若大便次数太多,则需将大黄先煎或方中伍用黄连5～15 g。④中病即止,不可重剂久服。

2.抑狂饮

(1)组成:生铁落、生龙骨、灵磁石、青礞石各30 g(均先煎),朱砂1 g(冲服),琥珀3 g(冲服),丹参、酸枣仁、生白芍各30 g,远志、黄连、大黄、甘草各10 g,山楂15 g水煎服。

(2)功效主治:重镇安神,疏肝解郁,坠痰定志,泻火息风。

(3)方解:方中生铁落、生龙骨、青礞石、琥珀、磁石等质重味厚,以起镇心安神,坠痰定志之功;用黄连清心泻火,大黄导热下行,釜底抽薪,兼以化瘀;白芍疏肝解郁;痰火煎熬,阴血亏损,用酸枣仁、远志养心安神,滋补阴血,交通心肾,使神魂守舍;山楂消食化瘀,甘草调和药性,以防诸药伤正伤胃之弊。

(4)加减:大便秘结干燥多日不下,舌苔黄燥,脉实大者加芒硝30 g(化入);烦渴欲饮者加生石膏30 g,知母10 g;舌紫暗有瘀斑、瘀点者加桃仁15 g,水蛭10 g;狂乱更甚者加珍珠母、生牡蛎各30 g(先煎);痰迷心窍者加胆南星、石菖蒲各10 g,郁金15 g;发病日久,病势渐减,疲乏无力者加黄芷30 g,太子参10 g;多言善惊,形瘦面红,舌红,脉细数者加生地黄30 g,麦冬15 g,牡丹皮10 g。

3.泻火定狂汤

(1)组成:黄芩9 g,黄连9 g,黄柏9 g,当归6 g,芦荟6 g,龙胆草6 g,大黄6 g,生石膏12 g,生地黄6 g,知母6 g,代赭石12 g,甘草3 g。每日1剂,水煎早、晚饭后服。

(2)功效主治:泻火滋阴,化痰安神。用于痰气郁结、痰火上扰之狂证。

(3)方解:本方重用黄芩、黄连、黄柏以清泻三焦之火;更以生石膏、知母、大黄清泻阳明腑热;当归、芦荟、胆草以清泻肝胆实火,理气化痰;佐以生地黄滋阴降火;代赭石、甘草以宁心安神。共奏清热泻火,行气化痰安神之功效。本方以病机为基础,重在泻火滋阴、化痰安神,有调整机体生理功能,平衡阴阳,镇静安神之作用。

4.粉胆抑狂汤

(1)组成:粉甘草1 g,胆矾3 g,生铁落100 g(先煎),胆南星15 g,栀子15 g,生地黄10 g,天冬10 g,郁金10 g,生龙骨60 g(先煎),生牡蛎60 g(先煎),生磁石60 g(先煎),青皮10 g。煎服方法:除去厨用铁勺之油腻后,将内置20～30 mL凉水烧开,把胆矾放入水中化开,再将粉甘草置入其中烧开后,取汁后务必一次服下。每日1剂,连服2周后,服5剂停2天。

(2)功效主治:镇心涤痰,清肝泻火,安神泻狂。

(3)方解:中医学认为,狂证是由痰火扰心所致,与肝、心、脾三脏有关。其中痰火互结是关键,多系恼怒肝郁化火、乘脾生痰,痰火上扰心神而发病。遂先吐法导痰泻狂;后镇心涤痰、清肝泻火治疗。胆矾、粉甘草催吐导痰泻狂;生铁落镇心安神;胆星涤痰泻热;栀子、郁金、生地黄、天冬清汗泻火、滋阴;龙骨、牡蛎、磁石重镇安神;青皮破肝气解郁。全方共奏镇心涤痰、清肝泻火,达安神泻狂之效。现代医学认为,栀子能延长环己烯巴比妥钠睡眠时间,具有镇静作用;磁石能显著降低戊巴比妥钠引起的睡眠阈剂量从而起到镇静作用。加减:舌苔黄腻者加竹茹 15 g。

(四)其他治疗

1.体针治疗

(1)痰火上扰:取穴太冲、神门、行间、人中、劳宫、风府、冲阳、百会。泻法。

(2)火盛伤阴:取穴太溪、三阴交、涌泉、内关、大钟、商丘、百会、液门。平补平泻。

2.耳针治疗

(1)取穴:心、皮质下、枕、肝、神门、交感、耳尖、降压沟。

(2)操作方法:将王不留行或塑料珠用胶布固定于所选穴位上,每隔 3～4 小时按压 1 次,每穴按压 20～40 秒,两耳交替,隔 2～3 天更换 1 次,10 次为 1 个疗程。

3.穴位注射法

(1)取穴:心俞、内关、间使、足三里、三阴交、丰隆。

(2)药物:氯丙嗪、氟哌啶醇、丹参注射液。

(3)操作方法:氯丙嗪注射液 25～50 mg,或氟哌啶醇注射液 5 mg,或丹参注射液 2 mL,分注于 1～2 穴,每日 1 次。

六、情志治疗

双相情感障碍是临床上既有躁狂或轻躁狂发作,又有抑郁发作的一类心境障碍,常发生于儿童或青少年期,具有高患病率、高致残率、高复发率、高死亡率和高同病率的特点,是严重的精神卫生问题。心理社会应激可引发躁狂及抑郁症状,接受强化心理治疗或小组治疗的患者复发率更低,相对健康期更长。因此,除了规范的药物干预外,同时需提供心理治疗,且心理治疗开始得越早越好。本病可散见于中医学郁证、脏躁、百合病、癫证等病证中,根据其表现,现代中医学者将其归为躁郁症,本病的发生与七情内伤、饮食不节、先天遗传等有关,病位在脑、心、肝、脾,为情志不遂,扰乱气机,进而引起五脏生理功能紊乱,出现瘀、痰闭塞心窍,使阴阳失调,形神失控所致。情志因素是本病致病的关键因素,而中医情志护理可改善患者的不良情绪,缓解心理压力,解除患者顾虑,使其能在最好的心理状态下接受治疗和护理,早日康复。

(一)顺情从欲法治疗

患者往往伴有冲动易激惹、寻求刺激等表现,应顺从其意志、意愿,提供情感宣泄空间,事后(冲动易激惹、寻求刺激)进行正确的情绪疏导,将其压力释放出来,并尽量满足患者的合理要求,减轻或消除其紧张情绪,满足其心理期望。

(二)移情易性法与以情胜情法治疗

患者抑郁发作时,常常有心境低落、思维迟钝、兴趣丧失等表现,医护人员应加强与患者的沟通交流,可通过引导其讲述开心的往事,观看电视剧、娱乐节目等方式,以喜悦代替抑郁情绪,通过参加感兴趣的康复训练来转移患者的注意力,减轻疾病带来的痛苦。

(三)安神静志法治疗

躁狂患者可表现为焦虑、急躁、紧张、易冲动，医护人员应指导患者采取静立、静坐或静卧的方式，调整呼吸，以起到静志安神的效果。

(四)心理治疗

心理治疗是情志治疗干预最重要、最核心的环节之一。要针对不同患者的病因和刺激疾病产生的不同环境来制定个体化心理治疗措施。①医护人员自身心理准备：双相情感障碍患者常表现为兴趣减低、思维迟缓、情绪低落，缺乏主动性，常有自责自罪感，心理矛盾剧烈波动。医护人员要站在患者和患者家属的角度进行思考。②心理治疗分析：双相情感障碍类疾病往往与患者自身的性格因素及社会关系有着密不可分的关系。作为医护人员要分析患者的不同心理情况。③心理支持：对抑郁发作期的患者，采用心理支持和积极的心理暗示。与患者沟通交流时，进行鼓励与指导，鼓励患者正确认识自己的疾病，指出患者的病态行为和想法，逐步地改变患者错误的认知。

(五)运动治疗

运动能够提高患者的机体活力和免疫力，而且可以调动人的积极乐观情绪。医护人员应全面了解患者的家庭背景、受教育程度、工作类型以及生活方式，帮助患者选择适宜的活动方式。

(六)饮食治疗

双相情感障碍患者受内分泌、神经因素和心理因素影响会出现食欲下降、厌食甚至拒食的情况。患者饮食以清淡为主，但要注意营养。肥甘厚味生痰助火不宜过食。奶酪、巧克力、油炸食品、酒及过咸过甜食品易留湿成痰、化热生火，不宜食用。躁狂患者热量消耗往往较常人增加，饮食需注意补充高热量、高蛋白食物，如鱼、瘦肉、牛奶等。多食新鲜蔬菜和水果，既补充维生素，又利于保持大便通畅，起到通便泻火的作用。

常用食疗方：①鸡蛋数枚，清水煮熟，敲碎外壳，加入小茴香 9 g，橘皮 12 g，绿茶 15 g，再煮入味，每日食 1 枚。②莲心 3 g 研末，大枣 10 枚煎汤送服，每日 1 次，饭后服用。③苦瓜 300 g，洗净切丝，加少许盐，拌匀食用，连服数天。

(七)药物治疗

由于患者的自控能力及依从性较差会影响治疗效果，因此给予患者积极的治疗干预可改善患者对本病的认识和服药依从性，促进患者康复。症状得到控制后，向患者和家属讲解坚持服药的重要性。

(八)特色治疗

1.音乐治疗

音乐疗法是新兴的集音乐、医学与心理学于一体的学科，通过音乐特有的生理、心理效应以达到促进患者身心健康、消除心理障碍的目的。

2.提升患者的社会支持

双相情感障碍发病不仅仅和生物以及心理因素有着一定的关联，同时也和社会环境也有着一定的关联。家庭作为最重要、最基本的生活单位，家庭的期望、危机、价值等都会影响家庭成员的健康状态。所以应加强对亲属的宣教，让家属了解到积极的社会心理支持有利于病情的恢复。

(九)综合调护

(1)首先与患者及家属建立良好的医患关系，以便获得真实而全面的临床资料。

(2)要给患者营造一个良好的社会心理环境，多鼓励、支持患者保持与周围环境的必要接触，培养患者广泛的兴趣，以提高患者适应社会生活的能力。

(3)采取循序渐进的方法，使患者逐渐认识自己的疾病所在，并阐明其严重性，以使患者积极配合检查及治疗。

(4)正确对待患者的各种病态表现，不讥笑讽刺患者，同情、关心患者的疾苦，加强心理护理。

(5)对于病情较轻的患者要注意精神养护，劝其安神定志、静养心神，锻炼培养其正确对待周围事物的能力。

(6)对患者提出的问题要认真对待，凡合理要求尽量满足，不合理要求应耐心解释、委婉拒绝。

(7)对于行为障碍(打人、骂人、自伤、毁物等)症状明显者要密切观察，采取防范措施，如派专人照看、收藏各种危险器具等，避免跳楼、触电等意外事件的发生。

药物长期性的维持治疗是控制双相情感障碍病情，预防躁狂、抑郁发作的首选措施，但无法完全缓解患者的焦虑、抑郁，并且长期服用药物带来的不良反应也会对患者的心理健康状况和生活质量产生不良影响，因此，还需给予健康宣教、药物指导、护理及认知干预等措施进行辅助，来提高治疗效果。在药物治疗的同时采取心理干预，可纠正患者的错误认知，增强自信，促进康复，认知疗法可提高患者的服药依从性，康复锻炼可激发其对生活和工作的兴趣，从而对患者的康复产生显著效果。

本病可归属于中医学情志病范畴，由五志和七情失调引起。双相情感障碍患者中，忧和怒为主要的七情致病因素，其中躁狂与怒相关，抑郁与忧相关。情志过激可使气机紊乱，阴阳失调，清气不升，浊阴不降，上干清窍。七情太过会损伤肝气，肝郁气滞，气郁化火生痰，痰浊上扰，脑窍被蒙，神志失常，发为狂证；情志不舒，肝失条达，气失疏泄，肝郁抑脾，耗伤心气，营血渐耗，心失所养，神失所藏，发为抑郁。因此，治疗的关键在于调畅情志、疏肝解郁。

情志护理具有中医特色和本土特色，是医护协同，身心同调，全面促进健康的集中体现。顺情从欲法，可满足患者意志、心理、情绪的需要，提高其心理的满足感；移情易性法，可分散患者对疾病的注意力，使思想焦点从疾病转移到其他方面；以情胜情法，可以正性的情绪抑制患者的不良情绪，从而减轻不良心理的刺激，有利于心理的康复；安神静志法，强调精神内守，通过静卧或静坐的方式来舒缓抑郁、焦虑的情绪，达到机体的自我修复。以上中医情志护理措施的综合使用可帮助患者解除不良的情绪，从而使其心神尽早平定，精神及早顺畅，心情保持舒畅，起到减轻临床症状的效果。

（刘丽丽）

第二节　孤独症谱系障碍

一、病因病机

孤独症谱系障碍病位在脑，和心、肝、肾有密切的关系，病机为脑神惑乱和脑神不足。脑为髓海，《素问·五脏生成》云："诸髓，皆属于脑"，神是一身之主，总管人之精神活动，《素问·脉要精微论》云："头，精明之府。"心主神明，也包含脑主神明。《灵枢·海论》指出："髓海不足，则脑转耳鸣，胫酸眩冒，目无所见。”《医林改错》认为：“两耳通脑，所听之声归脑，两目系如线长于脑，所见之物归于脑；鼻通于脑，所闻香臭归于脑。”孤独症谱系障碍失常患儿表现为视、听、言、记忆、精神等的功能障碍及混乱。

（一）先天不足，肾精亏虚，脑髓不足

《灵枢·本神》云：“肾藏精。”《素问》云：“肾生骨髓。”肾精生髓，肾精气充盛，脑髓、骨髓化生。《医方集解》云：“肾之精与志皆藏于肾，肾精不足则志气衰，不能上通于心，故迷惑善忘也。”若肾先天或后天不足，导致肾精亏虚不能化髓充脑，神明用之不足，元神不得滋养，而发为精神活动异常。孤独症谱系障碍患儿如先天禀赋不足或母孕期间受邪或产伤等，均可导致肾精不足、脑髓不充，以致发病。

（二）神失所养，心窍不通

心藏神，人体生命活动的全部外在表现，以及人的精神、意识、思维活动都属“神”的具体表现，心主神功能正常，则精神振奋、神志清晰、思考灵活、反应敏捷。《素问·阴阳应象大论》云：“心主舌。”《灵枢·忧恚无言》云：“舌，声音之机也。”心气通于舌，舌方能柔软灵活，语言流利。孤独症谱系障碍儿童不识亲疏、表情淡漠、不喜交际、行为怪异、兴趣狭窄、貌聪无慧、语言障碍等症状皆由心神失养所致。

（三）肝失条达，升发不利

孤独症谱系障碍为情志障碍性疾病。肝主疏泄，调畅气机、情志。若肝失疏泄，则情志抑郁，表情淡漠；病久肝郁化火，则现急躁易怒、喜怒失常等。肝开窍于目，肝经上系于目，孤独症谱系障碍儿童目不视人，缺少目光对视，主动回避眼神诸表现，亦与肝失疏泄、升发不利相关。

二、临床诊断

（一）临床表现

孤独症谱系障碍起病于3岁之前，在婴儿期即有症状，家长往往不能及时发现。主要表现为交流障碍、语言障碍和刻板行为三联征，70%的患儿智力落后，但也有约10%患儿智力超常，大多数患儿还存在感觉异常，如对某些声音、图像的恐惧或特殊喜好，还有很多孤独症谱系障碍患儿存在多动和注意力分散的情况，少数可见到脾气暴躁、自伤行为等。其症状随年龄增长可慢慢地自行改善，但病程发展无规律性。

通过系统的行为和特殊教育，有2%～15%的患者认知和适应能力可接近正常人，生活能自理，但仍存在一些刻板行为和语言表达障碍，性格孤僻、不愿与人接触的特点不易纠正。

（二）诊断要点

孤独症谱系障碍主要通过询问病史、精神检查、体格检查、心理评估及其他辅助检查，并依据诊断标准做出诊断。

主要诊断要点：病前常没有正常发育期，即使有，3岁以前也已出现明显异常。其表现方式为对社交情绪线索估计不当，对他人的情绪缺乏反应，不能根据社交场合调整自身的行为；不能利用社交信号，对社会、情绪和交流行为的整合能力弱；尤其缺乏社交与情绪的相互性应答。

交流的性质损害同样普遍存在，表现为不能应用任何已掌握的语言技能；不能在扮演和模仿游戏中正确地充当角色；在交谈中跟不上趟，缺少应对；言语表达缺乏灵活性，思维相对缺乏创造性和幻想性；对他人的语言或非语言性启示缺乏情绪反应；不能运用语调和语气的变化来适应交谈的气氛；在口语交谈中同样缺乏手势以强化或加重语气。

本病还以行为、兴趣和活动的局限、重复与刻板为特征。表现为倾向于采用僵化刻板、墨守成规的方式应对日常活动；在新添活动、旧有习惯和游戏中都是如此。患儿可能依恋某种少见且通常不柔软的物体，在童年早期表现尤为明显。患儿可能坚持履行无意义的特殊事件；可能会刻板地专注于日期、路径或时间表；常有刻板动作；常对物品的无功能成分（如气味和质感）发生特殊兴趣；拒绝改变日常生活规律或个人环境的细节（如移动居室内的装饰品或家具）。

三、临证思路

《保婴撮要》云："夫心主血，肝主筋，脾主肉，肺主气，肾主骨，此五皆因禀五脏之气虚弱，不能滋养充达。"孤独症谱系障碍患者自幼低能，天资不足，生性退钝。病位在脑，和心、肝、脾、肾有密切的关系，形神共病。病机以脑神惑乱和脑神不足为主。初病年少，患儿形未充，神未定，形体处于不断蓬勃生长之际，神机却有孤闭发育不利之象，病属胎怯神弱，形弧长，神闭育，此期调治适当，尚有一线完善健全之可能，以补精育神为治疗大法，根据在肾、在心、在脾、在肝的不同，分别通过补肾填髓、滋补肝肾、健脾养心之品，养形充脑以期神全；及其病延岁长，形长滞，神育停，多至虚火痰瘀交织，演成形神共病痼疾，已失积精全神之良机，此时治疗以保障形体健康为要，调畅气血，避免虚火痰瘀之后患，根据虚实兼杂、在气在血，分别施以补肾养肝、健脾养心、疏肝泻火、化痰开窍、化瘀通络之法，一般长期服用散剂、膏剂等中成药剂，并宜配合针灸按摩、音乐绘画、教育训练等法，健形谐神，缓图进步，以冀回归社会。

（一）病机辨识

胎元失养，禀赋不足，或后天失养、失护等造成肾虚，先天之精不足，不能补充脑髓，脑髓发育空虚或窍道不通，肾精气虚，神志失充，见生长发育迟缓、形体羸弱无力、精神萎靡、头晕目眩、健忘失眠、行动迟钝、表情淡漠、听力障碍、腰酸腿软、小便清长或尿频、遗尿等。

禀赋不足，素体阳虚，或久病、重病耗损，肾阳虚损，见脑髓先天发育迟缓、前囟迟闭、牙软不牢、智力障碍、表情淡漠、面色淡白、四肢不温、腰酸腿软、形寒尿频等。

素体虚衰，阴长不足，或产时所伤，或久病、热病耗损，或暴失于血，阴精受伤，肾阴亏虚，见发育迟缓、智力发育障碍、形体消瘦、头晕目眩、耳鸣耳聋、健忘少寝、腰膝酸软、心烦热或骨蒸潮热、颧红盗汗、咽干舌燥等。

脾常不足，失于健运，痰浊内生，迷蒙清窍，脑神失养，脑虚失聪，心失所养，见痴呆、口角流涎、言语不清或喃喃自语、表情淡漠等。

患儿因产伤、外伤等使血液外溢，瘀阻脑络，脑失所养，见痴呆不识人、言语謇涩、头痛、头晕、健忘、失眠、舌质暗或有瘀点、脉细涩等。

纯阳之体，肝常有余，心火易亢，肝木易旺，情志不遂，暴怒愤郁伤肝，肝气不舒，郁而化火，煎熬成痰，上蒙清窍；或过喜伤心，胃热上蒸，扰乱神明。心肝火旺见急躁易怒，任性固执，听而不闻，不易管教，情绪不宁，高声叫喊，跑跳无常，面赤口渴，狂躁谵语，夜不成寐，时有便秘溲黄，口干等。

脾常不足，后天失于补养，心主血，脾为生血之源，心脾两虚，血不养心，神不守舍，见缄默不语、发育迟缓、神疲乏力、少言懒语、多梦易醒、时有夜惊、食少纳呆、面色少华等。

（二）症状辨识

1.智迟、语迟

首辨智迟、语迟之不同。小儿 2～3 岁神志、动作、行动、反应迟钝，甚至智力低下为智迟，

2岁不会说话为语迟。次辨脏腑。肾主骨，肝主筋，脾主肌肉，人能动作站行，需要筋骨肌肉协调运动。肝肾脾不足，筋骨肌肉失养，则动作、行动、反应迟钝；肾精不足，髓海不充，则智力低下、发育迟钝；言为心声，脑为髓海，若心气不足，肾精不充，髓海不足，则言语迟缓、智力不聪。智迟主要在肾，语迟多究于心。再辨轻重。智迟、语迟并见，病情较重；仅见一证，病情相对较轻。

2.痴呆

痴呆有虚实之分。实者，多因痰瘀，痴呆伴见口角流涎、言语不清或喃喃自语、表情淡漠等为痰浊内生、迷蒙清窍；痴呆不识人，语言謇涩，头痛，头晕，健忘，失眠，舌质暗或有瘀点，脉细涩，为瘀阻脑络。虚者，缘于肾虚精亏、髓海不充。如有禀赋遗传缺陷，齿发难长，生长发育迟缓，形体羸弱无力，精神呆滞委顿，头晕目眩，健忘失眠，行动迟钝，表情淡漠，听力障碍，腰酸腿软，小便清长或尿频、遗尿，则辨为肾气虚，精亏髓空，神志失充；前囟迟闭，牙软不牢，智力障碍，表情淡漠，面色淡白，四肢不温，腰酸腿软，形寒尿频，属肾阳虚损；发育迟缓，智力发育障碍，形体消瘦，头晕目眩，耳鸣耳聋，健忘少寝，腰膝酸软，心烦热或骨蒸潮热，颧红盗汗，咽干舌燥，为肾阴亏虚。

3.健忘

《证治准绳·杂病》云："心之昏，精神既短，则目前不待于伤心，而不能追忆其事矣，设禀质清浊混，则不耐于事物之扰，扰则失其灵而健忘也。"孤独症谱系障碍之健忘非记忆力衰退，而表现为易忘，属生性迟钝，自幼低能，天资不足。有虚实新久之分，在肾、在心、在脾之别。健忘，精神呆滞，齿退发少，骨软痿弱，为肾精不足，髓海空虚；健忘，失眠不寐，心烦心悸，腰膝酸软，形瘦盗汗，舌红无苔，脉细，有肾虚之象，且阴虚内热明显，属心肾阴虚、心阳独亢；常常善忘，语迟，神疲，夜惊，少言懒语，多梦易醒，面色少华，四末不温，食少纳呆，倦怠乏力，脘腹胀满，大便溏薄，属心脾两虚。一时健忘，并有头晕目眩、胸闷不舒、呕恶、咳吐痰涎、喉中痰鸣，甚至喃喃自语、哭笑无常为痰浊扰心。如果突然而得，持久难愈，伴头痛、肿块、瘀点暗斑、漱水不欲咽等，为瘀阻脑络。

4.舌脉

舌淡红形小，苔薄白，脉左尺弦细，为肾精气虚；舌淡白形胖或有齿痕，苔润，脉右尺沉迟，为肾阳虚；舌红形瘦，苔少，脉左尺细而数，为肾阴虚；舌淡体胖大，苔白腻，脉右关滑，为脾常不足、痰蒙清窍；舌质暗红或有瘀点，脉左寸关细涩，往往提示瘀阻脑络；舌红尖甚形实，苔黄或剥脱，脉左寸关弦数，为心肝火旺；舌淡红形，苔薄白，脉双关细弱，为心脾两虚。

四、中医治疗

（一）治法

孤独症谱系障碍为形神共病，治宜形神共治。初病年少，以补精育神为法，根据在肾、在心、在脾、在肝的不同，分别施以补肾填髓，滋补肝肾，健脾养心之法；病延岁长，以保形健体为要，调畅气血，根据虚实兼杂在气在血，补泻兼施，分别施以补肾养肝、健脾养心、疏肝泻火、化痰开窍、化瘀通络之法。《保婴撮要》云："骨脉不强，肢体萎弱，源其要总归于胃。"疗程长，久施疏泄化通之品，要注意顾护胃气，处方选药宜平和润养，补泻调理适当，并配合外治、教育训练等手段，缓图进步。

（二）用药

初病年少，以"补、养"为主，需选择血肉有情之品，填精补髓，滋养肝肾，甘温之品，激发生化之源，健脾养心。生长发育迟缓，形体羸弱无力，精神萎靡，头晕目眩，健忘失眠，行动迟钝，表情淡漠，腰酸腿软，小便清长或尿频、遗尿。补肾用紫河车、鹿茸、熟地黄、山茱萸、山药、枸杞子、益智仁等;发育迟缓,神疲乏力,少言懒语,多梦易醒,时有夜惊,食少纳呆,面色少华,四末不温,补脾用人参、茯苓、黄芪、白术、当归、龙眼肉等。

病久岁长,以"化、通"为主,调畅气血。瘀阻脑络,证见痴呆不识人,言语謇涩,头痛,头晕,健忘,失眠,用川芎、桃仁、红花、麝香等。痰迷心窍,证见痴呆不识人,语言謇涩,头痛,头晕,健忘,失眠,用制半夏、橘红、茯苓、竹茹、枳实、石菖蒲等健脾豁痰开窍。心肝火旺,证见急躁易怒,任性固执,听而不闻,不易管教,情绪不宁,高声叫喊,跑跳无常,面赤口渴,狂躁谵语,夜不成寐,时有便秘溲黄,口干,用牡丹皮、焦栀子、龙胆草、黄芩、决明子、莲子。

益志强魂健脑随证选用。严重孤独症谱系障碍患儿常常极度孤独、有社会适应性和言语交往障碍、动作怪异、存在异常感知反应,在辨证用药的基础上,需结合志意辨证酌情选用强魂益志的鹿茸、补骨脂、茯神、紫石英;健脑增智的人参、益智仁、龙眼肉、远志等,形神共治。

(三)证治条辨

1.肾精虚,神志失充

证见生长发育迟缓,形体羸弱无力,精神萎靡,头晕目眩,健忘失眠,行动迟钝,表情淡薄,听力障碍,腰酸腿软,小便清长或尿频、遗尿,舌淡苔薄,脉沉弱或弦细。多见于年少初病,胎元失养,先天禀赋不足,或后天失养、失护等致成肾虚,先天之精不足,脑髓发育空虚或窍道不通,神志失充。

治宜填精充髓,补肾益智。河车八味丸加减,药用紫河车、鹿茸、熟地黄、山茱萸、山药、茯苓、枸杞子、石菖蒲、益智仁。

食少纳呆,加砂仁、神曲;喉中有痰,加郁金、橘红。

2.肾阳虚损

证见大脑先天发育迟缓,前囟迟闭,牙软不牢,智力障碍,表情淡漠,面色淡白,四肢不温,腰酸腿软,形寒尿频,舌淡白,脉沉弱或沉迟。先天禀赋不足、素体阳虚;或久病、重病耗损导致肾阳虚损而致。

治宜温肾助阳。右归丸加减,药用熟地黄、山茱萸、当归、枸杞子、山药、鹿角胶、菟丝子、杜仲、肉桂、附子。

流涎,加益智仁;尿频,加桑螵蛸、补骨脂;面色淡白,四肢不温,加附子、桂枝、紫石英。

3.肾阴虚耗

证见发育迟缓,智力发育障碍,形体消瘦,头晕目眩,耳鸣耳聋,健忘少寐,腰膝酸软,心烦热或骨蒸劳热,颧红盗汗,咽干舌燥,舌红苔少,脉细而数。素体虚衰,阴长不足;或产时劳伤;或久病热病耗损;或暴失于血,阴精受伤。

治宜补肾养阴。六味地黄丸加减,药用熟地黄、山药、茯苓、牡丹皮、泽泻、山茱萸。

健忘少寐,加远志、五味子;咽干舌燥,加玄参、石斛。

4.痰迷心窍

证见痴呆,口角流涎,言语不清或喃喃自语,表情淡漠,舌体胖大,苔白腻,脉滑。小儿脾常不足,因脾失健运,痰浊内生,痰蒙清窍,脑神失养,脑虚失聪,心失所养所致。

治宜健脾豁痰开窍。导痰汤加减,药用半夏、陈皮、茯苓、胆南星、枳实、炙甘草。

口角流涎,加竹沥、姜汁;表情淡漠、昏钝,加郁金、石菖蒲。

5.瘀阻脑络

证见痴呆不识人,语言艰涩,头痛,头晕,健忘,失眠,舌质暗或有瘀点,脉细涩。患儿因产伤、外伤等使血液外溢，瘀阻于脑络，脑失所养而致。

治宜活血通窍。通窍活血汤加减，药用川芎、桃仁、红花、麝香、葱白、鲜姜、红枣。

头晕健忘，加枸杞子、杜仲、山茱萸；烦躁失眠多梦，加生龙骨、生牡蛎、珍珠母。

6.心肝火旺

证见急躁易怒，任性固执，听而不闻，不易管教，情绪不宁，高声叫喊，跑跳无常，面赤口渴，狂躁谵语，夜不成寐，时有便秘溲黄，口干，舌尖红，苔黄，脉弦数。小儿纯阳之体，肝常有余，心火易亢，肝木易旺，若情志不遂，暴怒恚郁伤肝，肝气不舒，郁而化火，煎熬成痰，上蒙清窍，或因过喜伤心以及胃热上蒸，扰乱神明。

治宜清心平肝，安神定志。龙胆泻肝汤加减，药用龙胆草、泽泻、黄芩、栀子、车前子、当归、柴胡、生地黄。

任性固执，加白薇、远志、茯神；狂躁不寐，加青黛、桑白皮。

7.心脾两虚

证见发育迟缓，神疲乏力，少言懒语，多梦易醒，时有夜惊，食少纳呆，面色少华，四末不温，舌淡苔薄，脉细弱。小儿脾常不足，后天补养不足，心主血，脾为生血之源，心脾亏虚，血不养心，则神不守舍。

治宜养心补脾安神。归脾汤加减，药用人参、黄芪、白术、茯神、酸枣仁、龙眼肉、木香、炙甘草、当归、远志、生姜、大枣。

夜惊易醒，加夜交藤、炒枣仁；食少纳呆，加山药、焦山楂。

(四)中成药治疗

1.右归丸

每次 6 g，每日 2 次，用于肾阳虚损。

2.六味地黄丸

每次 6 g，每日 3 次，用于肾阴虚耗。

3.龙胆泻肝丸

每次 3 g，每日 2 次，用于心肝火旺。

4.归脾丸

每次 6 g，每日 2 次，用于心脾两虚。

(五)头针治疗

1.针灸治疗

针刺四神聪、神庭、左右本神及左右情感障碍区，针刺后给予电刺激 30 分钟。每周针刺 3 次，每刺 10 次休息 15 天，共针 30 次(3 个月)为 1 个疗程。

2.头皮针治疗

主穴选神庭，前顶透百会，智力情感区，双感觉区上 1/5，双听理解区，小脑蚓区，配合其他穴位。每周 1～2 次，治疗 7 次。

五、情志疗法

中医学治疗认为本病的发生是由于患儿先天禀赋不足，后天失养所致；或患者不愿与人交流，神智长期处于抑郁状态所致。婴儿在其形成过程中，一般秉承父母的精华，融合父精母血。但在孕育初期，如果有一方气血不足，胎儿的禀赋就要受到影响，从而导致先天不足，髓海发育受到影响；或患者生活环境、社会环境、心理环境导致患者内心精神抑郁，形成心理性孤独症谱系障碍。部分孤独症谱系障碍患者可通过接受心理干预、特殊教育等治疗，达到一定改善效果，特别是儿童孤独症谱系障碍患者。

(一)中医七情调节

1.针刺调节法

中医学文献对于经络与头的关系早有明确记载，如《灵枢·邪气藏脏病形篇》说："十二经脉，三百六十五络，其经气皆上于面而走空窍。"《针灸大成》也有记载："首为诸阳之气，百脉之窍，百脉皆归于头。"这说明全身经络与头的关系非常密切。孤独症谱系障碍患者大多语言发育障碍伴智力低下，根据"百脉皆归于头，脑为髓之海，头为诸阳之气"等中医理论，针刺多采用头部穴位，主要有益智、增智、开窍、复语等经外奇穴，使患者逐步恢复语言功能，并配合针刺头部语言区来增强患者对语言的理解能力。睡眠障碍主要取心经原穴神门，调理心经经气，宁心安神，脾经三阴交协调脾肾气机。

2.穴位封闭或水针疗法

美国等西方国家发现大剂量应用维生素 B_6 可提高孤独症谱系障碍患者对声音、词或言语的应用能力，改善睡眠，减少活动过度和激惹性，增加注意广度和对学习的兴趣，减少攻击行为和自伤行为。而我国古代医籍记载紫河车(人胎盘)可治虚损劳积、失志恍惚、神智不宁、心血不足、气虚津亏等证。有学者采用人胎盘组织液和维生素 B_6 作风池穴位封闭，使孤独症谱系障碍患者在睡眠、语言、行为等方面有较大改善。

3.按摩调节法

儿童患者可使用小儿推拿，效果较好。开天门、推坎宫、运太阳、拿五经、摩囟门、点风池、掐五指节、补肾经、捣小天心、捏脊、推脊、摩腹、振丹田、按揉足三里、擦涌泉等手法较为常用。

(二)心理学技术调节

1.一般支持性心理调节

鼓励患者放松心情，放平心态，除去消极意念，教导患者社交技巧，建立自信品质，积极创设机会与他人沟通。

2.行为分析训练法

主要是对孤独症谱系障碍患者的行为进行强化训练，消除他们的一些错误的行为，用正常行为去代替异常行为，对他们的行为进行重新塑造。训练中尽量用鼓励的方法，开始时可能需要物质奖励，最重要的是令他参与后得到成就感。成功的经验会令他的情绪稳定及有更大的动机去参与。

3.感觉统合训练法

感觉统合训练的关键是同时给予患者前庭、肌肉、关节、皮肤、视、听等多种刺激，并将刺激与运动相结合，开拓新的神经专门化通道。目前使用较为频繁的感觉统合训练有滑板、跳绳、秋千、按摩球、平衡板、蹦床、平衡木等。

4.艺术治疗法

从广义上讲，当艺术活动用于心理建设的领域时，包括各种各样的以开发创造性为目标的活动，如音乐、舞蹈、绘画等。以这些主题为内容的艺术活动除了有宣泄情绪、疏导压力的功能之外，还可以调节心情。狭义地讲就是艺术治疗可以作为一种有效的辅助性干预方法，对孤独症谱系障碍患者进行治疗。如通过绘画，可以让孤独症谱系障碍患者表达出潜意识中所要表达的内容，并且治疗者可以通过观察绘画内容，拟定治疗方法，起到辅助的作用。绘画疗法同时也刺激了孤独症谱系障碍患者的感知觉，提高了孤独症谱系障碍患者的感知能力。

5.游戏疗法

游戏疗法是基于心因论的一种心理治疗方式。游戏疗法能够促进患者身心的健康发展，它有助于发展孤独症谱系障碍患者的“象征”概念。在游戏的过程中，孤独症谱系障碍患者可以通过玩具来象征生活中的一些物体，通过游戏让患者去体验生活，进入生活，学会与周围的人与环境进行交流。游戏可为孤独症谱系障碍患者创造出一个可以接纳他们的环境，可以充分表达他们的情绪。在进行团队游戏时，游戏可以为孤独症谱系障碍患者提供团队合作的机会，让孤独症谱系障碍患者知道如何与别人进行配合，提升社交能力。

六、中医心理疗法

（一）中医心理疗法的概念

中医心理治疗是运用中医理论通过语言、行为等方式调节孤独症谱系障碍患者情绪不畅、情志失调及相关躯体化症状的方法。中医心理治疗在《黄帝内经》等众多古籍中已有相应记载，可追溯至远古时期的巫医祝由术。

中医学认为，心理因素是影响疾病发生、发展的主要因素之一，因此发展出情志相胜法、移精变气法（移念疗法）、开导劝慰疗法、习见习闻法、宁神静志法、课业疗法和消愁愉悦法、五行音乐法等心理治疗方法。中医心理治疗基于中国传统文化对人类精神规律的总结和归纳，诠释了若干精神障碍的规律和治疗策略，从疗心（心神转移）、疗知（观点和认知改变，即知行合一）、疗情（调和有害情绪对机体的伤害，即以情治情）、疗意（感化稳定心向，即调和适应力）等方面进行身心并调、治养结合，减轻患者精神失调。

（二）中医对孤独症谱系障碍病机的辨证

《黄帝内经》指出“血气已和，荣卫以通，五藏已成，神气舍心，魂魄毕具，乃成为人”，健康的人三魂七魄齐聚，且魂魄的功能正常。魂魄是《黄帝内经》五神藏思想的核心，三魂指胎光（元神）、爽灵（智力、慧力）和幽精（性取向），七魄指尸狗、伏矢、雀阴、吞贼、非毒、除秽和臭肺。魂属于心神“任物”活动范畴，属肝之精，魄属肺系统，受心神支配，反映人的生理本能。孤独症谱系障碍患者认知功能障碍和学习力低下是心神与五官神窍阻塞的结果，孤独症谱系障碍是“使道闭塞”和心主“任物、处物”过程异常所致的疾病。孤独症谱系障碍病机是患儿元气禀赋不足，乃先天肝失疏泄，肝失条达、升发不利，心窍阻塞，心脾两虚、气血亏虚不能上奉于脑，血不养心，神失所养，肾精亏虚所致，孤独症谱系障碍病变部位在脑，但与心、肝、脾、肾的亏滞相关，属“心神病变”范畴。

神是人的精神意识活动或人的生命活动，分为元神（生命发展的内在规律）和识神（人的精神、意识和思维活动），识神可调控精神情志与思维活动，是心脑主神明的神气魂生成后天识神居于脑腑，爽灵为识神，掌思虑，识神劳则耗气损肝，七魄主掌安神定醒、清除体内虚邪、维持正常生理规律，七魄紊乱（例如无功能或功能异常）则生百病。根据中医“三神学说”，人的识神独亢、元神失位、阴阳失衡则易多发精神问题，识神独亢则精神无序以致病。

孤独症谱系障碍是封闭式沉浸于自我精神世界的病理状态，三神理论认为，调节元神活动规律使其持续有活力地运行，则能打破识神独亢的僵化模式，平衡人体和谐阴阳。《黄帝内经》指出：“精神进，意志治，故病可愈”，孤僻、自闭等消极状态需调动患者周围的亲密网络，以其重要他人(如主要抚养者)为主对其进行温暖感化和陪伴。孤独症谱系障碍患者的兴趣或活动范围狭窄、表达障碍是识神独亢的结果,孤独症谱系障碍患者僵化于自身精神世界中难以自拔、难以融入外界环境,通过患者重要他人的悉心陪护,给予理解、说服、解释、鼓励和安慰等动情陪伴,有助于缓解其自闭状态。

七、情绪的生化机制与中医情志相胜法

西方心理学采用理性认知调控情绪情感,中医情志理论并不过度依赖额叶功能,以相生相克的自然规律顺应人的“喜”“怒”“悲”“恐”“思”等情绪,从而调节人因负载过度导致的有害情绪(如悲伤情绪可降低愤怒相关的攻击行为)。情绪生化原理是与情绪相关的若干生理基础物质经由突触传递和作用,其基础物质包括但不限于单胺类神经递质,如多巴胺、去甲肾上腺素、5-羟色胺和乙酰胆碱等。按中医情志相胜法对应神经递质的关系,多巴胺对应“喜”,5-羟色胺对应“悲”,去甲肾上腺素对应“怒”和“恐”,乙酰胆碱对应“思”。喜归心属火,喜胜则心气散耗,此过程也与多巴胺的传导放松相关;悲归肺属金,哀久伤肺,此生理变化伴随5-羟色胺的作用;忧思和思虑过度、认知功能异常等归脾属土,思久气滞,汇聚于中脘,腹胀四肢倦怠、气结,思虑过度时自主神经递质(如乙酰胆碱)活动异常;怒归肝属木,恐归肾属水,怒和恐的神经递质(如去甲肾上腺素)前后相随,去甲肾上腺素在神经元之间传导异常时,人易怒发冲冠。由此可见,“喜”“怒”“悲”“恐”“思”等情绪环环相扣、相互制约,人体神经递质传导异常易引发情绪失常。中医五行学说可以治疗大部分情绪疾病、精神障碍等。已有研究证实,中医五行理论对孤独症谱系障碍的临床干预效果较好,其中一些情绪障碍与单胺类神经递质密切相关。

孤独症谱系障碍的核心是人际交往障碍,而单胺类神经递质是情绪的神经基础。积极情绪状态下,更容易减少人的孤独感,并有助于建立良性人际互动网络。中医主张“以喜为开”,故可将孤独症谱系障碍患者的积极情绪作为孤独症谱系障碍治疗的药引。中医情志相胜法基于五行相克原理用于调节孤独症谱系障碍患者的情绪状态。五行相克指木克土、土克水、水克火、火克金、金克木。情志相胜法指利用一种情志纠正另一种失常情志,怒克思、思克恐、恐克喜、喜克悲、悲克怒,即愤怒可化解郁思,思虑可冲破恐惧,恐惧可抑制过喜,高兴可化解悲伤,悲伤可抑制愤怒,即遵循“怒、思、恐、喜、悲”五情生克规律。《素问·阴阳应象大论》记载了“怒伤肝、喜伤心、思伤脾、忧伤肺、恐伤肾”原理,因此可采用“悲胜怒、怒胜思、思胜恐、恐胜喜、喜胜忧”策略治疗孤独症谱系障碍,即可采用中医心理治疗的“喜疗法”调节情志失调,并可为中医五行理论指导的药脉相合治疗做好准备。

八、移精变气法和开导劝慰法

《素问·举痛论》指出:“百病生于气也。怒则气上,喜则气缓,悲则气消,恐则气下,寒则气收,炅则气泄,惊则气乱,劳则气耗,思则气结。”所有疾病皆由气机紊乱致身心失调。移精变气法(移念疗法)是指在医师指导下转移患者的关注点,排遣郁思、移动心志和精气、变利气血而治疗其精神疾病的一种心理疗法。《素问·移精变气论》阐述了调摄心神、改易心志、移精易气的一系列操作步骤,将患者心理疾病转化为躯体疾病再加以排除,或将其躯体疾病转化为心理问题再定向营造适合疗愈心理疾病的外部环境,转移患者注意力、调适情绪以及心理状态。

开导劝慰法是树立患者信心,开导、排除患者焦虑、恐惧等有害情绪的语言劝慰疗法。《灵

枢·师传》篇记载了开启言语、灵活转换语言观点和提高认知的方法，通过“告知其败”“语之其善”“导之其所便”和“开之以其所苦”四方面去除患者的消极态度和情绪，并引导其与环境和谐融合。移精变气法通过治疗孤独症谱系障碍患者的气机闭塞病灶，达到通心、固精、益气目的，从而松动患者封闭的识神活动，增加其对新鲜事物的接纳力，是提高患者智力的基础治疗，配以开导劝慰法可树立患者的治病信心，使其积极平和地接受治疗。

九、中医五行音乐疗法

脑髓是人的精神、意识和感知觉的物质基础和控制中枢。除调理患者日常情绪外，中医心理疗法治疗孤独症谱系障碍还需配合五行音乐，协同“安心、调脑”。临床研究证实，采用针灸、推拿和五行音乐的综合疗法可协调气血津液和五脏功能、清利头目、健脑益智，促进大脑发育和语言能力发展，有效治疗孤独症谱系障碍。有研究证实，中医五行音乐比西洋音乐更有助于提高患者的生存质量和降低其负性情绪。两者的主要区别在于西洋乐器演奏的音乐为七音阶组成的旋律，与中国古典音乐“宫、商、角、徵、羽”五音所奏的句法差异较大。中医心理治疗采用中医五行音乐的声波作用于人脑边缘系统和脑干网状结构。有脑电图研究证实，中国古典音乐可很好地调节人脑神经元活动，舒缓焦虑等负面情绪以及逆转过度有害负面情绪的作用较强（中国古典音乐脑电功率谱值显著高于西洋音乐，且脑电功率谱百分比最高，与静息状态最接近）。

五行音乐有助于激发患者的正性情绪，引起患者共鸣和注意力。五行音乐五音对五脏，宫、商、角、徵、羽五音对应 Do、Re、Mi、So 和 La 五律。宫属土通脾，助健运；商属金通肺，主宣肺保肾、抑肝、泻脾胃虚火、疏气机；角属木通肝，解郁制怒；徵属火通心，主养心、补脾、利肺，通调血脉泻肝火，可治心脾两虚与情绪低落；羽属水通肾，养神宁志，五行音乐疗法可改善小儿的神经发育。“宫动脾、商动肺、角动肝、徵动心、羽动肾”，宫音调治脾胃和气血、促运化；商音调肺气、缓咳嗽及胸闷；角音调肝、疏肝解郁、缓解肢体麻木等；徵音调心、益气养心；羽音调肾、固精补肾、安神。由此可知，中医五行音乐不仅可改善小儿神经发育，还通过其五音守神养魂（安养先天元神和平衡识神独亢）、疏肝、益脾、固精、通窍、养心，调理气血，缓和孤独症谱系障碍患者的躯体症状。

十、中医针灸与按摩法

中医针灸和按摩法相配合也可有效治疗孤独症谱系障碍。择针选穴时，中医遵循与心关联经络或“入脑”经络。《针灸大成》临床证实，“心邪癫狂门”以心经神门应用最广，因此，中医施针主心经、心包经、督脉、膀胱经等，选择腧穴治疗情志失常，如募穴、原穴、八脉交会穴、五腧穴等特定穴配合三焦经和肺经等。五行理论指导下以四神聪、神庭、本神、头维、脑户、神门、内关和劳宫为主穴施针，配合语言区、运动区和情感区穴位加减，对孤独症谱系障碍的疗效明显。醒神开窍头针疗法（共 13 针）和健脑益智按摩法也可治愈孤独症谱系障碍，能有效调节大脑皮质功能、促进前额叶功能觉醒和恢复，提高智力、去除情绪障碍、减少异常行为。基因突变致突触发育异常是引发孤独症谱系障碍的重要机制之一。成年孤独症谱系障碍患者的树突棘密度高于同龄正常人，但年幼孤独症谱系障碍患者与同龄正常幼儿无差异，表明树突棘在神经环路的形成与精确化修剪过程的异常可导致孤独症谱系障碍，不同亚型孤独症谱系障碍患者的树突棘形态和动态变化异常存在差异。采用低频电针点刺四神聪等穴位，海马钙离子信息传导通路改变诱导生成长时程抑制，突触能力逐渐恢复。电针点刺脸穴可有效促进再生运动神经元突触的伸展和一级树突直径和数量的增加；电针疗法可激发神经活动并调节突触可塑性，具有显著缓解孤独症谱系障碍患者情绪障碍的作用。可见，针灸疗法和按摩法可通心窍、疏气血、健脑、守神养魂、健魄（保养机体代谢力和修复能力），促进孤独症谱系障碍患者大脑皮质的调节和前额叶功能的恢复；电针疗法还有助于改善人的神经活动和促进突触可塑性，减少情绪障碍，提高智力。

（刘丽丽）

第十三章　康复科常见病的诊治

第一节　颅脑损伤

颅脑损伤是指头部直接或间接受到一定强度的外力作用，导致头皮组织、颅骨及脑组织发生病理性改变，而出现异常的临床表现和神经系统症状的综合征。颅脑损伤的常见原因为交通事故、高处坠落、失足跌倒、工伤事故及火器伤，偶见难产和产钳引起的婴儿颅脑损伤。临床表现为意识障碍、头痛、恶心、呕吐、瞳孔变化、癫痫、自主神经症状、颈强直、瘫痪等。

一、康复评定

（一）功能评定

1.意识评定

颅脑损伤后意识水平的改变较为常见。昏迷、植物状态和最小意识状态都是严重颅脑损伤后常见的意识障碍。许多严重的损伤以昏迷为初始症状，昏迷通常不会永远持续，患者可能进入植物状态或者最小意识状态，或者完全清醒。

植物状态的患者可以脱离呼吸机。虽然对周围环境的意识缺失，患者仍可能睁眼，存在睡眠/觉醒周期。患者可被声音或者视觉刺激惊吓并且可短暂地定位声音或者视觉刺激，可能存在反射性的笑/哭，对有害刺激可存在回撤反应。植物状态患者的运动只是对外界刺激无目的性的和反射性的反应，而且不能够重复。植物状态的患者在一段时期内可能没有有意义的动作或者认知功能，并且完全缺乏对自我和环境的意识，如果超过一定的时间则称之为永久植物状态，对于颅脑损伤患者这段时间可为1年。

最小意识状态存在最小的对自我或者环境意识的表现。类似于植物状态，其睡眠-觉醒周期存在。然而，最小意识状态患者对有害刺激不发生回撤或者姿势反应，而是定位有害刺激并且有时可能伸手去碰触物体。患者可对声音定位并且表现出持续的注视和视追踪。

格拉斯哥昏迷量表一般将颅脑创伤分为重型、中型或者轻型。它是应用最广泛的临床量表，可评价意识水平和对损伤程度进行分级。

修订版昏迷恢复量表评估患者的异常意识状态是有效且可靠的，包括六个分项共23项测量指标：听觉、视觉、运动、言语反应、交流和唤醒度。评分从0到23分。评分可用来区分不同的意识状态（植物人，最小意识状态，以及苏醒），明确预后并指导治疗方案。

意识障碍评分表是评估意识障碍患者觉醒度和神经行为恢复情况的有效且可靠的评分表。它包括23个项目，评估患者的社会知识、味觉/吞咽、嗅觉、本体感觉、触觉、听觉、视觉。评分是根据患者的反应，包括无反应、一般反应或局部反应。意识障碍评分表可用于区分不同的意识状态（如植物状态和最小意识状态），并有助于判断康复预后。

2.感觉功能评定

（1）浅感觉评定：痛温觉、触觉。

（2）深感觉评定：震动觉、位置觉、运动觉。

对感觉的检查，通常患者的反应有以下3种。①正常：患者反应快而准确；②消失：无反应；③减低或减退：迟钝的反应，回答的结果与所受的刺激不相符合。

3.运动功能评定

（1）运动模式评定：Brunnstrom评定法和Fugl-Meyer法。

（2）肌张力评定：手法快速PROM评定法、修订Ashworth痉挛评定法。

（3）肌力评定：手法肌力检查、握力测试、捏力测试。

（4）关节活动度评定。

（5）平衡功能评定：Berg平衡量表、平衡测定仪。

（6）步态评定。

4.认知功能评定

认知功能评定的前提条件是患者的意识处于清醒状态，目前普遍采格拉斯哥昏迷量表判断意识障碍的程度，如患者意识清楚，再用简易精神状态检查表、认知能力检查量表及认知能力筛查量表判断患者是否存在认知障碍。

5.言语功能评定

（1）失语评定。

（2）构音障碍评定。

（3）言语错乱评定。

（4）命名障碍评定。

6.吞咽功能评定

吞咽障碍评定首先是由护士对疑似患者进行初步筛查，筛查患者是否有吞咽障碍；无吞咽障碍者可做进一步临床观察，有吞咽障碍者可转介给语言治疗师，进行吞咽障碍临床评估，如这些评价无异常则可基本排除。如上述评价有异常者则根据患者病情需要做进一步评估。

吞咽障碍初步筛查是通过问诊法或量表法初步了解患者是否存在吞咽障碍，以及障碍的程度，决定是否需做进一步检查。

7.心理功能评定

（1）汉密尔顿抑郁量表：＞17分，肯定有抑郁；＜2.5分可排除。

（2）焦虑自评量表：＞46分，肯定有焦虑情绪。

（二）结构评定

颅脑损伤是引起脑积水的常见原因。重型颅脑损伤后常常继发脑积水。头颅CT和MRI检查是目前公认诊断脑积水的可靠手段，脑室系统扩大、脑室角变圆钝、脑实质变薄、脑室旁间质水肿是脑积水特征性表现。MRI显示脑室旁白质水肿较CT更清楚。

(三)活动评定

主要评定患者的日常生活活动情况,包括基础性日常生活能力评定和工具性日常生活能力评定。

基础性日常生活能力是指患者每日生活所必需的功能性移动和自理活动能力。评定基础性日常生活能力可用Barthel指数、功能综合评定量表或功能独立性评定。工具性日常生活能力是指人们在家庭、社区中独立生活所需的高级技能,如家务劳动和交流等高层次上的社会活动。评定工具性日常生活能力可用社会功能活动问卷。

二、康复诊断

(一)功能障碍

1.意识障碍

主要表现为患者不能与人进行交流,不能遵从他人指令等。

2.感觉功能障碍

感觉功能障碍包括痛温觉、触觉、关节位置觉、运动觉、平衡觉等感觉的障碍,其中关节位置觉、运动觉、平衡觉影响患者运动功能恢复。

3.运动功能障碍

表现为肢体瘫痪、协调性障碍、姿势控制障碍、肌张力异常和步态异常。

4.认知功能障碍

表现为注意力集中困难,记忆力降低,执行功能及推理、判断、思维等各种能力的缺失。

5.言语功能障碍

主要表现为患者与人不能进行正常交流,听觉理解障碍、表达困难、阅读和书写障碍等。

6.吞咽障碍

主要表现为饮水呛咳,吞咽时或吞咽后咳嗽、口鼻反流,常引起脱水、营养不良、吸入性肺炎等。

7.心理功能障碍

心理功能障碍包括有强烈的挫折感、易激惹、不懂变通、有攻击性、易冲动和易怒。

(二)结构异常

头颅CT是十分重要的手段,可以显示血肿、挫伤、水肿的存在及范围,也可看到骨折、积气等,必要时可多次动态扫描,以追踪病情变化。但后颅窝部位常有伪影干扰,显像欠佳。头颅MRI:虽然在急性期极少使用,但后颅窝病变在CT显示不佳时要考虑应用。对颅内软组织结构显像优于CT,可用在病情稳定后判断受伤范围和估计预后。

(三)活动受限

(1)基础性日常生活能力受限。

(2)工具性日常生活能力受限。

认知功能、运动功能障碍、行为障碍及情绪障碍是引起患者日常生活活动受限的主要原因。

(四)参与受限

(1)职业受限:颅脑损伤患者有很大一部分是青少年,故对职业影响很大。

(2)社会交往受限。

(3)休闲娱乐受限。

(4)生存质量下降:颅脑损伤患者因为认知障碍、运动功能障碍、吞咽障碍及活动参与受限常常导致其生存质量下降。

三、康复治疗

早期康复目标:稳定病情、提高觉醒能力,促进创伤后遗忘的恢复、防治各种并发症,促进功能康复。

恢复期康复目标:最大限度恢复患者的运动、感觉、认知、言语等功能,提高日常生活能力,提高生存质量。

后遗症期康复目标:使患者学会应付功能不全状况,学会新的代偿方法,增强患者在各种环境中的独立和适应能力,回归社会。

(一)物理治疗

1.物理因子治疗

物理因子治疗包括温热疗法,中频电流、短波、超短波疗法等。

2.运动治疗

运动治疗可以维持和改善肌肉功能、提高运动能力,如增强肌力、提高平衡及协调能力,改善步态、增强运动耐力等,主要包括肌力训练、关节活动度、耐力训练。

(二)作业治疗

颅脑损伤患者的作业治疗一定要建立在详尽评估的基础上,主要目的是:①提高随意运动的能力和耐力;②增强运动和感觉的统合;③提高言语交流能力;④提高感知和认知能力;⑤改善和提高日常生活能力,学习合适的代偿方法;⑥提高生活、职业技能,促进回归社会。

(三)言语治疗

颅脑损伤后的部分患者会出现失语或构音障碍,可根据患者言语功能障碍的类型选择不同的训练方法。构音障碍的训练主要侧重于发音器官的肌肉收缩和协调性训练,而失语症的患者主要侧重于语言的应用功能的训练,这主要包括听、说、读、写等方面,这些都涉及语言记忆的练习。言语训练时应掌握的原则是:①先练发声,后学构音。②听、视、说、学必须并重,反复实践。③日积月累,先简后繁,循序渐进。④在练发声与构音时,还可鼓励患者练习唱歌,最好选择患者熟悉和喜欢的歌。⑤对于单纯运动性失语的患者,可侧重于加强患者自发语言能力训练,可安排患者看图画讲故事等。⑥对于感觉性失语的患者,训练时可将听理解和阅读理解结合起来,同时进行。⑦对于构音障碍的患者,则主要应加强发声训练。⑧患者的家属或社区卫生工作人员应多创造良好的言语功能训练环境,多给患者以鼓励。

(四)康复辅具治疗

对颅脑损伤患者适当使用辅助装置或适应性工具,可预防、矫正畸形,增加患者的生活独立性,帮助他们省时、省力、准确、快速地完成一些原先无法完成的日常生活活动。

(五)中医治疗

1.中药治疗

早期以促醒为主,活血化瘀,化痰开窍。

黄芪 20 g,赤芍 10 g,川芎 10 g,桃仁 10 g,红花 5 g,半夏 10 g,胆南星 10 g,冰片 0.2 g,石菖蒲 10 g,地龙 10 g,枳实 10 g,甘草 5 g。每日一剂,每剂药煎取 200 mL,分早晚 2 次鼻饲。

恢复期以补气通络、补肾活血为主,用补阳还五汤加肉桂、牛膝、枸杞子、熟地黄。后遗症期以补气活血、益肾填精为主,用补阳还五汤加左归丸加减。

2.针灸治疗

根据功能障碍的不同,可以选择不同的治疗方法和穴位。在这里主要讨论昏迷和认知障碍的治疗。

(1)毫针。①取穴:百会、水沟、合谷、太冲、内关、三阴交、风府透哑门、太溪、涌泉。②操作:予常规皮肤消毒,从水沟穴向鼻中隔方向斜刺入 15 mm,强刺激手法,致双目盈泪或眼球湿润为度。其余穴位常规针刺,接电针,疏密波,频率 1~50 Hz,刺激量由弱逐渐增强,以局部可见肌肉随脉冲频率抽动为度,治疗 30 分钟。每日治疗 1 次,连续治疗 14 天。

(2)耳针。①取穴:神门穴、皮质下穴、心耳穴、脾耳穴、肾耳穴。②操作:用 0.5~1.0 寸毫针,直刺入耳穴中,快速捻转 1 分钟,留针 20 分钟,隔天治疗 1 次,治疗 7 次为 1 个疗程。

(3)醒脑开窍针法。①取穴:三阴交、人中、内关,外关、合谷、肩髃、曲池、足三里、阳陵泉、风市、太冲、血海及梁丘。②操作:选择两侧内关穴进行直刺,深度 0.5~1.0 寸,采用捻转提插方法连续施针 1 分钟;然后继续刺入人中,并向鼻中隔方向斜刺 0.3~0.5 寸,以眼球湿润或患者流泪为宜;上述操作完毕后选择三阴交,沿着胫骨内侧缘以 45°方向斜刺,利用提插补法施针,以患肢连续抽动 3 次为宜,上述穴位得气后均留针 20 分钟,其余穴位常规进针,可以连电针,连续治疗 1 周。

3.推拿

主要针对昏迷和认知障碍患者,待患者生命体征平稳后,每日进行推拿治疗 1 次。

(1)爪压头部:避开手术部位,用五指按压头部,从颅颈交界处一直按压至百会,以前额、颞部、枕部的顺序依次进行,共 5 次;然后点按太阳、颧髎、风池、风府,每穴按压 1 分钟,最后以擦脸结束。

(2)患者侧卧位,从上到下推膀胱经、督脉各 10 次。按揉膀胱经第一、二侧线 10 分钟。

(3)活动四肢关节,反复 3 次。

(4)足底按摩,20 分钟。

(5)拿捏四肢 5 分钟。

(郑丽丽)

第二节 脑性瘫痪

脑性瘫痪简称脑瘫,是自受孕开始至婴儿期非进行性脑损伤和发育缺陷所导致的综合征,主要表现为运动障碍和姿势异常,是小儿时期常见的中枢神经障碍综合征。现代医学认为本病的病因是多种因素造成的,而其中早产、窒息、核黄疸是本病的三大原因。

脑性瘫痪的主要功能障碍可表现为以下几方面。①运动功能障碍:可出现痉挛、共济失调、手足徐动、帕金森病、肌张力降低等。②言语功能障碍:可表现为口齿不清,语速及节律不协调,说话时不恰当地停顿等。③智力功能障碍:可表现为智力低下。④其他功能障碍:包括发育障碍、精神障碍、心理障碍、听力障碍等。

本病在传统医学中属于"五迟""五软""五硬"和"痿证"的范畴。五迟是指立迟、行迟、发迟、齿迟、语迟；五软是指头颈软、口软、手软、脚软、肌肉软；五硬是指头颈硬、口硬、手硬、脚硬、肌肉硬。现代康复临床上按运动功能障碍的特点一般将本病分为痉挛型、不随意运动型、强直型、共济失调型、肌张力低下型和混合型。按瘫痪部位可将本病分为单瘫、双瘫、偏瘫、三肢瘫及四肢瘫。

一、康复评定

小儿脑瘫的评定是脑瘫患儿康复的重要环节，通过评定可以全面了解脑瘫患儿的生理功能、心理功能和社会功能，为分析患儿运动功能状况、潜在能力、障碍所在，设计合理的康复治疗方案，判定康复治疗效果提供依据。

（一）现代康复评定方法

1.身体状况的评定

身体状况的评定主要指一般状况和精神心理状况的评定。

(1)一般状况评定：有利于了解患儿的身体素质、患儿对康复治疗的承受能力。

(2)精神状况评定：脑瘫患儿常存在精神心理障碍，因此，治疗前应对患儿的精神状况进行评定，注意性格特点、情绪、行为、反应能力等，以利于制订具有针对性的康复治疗措施。

(3)感知、认知评定：运动障碍与感知认知障碍有关，因此，应掌握婴幼儿的感知、认知发育。

(4)智力评定：合并智力落后将会影响康复治疗效果，因此，进行智力评定对于制订合理可行的康复治疗方案很有必要，可以选择目前国内采用的各类量表进行智力评定。

2.肌张力评定

肌张力是维持身体各种姿势和正常运动的基础，表现形式有静止性肌张力、姿势性肌张力和运动性肌张力。只有这 3 种肌张力有机结合、相互协调，才能维持与保证人的正常姿势与运动。肌张力的变化可反映神经系统的成熟程度和损伤程度。脑瘫患儿均存在肌张力的异常。肌张力评定的指标量化比较困难，目前评定多从以下几方面进行。

(1)静止性肌张力评定：指肌肉处于安静状态的肌张力评定。检查时患儿保持安静、不活动、精神不紧张，临床多取仰卧位。检查包括肌肉形态、肌肉硬度、肢体运动幅度的改变及关节伸展度。①通过观察可以判定肌肉形态。②通过触诊可以了解肌肉硬度。③用手固定肢体的近位端关节，被动摆动远位端关节，观察摆动幅度大小，判定肌张力状况。④关节伸展度的检查可通过以下检查和测量进行判断：头部侧向转动试验、头背屈角、臂弹回试验、围巾征、手掌屈角、腘窝角、足背屈角、跟耳试验、内收肌角等。

(2)姿势性肌张力评定：姿势性肌张力是在进行主动运动或被动运动时，姿势变化产生的肌张力。姿势性肌张力在姿势变化时出现，安静时消失。可以利用四肢的各种姿势变化，观察四肢肌张力的变化。利用各种平衡反应观察躯干肌张力，也可转动小儿头部，发生姿势改变时观察肌张力的变化。不随意运动型脑瘫患儿在姿势变化时肌张力变化明显。

(3)运动性肌张力评定：运动性肌张力评定多在身体运动时，观察主动肌与拮抗肌之间的肌张力变化。利用主动或被动伸展四肢时，检查肌张力的变化。①锥体系损伤时，被动运动各关节，开始抵抗增强然后突然减弱，称为折刀现象；②锥体外系损伤时，被动运动时抵抗始终增强且均一，称为铅管样或齿轮样运动；③锥体系损伤时，肌张力增高有选择地分布于上肢，以屈肌及旋前肌明显，下肢多以伸肌明显；④锥体外系损伤时，除上述表现外，可有活动时肌张力的突然增高。

(4)异常肌张力的几种主要表现。①肌张力低下时，可有以下表现：蛙位姿势、W 字姿势、对折姿势、倒 U 字姿势、外翻或内翻扁平足，站立时腰椎前弯，骨盆固定差而走路左右摇摆似鸭步、翼状肩、膝反张等。②肌张力增高时，可有以下表现：头背屈、角弓反张、下肢交叉、尖足、特殊的坐位姿势、非对称性姿势等。对肌张力增高的传统分级包括轻度、中度和重度三个等级，比较粗略。目前较为通用的评定标准多采用 Ashworth 痉挛量表或改良 Ashworth 痉挛量表，两者都将肌张力分为 0～4 级，改良 Ashworth 量表较 Ashworth 量表分得更细。

3.肌力评定

在全身各个部位，通过一定的动作姿势，分别对各个肌群的肌力作出评定。评定中注意以下几点：①局部或全身不同程度的肌力降低，可表现为不能实现抗重力伸展，抗阻力运动差，从而影响运动发育。②对不同肌群的评定，可在全身各个部位，通过一定的动作姿势，分别对各个肌群的肌力作出评定。③评定中所检查的运动方向，主要为屈-伸、内收-外展、内旋-外旋、旋前-旋后。④通常检查关节周围肌群及躯干的肌群。⑤常用的肌力检查方法为手法肌力检查，分级标准通常采用六级分级法，也可采用 MMT 肌力检查的详细分级标准，即在六级分级法的基础上以加、减号进行细化的标准。

4.关节活动度评定

关节活动度评定是在被动运动下对关节活动范围的测定。当关节活动受限时，还应同时测定主动运动的关节活动范围，并与前者相比较。

(1)决定关节活动度的因素：①关节解剖结构的变化；②产生关节运动的原动肌(收缩)的肌张力；③与原动肌相对抗的拮抗肌(伸展)肌张力。测量可采用目测，但准确的测量多使用量角器。

(2)评定方法：①头部侧向转动试验。正常时下颌可达肩峰，左右对称，肌张力增高时阻力增大，下颌难以达肩峰。②臂弹回试验。使小儿上肢伸展后，突然松手，正常时在伸展上肢时有抵抗，松手后马上恢复原来的屈曲位置。③围巾征。将小儿手通过前胸拉向对侧肩部，使上臂围绕颈部，尽可能向后拉，观察肘关节是否过中线，新生儿不过中线，4～6 个月小儿过中线。肌张力低下时，手臂会像围巾一样紧紧围在脖子上，无间隙；肌张力增高时肘不过中线。④腘窝角。小儿取仰卧位，屈曲大腿使其紧贴到胸腹部，然后伸直小腿，观察大腿与小腿之间的角度。肌张力增高时角度减小，降低时角度增大。正常 4 个月龄后该角应＞90°(1～3 个月 80°～100°、4～6 个月90°～120°、7～9 个月 110°～160°、10～12 月 150°～170°)。⑤足背屈角。小儿取仰卧位，检查者一手固定小腿远端，另一手托住足底向背推，观察足从中立位开始背屈的角度。肌张力增高时足背屈角减小，降低时足背屈角增大。正常 4～12 个月龄为 0°～20°(1～3 个月 60°、3～6 个月 30°～45°、7～12 个月 0°～20°)。⑥跟耳试验。小儿取仰卧位，检查者牵拉足部尽量靠向同侧耳部，骨盆不离开床面，观察足跟与髋关节的连线与桌面的角度。正常 4 月龄后该角度应＞90°，或足跟可触及耳垂。⑦股角。小儿取仰卧位，检查者握住小儿膝部使下肢伸直并缓缓拉向两侧，尽可能达到最大角度，观察两大腿之间的角度，左右两侧不对称时应分别记录。肌张力增高时角度减小，降低时角度增大。正常 4 个月龄后应＞90°(1～3 个月 40°～80°、4～6 个月 70°～110°、7～9 个月 100°～140°、10～12 个月 130°～150°)。⑧牵拉试验。小儿取仰卧位，检查者握住小儿双手向小儿前上方牵拉，正常小儿 5 个月时头不再后垂，上肢主动屈肘用力。肌张力低时头后垂，不能主动屈肘。

(3)对于变形与挛缩的评定：脑瘫患儿易发生挛缩，容易出现关节的变形，如斜颈、脊柱侧弯、骨盆前倾或侧倾、髋关节脱臼或半脱臼、膝关节屈曲或过伸、足的内外翻等。通过被动屈伸及在不同体位下进行关节活动度的检测，通常可以较好地辨别关节是否存在挛缩。变形后容易造成肢体的形态变化，因此还要注意测量肢体的长度及肢体的周径等。

5.反射发育评定

小儿反射发育十分准确地反映中枢神经系统发育情况，是脑瘫诊断与评定的重要手段之一。按神经成熟度，可分为原始反射、姿势反射、平衡反应、背屈反应及病理反射。

(1)原始反射：脑瘫患儿往往表现为原始反射不出现、亢进或延迟消失，临床常检查觅食反射、吸吮反射、手与足握持反射、拥抱反射、张口反射、跨步反射、踏步反射、侧弯反射等。

(2)姿势反射：人生后就有抗重力维持立位和能够立位移动的基本能力，这种抗重力维持姿势的平衡、修正姿势的反射总称为姿势反射，大多是无意识的反射活动。人在活动中保持姿势是多个反射协调的结果，所以姿势反射可以反映神经系统的成熟度，是评定运动障碍的根据。根据神经系统发育状况，不同的姿势反射应在不同时期出现、消失或终身存在。姿势反射主要包括非对称性紧张性颈反射、对称性紧张性颈反射、紧张性迷路反射、各类立直反射、降落伞反射等。

(3)平衡反应：是最高层次(皮质水平)的反应。当倾斜小儿身体支持面，移动其身体重心时，小儿为了保持平衡，四肢代偿运动，调节肌张力以保持整体的正常姿势。平衡反应的成熟发展，可以使人维持正常姿势。脑瘫患儿平衡反应出现延迟或异常，严重痉挛型脑瘫几乎不能建立平衡反应；中、轻度痉挛型脑瘫建立不完全，可被不正常动作或原始动作干扰，出现较晚；不随意运动型脑瘫由于不自主动作和不能控制的姿势和肌张力的变化，虽然大部分反应都可建立，但反应不协调、不直接。不同体位的平衡反应出现时间不同，终身存在。临床通常检查卧位、坐位、跪立位、立位平衡反应。

(4)背屈反应：从背后拉处于立位的小儿使之向后方倾斜，则踝关节和足趾出现背屈，对于无支持的站立和行走十分重要。正常小儿出生后15～18个月出现，不出现或出现延迟为异常。

(5)病理反射：锥体系受到损伤时可以诱发出病理反射、牵张反射亢进、踝阵挛和联合反应。痉挛型脑瘫可以出现病理反射、牵张反射亢进、踝阵挛；痉挛型和不随意运动型脑瘫都有可能出现联合反应，如主动用力、张口、闭嘴时发生姿势的改变等。在检查评价和治疗中，要尽力避免和减少患儿的联合反应。

6.姿势与运动发育评定

(1)姿势与运动发育特点：姿势是指小儿身体各部位之间所呈现的位置关系，即机体在相对静止时，克服地心引力所呈现的自然位置。只有保持正常的姿势，才能出现正常的运动。脑瘫患儿存在脑损伤，神经系统发育受阻，神经系统调节障碍，必然导致姿势和运动发育异常。通过评定小儿姿势与运动发育情况，可以早期发现异常，也可以作为康复效果评定的客观指标。小儿脑瘫的姿势运动发育评定应在俯卧位、仰卧位、坐位、立位时进行，也应根据患儿的年龄及临床特点，对翻身、四爬、高爬、跪立位、立位及行走等不同体位进行评定。

(2)脑瘫患儿的特点：①运动发育的未成熟性。脑瘫患儿均有不同程度的运动发育落后，可表现为整体运动功能落后，也可表现为部分运动功能落后。②运动发育的不均衡性。指运动发育与精神发育的不均衡性，粗大运动和精细运动发育过程中出现分离现象，各种功能发育不能沿着正确的轨道平衡发展，对于外界刺激产生异常反应而导致运动紊乱。③运动发育的异常性。运动发育延迟的同时伴有异常姿势和运动模式，具体表现为：四肢和躯干的非对称性；固定的运动模式；抗重力运动困难；做分离运动困难的整体运动模式；发育不均衡，如上肢与下肢、仰卧位与俯卧位、左侧与右侧运动发育不均衡；肌张力不均衡，如异常肌张力、姿势变化时的肌张力增高、降低或动摇；原始反射残存，立直反射及平衡反应出现延迟或不出现；感觉运动发育落后，感觉“过敏”而导致运动失调；联合反应和代偿性运动；违背了运动姿势发育的六大规律。④运动障碍的多样性。锥体系损伤呈痉挛性瘫痪，锥体外系损伤呈不自主运动、肌阵挛或强直，小脑损伤呈平衡障碍、共济失调、震颤等。⑤异常发育的顺应性。脑瘫患儿因得不到正常运动、姿势、肌张力的感受，而不断体会和感受异常姿势和运动模式，形成异常的感觉神经通路和神经反馈；发育向异常方向发展、强化而固定下来，异常姿势和运动模式逐渐明显，症状逐渐加重。

一般认为脑瘫患儿发育的主要特征是运动发育延迟 3 个月以上，同时有异常姿势和运动模式。评定姿势与运动发育是否有落后，是否有异常模式，还要动态观察这种状况是否改善或恶化。可采用一些常用的评定量表进行运动功能评定，如 Milani 正常儿童发育评定、粗大运动功能评定、PALCI 评定、功能独立性评定、Peabody 运动发育评定等。

7.感知认知评定

脑瘫虽以运动功能障碍为主要障碍，可直观地观测和评定，但脑瘫患儿的运动障碍往往与感知、认知障碍紧密相关，在脑发育阶段更是如此。因此，掌握和评定婴幼儿感知、认知发育，可以达到整体评定的目的。可以根据儿童发育不同阶段的关键年龄所应具备的感知、认知标准，参考和应用各类量表或自行编制量表进行评定。

8.其他方面评定

很多脑瘫患儿伴有言语语言障碍、听力障碍、视觉障碍、智力障碍、心理行为异常等，因此，应根据患儿临床表现和需求，进行言语语言、听觉、视觉、智力、心理行为评定和步态分析。评定可根据需要采用必要的辅助器具。

上述各类评定，可根据需求和不同目的，采用国内外公认的评定量表或工具进行评定，也可根据临床经验，采用自制的量表或工具进行评定。

(二)传统康复辨证

1.病因病机

主要有以下 3 个方面。

(1)先天不足：多因父母精血亏虚、气血不足或者近亲通婚，导致胎儿先天禀赋不足、精血亏虚，不能濡养脑髓；母体在孕期营养匮乏、惊吓或是抑郁悲伤，扰动胎儿，以致胎儿发育不良；先天责之于肝肾不足，胎元失养，致筋骨失养，肌肉萎缩，日久颓废。

(2)后天失养：多因小儿出生，禀气怯弱，由于护理不当致生大病，伤及脑髓，累及四肢；后天责之于脾，久病伤脾，痰浊内生，筋骨肌肉失于濡养，日渐颓废。脑髓失养，而致空虚。

(3)其他因素：多为产程中损伤脑髓，或因脑部外伤、瘀血内阻、邪毒侵袭、高热久病、正虚邪盛，营血耗伤，伤及脑髓而致。

2.四诊辨证

通过四诊，临床一般将本病分为以下 3 型。

(1)肝肾不足型：发育迟缓，智力低下，五迟，面色无华，神志不清，精神呆滞，常伴有龟背、鸡胸，病久则肌肉萎缩、动作无力，舌淡苔薄，指纹色淡。

(2)瘀血阻络型：精神呆滞，神志不清，四肢、颈项及腰背部肌肉僵硬，活动不灵活，不协调，舌淡有瘀斑瘀点，苔腻，脉滑。

(3)脾虚气弱型：面色无华，形体消瘦，五软，智力低下，神疲乏力，肌肉萎缩，舌淡，脉细弱。

二、康复策略

为促进患儿正常的运动发育，抑制异常运动模式和姿势，最大限度地恢复功能，小儿脑瘫的康复应做到早诊断、早治疗，才能达到较好的康复效果。目前主要针对患儿的运动障碍采取综合治疗。在整体康复中，中国传统康复疗法有着举足轻重的作用。脑瘫的康复是一个长期复杂的过程，需要在中西医结合的理论指导下，医师、治疗师、护士、家长共同努力完成。

脑瘫传统康复治疗的目的主要在于减轻功能障碍，提高生活质量。大多以针灸、推拿为主要手段。针灸可以有效改善脑血流速度，促进脑组织的血液供应，从而进一步改善中枢神经功能，促进康复。有效的推拿方法对于运动和姿势异常而引发的继发性损害如关节挛缩等有良好的预防和康复治疗作用。这里主要介绍针灸康复疗法。

三、针灸康复疗法

针灸康复以疏通经络、行气活血、益智开窍为原则。《素问·痿论》提出“治痿独取阳明”的治法，常选取手足阳明经腧穴进行针刺，辅以头部腧穴。一般选择毫针刺法、灸法、头皮针法等。

(一)毫针刺法

1.主穴

四神聪、百会、夹脊、三阴交、肾俞。

2.配穴

肝肾不足加太溪、关元、阴陵泉、太冲；瘀血阻络加风池、风府、血海、膈俞；脾虚气弱加脾俞、气海；上肢瘫痪加肩髃、肩髎、肩贞、曲池、手三里、合谷、外关；下肢瘫痪加伏兔、血海、环跳、承山、委中、足三里、阳陵泉、解溪、悬钟、太冲、足临泣；言语不利加廉泉、哑门、通里；足下垂加昆仑、太溪；颈软加天柱、大椎；腰软加腰阳关；斜视加攒竹；流涎加地仓、廉泉；听力障碍加耳门、听宫、听会、翳风。

3.具体操作

选用28号毫针针刺。一般每次选2～3个主穴，5～6个配穴，平补平泻。廉泉向舌根方向刺0.5～1.0寸；哑门向下颌方向刺0.5～0.8寸，不可深刺，不可提插。每日或隔天1次，留针15分钟，15次为1个疗程，停1周后，再继续下一个疗程。

(二)灸法

灸法是用艾绒为主要材料制成的艾炷或艾条，点燃以后在体表的一定部位熏灼，给人体以温热性刺激以防治疾病的一种疗法，也是针灸学的一个重要组成部分。《灵枢·官能》篇指出：“针所不为，灸之所宜。”《医学入门》也说，凡病“药之不及，针之不到，必须灸之。”均说明灸法可以弥补针刺之不足。

1.主穴

百会、四神聪、足三里、三阴交。

2.配穴

(1)上肢瘫：取曲池、外关。

(2)下肢瘫：取阳陵泉；颈软取大椎。

(3)腰软：取肾俞、腰阳关。

(4)肘部拘急：取手三里、支正。

(5)剪刀步:取风市、阳陵泉、悬钟。

(6)肝肾不足型:取肝俞、肾俞。

(7)脾胃虚弱型:取曲池、外关、合谷、脾俞、中脘、关元。

(8)气滞血瘀型:取大椎、悬钟。

3.操作

(1)艾条灸:艾条是取艾绒 24 g,平铺在长 26 cm,宽 20 cm,质地柔软疏松而又坚韧的桑皮纸上,将其卷成直径约 1.5 cm 的圆柱形封口而成。也可在艾绒中掺入其他药物粉末,称药条。药条处方:肉桂、干姜、丁香、木香、独活、细辛、白芷、雄黄、苍术、没药、乳香、川椒各等分,研为细末,每份艾绒中掺药 6 g。患儿仰卧,在艾条火头距离穴位 3 cm 左右进行熏烤,使火力温和缓慢透入穴下深层,皮肤有温热舒适而无灼痛感。每穴灸 10~15 分钟,至皮肤稍起红晕即可。每日 1 次,10~12 天为 1 个疗程。休息 5~7 天后,进行下一个疗程。

(2)艾炷灸:将纯净的艾绒放在平板上,用手指搓捏成圆锥形状,称为艾炷。每燃烧一个艾炷称为 1 壮。将施灸穴位涂敷少许凡士林油以黏附艾炷,放小艾炷点燃,皮肤感到灼痛时即扫除艾炷,更换新的续灸,连灸 3~7 壮,以穴下皮肤充血红晕为度。隔天 1 次,7~10 天为 1 个疗程。休息 5~7 天后,进行下一个疗程。

(3)艾炷隔姜灸:穴上放厚约 2 mm 的姜片,中穿数孔,姜片上放艾炷,每次选 3~5 穴,每穴灸 3~10 壮,每日或隔天 1 次,7~10 天为 1 个疗程。休息 3~5 天后,进行下一个疗程。

4.灸后的处理

施灸后,出现局部皮肤微红灼热属正常现象,无须处理,很快即可自行消失。如因施灸过量、时间过长,局部出现小水泡,只要注意不擦破,可任其自然吸收。如水泡较大,可用消毒毫针刺破水泡,放出水液,或用注射器抽出水液,再涂以甲紫,并以纱布包裹。如因护理不当并发感染,灸疮脓液呈黄绿色或有渗血现象者,可用消炎药膏涂敷。

(三)头皮针法

1.取穴

运动功能障碍取健侧相应部位的运动区;感觉功能障碍取健侧相应部位的感觉区;下肢功能运动和感觉障碍配对侧足运感区;平衡功能障碍配患侧或双侧的平衡区。听力障碍取晕听区;言语功能障碍,配言语 1、2、3 区(具体为运动性失语选取运动区的下 2/5,命名性失语选取言语 2 区,感觉性失语选取言语 3 区)。

2.具体操作

一般用 1 寸毫针,头皮常规消毒,沿头皮水平面呈 30°角斜刺,深度达到帽状腱膜下,再压低针身进针,捻转,平补平泻,3 岁以内患儿不留针,每日 1 次,10 次为 1 个疗程。

(四)耳针法

1.主穴

交感、神门、脑干、枕、肾、脾、皮质下、心、肝、肾上腺、小肠、胃。

2.配穴

(1)上肢瘫痪:取肩、肘、腕、指。

(2)下肢瘫痪:取髋、膝、踝、跟。

3.操作

(1)寻找反应点:可用探针、火柴头、针柄按压,有压痛处即为反应点。亦可用测定耳部皮肤电阻(耳穴探测仪)的方法,其皮肤电阻降低,导电量明显增高处即为反应点,反应点就是针刺的部位。

(2)消毒:直接用75%乙醇,或先用2%碘酒,后用75%乙醇脱碘。

(3)针刺:根据需要选用0.5寸短柄毫针或用特定的图钉型揿针。毫针进针时,以左手固定耳郭,右手进针。进针深度以穿破软骨但不透过对侧皮肤为度。目前临床也可用磁石、菜籽、王不留行籽等进行压迫刺激。多数患儿针刺后,局部有疼痛或热胀感;少数患儿有酸、重甚至有特殊之凉、麻、热等感觉沿经络线放射传导,一般有这些感觉者疗效较好。

(4)出针:出针后用消毒干棉球压迫针孔,防止出血。必要时再涂以乙醇或碘酒,预防感染。

4.疗程

每次选用4～6穴,采用毫针刺,每次留针20～30分钟或用王不留行籽贴压。每日按压刺激2～3次,每日1次或隔日1次,10次为1个疗程,休息3～5天后,进行下一个疗程。

5.注意事项

(1)严密消毒,预防感染:耳郭冻伤或有炎症的部位禁针。若见针眼发红,患儿又觉耳部胀痛,可能有轻度感染时,应及时用2%碘酒涂擦,或口服消炎药。

(2)耳针亦可发生晕针,需注意预防处理。

(3)进针待耳郭充血发热后,宜嘱其适当活动患部,或对患儿肢体进行按摩,可增加疗效。

(五)穴位注射法

穴位注射法是在穴位中进行药物注射,通过针刺和药液对穴位的刺激及药理作用,从而调整机体功能,改善病理状态的一种治疗方法。

1.选穴

风池、大椎、肾俞、曲池、手三里、足三里、阳陵泉、承山、合谷等。

2.常用药物

根据病情需要,选用各种供肌内注射的中西药物。常用的有5%～10%葡萄糖溶液、生理盐水、胎盘组织液、维生素B_1、维生素B_{12},以及当归、川芎、灯盏花素注射液,神经节苷脂,脑活素等多种中西药注射液。

3.操作方法

根据注射部位的具体情况和药量的不同,选择合适的注射器和针头。常规消毒局部皮肤后,将针头按照毫针法的角度和方向的要求迅速进入皮下或肌层的一定深度,并上下提插出现针感后,若回抽无血,即可将药物注入。因药物及注射部位不同而有差异,如四肢及腰部肌肉丰厚处,可注入药液5～10 mL,而头面及耳部等处,一般只注入0.3～0.5 mL;中药浸出液可注入1～2 mL;其他药物,以原药物剂量的1/5～1/2为宜。每次选2～3穴,每日或隔日注射1次,30次为1个疗程。休息7～10日后,进行下一个疗程。

4.注意事项

(1)一般药液不宜注入关节腔、脊髓腔和血管内。这些药液误入关节腔,可引起关节红肿、发热、疼痛等反应;误入脊髓腔,有损害脊髓的可能。

(2)在主要神经干通过的部位作穴位注射时,应注意避开神经干,或浅刺以不达到神经干所在的深度为宜。如针尖触到神经干,患者有触电感,要稍退针,然后再注入药物,以免损伤神经。

(3)注射躯干部不能过深,防止刺伤内脏。

(六)手针法

手针法是针刺手部的一些特定穴位，以治疗疾病的一种方法。将其用于治疗小儿脑性瘫痪是近年来新开展的方法。手针法具有通经活络，调整脏腑功能的作用，可用于治疗病因复杂的小儿脑性瘫痪疾病，有针感强、反应大、取穴少、透穴多、留针时间短等优点。

1.主穴

取肩点(在示指掌指关节桡侧赤白肉际处)、踝点(在拇指掌指关节桡侧赤白肉际处)、脊柱点(在小指掌指关节尺侧赤白肉际处)、坐骨神经点(在第四、五掌指关节间，靠近第四掌指关节处)、腰腿点(在手背腕横纹前1.5寸、第二伸指肌腱桡侧和第四伸指肌腱尺侧处)(图13-1)。

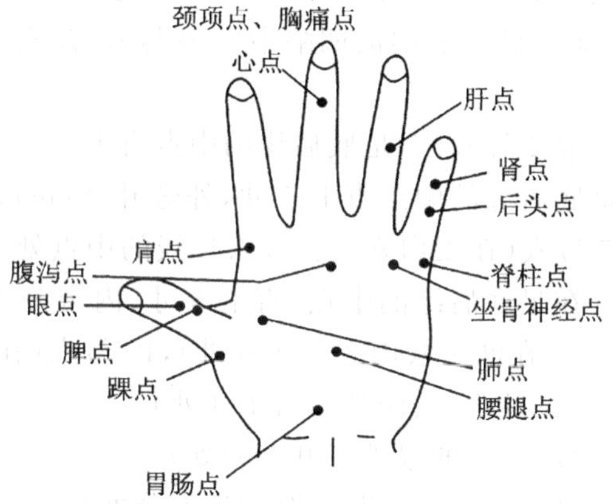

图13-1　手针法

2.配穴

(1)视力障碍：取眼点(拇指指关节尺侧赤白肉际)。

(2)颈软：取颈项点(在手背面，第二掌指关节尺侧缘)。

(3)上肢运动障碍、咀嚼肌无力：取后头点(在小指第一指关节尺侧赤白肉际处)。

(4)癫痫：取胸痛点(在拇指指关节桡侧赤白肉际)。

(5)踝关节固位不好：取足跟痛点(在胃肠点与大陵穴连线的中点)。

(6)消化不良：取腹泻点(在手背第三、四掌指关节间上1寸)。

(7)肝肾不足：取肝点(在掌面，无名指第一指关节横纹中点)、肾点(在掌面，小指第二指关节横纹中点处)。

(8)脾胃虚弱：取脾点(在掌面，拇指指关节横纹中点)、胃肠点(在劳宫穴与大陵穴连线的中点处)。

(9)气滞血瘀：取心点(在掌面，中指第二指关节横纹中点)、肺点(在掌面，无名指第二指关节横纹中点)。

3.操作

用28～30号的0.5～1.0寸的毫针直刺或斜刺进针，一般可刺0.3～0.5寸，用中强刺激，留针3～5分钟。每日或隔日针刺1次，10日为1个疗程，休息2～4日后，进行下一个疗程。

4.注意事项

(1)手针疗法感应比较强，故治疗前须向患儿充分说明，防止晕针。

(2)手针法针尖宜入肌腱和掌骨之间，不可伤及骨膜。

(3)手针刺腰腿点时,针与皮肤表面呈 15°~30°,针尖向掌侧面,从伸指肌腱和掌骨之间刺入,深0.5~0.8 寸。

(4)手针法的选穴常选取对侧手部的相应穴位,左病选右侧穴,右病选左侧穴。

(七)足针法

足针法是针刺足部的一些特定穴位,以治疗疾病的一种方法,具有疏通经络、行气活血及调整脏腑功能的作用。近年来用于治疗小儿脑性瘫痪,有针感适宜、反应大、取穴少、透穴多、留针时间短等优点。

1.主穴

5 号穴(在足底后缘的中点直上 4 寸,外旁开 3 cm),15 号穴(在踝关节横纹中点下 5 分两旁的凹陷处),18 号穴(在足背,第一跖骨底内前凹陷中),30 号穴(昆仑穴直上 1 寸处)。

2.配穴

(1)视听障碍、语言障碍:取 2 号穴(在足底后缘的中点直上 6 cm,内旁开 2 cm 处)。

(2)癫痫:取 7 号穴(在足底后缘的中点直上 5 寸,外旁开 2 cm),8 号穴(在足底后缘的中点直上 9 cm,外旁开 2 cm),27 号穴(在太白穴与公孙穴连线的中点处)。

(3)消化不良:取 6 号穴(在足底后缘的中点,直上 5 寸,内旁开 2 cm 处),9 号穴(在第三趾与第二趾间后 4 寸处),10 号穴(在涌泉穴内旁开 1 寸处),19 号穴(在足背二、三趾间后 3 寸处)。

(4)竖颈不好:取 20 号穴(在足背三、四趾间后 1 寸处)。

(5)上肢功能障碍:取 11 号穴(在涌泉外旁开 2 寸处)。

(6)下肢运动障碍:取 21 号穴(在足背四、五趾间后五分处)。

(7)流涎:取 12 号穴(在足底第三趾与第二趾间后 1 寸处),13 号穴(在足底小趾横纹中点外 1 寸处)。

3.操作

用 26~28 号毫针直刺或斜刺,深 0.5~1.5 寸,留 10~15 分钟。每日或隔日针刺 1 次,10 日为 1 个疗程,休息 2~4 日后,进行下一个疗程。

4.注意事项

(1)足针疗法感应比较强,治疗前须向患儿充分说明,以防止发生晕针。

(2)沿骨缘斜刺时,注意不要损伤骨膜;足部要特别注意消毒,防止发生感染。

(3)捻针时,让患儿活动或按摩患处。

(4)左侧病取左侧穴,右侧病取右侧穴,两侧病取双侧穴。

四、注意事项

(1)本病病变在脑,多累及四肢,主要表现为中枢性运动障碍及姿势异常,并可能同时伴有智力低下、听力障碍、癫痫行为异常等症状。一般在新生儿期即可发现,但少数患儿症状不明显,待坐立困难时才发觉,本病严重影响患儿生长发育及生活能力,是儿童致残的主要疾病之一。因此,应引起广大临床医务工作者和家长的高度重视。

(2)由于婴儿的运动系统、神经系统正处于发育阶段,异常姿势运动还没有固化,所以临床上对于小儿脑瘫的治疗,应做到早诊断、早治疗,以达到最好的康复效果。提倡在出生后即进行评估,如存在脑瘫发病高危因素,则立即进行干预治疗;如确诊,综合康复治疗应立即进行。康复治疗最佳时间不要超过 3 岁,其方法包括躯体训练、技能训练、物理治疗、针灸治疗、推拿手法治疗等。

(3)针灸治疗本病有较好的疗效。毫针治疗关键在于选择腧穴和针刺补泻手法，选取腧穴多以阳明经穴和奇穴为主，针刺手法以补法和平补平泻为主；头皮针治疗刺激量不宜太大；灸法注意防止烫伤；痉挛型脑瘫患儿的痉挛侧不宜用电针治疗。

(郑丽丽)

第三节　神经性耳聋

神经性耳聋是主观感觉和听觉障碍，可由听觉传导通路损害引起，表现为耳聋，以听力减弱、妨碍交谈，甚至听觉丧失、不闻外声、影响日常生活为主症的疾病。临床上，耳聋除暴聋之外多由耳鸣发展而来，故初起多与耳鸣并见。本病好发于中老年人。中医认为暴聋多实热，久聋多气虚。

一、病因病机

本病与病毒感染或内耳血液循环障碍有关。恼怒、劳累、外感等原因引起自主神经功能紊乱，循环系统疾病导致内耳血液障碍，也可引发本病。根据病因的不同，通常将神经性耳聋分为突发性耳聋、药物性耳聋和爆震性耳聋。中医认为，耳为宗脉之海，宗脉虚则风邪乘人、循经袭耳，少阳闭阻，气血瘀阻；或情志不畅、肝郁化火，肝胆湿热，"上气不足""脑海不足"等均可引起耳聋。

二、诊断

持续性单耳或双耳听力下降伴有头晕、耳鸣。

三、辅助检查

纯音测听时，26～40 dB 为轻度耳聋，41～70 dB 为中度耳聋，71～90 dB 为重度耳聋。

四、鉴别诊断

(一)药物性耳聋

有用药史，如用庆大霉素、链霉素等。

(二)耳咽管堵塞和发炎

有高烧、疼痛、化脓等症状。

(三)爆震聋

有炮声等震动史。

五、中医康复治疗

(一)针灸治疗

1.实证

取 $C_{2\sim6}$ 夹脊穴，加耳门、听宫；外邪侵袭，加风池、迎香、曲池、外关、太阳，用泻法；痰火郁结，加丰隆、内庭，用泻法。

2.神经系统疾病引起的神经性耳聋

取 $C_{3\sim7}$ 夹脊穴，加耳门、天容、足三里、太溪、肾俞，用补法。

3.老年性耳聋

取 $C_{3\sim5}$ 夹脊穴，加足三里、悬钟、神门、三阴交；肾气不足，加气海、肾俞，用补法。每日1次，10天为1个疗程。

(二)食疗

(1)枸杞子 12 g，女贞子 15 g。水煎服，每日 2 次，适用于肝肾阴虚者。

(2)枸杞子 9 g，菊花 6 g，麦冬 12 g。煮开后多次冲饮代茶，适用于阴虚火旺者。

(3)莲子 21 粒，红枣 3 枚，核桃仁 3 个。先煮沸莲子，15 分钟后再入核桃仁，再煮沸 10 分钟入红枣，每日 3 次。

(4)枸杞子 12 g，韭菜子 30 g。水煎服，每日 2 次。补肝益肾。适用于月经紊乱或多或少，或先期或退后，头晕目眩。

(5)酸枣仁 30 g，生地黄 30 g，大米 100 g。煮粥，补阴清热。适用于五心烦热、面热汗出、耳鸣腰酸、烦闷易怒、口苦尿黄、多梦便干等症。

(秦照梅)

第四节 面神经炎

面神经炎又称特发性面神经麻痹，多由病毒感染、面部受凉、神经源性病变、物理性损伤或中毒等引起一侧或者双侧耳后乳突孔内急性非化脓性面神经炎，受损的面神经为周围性，故在此以“周围性面神经麻痹”作重点介绍。本病以口眼㖞斜为主要特点，常在睡眠醒来时发现一侧面部肌肉板滞、麻木、瘫痪，额纹消失，眼裂变大，露睛流泪，鼻唇沟变浅，口角下垂歪向健侧，病侧不能皱眉、蹙额、闭目、露齿、鼓颊。部分患者初起时有耳后疼痛，还可出现患侧舌前 2/3 味觉减退或消失，听觉过敏等症。病程迁延日久，可因瘫痪肌肉出现挛缩，口角反牵向患侧，甚则出现面肌痉挛，形成“倒错”现象。发病急骤，以一侧面部发病为多，双侧面部发病少见。无明显季节性，多见于冬季和夏季，好发于 20～40 岁青壮年，男性居多。

本病属中医学之“口僻”“面瘫”“吊线风”“口眼㖞斜”“歪嘴风”等病证范畴。中医认为，“邪之所凑，其气必虚”。本病多由脉络空虚，风寒侵袭，以致经气阻滞，气血不和，瘀滞经脉，导致经络失于濡养，肌肉纵缓不收而发作。

一、康复评定

(一)现代康复评定

1.病史

起病急，常有受凉吹风史，或有病毒感染史。

2.表现

一侧面部表情肌突然瘫痪、患侧额纹消失，眼裂不能闭合，鼻唇沟变浅，口角下垂，鼓腮，吹口哨时漏气，食物易滞留于患侧齿颊间，可伴患侧舌前2/3味觉丧失、听觉过敏、多泪等。

3.损害部位

耳后乳突孔以上影响鼓索支时，则有舌前2/3味觉障碍；镫骨肌支以上部位受累时，除味觉障碍外，还可出现同侧听觉过敏；损害在膝状神经，可有乳突部疼痛，外耳道和耳郭部出现感觉障碍或疱疹；损害在膝状神经节以上，可有泪液、唾液减少。

4.脑CT、MRI检查

均正常。

5.实验室检查

急性感染性(风湿、骨膜炎等)面神经麻痹者：①外周血白细胞及中性粒细胞计数升高；②红细胞沉降率增快；③大多数患者脑脊液检查正常，极少数患者脑脊液的淋巴细胞和单核细胞增多。

6.电生理检查

肌电图可显示受损的面肌运动单位对神经刺激的反应，测知面神经麻痹程度及有无失神经反应，对确定治疗方针和判定预后及可能恢复的能力很有价值。通常可进行动态观察，在发病2周左右，应列为常规检查。神经传导速度是判断面神经受损最有意义的指标，它对病情的严重程度、部位及鉴别轴索与脱髓鞘损害，均有很大帮助。此外，电变性检查对判定面神经麻痹恢复时间更为客观，发病早期即病后5～7天，采用面神经传导检查，对完全性面瘫的患者进行预后判定，患侧诱发的肌电动作电位M波波幅为健侧的30%及以上时，则2个月内可望恢复；如为10%～30%，常需2～8个月恢复，并有可能出现并发症；如仅为10%以下，则需6～12个月才能恢复，甚至更长时间，部分患者可能终身难以恢复，并多伴有面肌痉挛及联带运动等后遗症。病后3个月左右测定面神经传导速度有助于判断面神经为暂时性传导障碍，还是永久性的失神经支配。

7.功能障碍评定

面神经炎患侧功能障碍分级(表13-1)和肌力分级(表13-2)。

表13-1　功能障碍分级

分级	肌力表现
0	相当于正常肌力的0%，嘱患者用力使面部表情肌收缩，但检查者看不到表情肌收缩，用手触表情肌也无肌紧张感
1	相当于正常肌力的10%，让患者做主动运动(如：皱眉、闭眼、示齿等动作)，仅见患者肌肉微动
2	相当于正常肌力的25%，面部表情肌做各种运动虽有困难，但主动运动表情肌有少许动作
3	相当于正常肌力的50%，面部表情肌能做自主运动，但比健侧差，如皱眉比健侧眉纹少或抬额时额纹比健侧少
4	相当于正常肌力的75%，面部表情肌能做自主运动，皱眉、闭眼等基本与健侧一致
5	相当于正常肌力的100%，面部表情肌各种运动与健侧一致

表13-2　肌力分级

分级	功能障碍情况
Ⅰ	正常
Ⅱ	轻度功能障碍，仔细检查才发现患侧轻度无力，并可察觉到轻微的联合运动
Ⅲ	轻、中度功能障碍，面部两侧有明显差别，患侧额运动轻微运动，用力可闭眼，但两侧明显不对称

续表

分级	功能障碍情况
Ⅳ	中、重度功能障碍，患侧明显肌无力，双侧不对称，额运动轻微受限，用力也不能完全闭眼，用力时口角有不对称运动
Ⅴ	重度功能障碍，静息时出现口角㖞斜，面部两侧不对称，患侧鼻唇沟变浅或消失，额无运动，不能闭眼（或最大用力时只有轻微的眼睑运动），口角只有轻微的运动
Ⅵ	全瘫，面部两侧不对称，患侧明显肌张力消失，不对称，不运动，无连带运动或患侧面部痉挛

（二）传统康复辨证

1.病因病机

中医对本病多从“内虚邪中”立论，认为“经络空虚，风邪入中，痰浊瘀血痹阻经络，以致经气运行失常，气血不和，经筋失于濡养，纵缓不收而发病”。

2.辨证

（1）风寒侵袭：见于发病初期，面部有受凉史。症见口眼㖞斜，伴头痛、鼻塞、面肌发紧，舌淡，苔薄白，脉浮紧。

（2）风热入侵：见于发病初期，多继发于感冒发热，症见口眼㖞斜，伴头痛、面热，面肌松弛、耳后疼痛，舌红，苔薄黄，脉浮数。

（3）气血不足：多见于恢复期或病程较长的患者。症见口眼㖞斜，日久不愈，肢体困倦无力，面色淡白，头晕等，舌淡，苔薄白，脉细无力。

二、康复治疗

面神经炎的中医治疗方法日趋多样化，有针灸、推拿、中药内服、外敷、皮肤针、电针、刺络拔罐、穴位注射、割治、埋线等。在临床中应注意诊断，以及早治疗，充分发挥中医各种治法的优势，标本兼顾，内外治疗，并中西医结合，各取所长，以达到提高疗效、缩短病程、降低费用的良好效果。

（一）一般治疗

（1）治疗期间，可在局部用热毛巾热敷，每次 10 分钟，每日 2 次。

（2）眼睑闭合不全者，每日点眼药水 2～3 次，以防感染。

（3）患者应避免风寒侵袭，戴眼罩、口罩防护。

（4）患者宜自行按摩瘫痪的面肌，并适当地进行功能锻炼。

（5）治疗期间，忌长时间看电视、电脑，以防用眼过度，导致眼睛疲劳，影响疗效。

（二）针灸治疗

1.毫针法

（1）治则：活血通络，疏调经筋。

（2）处方：以面颊局部和手足阳明经腧穴为主。

（3）主穴：阳白、四白、颧髎、攒竹、颊车、地仓、合谷（双）、翳风（双）。

（4）随证配穴：风寒证加风池穴祛风散寒，风热证加曲池疏风泻热，鼻唇沟平坦加迎香，人中沟歪斜加人中、口禾髎，颏唇沟歪斜加承浆，味觉消失、舌麻加廉泉，乳突部疼痛加风池、外关，恢复期加足三里补益气血、濡养经筋。

2.电针法

取地仓、颊车、阳白、瞳子髎、太阳、合谷（双）等穴，接通电针仪，以断续波刺激 10～20 分钟，强度以患者面部肌肉微微跳动且能耐受为度。每日1次。适用于恢复期(病程已有2周以上)的治疗。

3.温针法

取地仓、颊车、阳白、四白、太阳、下关、牵正、合谷(双)等穴，将剪断的艾条(每段1.0～1.5 cm)插到针柄上，使艾条距离皮肤2～3 cm，将艾条点燃，持续温灸10～20分钟，注意在艾条与皮肤之间放置一小卡片(4 cm×5 cm)，防止烧伤皮肤，温度以患者有温热感且能耐受为度。每日1次。

操作要求。①初期：亦称“急性期”，为发病的第1～7天，此期症状有加重趋势，此乃风邪初入，脉络空虚，正邪交争，治以祛风通络为主。此期宜浅刺，采用轻手法，不宜使用电针法过强刺激。②中期：亦称“平静期”，为发病第7～14天，此期症状逐渐稳定，乃外邪入里，络阻导致气血瘀滞，故治当活血通络。此期宜用中度刺激手法，可用电针法、温针法等。毫针法处方、随证配穴、操作等具体方法见上。其中电针法、温针法、穴位敷贴、穴位注射、皮肤针、耳针法等均可酌情选用。③后期：又称“恢复期”，为发病16天至6个月，此后症状逐渐恢复，以调理气血为主。此期浅刺多穴、多捻转有助于促进面部微循环，营养面神经及局部组织，同时激活神经递质冲动，利于松肌解痉，恢复面肌正常运动，类似“补法”，有别于初期浅刺泄邪之“泻法”。若辅以辨证配穴，补气益血、祛风豁痰，则更显相得益彰。毫针法处方、随证配穴、操作等具体方法见上。可酌情选用电针法、温针法、穴位敷贴、穴位注射、皮肤针、耳针法等。④联动期和痉挛期：发病6个月以上(面肌连带运动出现以后)，此期培补肝肾、活血化瘀、舒筋养肌、息风止痉。采用循经取穴配用面部局部三线法取穴针灸治疗。当电针法、温针法、穴位敷贴、穴位注射、皮肤针、耳针法无效时，可选择手术治疗。

三、注意事项

(1)多食新鲜蔬菜、粗粮、黄豆制品、大枣、瘦肉等。

(2)平时面瘫患者需要减少光源刺激，如电脑、电视、紫外线等。

(3)需要多做功能性锻炼，如抬眉、鼓气、双眼紧闭、张大嘴等。

(4)每日需要坚持穴位按摩。

(5)睡觉之前用热水泡脚，有条件的话，做些足底按摩。

(6)面瘫患者在服药期间，忌辛辣刺激食物。如白酒、大蒜、海鲜、浓茶、麻辣火锅等。

(7)用毛巾热敷脸，每晚3～4次，勿用冷水洗脸，遇到寒冷天气时，需要注意头部保暖。

(8)应注意保持良好心情。心理因素是引发面神经麻痹的重要因素之一。面神经麻痹发生前，有相当一部分患者存在身体疲劳、睡眠不足、精神紧张及身体不适等情况。所以保持良好的心情，就必须保证充足的睡眠，并适当进行体育运动，增强机体免疫力。

(9)要注意面神经麻痹只是一种症状或体征，必须仔细寻找病因，如果能找出病因并及时进行处理，如重症肌无力、结节病、肿瘤或颞骨感染，可以改变原发病及面瘫的进程。面神经麻痹也可能是一些危及生命的神经科疾病的早期症状，如脊髓灰白质炎或Guillian-Barre综合征，若能早期诊断，可以挽救生命。

(秦照梅)

第五节 面肌痉挛

面肌痉挛是指一侧发生面肌不自主、不规则的阵发性抽搐。多发于中年女性，其病因病理不明，病程长，反复发作。本病属于中医“颜面响动”“吊线风”的范畴。

一、病因病机

本病可能为面神经通路的任何部位受到病理性刺激所致，一般分为原发性与继发性两类。前者病因不明，有人提出因面神经变性所致。后者也称“症状性面肌痉挛”，有人认为是由于椎基底动脉系统的动脉硬化性扩张或动脉瘤压迫，面神经炎后脱髓鞘变性，以及脑桥小脑角区肿瘤、蛛网膜增厚所致，少数为面神经麻痹的后遗症。

中医认为，由于素体阴亏或年老肝肾阴虚，阴血不足，劳累过度或体虚气虚，导致气虚血少，筋失所养，可出现面肌抽搐；或受风寒之邪侵袭，上受于面部，寒性收引，风性主动，以致面肌发作性抽搐。

二、诊断

本病多见于中老年人，女性多于男性。通常从一侧眼轮匝肌开始，逐渐向下半部面肌扩展，表现为阵发性不规则的眼轮匝肌和口角肌肉抽动，持续数秒钟至数分钟，疲倦时诱发或加重，睡眠时消失，病变侧眼裂变小。可因精神紧张、情绪波动、失眠、耳鸣诱发，病程久的患者多伴有神经衰弱症状。原发性患者神经系统无阳性体征，部分患者患侧肌力稍弱及轻度肌肉萎缩。此病根治较为困难。

三、辅助检查

(1)肌电图检查：受累侧面肌可记录到同步阵发性高频率反复发作的运动电位。

(2)CT 或 MRI 检查。

四、鉴别诊断

(一)三叉神经痛

面部出现短暂的阵发性剧烈疼痛，严重时可伴有面部肌肉抽搐。

(二)舞蹈病

可出现挤眉弄眼、伸舌及肢体躯干的不自主运动，其范围远远超出面部表情肌的范围，有风湿活动的证据。

(三)癔症性眼睑痉挛

多局限于双侧眼睑肌的痉挛。

(四)继发性面肌抽搐

伴有其他颅神经和传导束受损的症状。

五、中医康复治疗

(一)针刺治疗

1.主穴

阳白、四白、太阳、颊车、合谷、地仓、攒竹、迎香。

2.配穴

风寒侵袭,加风池、大椎、合谷;肝风内动,加太溪、血海、太冲、肾俞;肝肾阴虚,加地仓透颊车、三阴交、肝俞;血虚风动,加足三里、率谷、脾俞、风府。

3.操作

远近取穴或交叉取穴,用泻法或平补平泻法,留针 20 分钟,每日 1 次,治疗 6 次后休息 1 天。

(二)穴位注射治疗

1.取穴

四白、颊车、阳白。

2.操作

取 2%的普鲁卡因注射液或苯巴比安钠注射液 12 mL 注射穴位。每隔 2～3 天注射 1 次,6 次为 1 个疗程。

(三)按摩治疗

1.取穴

鱼腰、太阳、四白、下关、听会、颊车、地仓、翳风、合谷。

2.操作

患者取仰卧位,于颜面痉挛侧行轻柔的一指禅推法 10 分钟,点按鱼腰、听会、颊车、地仓、翳风、合谷、手三里 10 分钟,用轻柔手法按摩痉挛部位,6 天为 1 个疗程,休息 1 天,再进行下 1 个疗程的治疗。

(四)耳穴治疗

取神门、肾、胆、肝、脑、心、面颊、眼、口等穴,用王不留行贴压,左、右耳交替,两日换贴1 次,5 次为 1 个疗程。

(李业伟)

第六节 颈 椎 病

颈椎病是指颈椎间盘退变及颈椎骨质增生,刺激或压迫邻近的脊髓、神经根、血管及交感神经而引起颈、肩、上肢的一系列复杂的综合征。主要表现为颈部不适及肩背疼痛、感觉异常、上肢麻木和(或)乏力、头晕、耳鸣、恶心、猝倒等。本病好发于30～60 岁的中老年人,尤其多见于长期低头或伏案工作的人群,无性别差异,本病逐渐有年轻化的趋势。好发部位在 $C_{4\sim5}$、$C_{5\sim6}$、$C_{6\sim7}$。

目前一般将颈椎病分为颈型、神经根型、脊髓型、椎动脉型、交感型及混合型。颈椎病的发病机制尚不清楚,但一般认为颈椎长期受风寒、慢性劳损、创伤及轻微外伤、反复落枕、坐姿不当、退行性变、先天性畸形等,是发病的重要原因。

本病属于中医学的“项痹病”“项筋急”“项肩痛”“眩晕”等范畴。中医学认为，本病是由于长期低头工作，使颈部劳损，或外伤，或由于肝肾不足，气血两亏，出现气血瘀阻，经脉痹塞不通所致。

一、康复评定

(一)现代康复

1.康复问题

(1)疼痛:颈肩和上肢均可出现疼痛、麻木、酸胀，程度及持续时间不尽相同，可坐卧不安，日夜疼痛。因此，解除疼痛是康复治疗的主要目的，也是患者的迫切要求。

(2)肢体活动障碍:神经根型颈椎病患者可因上肢活动而牵拉神经根，使症状出现或加重，限制了正常的肢体活动。脊髓型颈椎病患者因锥体束受压或脊髓前动脉痉挛缺血而出现上下肢无力、沉重，步态不稳，易摔倒，肌肉抽动等。

(3)日常生活活动能力下降:颈椎病患者四肢、躯干和头颈部不适等而使日常生活和工作受到很大影响，如梳头、穿衣、提物、个人卫生、站立行走等基本活动明显受限。

(4)心理障碍:颈椎病是以颈椎间盘、椎体、关节突退行性变为基础，影响周围组织结构，并产生一系列症状，这种退行性变无法逆转，尽管临床症状可以通过治疗而缓解或解除，但病理基础始终存在，因此症状可能时发时止，时轻时重，不可能通过几次治疗而痊愈。患者可能出现悲观失望、抑郁、恐惧和焦虑等心理，也可能心灰意冷而放弃康复治疗。

2.康复功能评定

(1)颈椎活动度:颈椎的屈曲与伸展的活动度中，枕寰关节贡献占50%，旋转度中寰枢关节贡献占50%，所以，颈椎的疾病最易引起颈椎活动度受限。神经根水肿或受压时，颈部会出现强迫性姿势，从而影响颈椎的活动范围。令患者做颈部前屈、后伸、旋转与侧屈活动，正常范围:前后伸屈各35°～45°，左右旋转各60°～80°，左右侧屈各45°。老年患者活动度会逐渐减少。

(2)肌力、肌张力评定:主要为颈、肩部及上肢的检查，包括胸锁乳突肌、斜方肌、三角肌、肱二头肌、肱三头肌、大小鱼际肌等。有脊髓受压症状者，要进行下肢肌肉的肌力、肌张力、步态等检查。常用方法:①徒手肌力评定法，对易受累及的肌肉进行肌力评定，并与健侧对照。②握力测定:使用握力计进行测定，测试姿势为上肢在体侧下垂，用力握2～3次，取最大值，反映屈指肌肌力。正常值为体重的50%。

(3)感觉检查:对神经受损节段的定位有重要意义，主要包括手部及上肢的感觉障碍分布区的痛觉、温觉、触觉及深感觉等检查，均按神经学检查标准进行。如疼痛是最常见的症状，疼痛的部位与病变的类型和部位有关，一般有颈后部和肩部的疼痛，神经根受到压迫或刺激时，疼痛可放射到患侧上肢及手部。若头半棘肌痉挛，可刺激枕大神经，引起偏头痛。常用的疼痛评定方法:视觉模拟评分法、数字疼痛评分法、口述分级评分法、麦吉尔疼痛调查表。

(4)反射检查:包括相关的深反射、浅反射及病理反射，根据具体情况选用。

(5)特殊检查:①前屈旋颈试验，令患者于头颈部前屈状态下左右旋转，出现颈部疼痛者为阳性。阳性结果一般提示颈椎小关节有退行性变。②臂丛神经牵拉试验，患者取坐位，头稍前屈并转向健侧。检查者立于患侧，一手抵于颈侧，并将其推向健侧，另一手握住患者的手腕将其牵向相反方向。如患者出现麻木或放射痛，则为阳性，表明有神经根型颈椎病的可能。③椎间孔挤压试验和椎间孔分离试验，椎间孔挤压试验又称压头试验。具体操作方法:先让患者将头向患侧倾斜，检查者左手掌心向下平放于患者头顶部，右手握拳轻轻叩击左手背部，使力量向下传递。如有神经根性损伤，则会因椎间孔的狭小而出现肢体放射疼痛或麻木等感觉，即为阳性。椎间孔分离试验又称引颈试验，与椎间孔挤压试验相反，疑有神经根性疼痛，可让患者端坐，检查者两手分别托住其下颌，并以胸或腹部抵住其枕部，渐渐向上牵引颈椎，以逐渐扩大椎间孔。如上肢麻木、疼痛等症状减轻或颈部出现轻松感则为阳性。神经根型颈椎病患者一般两者均为阳性。④旋颈试验又称椎动脉扭曲试验，主要用于判定椎动脉状态。具体操作方法：患者头部略向后仰，做向左、向右旋颈动作，如出现头痛、眩晕等椎-基底动脉供血不全症状时，即为阳性。该试验有时可引起患者呕吐或猝倒，故检查者应密切观察，以防意外。

(6)影像学的评定：包括 X 线摄片、CT 检查、MRI 检查等。①X 线摄片：正位示棘突偏斜(不在一条直线上)，钩椎关节增生；侧位示颈椎生理曲度异常(生理曲线变直，反张或“天鹅颈”样改变)，前纵韧带钙化，项韧带钙化，椎体前后缘增生，椎间隙狭窄，椎体移位，椎管狭窄等；双斜位示椎间孔变形或变小，小关节增生；颈椎过伸过屈位示椎体移位，椎体不稳定等。②CT 检查：着重了解椎间盘突出，后纵韧带钙化，椎管狭窄，神经管狭窄，横突孔大小等。对后纵韧带骨化症的诊断有重要意义。③MRI 检查：了解椎间盘突出程度(膨出、突出、脱出)，硬膜囊和脊髓受压情况，髓内有无缺血和水肿灶，脑脊液是否中断，神经根受压情况，黄韧带肥厚，椎管狭窄等。

3.专项评定

有颈椎稳定性评定、颈椎间盘突出功能损伤的评定和脊髓型颈椎病的功能评定等。针对脊髓型颈椎病可以采用日本骨科学会(Japan Orthedic Association，JOA)对脊髓型颈椎病的 17 分评定法，17 分为正常值，分数越低表示功能越差，以此评定手术治疗前、后功能的变化。

(二)传统康复

1.病因病机

传统医学认为，本病多因肾气不足，卫阳不固，风寒湿邪乘虚而入，或因跌仆损伤、动作失度及长期劳损，导致颈部经脉闭阻，气血运行不畅而致。肝肾亏虚，气血不足为内因，风寒湿邪入侵和长期劳损为外因。

2.辨证

(1)风寒湿型：症见颈、肩、上肢窜痛麻木，以痛为主，头有沉重感，颈部僵硬，活动不利，恶寒畏风。舌淡红，苔薄白，脉弦紧。

(2)气滞血瘀型：症见颈肩部，上肢刺痛，痛处固定，伴有肢体麻木。舌质黯，脉弦。

(3)痰瘀阻络型：症见头晕目眩，头重如裹，四肢麻木不仁，纳呆。舌质黯红，苔厚腻，脉弦滑。

(4)肝肾不足型：症见眩晕头痛，耳鸣耳聋，失眠多梦，肢体麻木，面红目赤。舌红少津，脉弦。

(5)气血亏虚型：症见头晕目眩，面色苍白，心悸气短，四肢麻木，倦怠乏力。舌淡苔少，脉细弱。

二、康复治疗

(一)康复策略

目前，本病的康复治疗多采用非手术疗法，以牵引、推拿，针灸疗法最为有效。本病初期多实，当视其不同证情，应用祛风散寒、除湿通络、活血化瘀等法以祛邪；久病多虚，或虚实错杂，则选益气养血、滋补肝肾等法以扶正，或扶正祛邪兼顾治之。在康复治疗的同时，颈椎病必须与颈部风湿症、肩背部肌间筋膜炎、进行性肌萎缩、前斜角肌综合征、类风湿颈椎炎、颈椎结核、脊髓肿瘤、脊髓空洞症、原发性或转移性肿瘤、颈肋综合征、锁骨上窝肿瘤等病鉴别。颈椎病具体证型表现和治疗分析如下。

1.颈型

颈型约占3%,多见于青壮年,症状较轻,以颈部症状为主,预后较好,多可自愈。临床主要表现为反复落枕、颈部不适、僵硬、疼痛、活动受限,少数患者有一过性上肢麻木、痛、感觉异常;体征可见颈项僵直,颈肌紧张,患椎棘突间有压痛,颈两侧、两冈上窝、两肩胛区可有压痛,头颈部活动时颈痛,头颈活动范围缩小;X线片提示颈椎生理曲度变直,椎间关节不稳定,椎体移位。

以牵引、推拿、针灸、中药为主,辅以运动疗法。平时要养成良好的日常生活习惯。

2.神经根型

神经根型约占60%,是最常见的一个类型。临床主要表现为颈僵不适、活动受限,头、枕、颈、肩、臂痛、酸,手臂有触电样、针刺样串麻;体征可见颈椎棘突、横突、冈上窝、肩胛内上角和肩胛下角有压痛点,压顶试验阳性,臂丛牵拉试验阳性,低头试验和仰头试验阳性,手肌肉萎缩,上肢皮肤感觉障碍;颈椎正、侧、双斜位片子提示生理曲度异常,椎体前后缘增生,椎间隙狭窄,钩椎关节增生,小关节增生,前纵韧带、韧带钙化,椎间孔狭窄。

急性期慎用牵引,以推拿、针灸为主。慢性期以推拿、针灸、牵引为主,辅以其他康复疗法、运动疗法。治疗的同时,要养成良好的日常生活习惯。

3.脊髓型

脊髓型占10%~15%,是颈椎病中最严重的一种类型,由于起病隐匿、症状复杂,常被漏诊和误诊。临床主要表现为下肢无力、酸胀,小腿发紧,抬腿困难,步态笨拙,下肢、上肢麻,束胸感,束腰感,手足颤抖,严重者大小便失控,单瘫、截瘫、偏瘫、三肢瘫、四肢瘫(均为痉挛性瘫痪);体征可见上下肢肌紧张,肱二头肌、三头肌腱反射亢进或降低(前者病变在颈高位,后者在低位),膝、跟腱反射亢进,腹壁反射、提睾反射、肛门反射减弱或消失,Hoffmann征、Rossoiimo征、Babinski征等病理反射阳性,踝阵挛阳性,低、仰头试验阳性,屈颈试验阳性;侧位X线片或断层检查提示颈椎后缘增生,椎间隙狭窄,椎管狭窄,后纵韧带钙化,椎间盘膨出、突出、脱出,硬膜囊或脊髓受压变形。

以推拿、针灸为主,禁用牵引,辅以其他传统康复疗法、运动疗法,平时要养成良好的日常生活习惯。此类型致残率高,应引起重视。提倡早期诊断、及时治疗,阻止病情的发展。

4.椎动脉型

椎动脉型占10%~15%,临床主要表现为发作性眩晕(可伴有恶心、呕吐)、耳鸣、耳聋、突然摔倒;体征可见椎动脉扭曲试验阳性,低、仰头试验阳性;颈椎正、侧、双斜位片提示钩椎关节增生、椎间孔变小;椎动脉造影提示72%~85%有椎动脉弯曲、扭转、骨赘压迫等;脑血流图检查提示枕乳导联,波幅低、重搏波消失、流动时间延长。转颈或仰头、低头时,波幅降低更明显。

以推拿、针灸为主,慎用牵引,辅以其他传统康复疗法、运动疗法。平时要养成良好的日常生活习惯。

5.交感神经型

交感神经型约占10%,临床主要表现为枕颈痛、偏头痛、头晕、恶心、呕吐、心慌、胸闷、血压不稳、手肿、手麻、怕凉、视物模糊,疲劳、失眠、月经期可诱发,围绝经期多见;体征可见心率过速、过缓,血压高低不稳,低头和仰头试验可诱发症状产生或加重;颈椎正、侧、双斜位片提示颈椎退行性变;脑血流图提示额乳导联和枕乳导联的波幅明显增高。

辅以其他传统康复疗法、运动疗法。平时要养成良好的日常生活及活动习惯。

6.混合型

同时存在两型或两型以上的症状和体征，即为混合型颈椎病。其治疗策略为对症治疗，具体方法参考以上各型。

（二）治疗方法

1.卧床休息

卧床休息可减少颈椎负载，有利于椎间关节创伤炎症的消退，症状可以消除或减轻。但要注意枕头的选择与颈部姿势。枕头应该是硬度适中、圆形或有坡度的方形枕头。习惯仰卧位休息，可将枕头高度调为12～15 cm，将枕头放置于颈后，使头部保持略带后仰姿势；习惯侧卧位休息，将枕头调到与肩等高水平，维持颈椎的生理曲度，使颈部和肩胛带的肌肉放松，解除颈肌痉挛。

2.使用颈围领和颈托

颈围领和颈托可起到制动及保护颈椎，减少对神经根的刺激，减轻椎间关节创伤性反应，并有利于组织水肿的消退和巩固疗效，防止复发的作用。只是长期应用颈托和围领可以引起颈背部肌肉萎缩，关节僵硬，所以穿戴时间不宜过久。

3.推拿治疗

中医认为推拿治疗可以调和气血，祛风散寒，舒筋通络，从而达到解痉止痛的作用。适用于除了严重颈脊髓受压的脊髓型以外的所有颈椎病。其手法应刚柔结合，切忌粗暴，常用手法程序如下。

（1）在颈背部反复掌揉、㨰和一指禅推，然后在颈肩部的督脉、手三阳经的部分腧穴如风池、风府、肩内俞、肩井、天宗、缺盆等穴作点、压或拿，再在斜方肌与提肩胛肌处行弹拨法。若为神经根型，应包括肩、肘、手的主要穴位；若为椎动脉型，应包括头面部的百会、太阳等穴位。接着用旋扳手法，最后以抹法、叩击、拍法结束。

（2）施行旋扳手法时，先嘱患者向一侧旋转颈部，施术者两手分别置于患者的下枕部和枕后部顺势同时稍用力旋转头颈。此时必须注意：①旋转角度不可过大。②不可片面追求旋颈时可能发出的"咔嗒"声。③脊髓型及椎动脉型颈椎病不做旋扳手法。

4.针灸治疗

针灸治疗颈椎病的主要作用在于止痛，调节神经功能，解除肌肉和血管痉挛，改善局部血液循环，增加局部营养，防止肌肉萎缩，促进功能恢复。

（1）治疗原则：祛风散寒、舒筋活络、通经止痛。

（2）选择穴位：①主穴，大椎、后溪、天柱、颈夹脊。②配穴，颈型加风池、阿是穴等；神经根型加肩外俞、肩井、合谷等穴；椎动脉型加风池、天柱、百会等穴；脊髓型加肩髃、曲池等穴；交感神经型加百会、太阳、合谷等穴；混合型随证加减，多循经取穴。颈肩疼痛者加外关、阳陵泉、大椎、肩井；上肢及手指麻痛甚者加曲池、合谷、外关；头晕、头痛、目眩者加百会、风池、太阳；恶心、呕吐者加内关、足三里。

（3）具体操作：可单用毫针刺法，泻法或平补平泻。寒证所致者局部加灸。疼痛轻者取大椎、肩井、阿是穴拔罐；疼痛较重者先在局部用皮肤针叩刺出血，然后再拔火罐或走罐（出血性疾病者禁用）。

5.传统运动治疗

运动疗法可增强颈部、肩部、背部肌肉的肌力，使颈椎结构稳定，减少神经刺激，改善颈椎间各关节功能，增加颈椎活动范围，解除或减轻肌肉痉挛，纠正不良姿势。常用的运动疗法有易筋经、八段锦、太极拳等。

6.其他传统康复治疗

(1)颈椎牵引治疗：主要作用是解除颈肩肌痉挛、增大椎间隙与椎间孔、减轻骨赘或突出椎间盘对神经根的压迫、减少椎间盘内压力、牵开被嵌顿的关节滑膜。通常用枕颌布带法，患者多取坐位(也可卧位)，牵引角度按病变部位而定，$C_{1\sim4}$用0°～10°，$C_{5\sim6}$用15°，$C_6\sim T_1$用25°～30°，治疗时间15～30分钟，牵引重量由6 kg开始，每治疗1～2次增加1～1.2 kg(或1.5 kg)。治疗过程中要经常了解患者的感觉，如出现头晕、心慌、胸闷或原有症状加重，应立即停止治疗。对于牵引后有明显不适或症状加重，经调整牵引参数后仍无改善者，脊髓受压明显、节段不稳严重者，年迈椎骨关节退行性变严重、椎管明显狭窄、韧带及关节囊钙化骨化严重者要严禁操作。

(2)药物治疗：药物在颈椎病的治疗中可以起到辅助的对症治疗作用，常用的西药有非甾体消炎止痛药(如口服芬必得、布洛芬，或用吲哚美辛栓，肛内塞药每晚1次，有较好的止痛作用)、扩张血管药物(如地巴唑、复方路丁、维生素C、维生素E)、营养和调节神经系统的药物(如维生素B_1、维生素B_{12}口服或肌内注射等)、解痉药物(如氯美扎酮0.2 g，每日2次)。

风寒湿型：祛风散寒，祛湿止痛，方用蠲痹汤加减。

气滞血瘀型：活血化瘀，舒经通络，方选血府逐瘀汤加减。

痰瘀阻络型：祛湿化痰，通络止痛，方选涤痰汤加减。

肝肾不足型：滋水涵木，调和气血，方选独活寄生汤加减。

气血亏虚型：益气活血，舒筋通络，方用归脾汤加味。

口服中成药：骨仙片、天麻片、颈复康、根痛平冲剂等。

(3)注射治疗：常用方法有局部痛点封闭、颈段硬膜外腔封闭和星形神经节阻滞。

(4)日常生活和活动指导：不良的姿势可诱发颈椎病或使颈椎病症状加重，故对患者日常生活活动的指导非常重要。如行走要挺胸抬头，两眼平视前方；不要躺在床上看书；喝水、刮胡子、洗脸不要过分仰头；缝纫、绣花及其他手工劳作不要过分低头；看电视时间不宜太长；切菜、剁馅、擀饺子皮、包饺子等家务劳动，时间也不宜太长。

三、注意事项

(1)低头或伏案工作不宜太久，宜坚持做颈保健操。

(2)注意颈肩部保暖，避免受凉。

(3)睡眠时枕头高低和软硬要适宜。

(4)使用被动运动手法治疗时，动作应缓和、稳妥，切忌暴力、蛮力和动作过大，以免发生意外。

(5)对于椎动脉型颈椎病不宜施用旋转扳法治疗，该类型患者也禁做颈部旋转锻炼。

(6)牵引疗法面对脊髓压迫严重、体质差或牵引后症状加重者不宜做牵引，神经根型和交感型急性期、脊髓型硬膜受压、脊髓轻度受压暂不用或慎用牵引。

(7)脊髓型颈椎病预后不好，应考虑综合治疗。

(秦照梅)

第七节　脊髓损伤

脊髓损伤主要是由直接暴力(砸伤、摔伤、刺伤等)造成脊柱过度屈曲、骨折、脱位伤及脊神经导致,其次是由脊髓感染、变性,肿瘤侵及脊髓引起。

脊髓损伤根据损伤水平和程度差异,可分为脊髓震荡、脊髓挫伤、椎管内出血和脊髓血肿4种类型。本病多造成严重瘫痪。胸、腰髓损伤引起双下肢和躯干的部分瘫痪称截瘫,颈髓C_4以上损伤累及上肢则称四肢瘫。可伴有损伤水平以下躯干、肢体、皮肤感觉及运动反射完全消失、大小便失禁等症状。

中医认为脊髓损伤多为督脉损伤,从而导致督脉和其他经络、脏腑、气血之间的功能紊乱,出现一系列临床表现。中医古籍中无脊髓损伤这样的病名,也缺乏与脊髓损伤相关疾病的完整记载。《灵枢·寒热病》谓:"身有所伤,血出多……若有所堕坠四肢懈惰不收,名为体惰。"本句描述了外伤所致的截瘫与脊髓损伤极为类似,提出了中医病名"体惰",可被认为是对本病的最早记载。

一、康复评定

(一)现代康复

康复评定通过对患者功能障碍的性质与程度进行评估,为医师在治疗前制订康复治疗策略做准备。同时,通过治疗前后评估客观指标的变化比较,体现治疗效果,有助于进一步进行康复治疗与策略的修改。康复评定一般分为初期评定(入院后1周)、中期评定(治疗1个月后)和末期评定(出院前1周)。具体评定项目如下。

1.脊柱脊髓功能评定

脊柱脊髓功能评定包括脊柱骨折类型与脊柱稳定性及脊柱矫形器评定,根据美国脊髓损伤学会标准,根据肌力评定与感觉评定对脊髓损伤水平进行评定。

2.躯体功能评定

躯体功能评定包括关节功能评定、肌肉功能评定、上肢功能评定、下肢功能评定、自助具与步行矫形器的评定、泌尿与性功能评定、心肺功能评定、疼痛评定等。

3.心理功能评定

心理功能评定包括心理状态评定、性格评定等。

4.日常生活活动能力评定

可采用Barthel指数评定或独立生活能力评定。

5.社会功能评定

一般包括生活能力评定、就业能力评定等。

(二)传统康复

1.病因病机

本病属于中医之"瘫证""痿证""痿躄""体惰"的范畴。坠落、摔伤、挤压、车祸、砸伤及战时火器伤,造成督脉损伤,肾阳不足;迁延日久,阳损及阴,使肝肾亏损。督脉受损,阳气不足,导致临证多变。总之，脊髓损伤病位在督脉；累及肾、脾、肝、肺。在病理性质方面，以经络瘀阻、阳气不足为主，甚则阳损及阴，导致阴阳两虚。故其病因为“瘀血”，病机为“督脉枢机不利”。

2.辨证

瘀血阻络证；脾肾阳虚证；肝肾亏虚证。

二、康复策略

确定各种不同损伤水平患者的康复目标，使患者使用尚有功能的肌肉，学习相关的技术，尽可能独立地进行自理生活的各种活动，完成从一个地方到另一个地方的转移，甚至要努力重新就业。

康复治疗在很大程度上可以预防或减低脊髓损伤所引起的一系列严重的并发症，如肺部感染、尿路感染、压疮、关节僵硬和挛缩、精神抑郁等。通过装配和使用辅助设施使患者最大限度地恢复日常生活活动和工作、学习娱乐等的能力。

脊髓损伤康复在早期即应开始。在受伤后有两种情况：一是需手术治疗，二是保守治疗。只要病情稳定、无其他合并损伤，康复即应开始。当然早期活动不能影响手术效果。主要是活动身体各个关节，保持关节正常活动度，每日活动 2～3 次，每个关节活动不少于 1 分钟。另外，在医师允许情况下，应在护士指导下进行体位更换，也就是定时翻身，防止压疮产生，一般 2 小时一次，突出骨部分（如肩胛骨、足跟、后背部、骶尾骨、双肢部）加软垫垫起，注意大小便排出通畅，注意体温变化，经常安慰患者，改善患者心理，注意伙食的营养，定时饮水。如果早期康复做得好，会为今后进行全面康复训练创造良好基础。

传统康复治疗对脊髓损伤患者，不论在缩短康复疗程、提高生活自理能力，还是在解除患者病痛方面，都有着不容忽视的作用。它可使脊髓损伤患者的肌力得到不同程度的提高，降低痉挛性瘫痪患者的肌张力，对痉挛有一定的缓解作用，减轻患肢疼痛，还可改善尿便排泄功能，改善性功能，对泌尿系统感染、继发性骨质疏松和压疮等合并症有很好的防治作用。

脊髓损伤所导致的各种功能障碍和并发症，需采用不同的治疗原则。截瘫或四肢瘫宜疏通督脉，通达阳气；痉挛宜疏通督脉，养血柔肝散寒；骨质疏松应补肾通经，行气活血；直立性低血压应补脾益肾；便秘宜调理肠胃，行滞通便；尿潴留应疏调气机，通利小便；泌尿系统感染宜利尿通淋；脊髓损伤神经痛应通经活血行气止痛。

三、康复治疗

（一）推拿治疗

1.原则

疏通经络、行气活血、补益肝肾。以足阳明胃经脉和督脉的腧穴为主，辅以足少阳胆经脉、足太阳膀胱经经脉及腧穴。

2.具体操作

患者取仰卧位，治疗师位于患侧。治疗师用㨰法沿上肢自上而下操作 2～3 遍；然后按揉上肢手三阳经穴位合谷、阳溪、手三里、曲池、臂臑、肩贞、肩髃等穴，每穴操作 1～2 分钟。用㨰法沿下肢前面自上而下㨰 2～3 遍，按揉髀关、伏兔、足三里、解溪等穴，每穴操作 1～2 分钟。用拿法从大腿根部拿向小腿至足踝部，操作 2～3 遍，以腓肠肌部位为重点。患者取俯卧位，治疗师位于患者一侧，用㨰法沿背部膀胱经、督脉来回滚 5 遍，病变脊椎节段以下手法可稍加重。自下而上对夹脊穴及督脉施捏脊法。用拇指揉法揉腰俞、腰阳关、肾俞、脾俞等穴，每穴按揉1～2分钟。拍打脊背部，以皮肤发红为度。拿下肢2～3遍后，用拇指揉环跳、风市、阳陵泉、委中、承山等穴。摇法施于下肢，结束治疗。每日1次，每次30分钟，10次为1个疗程。

3.操作要求

推拿手法的轻重可根据患者的体质和瘫痪性质来决定，对痉挛性瘫痪患者手法宜轻，时间宜长，以捏、拿为主，使其放松过高的肌张力，顺其自然缓慢屈伸关节，同时进行上下肢各受限关节的屈伸和牵拉的被动运动3次。对弛缓性瘫痪患者手法宜重，时间宜短，以拍、打、抖、震颤为主。如瘫痪部位的肌肉已有一定的自主活动，推拿手法应逐渐加重，常用搓法、㨰法、拿法及揉掐肌肉法、捶拍肢体法，并加强对患肢的被动运动。

4.注意

对颈椎骨折所致四肢瘫者，重点用拇指揉、捏、按及弹拨患者双侧颈肩（一般从骨折的上2节段椎旁开始）、上肢及手指，做手指、腕、肘关节的屈伸、肩关节外展和上举的被动运动3次。下肢用同样的方法。对腰椎骨折所致截瘫者，重点要从骨折上2节段的椎旁开始，沿督脉、膀胱经及下肢足阳明经、足少阳经、足太阴经进行揉、捏、按及弹拨等，最后点压其经络上的部分腧穴以及涌泉穴。对伴有继发性骨质疏松者，选取肾俞、关元俞、气海俞、脾俞、大杼、阳陵泉、足三里进行按揉。

（二）针灸治疗

1.毫针治疗

毫针刺法是治疗脊髓损伤中应用广泛的一种疗法。以疏通经络、活血化瘀为原则。临床一般常用循经取穴和对症取穴施术。

（1）循经取穴：以足阳明胃经脉、足太阳膀胱经脉、足少阳胆经脉、督脉、任脉为主。胃经取梁门、天枢、水道、归来、髀关、阴市、足三里、上下巨虚；膀胱经取各背俞穴及膈俞；胆经取京门、环跳、风市、阳陵泉、悬钟、丘墟、足临泣；督脉取大椎、陶道、身柱、神道、至阳、筋缩、脊中、悬枢、命门、腰阳关；任脉选中脘、建里、水分、气海、关元、中极。也可酌选足三阴经穴，如章门、三阴交、地机、血海、涌泉等。

（2）对症取穴。①二便障碍：选取八髎、天枢、气海、关元、中极、三阴交；②下肢瘫：下肢前侧选取髀关、伏兔、梁丘，下肢外侧选取风市、阳陵泉、足三里、绝骨，下肢后侧选取承扶、殷门、昆仑；③足下垂选取解溪、商丘、大冲；④足外翻选取照海，足内翻选取申脉；⑤上肢瘫选取肩髃、肩髎、臂臑、曲池、手三里、外关透内关、阳溪、合谷。

另外，还可按脊髓损伤节段取穴：$C_{5\sim7}$节段损伤取手太阴经或手阳明经的穴位，$C_8\sim T_2$节段损伤取手少阴经或手太阳经的穴位；$T_{4\sim5}$节段损伤取双乳头连线相平的背部俞穴；$T_{7\sim9}$损伤取平肋缘或肋缘下方的背部俞穴；T_{10}损伤取脐两旁腰部的穴位；$L_{1\sim5}$损伤取足阳明经和足太阴经的穴位；$S_{1\sim3}$损伤取足太阳经和足少阳经穴位。临床还常用华佗夹脊疗法，一般选取受损脊柱两侧上1～2椎体至S_5夹脊穴为主。

（3）具体操作：各经腧穴，轮流交替使用。常规方法针刺上述穴位，软瘫宜用补法，痉挛性瘫痪宜用泻法，针感差者常加电刺激。留针30分钟，每日或隔天1次，30次为1个疗程。1个疗程结束后休息1周再进行下一个疗程。

2.头皮针治疗

以疏通经络、行气活血为原则。选择焦氏头针进行治疗，截瘫选取双侧运动区上1/5，感觉区上1/5；四肢瘫选取双侧运动区上1/5、中2/5，感觉区上1/5、中2/5及足运感区。痉挛者加取舞蹈震颤区。

具体操作：采用大幅度捻转手法，每次捻针 15～20 分钟，隔天 1 次。

3.电针治疗

选择损伤脊髓平面上下的椎间隙处督脉穴位，选穴时应避开手术瘢痕。

具体操作：取督脉穴沿棘突倾斜方向进针，针刺的深度以达硬膜外为止，针刺颈段和上胸段时尤应慎重，不可伤及脊髓。针刺到位后，上下两针的针柄上分别连接直流脉冲电针仪的两个输出电极。弛缓性瘫痪以疏波为主，输入电极正极在下，负极在上；痉挛性瘫痪以密波为主，输入电极正极在上，负极在下。打开开关，电刺激频率为 1～5 Hz，电流强度宜从小到大，以引起肌肉明显收缩，患者能够耐受而无痛苦或者以患者下肢出现酸、麻、胀、轻度触电样等感觉为度。对高位损伤的患者强度不宜过大。每日治疗 1 次，每次 30 分钟，30 次为 1 个疗程。1 个疗程结束后，可休息 1～2 周再进行下一个疗程的治疗。

(三)其他传统康复治疗

1.中药治疗

(1)督脉受损，瘀血阻络：方用通督化瘀汤(当归、赤芍、桃仁、红花各 10 g，三七粉 3 g，延胡索 15 g，大黄 8 g，续断、川牛膝各 15 g，炮附子 10 g)。水煎服，每日 1 剂。

(2)督脉受损，肾阳不足：可用软瘫康(鹿茸 15 g，鹿角 30 g，干、熟地黄各 80 g，生地黄 20 g，川牛膝 25 g，杜仲 30 g，山茱萸 25 g，炮附子 20 g，肉苁蓉 20 g，枸杞子 30 g，鸡血藤 25 g，酒当归 30 g，炙地龙 15 g，五味子 15 g)，共为末，炼蜜为丸，麝香为衣。每丸 10 g，每次 1 丸，温开水服下，每日 2～3 次。

(3)阳损及阴，虚风内动：可用硬瘫康(鹿茸 15 g，鹿角 20 g，山茱萸 20 g，干、熟地黄各 20 g，生地黄 20 g，乳香 10 g，没药 10 g，五灵脂 15 g，酒当归 20 g，炮川乌 10 g，炙马钱子 0.4 g，白附子 9 g，全蝎 2 条，乌蛇肉 10 g，白芍 60 g，鸡血藤 15 g)，共为末，炼蜜为丸，麝香为衣。每丸 9 g，每次 1 丸，温开水服下，每日 2～3 次。

2.针灸治疗

以温通经脉、散寒解痉、舒筋止痛、扶正祛邪为原则。一般根据痉挛部位选择穴位，下肢痉挛取肾俞、委阳、浮郄、承山，隔姜灸或温和灸。每日 1 次，每穴 10～15 分钟。

3.拔罐治疗

可参照毫针刺法局部取穴，也可用刺络拔罐法；选用大号玻璃罐在股四头肌和肱二头肌的相应皮肤区行闪罐，刺激量以皮肤充血红润为度；或者取督脉、背部膀胱经为主，外涂红花油走罐、闪罐或皮肤针叩刺后闪罐。每日 1 次，10 次为 1 个疗程。

四、注意事项

(1)脊髓损伤初期，推拿手法宜轻柔，不可用强刺激手法；已有肌肉痉挛者，推拿重点应放在其拮抗肌上，以恢复拮抗肌的肌力为主；背部推拿时，应在不影响脊柱稳定性的前提下进行；运用摇法时注意幅度、频率及力度等。

(2)自主神经过于反射亢进者，慎用针刺治疗。对于体质瘦弱者，针刺眼区、项部的风府等穴及脊柱部的腧穴时，要掌握一定的角度，不宜大幅度地提插、捻转和长时间留针，以免伤及重要组织器官；胸胁腰背部腧穴，不宜深刺、直刺。对尿潴留患者小腹部的腧穴，应掌握适当的针刺方向、角度、深度等，以免误伤膀胱等器官。

(3)由于脊髓损伤患者存在不同程度的感觉障碍，施灸法时要注意患者的皮肤温度和颜色，避免造成烫伤。

(4)电针的电流调节应逐渐从小到大，不可突然增强，以免造成弯针、折针、晕针等情况。应避免电针电流回路经过心脏，安装心脏起搏器者禁用电针。

(5)皮肤针叩刺时，重刺而出血者，应及时清洁和消毒，防止感染；拔火罐时应注意勿烫伤皮肤。

(6)要积极预防和及时处理并发症。

(7)在开展传统康复疗法治疗脊髓损伤的同时，要积极应用现代康复的技术，如肌力增强术、关节活动术、关节松动术、体位转移训练、轮椅训练等让患者利用尚有功能的肌肉，尽可能独立地进行自理生活的各种活动，使患者最大限度地恢复日常生活活动和工作、学习娱乐能力等。

(秦照梅)

第八节 高 血 压

高血压是一种常见病、多发病，是引起心脑血管疾病死亡的主要原因之一。康复治疗可以有效地协助降低血压、减少药物使用量及对靶器官的损害、干预高血压危险因素，是高血压治疗的必要组成部分。对于轻症患者可以单纯用康复治疗使血压得到控制。高血压的传统康复治疗能最大限度地降低心血管的发病率，提高患者的活动能力和生活质量。

现代研究尚未明确高血压的发病机制。但可以肯定，外界不良刺激引起的长时间、强烈及反复的精神紧张、焦虑和烦躁等情绪波动，会导致或加重血压升高而发病。高血压早期无明显病理改变，长期高血压会引起动脉粥样硬化的形成和发展。

一、康复评定

(一)现代康复

《中国高血压防治指南》是我国高血压临床实践的主要依据。2024 年 8 月 11 日，《中国高血压防治指南(2024 年修订版)》正式发布，具体如下(表 13-3)。

表 13-3 高血压分级(2024 年)

分类	收缩压(mmHg)		舒张压(mmHg)
正常血压	<120	和	<80
正常高值	120～139	和(或)	80～89
1 级高血压(轻度)	140～159	和(或)	90～99
2 级高血压(中度)	160～179	和(或)	100～109
3 级高血压(重度)	≥180	和(或)	≥110
单纯收缩期高血压	≥140	和	<90
单纯舒张期高血压	<140	和	≥90

注：1 mmHg=0.133 kPa。

(二)传统康复

1.病因病机

本病可参考中医学中眩晕症治疗,常因情志内伤,气郁化火等致肝阳上亢;或肾阴亏虚,肝失所养,以致肝阴不足,阴不制阳,肝阳上亢;或劳倦过度,气血衰少,气血两虚,清阳不展,脑失所养而发。本病病位在清窍,与肝、脾、肾三脏关系密切,以虚者居多。

2.四诊辨证

(1)辨脏腑:本病位虽在清窍,但与肝、脾、肾三脏功能失常关系密切。肝阴不足,肝郁化火,均可导致肝阳上亢,兼见头胀痛,面潮红等症状。脾虚气血生化乏源,兼有纳呆,乏力,面色皖白等;脾失健运,痰湿中阻,兼见纳呆,呕恶,头重,耳鸣等;肾精不足者,多兼腰酸腿软,耳鸣如蝉等。

(2)辨虚实:本病以虚证居多,夹痰夹火亦兼有之;一般新病多实,久病多虚,体壮者多实,体弱者多虚,呕恶、面赤、头胀痛者多实,体倦乏力、耳鸣如蝉者多虚;发作期多实,缓解期多虚。病久常虚中夹实,虚实夹杂。

(3)辨体质:面白而肥多为气虚多痰,面黑而瘦多为血虚有火。

(4)辨标本:本病以肝肾阴虚、气血不足为本,风、火、痰、瘀为标。其中阴虚多见咽干口燥,五心烦热,潮热盗汗,舌红少苔,脉弦细数;气血不足则见神疲倦怠,面色不华,爪甲不荣,食欲缺乏,舌淡嫩,脉细弱。标实又有风性主动,火性上炎,痰性黏滞,瘀性留著之不同,要注意辨别。

二、康复治疗

(一)康复策略

高血压的康复治疗应在患者病情减轻,血压控制稳定时进行。高血压的传统康复主要有中药疗法、针灸疗法、传统运动疗法等,通过传统康复治疗可以降低血压,控制疾病发展,改善患者心血管系统功能,减少并发症,提高患者日常生活质量。

针对高血压阴阳失调、本虚标实的基本病理,高血压的康复当以调和阴阳、扶助正气为原则,综合运用多种传统康复治疗方法。

(二)治疗方法

1.中药疗法

针对本病阴阳失调、本虚标实的主要病因病机,中药治疗当以调和阴阳、扶助正气为原则,采用综合方法,以达到身心康复的目的。阴虚阳亢者治宜滋阴潜阳,方用镇肝息风汤加减;肝肾阴虚者治宜滋补肝肾,方用杞菊地黄汤加减;阴阳两虚者治宜调补阴阳,方用二仙汤加减。

2.针灸疗法

(1)毫针刺法:以风池、百会、曲池、内关、合谷、足三里、阳陵泉、三阴交为主穴。肝阳偏亢者可加行间、侠溪、太冲;肝肾阴亏者可加肝俞、肾俞;痰盛者可加丰隆、中脘、解溪。每日或隔天1次,7次为1个疗程。

(2)耳针法:取皮质下、降压沟、内分泌、交感、神门、心、肝、肾等,每日或隔天1次,每次选1~2穴,留针30分钟。亦可用埋针法,或用王不留行籽外贴。

(3)皮肤针法:部位以后颈部及腰骶部的脊椎两侧为主,结合乳突区和前臂掌面正中线,轻刺激,先从腰骶部脊椎两侧自上而下,先内后外,再叩刺后颈部、乳突区及前臂掌面正中线。每日或隔天1次,每次15分钟。

(4)穴位注射法:取足三里、内关,或三阴交、合谷,或太冲、曲池。三组腧穴交替使用,每穴注射 0.25%盐酸普鲁卡因 1 mL，每日 1 次，或取瘛脉穴，注射维生素 B_{12} 1 mL，每日 1 次，7 次为 1 个疗程。

3.推拿疗法

一般以自我推拿为主，常用方法如揉攒竹、擦鼻、鸣天鼓、手梳头、揉太阳、抹额、按揉脑后、推桥弓、搓手浴面、揉腰眼、擦涌泉等，并辅以拳掌拍打。

4.传统体育疗法

传统体育是高血压康复的有效手段，既可起到一定的降压效果，又能调整机体对运动的反应性，从而促使患者康复。

（1）打太极拳：太极拳动作柔和、姿势放松、意念集中，强调动作的均衡和协调性，有利于高血压患者放松和降压。一般可选择简化太极拳，不宜过分强调高难度和高强度。

（2）练气功：气功的调心、调息和调神有辅助减压的效果，能稳定血压、心率及呼吸频率，调节神经系统。一般以静功为主，辅以动功。初始阶段可取卧式、坐式，然后过渡到立式、行式，每次 30 分钟，每日 1～2 次。

5.其他疗法

（1）音乐疗法：聆听松弛镇静性乐曲。如二泉映月、渔舟唱晚等，以移情易性，保持心情舒畅，精神愉快，消除影响血压波动的有关因素。

（2）饮食康复：饮食需定时定量，不可过饥过饱，不暴饮暴食。肥胖与钠摄入量高均与高血压有明显关系，因此日常宜采用低脂、低热量、低盐饮食，尤其应重视低盐饮食。一般摄盐应控制在每日 6 g 以下，病情较重者应限制在每日 2 g 以下。在限盐的同时，适当增加钾的摄入量（蔬菜水果中含量较丰富）。然而，也不可长期素食，以防止顾此失彼，造成营养不良或降低人体抵抗力而罹患其他疾病。

三、注意事项

（1）急进性高血压、重症高血压或高血压危象，病情不稳定的Ⅲ期高血压患者不宜采用传统康复治疗。

（2）伴随其他严重并发症，如严重心律失常、心动过速、脑血管痉挛、心力衰竭、不稳定型心绞痛等不宜采用传统康复治疗。

（3）出现明显降压药不良反应而未能控制、运动中血压过度增高［收缩压＞29.3 kPa（220 mmHg）或舒张压 14.7 kPa（110 mmHg）］不宜采用传统康复治疗。

（4）继发性高血压一般应针对其原发疾病进行治疗。

（秦照梅）

病　例　篇

病 例 一

一、病例摘要

(一)基本信息

黄某,男,10岁。

(二)主诉

咳嗽十余日。

(三)现病史

患儿10日前感冒流鼻涕后出现咳嗽,咳白痰。患儿同学中也有数个出现咳嗽。患儿咳嗽未见好转,前来就诊。

(四)既往史

患儿有抽动病病史。

(五)个人史和家族史

患儿平素饮食清淡,吃肉较少。

(六)体格检查(中医四诊)

患儿面色略显苍白,口唇、舌质发红,苔水润,咽喉红肿,咳嗽声重浊,脉紧。

(七)诊断

(1)中医诊断:咳嗽。

(2)西医诊断:咳嗽。

(八)诊疗经过

(1)辨证:外寒内饮。

(2)治法:解表化饮。

(3)方药:麻黄3 g、桂枝6 g、白芍6 g、干姜3 g、细辛2 g、五味子9 g、清半夏9 g、厚朴9 g、柴胡9 g、黄芩3 g、炙甘草3 g、杏仁3 g、大枣3 g、白术3 g、茯苓3 g、太子参9 g。

(九)随诊

患儿服药1周后,咳嗽症状明显缓解。

二、按语

患儿的口唇舌质发红,辨为热证,用清火药效果不好。患儿有抽动病病史,肝脏郁滞导致化火。患儿长期茹素,导致脾胃虚弱。实则阳明,虚则太阴。太阴脾虚的患儿易产生痰饮,患儿舌苔润也是水湿的表现。今年的温度比较低,下雨较多,寒湿的状态比较明显。患儿右脉有紧象,有外寒。结合起来患儿即为外寒里饮,主方应用小青龙汤,又加用平胃散和小柴胡汤治疗中焦的寒湿。白术、茯苓、太子参健运中焦脾胃。虽用了小青龙汤但不是采用的经方的思路而是运气的思路,运气用药就像是催化剂,使用恰当可以迅速改善症状。 **(张佳璐)**

病 例 二

一、病例摘要

(一)基本信息

孙某某,女,72岁。

(二)主诉

憋喘反复发作40年余,加重3日。

(三)现病史

患者反复胸闷、憋喘40年余,于每年夏天、冬天发作次数较多,尤其是闻及农药味、84消毒液味后发作次数增多明显,胸闷、憋喘逐年加重,发作次数逐年增多。平素在家口服沙丁胺醇、氨茶碱,雾化吸入,应用氧氟沙星、阿奇霉素、阿莫西林等药物,也曾多次住院治疗。近3日患者夜间不能平卧,胸闷、憋喘无法忍受,腹胀,胃灼热、反酸,恶心、未吐。患者无头痛、头晕,无胸痛、腹痛,语言流利,无肢体活动障碍。为求进一步诊治来院治疗。入院证见:胸闷、憋喘,咳嗽,喉中痰鸣,心慌,腹胀,无发热。患者自发病以来,饮食差,睡眠差,大小便正常,近期体重未见明显减轻。

(四)既往史

患者否认高血压、糖尿病等重大疾病史,否认肝炎、结核等传染病史及其密切接触史,否认药物过敏史、食物过敏史、否认外伤史、手术史及输血史,预防接种史不详。

(五)体格检查(中医四诊)

患者气息急促,舌暗红,苔薄黄,脉沉数。患者体温为36.8 ℃,脉搏为84次/分,呼吸为18次/分,血压为17.1/10.9 kPa(128/82 mmHg)。患者为老年女性,神志清,精神差,憋喘貌,查体合作。全身皮肤、黏膜无黄染、出血点,全身表浅淋巴结未触及肿大。头颅无畸形,眼睑无水肿、充血,双侧瞳孔等大等圆,对光反射灵敏;耳鼻未见异常,无异常分泌物;口唇无发绀,扁桃体无肿大、化脓。颈软,无抵抗,气管居中,甲状腺无肿大,颈静脉无怒张,肝颈静脉回流征阴性。双侧胸廓对称,呈桶状,叩诊呈过清音,双肺呼吸音粗,满布哮鸣音。心前区无隆起,心界不大,心率84次/分,心律齐,各瓣膜听诊区未闻及病理性杂音。腹部平坦,无胃肠型、蠕动波,腹壁无静脉曲张;腹软,腹部未及包块,墨非征阴性,无压痛、反跳痛;肝肾区无叩击痛,移动性浊音阴性,肠鸣音可。脊柱、四肢无畸形,活动自如,双下肢轻度水肿,肌力、肌张力正常。肛门、直肠、外生殖器未查。腹壁反射、膝反射正常,巴宾斯基征、脑膜刺激征未引出。

(六)辅助检查

心电图示窦性心律、QRS波交替现象。胸部CT检查示慢性支气管炎,双肺炎症征象。

(七)诊断

(1)中医诊断:哮病(风邪外袭证)。

(2)西医诊断:支气管哮喘急性发作,慢性肺源性心脏病,冠心病。

(八)诊疗经过

(1)治法:祛风涤痰、降气平喘。

(2)方药：黄龙舒喘汤。炙麻黄 10 g(先煎)、地龙 12 g、蝉蜕 12 g、防风 10 g、苏子 15 g、石菖蒲 10 g、白芍 15 g、五味子 6 g、甘草 6 g。3 剂，每日 1 剂，水煎取汁 400 mL，分早晚 2 次饭后温服。

(九)随诊

患者服药后觉憋喘减轻，给予 6 剂继服。

二、按语

患者因“憋喘反复发作 40 年余，加重 3 日”入院，诊为“哮病”，本病病位在肺。患者为老年女性，素有咳喘病史，“伏痰”内伏于肺，感受风邪，引触肺内伏痰，致痰随气升，气因痰阻，痰气搏结，壅塞气道，肺管狭窄，气道挛急，通畅不利，肺气宣降失常，引动停积之痰，而致痰鸣气喘。证属风哮，舌脉俱为佐证。

患者当前为哮病急性发作期，急则治其标，方选黄龙舒喘汤。方中麻黄温肺、化饮、平喘，为君药；地龙活血、利水且可缓解小气道痉挛，为臣药；蝉蜕祛风止痉，苏子降气平喘，石菖蒲开窍豁痰利气，白芍养血柔肝缓急，五味子补肺敛肺，为佐药；甘草调和诸药，为使药，共奏祛风涤痰，降气平喘之效。缓解期当患则治其本，宜培土生金为主。

(王　鹏)

病　例　三

一、病例摘要

(一)基本信息

苏某，男 52 岁。

(二)主诉

胸闷、憋喘、腹泻 5 日，加重 1 日。

(三)现病史

患者 5 日前无明显诱因出现胸闷、憋喘，并伴有心慌，时轻时重，咳嗽、少痰，头晕，头部有昏蒙不适感，四肢乏力，腹泻，水样便，日行 3～4 次，无胸痛、头痛、腹痛，无口角歪斜、流涎、言语不利。1 日前胸闷、憋喘症状明显加重，静坐时出现明显憋喘，自觉呼吸困难。在家自行口服药物及吸入性药物治疗，效果不佳，遂入院治疗。平素纳眠可，小便调，水样便，日行 3～4 次，近期体重未见明显减轻。

(四)既往史

患者有支气管哮喘病史多年，曾行右侧股骨头置换术；否认其他慢性病史，否认肝炎、结核等传染病史，否认其他重大外伤史、手术史及输血史，否认毒物接触史，否认药物过敏史、食物过敏史，预防接种随当地。

(五)体格检查(中医四诊)

患者神色正常，双侧面颊红润，言语清晰，气息急促，舌质暗红，苔薄白，脉涩。患者体温为

36.1 ℃，脉搏为 84 次/分，呼吸为 20 次/分，血压为 18.0/12.7 kPa(135/95 mmHg)。患者为中年男性，神志清，精神可，呼吸急促，发育正常，营养中等，自主体位，查体合作。全身皮肤、黏膜无黄染和出血点，全身浅表淋巴结未触及肿大。头颅无畸形，毛发无脱落；眼睑无水肿，双侧瞳孔等大等圆，对光反射灵敏；鼻和外耳道无脓性、血性分泌物溢出；口唇无发绀，伸舌居中，咽无充血，扁桃体无肿大。颈软，气管居中，甲状腺无肿大，颈静脉无充盈。胸廓对称，无畸形，肋间隙无增宽，胸壁无压痛，双侧呼吸动度一致，语言震颤正常，无胸膜摩擦感，双肺叩诊呈清音，双肺呼吸音清，可闻及干、湿啰音。心前区无膨隆，心尖冲动于左锁骨中线第 5 肋间，无抬举样冲动、细震颤及心包摩擦感，心浊音界无扩大，心率为 84 次/分，心律齐，心音可，各瓣膜听诊区未闻及杂音。腹部平、软，无压痛、反跳痛，未触及包块，肝、脾肋下未触及，肝、肾区无叩击痛，移动性浊音阴性，肠鸣音亢进，无血管杂音。肛门、直肠、外生殖器未查。脊柱、四肢无畸形，双下肢无水肿，四肢肌力、肌张力正常。角膜反射、腹壁反射存在，肱二头肌反射、肱三头肌反射存在，膝反射、跟腱反射存在，巴宾斯基征阴性，霍夫曼征阴性。

(六)辅助检查

胸部 CT 检查示慢性支气管炎，双肺炎症征象，双侧胸膜炎征象；主动脉壁、冠状动脉壁钙化。心电图示窦性心律，大致正常心电图。

(七)诊断

(1)中医诊断：喘证(肾不纳气证)。

(2)西医诊断：支气管哮喘(急性发作期)，肺炎，胸膜炎，急性胃肠炎。

(八)诊疗经过

(1)治法：补肾纳气。

(2)方药：金匮肾气丸合参蛤散加减。人参 9 g、蛤蚧 1 对、熟地黄 24 g、山药 12 g、山茱萸 12 g、泽泻 9 g、茯苓 9 g、牡丹皮 9 g、桂枝 5 g、黑附片 5 g。3 剂，每日 1 剂，水煎取汁 400 mL，分早晚 2 次饭后温服。

二、按语

患者主症为胸闷、憋喘、腹泻 5 日，加重 1 日，当属“喘证”范畴，病位在心，与肺脾肾密切相关。患者素有肺部疾病，导致肺气虚衰，卫气不固，复因风寒之邪侵袭于肺，外闭皮毛，内遏肺气，肺卫为邪所伤，不得宣畅，气机壅阻，上逆作喘，而见憋喘，肾主纳气。

患者久病，肾元亏虚，纳气功能不足，而见动则气喘，《景岳全书喘促》中说：“实喘之证，以邪实在肺也”，上有湿痰，下有肾虚，上实下虚，发为本病。患者舌质暗红，苔薄白，脉涩均符合本病；综观脉症，四诊合参，证属“肾虚不纳证”。治疗尤重治肾，肾为气之根，补肾则纳气归原，使根本得固。如《医贯》所言：“真元损耗，上出于肺，出多入少，逆气上奔为喘，乃气不归原也。”方用金匮肾气丸合参蛤散加减口服，喘证先纳气平喘，参蛤散可补肺肾，定喘嗽，喘定而后补肾，使得肺气有所纳。综合分析方中人参、熟地黄、山药、山茱萸、蛤蚧补肾纳气为君药；泽泻、茯苓健脾利湿为臣药；黑附片、桂枝温补肾阳为佐药；牡丹皮活血化瘀为使药，诸药合用，共奏补肾纳气之效。

(王　鹏)

病 例 四

一、病例摘要

（一）基本信息

周某某，女，44岁。

（二）主诉

阵发性心前区不适伴心慌二十余日，加重1日。

（三）现病史

患者二十余日来劳累后常出现阵发性心前区不适，时有心慌，活动后加重，休息后可缓解，夜间可平卧，无憋醒。在家服用药物治疗，效果欠佳，昨日自觉症状加重。入院证见：阵发性心前区不适，时有心慌，时有后背痛，呈针刺痛，活动后加重，休息后可缓解，时有呃逆，乏力，无泛酸胃胀，夜间可平卧，无憋醒，无胸痛，无头晕，无恶心、呕吐，无发热，无肢体活动、言语不利，无晕厥、黑蒙及意识丧失。平素纳可，眠欠佳，二便调，近期体重未见明显减轻。

（四）既往史

患者有冠心病、甲状腺结节病史，常服丹参滴丸、倍他乐克等药；否认糖尿病、高血压史，否认肝炎、结核等传染病史，否认重大外伤史、手术史及输血史，否认药物过敏史、食物过敏史，预防接种史随当地。

（五）体格检查（中医四诊）

患者神志清，精神一般，舌暗，苔薄黄腻，脉涩。患者体温为36.4 ℃，脉搏为67次/分，呼吸为19次/分，血压为15.0/10.9 kPa（112/82 mmHg）。患者为中年女性，营养发育正常，自主体位，查体合作。患者全身皮肤、黏膜未见黄染、出血点，全身浅表淋巴结未触及肿大。头颅无畸形；眼睑无水肿、充血，双侧瞳孔等大等圆，对光反应灵敏；鼻无畸形，通气良好；外耳道无脓性分泌物；口唇无发绀，伸舌居中，扁桃体无肿大，咽部无充血。颈部活动自如，无颈静脉曲张，气管居中，甲状腺未触及肿大。胸廓对称，双侧呼吸动度一致，呼吸节律规整，未触及胸膜摩擦感、握雪感，语音震颤对称。双肺叩诊呈清音，双肺呼吸音稍粗，无干、湿啰音。心前区无隆起，心尖冲动位于第5肋间，左锁骨中线内侧0.5 cm处，搏动范围直径为2.0 cm，未触及细震颤；心界不大，心率为67次/分，心律齐，各瓣膜听诊区未闻及病理性杂音。腹平软，全腹无压痛、反跳痛，肝、脾肋下未触及，移动性浊音阴性，双肾区无叩击痛，肠鸣音正常。肛门、直肠、外生殖器未查。脊柱、四肢无畸形，运动无障碍，关节无红肿，无杵状指，双下肢无水肿。腹壁反射、肱二头肌反射、肱三头肌反射、膝反射、跟腱反射正常，巴宾斯基征阴性，脑膜刺激征未引出。

（六）辅助检查

心电图示窦性心律，多数导联T波改变。

（七）诊断

（1）中医诊断：心悸（气滞血瘀证）。

（2）西医诊断：冠状动脉粥样硬化性心脏病，甲状腺结节。

(八)诊疗经过

(1)治法:理气活血化瘀。

(2)方药:丹参饮加减。丹参 30 g、檀香 5 g、砂仁(后入)5 g、当归 10 g、川芎 15 g、炒桃仁 15 g、红花 10 g、桂枝 10 g、薤白 10 g、黄芪 30 g、茯苓 20 g、陈皮 10 g、炒柏子仁 15 g、夏枯草 20 g。5 剂,每日 1 剂,水煎取汁 400 mL,分早晚 2 次饭后温服。

二、按语

患者主症为阵发性心前区不适伴心慌,故诊断为心悸。患者舌暗,苔薄黄腻,脉涩,综合脉证,四诊合参,证属气虚血瘀。患者为中年女性,劳倦神疲,气虚郁结,血行不利而成瘀,心失所养而致本病。

丹参饮可行气活血、养血安神、调经止痛,可用于心血不足、心血瘀阻之心悸、失眠、心烦不安等。方中丹参量大为君,主活血化瘀;檀香、砂仁可理气;当归、川芎、炒桃仁、红花助行气活血;桂枝温阳行气;黄芪为活血化瘀提供助力,使得气有所生;薤白温阳化痰;茯苓陈皮健脾理气;柏子仁安神定悸;夏枯草清热解郁散结。全方使得气滞郁结瘀血等导致心悸的因素得解,共奏理气活血化瘀之效。

(王　鹏)

病　例　五

一、病例摘要

(一)基本信息

张某某,女 78 岁。

(二)主诉

阵发性胸闷憋气十余年,加重 10 日。

(三)现病史

患者近 10 日来无明显诱因出现胸闷憋气加重,心慌,不能平卧,一动就喘,乏力,活动后明显加重,伴恶心、呕吐,呕吐物为胃内容物,无胸痛、后背痛,无明显咳嗽、咳痰,无头晕、头痛,无黑矇、晕厥,无明显泛酸胃灼热,无肢体活动、言语不利,无发热,无胃痛、胃胀。平素纳眠差,小便少,大便调,近期体重减轻约 5 kg。

(四)既往史

患者有冠心病、房颤、心衰、高血压近 10 年,曾多次住院治疗,常服氯吡格雷、单硝酸异山梨酯片、倍他乐克、瑞舒伐他汀、养心丸、丹参滴丸、芪苈强心胶囊、螺内酯、地高辛等药,病情控制一般,反复胸闷、憋气,不能平卧。患者有高血压史,未服用降压药物,近年来血压控制在正常范围;有二尖瓣狭窄伴主动脉瓣狭窄病史;1 年前曾因子宫肌瘤行手术治疗。对阿司匹林不能耐受;否认糖尿病病史,否认肝炎、结核等传染病史,否认其重大外伤手术输血史,否认药物食物过敏史,预防接种史随当地。

(五)体格检查(中医四诊)

患者神志清，精神差，面色萎黄，舌暗，苔少，脉结代。患者体温为 36.1 ℃，脉搏为 75 次/分，呼吸为 19 次/分，血压为 10.7/8.0 kPa(80/60 mmHg)。患者为老年女性，营养发育正常，自主体位，查体合作。患者全身皮肤、黏膜未见黄染、出血点，全身浅表淋巴结未触及肿大。头颅无畸形；眼睑无水肿、充血，双侧瞳孔等大等圆，对光反应灵敏；鼻无畸形，通气良好；外耳道无脓性分泌物；口唇发绀，伸舌居中，扁桃体无肿大，咽部无充血。颈部活动自如，无颈静脉曲张，气管居中，甲状腺未触及肿大。胸廓对称，双侧呼吸动度一致，节律规整，未触及胸膜摩擦感、握雪感，语音震颤对称，双肺叩诊呈清音，双肺呼吸音粗，双肺底闻及少许湿啰音。心前区无隆起，心尖冲动位于第 5 肋间，左锁骨中线内侧 0.5 cm，搏动范围以直径计算为 2.0 cm，未触及细震颤，心界不大，心率约为 75 次/分，心音低，第一心音强弱不等，律绝对不齐，各瓣膜听诊区未闻及病理性杂音。腹软，右下腹有压痛，无反跳痛，肝、脾肋下未触及，移动性浊音阴性，双肾区无叩击痛，肠鸣音正常。肛门、直肠、外生殖器未查。脊柱、四肢无畸形，运动无障碍，关节无红肿，无杵状指，双下肢无水肿。腹壁反射、肱二头肌反射、肱三头肌反射、膝反射、跟腱反射正常，巴宾斯基征阴性，脑膜刺激征未引出。

(六)辅助检查

心电图示心房纤颤，ST-T 波改变。血氧饱和度为 95%。

(七)诊断

(1)中医诊断：心衰(气虚血瘀证)。

(2)西医诊断：心力衰竭，持续性心房颤动，冠状动脉粥样硬化性心脏病。

(八)诊疗经过

(1)治法：益气、活血、化瘀。

(2)方药：生脉散合保元汤加减。人参 10 g、麦冬 10 g、五味子 5 g、黄芪 30 g、桂枝 10 g、当归 10 g、麸炒枳壳 15 g、葶苈子 15 g、益母草 30 g、甘草 5 g。5 剂，每日 1 剂，水煎取汁 400 mL，分早晚 2 次饭后温服。

二、按语

患者主症为阵发性胸闷憋气十余年，加重 10 日，结合既往病史和心电图，诊断为心衰。患者神志清，精神差，面色萎黄，舌暗，苔少，脉结代，综合脉证，四诊合参，证属气虚血瘀证。患者为老年女性，年过七旬，脏腑渐衰，年老体弱，久病气虚，运血无力，故见乏力；血滞脉中，痹阻心脉，故见胸闷憋气；舌暗，苔少，脉结代。本病病位在心，治宜益气活血化瘀。

生脉散主治心肺气虚，保元汤可益气温阳。胸闷憋气、精神差、面色萎黄等是气虚明显表现，气虚甚者，必兼阳虚，鼓动无力见心瞤动，小便少为心阳不足导致气化不利。方中人参大补元气，特别是补心肺之气为君；黄芪益肺脾之气为臣；桂枝温通心脉，麦冬补益心阴，五味子可收敛散乱心气，益母草活血利水，葶苈子强心利水，当归活血通经，枳壳调理气机为佐；甘草调理诸药为使。共同达到益气活血化瘀作用。

(王　鹏)

病例六

一、病例摘要

(一)基本信息

韩某某,女,75岁。

(二)主诉

头昏、胸闷、气短1年。

(三)现病史

患者一年来时感头昏、胸闷、气短,动则加重,有时心慌,查心电图示心率明显减慢,一般在45次/分左右。曾就诊于他院,建议其安装起搏器,患者不同意,平素服心宝等,心率一直无明显增加。

(四)既往史

患者有高血压史。

(五)体格检查(中医四诊)

患者舌质淡暗,舌苔薄白,脉沉弦无力。患者血压为15.4/8.0 kPa(115/60 mmHg),神志清,精神萎靡不振,少气懒言,心率为45次/分,心律规整,各瓣膜听诊区未闻及杂音,心尖部心音稍低。

(六)辅助检查

心电图示窦性心动过缓,心率为45次/分,个别导联ST-T改变。

(七)诊断

(1)中医诊断:胸痹。

(2)西医诊断:病态窦房结综合征。

(八)诊疗经过

(1)辨证:心阳不振、气血瘀阻。

(2)治法:温阳益气。

(3)方药:麻黄10 g、黑附片10 g、桂枝10 g、淫羊藿30 g、丹参30 g、枳实15 g、全蒌20 g、玉竹30 g、川芎15 g、三七粉3 g、葛根30 g、降香15 g、黄芪30 g、党参20 g。

(九)随诊

述症状大减,心率明显增加,达65次/分。唯食欲欠佳,方加茯苓20 g。继服15剂。

二、按语

病态窦房结综合征又称窦房结功能不全。由窦房结及其邻近组织病变引起窦房结起搏功能和(或)窦房传导障碍,从而产生多种心律失常和临床症状。本病临床表现轻重不一,可呈间歇发作。多以心率缓慢所致脑、心、肾等脏器供血不足,尤其是脑供血不足症状为主。轻者乏力、头昏、眼花、失眠、记忆力差、反应迟钝或易激动等;严重者可引起短暂黑蒙、近乎晕厥、晕厥或阿斯综合征发作。部分患者合并短阵室上性快速心律失常发作，又称慢-快综合征。快速心律失常发作时，心率可突然加速达100次/分，持续时间长短不一，心动过速突然中止后可有心脏暂停伴或不伴晕厥发作。严重心动过缓或心动过速除引起心悸外，还可加重原有心脏病症状，引起心力衰竭或心绞痛。心排出量过低严重影响肾脏等脏器灌注还可致尿少、消化不良。临床以心动过缓为最常见，常需按起搏器治疗。《内经》云："其脉迟者病""寒气入经而稽迟。"《诊家枢要》云："迟为阴盛阳亏之候，为寒，为不足。"《濒湖脉学》云："迟来有一息至唯三，阳不盛阴血寒。"《诊家正眼》云："迟脉属阴，象为不及；往来迟慢，三至一息。迟脉主脏，其病为寒。"因此，历代医家均指出本病的病机在脏腑亏虚，阳虚阴盛，气虚血寒。

（王　鹏）

病　例　七

一、病例摘要

（一）基本信息

吕某某，女，79岁。

（二）主诉

心慌、胸闷、气短多年。

（三）现病史

患者有糖尿病史多年，平素服二甲双胍、孚来迪等，血糖控制可。平素常感心慌、胸闷、气短，偶有心前区隐痛，动则气短加重，胸脘满闷，嗝气频频。来诊前已服中西药物，症状无明显改善。患者面色少华，脉沉无力，舌质淡暗。

（四）既往史

患者有糖尿病、冠心病史。

（五）体格检查（中医四诊）

患者舌暗淡，苔白腻，脉沉无力。患者血压为16.0/12.0 kPa（120/90 mmHg），心界无明显扩大，心音可，心律规整，心率为62次/分，各瓣膜区未闻及明显病理性杂音。

（六）辅助检查

心电图示窦性心律，部分导联ST-T改变。

（七）诊断

（1）中医诊断：胸痹（气虚血瘀证）。

（2）西医诊断：冠心病，2型糖尿病。

（八）诊疗经过

（1）辨证：瘀血痰阻、心脉不畅。

（2）治法：化瘀通络、益气养心。

（3）方药：淫羊藿20 g、黄芪30 g、太子参20 g、枳实15 g、葛根30 g、菖蒲15 g、丹参20 g、玉竹30 g、三七粉1支、桂枝10 g、瓜蒌20 g、川芎15 g。

（九）随诊

7月7日复诊，述症减，唯感胃脘部撑胀，嗝气仍频，舌苔白稍厚，纳食后症状尤重。上方去三七粉、黄芪，加清半夏10 g、苏梗15 g、白术20 g。

7月12日复诊，症大减，述胃中有凉感，四肢不温，上方太子参改党参，加黑附片10 g。继服。

二、按语

对于冠心病中医辨证以瘀血痰阻为本，心脉不畅，致心失所养，久病及肾，痰、瘀、虚相互作用，发为本病。故选药处方时以化痰瘀、补心肾、调气机为主。重用淫羊藿为君药；配太子参或西洋参或大力参，一般有糖尿病者或口干舌红等阴虚明显者用太子参或西洋参，而气虚症明显，阳气不足，或心功能差者用大力参或党参。三七粉是治疗冠心病的良药，唯口感太差，胃纳不佳者最好不用。胸闷为主者用瓜蒌、薤白，疼者用降香、全蝎等。该患者除考虑冠心病外，还要关注胃的改变，二诊时加了调胃药，复诊时症状明显缓解，说明患者的症状主要是由胃的不适所致，与冠心病夹杂出现。对此，若冠心病比较稳定，也可先治疗胃。

（王　鹏）

病　例　八

一、病例摘要

（一）基本信息

宋某某，女，74岁。

（二）主诉

胸闷、心慌、憋气半年。

（三）现病史

患者述近半年来感胸闷、心慌、憋气，动则加重，有时心前区疼痛。查心电图示心率为44次/分、个别导联T波低平，血压正常。

（四）既往史

患者有冠心病史。

（五）体格检查（中医四诊）

患者舌质暗红，苔薄白，脉沉细缓。患者血压为17.3/10.7 kPa（130/80 mmHg），神志清，精神萎靡不振，少气懒言，心率为62次/分，心律规整，各瓣膜听诊区未闻及病理性杂音，心尖部心音稍低。

（六）辅助检查

心电图示窦性心律，部分导联ST-T改变。

（七）诊断

（1）中医诊断：胸痹。

(2)西医诊断:冠心病、心绞痛。

(八)诊疗经过

(1)辨证:心气(阳)不足、心脉不畅。

(2)治法:补益心肾,温阳、散寒、化瘀。

(3)方药:麻黄细辛附子汤加减。麻黄 10 g、制附子 8 片、桂枝 15 g、黑附片 10 g、细辛 5 g、玉竹 30 g、淫羊藿 20 g、降香 15 g、黄芪 30 g、葛根 30 g、三七粉 1 支、丹参 30 g、枳实 15 g、瓜蒌 20 g、川芎 15 g。5 剂,水煎取汁。

(九)随诊

述症状大减,再进 10 剂,停服。改中西药物继续治疗。

二、按语

我们在临床上,亦多遵历代看法,从心肾阳虚立论,具体方药选用麻黄细辛附子汤加减。麻黄细辛附子汤源于《伤寒论》,主治"少阴病,始得之,反发热,脉沉者",方中用麻黄辛温微苦,温散寒邪;附子大辛大热,能温一身之阳;细辛气味辛温雄烈,制附子以内散少阴之寒,佐麻黄外解太阳之表。三药合用,于温经中解表,于解表中温阳。本方原为少阴、太阳两感而设,但因其主温经通阳散寒,临床运用于多种疾病。在治疗本病时多配合活血通脉药。常用药物有麻黄、制附子、细辛、淫羊藿、桂枝、黄芪、丹参、三七粉、葛根、玉竹等。本病案为老年胸痹患者,久患心疾,脏腑虚衰,心肾阳虚,阳气亏虚,阴寒内盛,瘀血阻滞,胸阳失展而发本病。故治疗以补益心肾,温阳散寒化瘀为法。

(王　鹏)

病　例　九

一、病历摘要

(一)基本信息

颜某某,女,72 岁。

(二)主诉

发作性心慌、乏力 5 年,加重 1 个月。

(三)现病史

患者 5 年前因劳累后出现发作性心慌,伴乏力、汗出,无胸闷、胸痛,无左肩部、左上肢放射痛,休息后略缓解,平素口服血府逐瘀胶囊、心脑通、养血清脑颗粒。1 个月前患者上述症状加重,休息后未见缓解。

(四)既往史

颈椎病病史 10 年;腰椎间盘突出病史 10 年;腔隙性脑梗死病史 5 年,口服阿司匹林缓释片、瑞舒伐他汀钙治疗;慢性支气管炎病史 5 年。

(五)个人史和家族史

无吸烟、饮酒史。25 岁结婚,配偶有糖尿病、冠心病病史,婚后顺产 1 子,体健。

（六）体格检查（中医四诊）

神志清，精神一般，胸廓对称，双肺呼吸音粗，双肺未闻及干湿啰音，无胸膜摩擦音，心率平均76次/分，律齐，各瓣膜听诊区未闻及病理性杂音。四肢肌力、肌张力正常。双下肢无水肿。舌胖有齿痕，舌质暗有瘀斑，舌底脉络迂曲，苔薄白，脉弱而涩。

（七）辅助检查

心电图示正常心电图；血常规示淋巴细胞比率为41.45%，血小板比容为0.14%；肝功能检查示直接胆红素为7.3 μmol/L；血脂检查示载脂蛋白A1为1.67 g/L，脂蛋白为615.00 mg/L；颈部超声检查示双侧颈动脉内中膜节段性增厚并斑块形成。

（八）诊断

（1）中医诊断：胸痹（气虚血瘀证）。

（2）西医诊断：冠状动脉粥样硬化性心脏病，心功能Ⅱ级。

（九）诊疗经过

（1）辨证：心脉痹阻，营养不足。

（2）治法：益气、活血、通络。

（3）方药：黄芪30 g、麦冬20 g、五味子6 g、丹参15 g、葛根15 g、川芎9 g、当归12 g、党参15 g、牡蛎30 g、生地黄15 g、水蛭6 g、景天15 g。水煎服，日1剂，早晚温服。

（十）随诊

患者服药后诸症缓解，出院后2周随访，未再出现胸痛不适。

二、按语

患者年过七旬，年老体虚，心气不足，故可见有心悸、乏力。卫外不固以致汗出，且劳累后加重，气虚运血无力，致血脉瘀阻，故舌质暗有瘀斑，舌底脉络迂曲，脉弱而涩。其气虚血瘀证型，因虚致实，虚实夹杂，当以益气、活血、通络为治法。党参、麦冬、五味子生脉饮益气养阴敛汗，黄芪、景天强心阳，丹参、川芎、当归、生地黄四物补血活血，葛根升阳，牡蛎重镇安神，加之水蛭破血逐瘀通络，共奏益气活血通络之功。方中3种补气之药以对心气虚衰；多味补血活血之药以补心血之弱；葛根、牡蛎升提与收敛一张一弛，兼具沟通上下内外之效，加之一味水蛭以补而不滞。十二味药共用，既有补气活血之力，又有补而不滞之意，调治之后则身轻病退。

（岳元雷）

病　例　十

一、病例摘要

（一）基本信息

马某，男，56岁。

（二）主诉

失眠3个月。

(三)现病史

患者3个月前因情绪波动后出现失眠，不易入睡，甚至彻夜不眠，或睡后易醒，醒后难以入睡。稍有口干苦，易烦躁，咽喉不适，自述有痰，不易咯出。

(四)既往史

患者有脑梗死病史。

(五)体格检查(中医四诊)

患者面色暗，舌色红，苔黄厚腻，脉滑。

(六)诊断

(1)中医诊断：不寐(痰热扰神)。

(2)西医诊断：失眠。

(七)诊疗经过

(1)辨证：痰热扰神。

(2)治法：清热、化痰、安神。

(3)方药：黄连温胆汤加减。黄连15 g、半夏10 g、竹茹15 g、陈皮15 g、枳壳10 g、生姜10 g、茯苓20 g、甘草10 g、大枣10 g。

(八)随诊

服药1周后，睡眠明显改善。

二、按语

不寐的病位主要在心，与肝脾肾有关。基本病机为阳盛阴衰，阴阳失交。一为阴虚不能纳阳，一为阳盛不得入于阴。其病理性质有虚实两面，肝郁化火、痰热内扰，心神不安为实；心脾两虚、心胆气虚、心肾不交，心神失养为虚，但久病可表现为虚实兼夹，或为瘀血所致。

此患者为痰热扰神，黄连在方剂中主要起清热燥湿、泻火解毒的作用，对于痰热扰心等症状，黄连能够发挥显著的清心效果。竹茹具有清热化痰、止呕除烦的功效，在黄连温胆汤中，竹茹与其他药物协同作用，有助于化解痰热。枳壳主要功效是行气消痰，在方剂中，枳壳能够推动气机运行，有助于消除痰浊。半夏具有降逆和胃、燥湿化痰的作用，在黄连温胆汤中，半夏与其他药物共同发挥化痰和胃的功效。陈皮有理气燥湿化痰的作用，与半夏等药物相配合，能够增强化痰效果。茯苓在方剂中主要起健脾渗湿消痰的作用，有助于增强脾胃功能，消除痰浊。甘草、生姜、大枣这三味药物主要起益脾和胃的作用，能够调和药性，增强方剂的整体效果。

(冯　硕)

病例十一

一、病例摘要

(一)基本信息

王某某，女，70岁。

(二)主诉

失眠十余年。

(三)现病史

患者睡眠不佳十年余。患者10年前开始出现失眠多梦、烦躁易怒，曾服用多种安眠药，效果不明显。刻下症见：烦躁易怒，耳鸣，面色萎黄，纳差，便溏。

(四)体格检查(中医四诊)

舌红，苔薄黄，脉弦数。

(五)诊断

(1)中医诊断：不寐。

(2)西医诊断：失眠。

(六)诊疗经过

(1)辨证：肝郁化火。

(2)治法：疏肝泻热。

(3)方药：柴胡6 g、枳实15 g、半夏10 g、黄连10 g、肉桂6 g、竹叶10 g、浮小麦20 g、白术15 g、茯苓10 g、石菖蒲10 g、远志10 g、酸枣仁30 g。14剂。

(七)随诊

患者服药后失眠症状明显好转，停用安眠药亦可入睡，继服上方。

二、按语

患者烦躁易怒，舌红，苔薄黄，脉弦数，为肝郁化火。中医认为，不寐是人体阴阳失衡所致。但是阴阳在中医里面是一个大概念，几乎所有的病都是因阴阳失衡所导致。失眠本质上是人体经脉之气的阴阳不能相抱。古人认为，阳气入阴气则寐，阳气出于阴气则悟。肝火属阳气，肝火旺盛则难以入阴潜藏，肝火亦可直接扰神导致不寐。方中柴胡、枳实、半夏、黄连为常用药物组合，四味药取大柴胡汤之意，可疏肝理气泻火；肉桂配黄连取交泰丸之意，可交通心肾；半夏配浮小麦乃取《内经》古方半夏秫米汤之意，调和营卫；石菖蒲、远志配伍取孔圣枕中丹之意，以上药物组合俱可安神。竹叶清泻心火，肝火旺易导致心火旺，此乃实则泻其子之治法。肝体阴用阳，肝火旺则易耗伤阴血，更能造成阴不涵阳，酸枣仁可补益肝血以安神。关于失眠，很多医师采用大剂量炒枣仁来治疗，但效果往往不佳，导致失眠的原因不一样，治疗的方法和药物也不一样。枣仁养肝血，肝血能够滋润肝阴。古人用酸枣仁是养血滋阴柔肝，阴血不足则生火，肝火易扰动心神，此种失眠可用酸枣仁来解决。若把酸枣仁当作镇静药来用，500 g酸枣仁也不如1片地西泮镇静作用强。

(张佳璐)

病例十二

一、病例摘要

(一)基本信息

于某某，男，81岁。

(二)主诉

头晕 5 小时。

(三)现病史

患者 5 小时前无明显诱因感头晕，伴恶心、呕吐，心慌、出汗，不敢睁眼，视物模糊，步态不稳，无复视，无饮水呛咳，无胸闷、胸痛，无发热、咳嗽，肢体活动良好，无头痛，无意识障碍，素饮食睡眠可，二便调。

(四)既往史

患者有高血压、冠心病、腔隙性脑梗死病史。

(五)体格检查(中医四诊)

患者舌质暗红，苔白，脉弦。患者血压为 27.2/12.4 kPa(204/93 mmHg)，双瞳孔等大等圆，对光反射灵敏，无眼震。张口下颌无偏歪，鼻唇沟无变浅，露齿口角无歪斜，双耳听力正常。饮水无呛咳，悬雍垂居中，咽反射正常，伸舌居中，舌肌无萎缩及震颤。颈软，无抵抗感。四肢肌力、肌张力大致正常。双侧肢体浅感觉、深感觉大致正常，双手快速轮替动作较灵活，双侧指鼻试验尚稳准，闭目难立试验不配合。腱反射存在，霍夫曼征阴性，双侧巴宾斯基征阴性，脑膜刺激征阴性。

(六)辅助检查

颅脑 CT 检查示多发腔隙性脑梗死。低密度脂蛋白胆固醇为 4.40 mmol/L。心电图示窦性心律，左室面高电压，多数导联 ST-T 改变。经颅多普勒超声检查示颅内动脉呈硬化频谱，双椎动脉供血不足，基底动脉血流速增高。双侧颈部血管、心脏彩超示双侧颈动脉硬化并粥样斑块形成，左心房大，主动脉瓣退行性变，三尖瓣轻度反流，左室心肌增厚，左室舒张功能减低，肺动脉高压。

(七)诊断

(1)中医诊断：眩晕(风痰上扰)。

(2)西医诊断：后循环缺血。

(八)诊疗经过

(1)治法：祛风化痰、健脾和胃。

(2)方药：半夏 10 g、白术 15 g、天麻 20 g、茯苓 20 g、陈皮 10 g、葛根 30 g、丹参 30 g、川芎 15 g、菖蒲 15 g、郁金 15 g、枸杞子 15 g、菊花 10 g、炒麦芽 30 g、钩藤(后入)30 g、石决明 30 g、黄芩 10 g。6 剂，水煎取汁 400 mL，分早晚 2 次饭后温服，每日 1 剂。

(九)随诊

服药后觉头晕稍减轻，行走较平稳。

二诊仍觉稍头晕，未再视物旋转，无恶心，仍守方再进。

三诊述约 1 周未再出现头晕症状，精神体力尚好，无明显不适感。

二、按语

患者主要表现为头晕伴恶心呕吐，舌质暗红，苔白，脉弦，诊断为“眩晕”。本病部位主要在于头窍，属肝所主，如《内经》所说：“诸风掉眩，皆属于肝。”其病变脏腑与肝、脾、肾三脏相关，属本虚标实证。肝乃风木之脏，主动主升，体阴而用阳，肝失调达，肝木横逆则风自内生；年过古稀，诸脏腑功能渐衰，肝肾亏虚，水不涵木，阴亏于下，阳亢于上，则见头晕；又脾为后天之本，气血生化之源，脾失健运，痰浊中阻，肝风夹痰上扰清窍而发本病。舌脉俱为佐证。

方中半夏燥湿化痰，白术健脾祛痰，天麻平肝熄风，陈皮、茯苓健脾化痰，菖蒲、郁金化痰开窍，葛根、丹参、川芎活血通络，酌加枸杞子、菊花补益肝肾、清利头目，炒麦芽顾护脾胃。全方共奏祛风化痰，健脾和胃之功效。

（王　鹏）

病例十三

一、病例摘要

（一）基本信息

刘某某，男，59岁。

（二）主诉

头晕、头胀、头痛3个月余。

（三）现病史

患者述头晕、头胀、头痛3个月余，伴耳鸣、耳胀，无明显恶心，无旋转感。平素急躁易怒，眠不安多梦。

（四）既往史

患者有高血压史。

（五）体格检查（中医四诊）

患者舌红，苔薄黄，脉弦。患者血压为20.0/11.3 kPa（150/85 mmHg），双瞳孔等大等圆，对光反射灵敏，无眼震。张口下颌无偏歪，鼻唇沟无变浅，露齿口角无明显歪斜，双耳听力正常，无耳鸣。饮水无呛咳，悬雍垂居中，咽反射正常，伸舌居中四肢肌力、肌张力大致正常，腱反射存在，双侧巴宾斯基征阴性，查多克征阴性。共济运动尚协调。脑膜刺激征阴性。

（六）辅助检查

颅脑CT未见明显异常。

（七）诊断

（1）中医诊断：眩晕（肝阳偏亢）。

（2）西医诊断：高血压。

（八）诊疗经过

（1）治法：平肝、潜阳、平眩。

（2）方药：镇肝熄风汤加减。天麻20 g、白蒺藜30 g、黄芩10 g、葛根30 g、川芎15 g、珍珠母30 g、牛膝30 g、丹参20 g、蝉蜕15 g、菊花10 g、三七粉3 g、菖蒲15 g、龟板20 g。5剂，水煎300 mL，分2次饭后温服，每日1剂。

（九）随诊

复诊血压为17.3/10.0 kPa（130/75 mmHg），停服中药。

二、按语

“无风不作眩”临床上常见于高血压患者。所谓风，指肝风。中医认为，肝为风木之脏，主动主升。忧郁恼怒，可致肝气不调，气郁化火，肝阳上亢，肝风内动，上扰清窍，发为眩晕。风眩的特点是头晕头胀、头痛，后脑闷胀，颈项强硬，心烦易怒，失眠多梦，耳鸣口苦，面色红赤，血压升高等。一般很少出现天旋地转、恶心、呕吐等症状，情志刺激时症状常加重。以平肝熄风定眩为治则，方选镇肝熄风汤、天麻钩藤汤、羚羊角汤等，药用天麻、丹参、珍珠母、龟板、牛膝、菊花、葛根、黄芩等。风眩很少单独为患，常合并瘀血、痰浊，表现为全血黏度高，血脂高，胸闷气短，胸痛等。故在治疗时，常配活血化瘀，化痰降浊中药，如丹参、川芎、三七粉、菖蒲等。

（王　鹏）

病例十四

一、病例摘要

（一）基本信息

张某某，男，68 岁。

（二）主诉

头晕、头昏、头胀痛半年余。

（三）现病史

患者述半年前头部外伤，脑 CT 检查示额叶有片状低密度影。时感头晕、头昏、头胀痛，平素急躁易怒，睡眠不安，记忆力减退，视物昏花，耳鸣，左耳听力明显下降，行走尚稳。

（四）既往史

患者既往体健。

（五）体格检查（中医四诊）

患者舌质暗，苔薄白，脉弦。患者血压为 18.7/12.0 kPa(140/90 mmHg)，双瞳孔等大等圆，对光反射灵敏，无眼震。张口下颌无偏歪，鼻唇沟无变浅，露齿口角无明显歪斜，双耳听力正常，无耳鸣。饮水无呛咳，悬雍垂居中，咽反射正常，伸舌居中，颈软。四肢肌力、肌张力大致正常，腱反射存在。双侧巴宾斯基征阴性，查多克征阴性。共济运动尚协调，脑膜刺激征阴性。

（六）辅助检查

脑 CT 检查示额叶有片状低密度影。

（七）诊断

(1)中医诊断：眩晕。

(2)西医诊断：高血压。

（八）诊疗经过

(1)辨证：气血瘀滞、脑脉不畅、脑髓失充。

(2)治法：活血化瘀、补益脑髓。

(3)方药：天麻 20 g、何首乌 20 g、熟地黄 30 g、白蒺藜 30 g、全蝎 10 g、牛膝 30 g、丹参 30 g、葛根 30 g、菊花 10 g、益智仁 30 g、天竺黄 20 g、龙骨 30 g。5 剂，水煎取汁 300 mL，分早晚 2 次饭后温服，每日 1 剂。

(九)随诊

复诊,症状又有减轻,眠改善,纳食减,大便稀。去龙骨,加茯苓 20 g 以健脾。继服。

二、按语

本例患者有外伤史,头部 CT 有明显异常,是有瘀血之因及征象。因瘀而不荣,脑失所养,脑髓不充,故有头晕头胀等症。究其病因,有瘀在先,继之有风,有虚,故治以平肝风,祛瘀血,补肝肾,俾脑脉通,脑髓充,诸症遂愈。

瘀血致眩,最常见于脑血管疾病所致之眩晕症,其临床特点为头晕头昏,步态不稳,记忆力减退,很少表现为天旋地转,但论及者亦有不少医家,如明代杨仁斋在《直指方》中讲:"瘀滞不行,皆能眩晕。"汪机在《医读》中载:"瘀血停蓄,上冲作逆,亦作眩晕,桃红四物。"虞抟在《医学正传》中说:"外有因呕血而眩冒者,胸中有死血迷闭心窍而然。"清代潘楫注释的《医灯续焰》对瘀血眩晕的病机阐述得较为明白:"眩晕多属诸风……有因于死血者,……血死则脉凝泣,脉凝则上注之力薄矣,薄则上虚而眩晕生焉。""无瘀不作眩"指出了在许多眩晕患者的发病过程中,瘀血的广泛存在。"瘀眩"很少单独作为致眩的病因,常与痰浊、肝风、气血亏虚、肝肾不足等相须为患,共同成为导致眩晕的病因病理。

临床上也发现,风眩、痰眩、虚眩等均在一定程度上存在宏观或者微观的瘀血征象,如大脑和耳内的循环障碍、动脉的硬化、血液流变学方面的异常等。瘀血为患,常并痰浊、气滞、阳亢、肝肾不足、气血亏虚等。故治疗此类眩晕,活血化瘀必不可少,但也需配化痰、祛风、平肝、补肾等。正如清代潘楫在《医灯续焰》中云:"眩晕者,多属诸风,又不独一风也,有因于火,有因于痰,有因于死血者,……有因于虚者,死血则脉凝泣,而眩晕生焉。"川芎、当归、葛根、红花、丹参、三七粉等是治疗瘀血眩晕的常用药,虫类药对一些顽固性眩晕效果较好,如全蝎、地龙、蜈蚣、水蛭等。

(王　鹏)

病例十五

一、病例摘要

(一)基本信息

范某某,男,80 岁。

(二)主诉

左肩部摔伤疼痛,不能活动半日。

(三)现病史

患者因突发左侧肢体活动不利摔伤,后肢体活动恢复,仅左肩部疼痛剧烈,不能活动,CT 检查示左肱骨近端骨折。现阵发性出现言语不利,左肩部疼痛活动不能,余肢体活动良好。吞咽稍呛咳,无明显口角流涎,无明显头晕、头痛,无发热,无咳嗽、咳痰,左肩部肿胀疼痛,肩关节活动不利,左上肢悬吊制动,末梢血运感觉可,余肢体活动可。纳眠一般,大便干、小便频。

(四)既往史

患者既往体健。

(五)体格检查(中医四诊)

患者神志清,言语欠清楚、流利,舌质暗淡,少苔,脉细。双侧瞳孔等大等圆,对光反射灵敏,口角无明显歪斜,伸舌无明显歪斜,左上肢制动,余肢体肌力、肌张力可,腱反射存在,病理反射未引出。

(六)辅助检查

颅脑CT未见明显异常。X线检查示左肱骨近端粉碎骨折,外科颈和解剖颈处存在多条骨折线,其中大结节骨块轻度翻转移位。

(七)诊断

(1)中医诊断:中风先兆。

(2)西医诊断:短暂性脑缺血发作,左肱骨近端粉碎骨折。

(八)诊疗经过

(1)辨证:肾虚、血瘀、痰阻。

(2)治法:补肾、活血、化痰。

(3)方药:地黄饮子加减。熟地黄20 g、山茱萸15 g、肉苁蓉15 g、附子5 g、肉桂10 g、菖蒲15 g、郁金15 g、葛根30 g、丹参30 g、全虫10 g、川芎20 g、麦冬10 g、五味子10 g、茯苓20 g、陈皮10 g、炒麦芽30 g。6剂,每日1剂,水煎取汁400 mL,分早晚2次饭后温服。

(九)随诊

6剂后,言语较前流利,余症无明显变化,上方继服。

二、按语

患者表现为发作性左侧肢体活动不利言语不利,当属中医学之"中风先兆"范畴。本病主要病位在脑,与心、肾、肝、脾有关。病性多为本虚标实,上盛下虚。患者年过八旬,脏腑功能减退,脾肾亏虚,肾主骨生髓,脑为髓海,肾虚脑髓不足,髓海失养,脾虚健运无力,聚湿成痰,痰湿作为病理产物影响血液运行致血瘀,瘀血阻滞,瘀、痰阻于脑络,使脑络受损,神机失用而发为本病。舌质暗淡,为血瘀痰阻之征,少苔,脉细为肾虚之象,综合脉证,四诊合参,证属肾虚血瘀痰阻。

方中熟地黄、山茱萸滋补肾阴,麦冬添补阴液,肉苁蓉温补肾阳,附子、肉桂振奋阳气,五味子下固肾元,茯苓健脾利水化痰,菖蒲宣窍化痰。全方融添滋、温养、固摄、助气化于一炉,兼顾肾元亏虚的诸多方面,可谓阴阳两补、滋补并重、补摄同施、标本兼顾。

(王　鹏)

病例十六

一、病例摘要

(一)基本信息

刘某某,男,66岁。

(二)主诉

发作性右侧肢体活动乏力2日。

(三)现病史

患者2日前无明显诱因出现发作性右侧肢体活动乏力，共发作4次，每次发作数分钟至十几分钟，发作前后或可见左颞部疼痛，无头晕，无视物模糊，无饮水呛咳。

(四)既往史

患者曾患脑梗死，经治疗无明显后遗症，常服用阿司匹林、脑心通等治疗；血压稍高，常间断口服尼莫地平治疗；有颈椎病史。

(五)体格检查(中医四诊)

患者面色正常，言语可，气息均匀，舌红，苔黄腻，左脉细涩，左寸下，右脉缓滑。患者体温为36.1 ℃，脉搏为64次/分，呼吸为17次/分，血压为19.1/10.3 kPa(143/77 mmHg)。患者为老年男性，神志清，精神可，主动体位，查体合作。额纹对称，视野粗测未见缺损，双侧瞳孔等大等圆，对光反射灵敏，无眼震；两侧面部痛觉、触觉正常，双颞肌咬肌无萎缩，咀嚼肌动作对称有力，张口下颌无偏歪，鼻唇沟无变浅，露齿口角对称；双耳听力正常；悬雍垂居中，咽反射正常，伸舌无明显偏斜。四肢肌力、肌张力正常，双下肢无水肿，指鼻试验稳准，四肢腱反射弱，霍夫曼征阴性，巴宾斯基征阴性，脑膜刺激征未引出。

(六)辅助检查

颅脑CT检查示腔隙性脑梗死。心电图大致正常。心脏彩超示左心舒张功能减低。双侧颈部血管彩超示右侧颈动脉窦部粥样斑块形成。

(七)诊断

(1)中医诊断：中风先兆(风痰上扰)。

(2)西医诊断：短暂性脑缺血发作，脑梗后遗症，颈椎病，高血压1级(高危)。

(八)诊疗经过

(1)辨证：肝肾阴虚。

(2)治法：熄风、化痰、通络。

(3)方药：半夏10 g、白术15 g、天麻20 g、陈皮10 g、茯苓10 g、黄芩10 g、黄连10 g、大黄5 g、栀子10 g、肉桂5 g、丹参30 g、川芎15 g、生姜10 g、甘草5 g。

(九)随诊

复诊，上述诸症未再发作。

二、按语

中风先兆中医辨证以肝肾阴虚为本，在标为风痰互结，瘀血阻滞，气血逆乱；基本病机为气血逆乱，上犯于脑。患者为老年男性，脏腑功能渐衰，肝肾阴虚，阴不制阳，阳亢生风；脾虚健运无力，聚湿成痰，肝风挟痰，流窜经络，上蒙清窍，清窍失养而发为本病，故选药处方时以息风、化痰、通络为主。陈皮理气健脾，半夏降逆止呕，合用则燥湿化痰；茯苓利水渗湿，白术燥湿利水，共用以健脾利湿；天麻熄风止眩；丹参、川芎活血通络。全方共用，可祛风化痰，健脾护胃。

(王　鹏)

病 例 十 七

一、病例摘要

(一)基本信息

张某某,男,76 岁。

(二)主诉

右眼睑闭合不全、口角歪斜 1 日。

(三)现病史

患者昨日起感右耳后疼痛,右眼睑闭合不全,右额纹变浅,右侧鼻唇沟变浅,口角向左歪斜,时感头晕,舌前感味觉减退,时咳嗽、咳痰,痰黏不易咳出,无发热,无心慌、胸闷,无胸痛,肢体活动可,无肢体麻木,纳眠可,二便调。

(四)既往史

患者既往未系统查体。

(五)体格检查(中医四诊)

患者体温为 36.5 ℃,脉搏为 81 次/分,呼吸为 20 次/分,血压为 15.2/8.5 kPa(114/64 mmHg)。患者神志清,精神可,胸廓对称,双肺呼吸音清,未闻及干、湿啰音。心率为 81 次/分,心律齐,各瓣膜听诊区未闻及明显病理性杂音。腹软,无压痛、反跳痛,肝、脾肋下未触及,脊柱无畸形。双侧瞳孔等大等圆,对光反射灵敏。右额纹变浅,右眼睑闭合不全,口角左歪,伸舌居中。四肢肌力、肌张力大致正常,深浅感觉大致正常,病理征阴性。

(六)辅助检查

颅脑 CT 检查示双侧基底节区腔隙性脑梗死。双侧颈部血管彩超示左侧颈动脉硬化,双侧颈动脉粥样斑块形成。心电图示窦性心律,大致正常心电图。

(七)诊断

(1)中医诊断:中风(正气亏虚)。

(2)西医诊断:面神经麻痹。

(八)诊疗经过

(1)辨证:风痰入络。

(1)治法:祛风化痰、通络止痛。

(2)方药:牵正散加味。白附子 10 g、僵蚕(炒)10 g、全虫 10 g、白芷 10 g、白芍 20 g、蒲公英 30 g、葛根 30 g、柴胡 10 g、川芎 15 g、陈皮 10 g、丹参 20 g、茯苓 20 g、荆芥穗 10 g、甘草 5 g。6 剂,每日 1 剂,水煎取汁 400 mL,分早晚 2 次饭后温服。

二、按语

患者主症为右眼睑闭合不全、口角歪斜,故诊断为真中风。舌质暗淡,苔薄黄,脉细,综合脉证,四诊合参,证属正气亏虚,风痰入络。老年男性,脏腑渐衰,正气亏虚,卫外不固,外感风寒之邪，风寒挟痰，风痰入络，清窍失养而发为本病。

牵正散所治之证，为风痰阻于头面经络所致。阳明内蓄痰浊，太阳外中于风，风邪引动内蓄之痰浊，风痰阻于头面经络，经隧不利，筋肉失养，则弛缓不用；无邪之处，气血运行通畅，筋肉相对而急，缓者为急者牵引，故口眼㖞斜。

方中白附子辛温燥烈，入阳明经而走头面，以祛风化痰，尤其善散头面之风为君；全虫、僵蚕均能祛风止痉，其中全虫长于通络，僵蚕且能化痰，合用既助君药祛风化痰之力，又能通络止痉，共为臣药；用热酒调服，以助宣通血脉，并能引药入络，直达病所，以为佐使。

（王　鹏）

病例十八

一、病历摘要

（一）基本信息

郑某某，女，53岁。

（二）主诉

左侧肢体活动不灵半年余，加重3日。

（三）现病史

患者半年前洗澡时出现左侧肢体活动不灵，伴言语不利，伴头痛、头晕，无肢体抽搐，无恶心、呕吐，无胸闷、胸痛。急入某医院急诊科就诊，经检查诊断为“脑梗死”，给予内科保守治疗后病情稳定出院。现患者仍左侧肢体活动不灵，伴言语不利，偶有头痛、头晕，伴恶心、欲吐，伴腹胀，纳眠差，小便可，大便干，2～3日1次。

（四）既往史

患者有2型糖尿病5年余，最高血糖为28.0 mmol/L；有糖尿病性肾病半年余，现服用格列苯脲、伏格列波糖片治疗；有高血压半年余，血压最高达32.0/14.7 kPa（240/110 mmHg），未系统服药，目前血压控制尚可。否认“冠心病”等慢性病史。

（五）个人史和家族史

患者无吸烟史、饮酒史，无治游史。适龄婚育，育有1子，配偶和子均体健。

（六）体格检查（中医四诊）

患者神志清，精神可，舌质黯，苔白薄腻，脉细弱。双眼视力粗测正常，视野无缺损。双侧瞳孔等大等圆，直径约为3 mm，对光反射灵敏，双侧眼睑无下垂；伸舌居中，咽反射正常。右侧肢体肌力5级，左上肢近端肌力4级，左上肢远端肌力3级，左上肢末端肌张力1级，左下肢肌力4+级；四肢肌张力正常。皮肤深感觉、浅感觉及复合觉正常，四肢腱反射正常，病理征未引出。

（七）辅助检查

颅脑CT检查示右侧基底节区液化灶，左基底节区见小腔隙灶；慢性鼻旁窦炎。心电图示窦性心律，非特异性T波异常。

血常规示红细胞计数为3.22×10^{12}/L，血红蛋白浓度为97.00 g/L，红细胞比容为28.50%。

血凝五项检查示纤维蛋白原浓度为 4.77 g/L。血糖含量为 9.52 mmol/L。肝功能检查示清蛋白浓度为 29.6 g/L;肾功能检查示尿素氮含量为 11.1 mmol/L,β_2-微球蛋白浓度为 6.07 mg/L。血脂检查示总胆固醇含量为 8.39 mmol/L,甘油三酯含量为 3.92 mmol/L,低密度脂蛋白含量为 5.41 mmol/L,同型半胱氨酸含量为 20.9 μmol/L。尿微量清蛋白测定(散射比浊法)示尿微量清蛋白浓度>220 mg/L。

(八)诊断

(1)中医诊断:中风(气虚血瘀证)。

(2)西医诊断:不完全性偏瘫,脑梗死后遗症,2 型糖尿病,糖尿病性肾病,高血压 3 级(极高危)。

(九)诊疗经过

(1)辨证:气血不足、血脉瘀阻。

(2)治法:益气活血、化瘀通络。

(3)方药:补阳还五汤加减。黄芪 40 g、赤芍 10 g、白芍 10 g、川芎 12 g、当归 12 g、地龙 10 g、桃仁 10 g、红花 6 g、炒山药 15 g、丹参 12 g、川牛膝 10 g、北柴胡 10 g。水煎取汁,每日 1 剂,早晚温服。

二、按语

气乃血液运行的原动力,气虚则血行不畅、积而为瘀。瘀血不除,则新血难生、血不养经,经脉失于濡养,血液无法正常循于周身。肢体失养,则见活动不灵、麻木;舌体失于濡养,则言语謇涩。

补阳还五汤的治疗原理在于通过大补元气来推动血液循环,同时活血化瘀以消除瘀血,通畅经络。方中黄芪大量使用,意在大补元气,增强机体的推动力,使气能行血,血能随气行,从而达到活血化瘀的目的;当归补血活血,调经止痛,为血中气药,能补血而不滞血;赤芍清热凉血,散瘀止痛,有助于改善血瘀症状;地龙活血化瘀,通经络,特别适用于中风后的肢体瘫痪;川芎活血行气,疏风止痛,为血中气药,能活血而不伤正;桃仁、红花活血化瘀,通经止痛,针对血瘀引起的疼痛有良好效果。所有药物的配合使用,旨在活血化瘀,改善血液循环,缓解因血瘀引起的症状。

(岳元雷)

病 例 十 九

一、病例摘要

(一)基本信息

于某某,男,63 岁。

(二)主诉

左侧肢体活动不灵 2 年余,左下肢活动不灵加重 2 日。

(三)现病史

患者因“左侧肢体活动不灵 20 日”以“偏瘫、脑梗死恢复期”于 2 月 25 日第 1 次入院,经治疗于 3 月 10 日好转出院。于 3 月 15 日再次因该病住院治疗,予营养脑细胞、抗凝、稳斑调脂、降糖,以及普通针刺、灸法、电针、埋针、康复训练等治疗措施,于 3 月 29 日出院。因该病于7 月3 日入院,入院后查脑 CT 检查示左侧小脑、双侧基底节区、双侧额叶多发脑梗死及软化灶,双侧侧脑室前后角周围脑白质脱髓鞘,双侧颈内动脉虹吸段管壁钙化。考虑补充诊断为脑梗死(新发)。查颈部血管彩超示双侧颈动脉硬化伴斑块形成;经颅多普勒示左侧椎动脉闭塞。考虑补充诊断为动脉硬化、后循环缺血、脑动脉闭塞。双下肢血管彩超示双下肢动脉硬化伴斑块形成。给予改善脑供血、保护线粒体、抗血小板凝集、针灸、中药汤剂口服等治疗,病情好转,于 7 月 16 日出院。

患者出院后继续口服胞磷胆碱胶囊、阿托伐他汀钙、阿司匹林肠溶片等药物治疗,仍遗留左侧肢体活动不灵。2 日前患者无明显诱因出现左下肢活动不灵较前加重,麻木、乏力,时有头晕,无头痛,无饮水呛咳,无胸闷、胸痛、心悸,左上肢活动、言语功能基本同前,无发热、咳嗽、咳痰,无抽搐,意识清晰,无恶心、呕吐。为求进一步治疗来院,门诊以偏瘫将其收入院。患者饮食、睡眠欠佳,大便干结,2～3 日 1 次,小便可,体重无明显变化。

(四)既往史

患者有高血压 8 年,最高血压达 24.0/15.2 kPa(180/115 mmHg),未口服药物,血压控制不详;有 2 型糖尿病十余年,未口服降糖药,血糖控制不详;12 年前因突发胸痛于某中医院诊为冠心病、急性心肌梗死,具体不详,现口服心可舒治疗;患者 10 年前因脑梗死于某医院住院治疗,遗留表情淡漠,记忆力减退,步态不稳。否认药物过敏史、食物过敏史,预防接种史不详。

(五)个人史、婚育史及家族史

否认长期外地居住史,否认疫区居留史,否认特殊化学品及放射线接触史。吸烟四十余年,平均每日吸烟 2～3 包,已戒烟。无饮酒史。适龄结婚,配偶体健,育有 1 子,子体健。否认家族遗传病史和传染病史。

(六)体格检查(中医四诊)

患者体温为 36.1 ℃,脉搏为 59 次/分,呼吸为 16 次/分,血压为 20.5/13.3 kPa(154/100 mmHg)。患者为老年男性,神志清,精神欠佳,表情淡漠,发育正常,营养中等,自主体位,查体欠合作,言语迟缓,坐轮椅入病房。全身皮肤、黏膜无黄染、皮疹及出血点,全身浅表淋巴结未触及肿大。头颅五官无畸形,额纹对称;眼睑无水肿、下垂,粗测视力下降,结膜无充血,巩膜无黄染,双瞳孔等大等圆,直径约为 3 mm,对光反射灵敏;双侧鼻唇沟变浅,耳鼻无畸形,无异常分泌物;口唇无发绀,伸舌居中,咽部无充血,双侧扁桃体表面无充血。颈软,无抵抗,气管居中,无静脉曲张,甲状腺无肿大。胸廓形态正常,两侧对称,双侧呼吸动度一致,触觉语颤对称,无胸膜摩擦感,双肺叩诊呈清音,双肺呼吸音清,未闻及干、湿啰音。心前区无隆起,无弥散性心尖冲动,心浊音界大小正常,心率为 59 次/分,心律齐,心音低钝,各瓣膜听诊区未闻及病理性杂音和额外心音。腹部平坦,对称,无腹壁静脉曲张、胃肠型及蠕动波,触之柔软,无压痛、反跳痛,墨菲征阴性,麦氏点无压痛,肝、脾肋下未触及,肝、肾区无叩痛,移动性浊音阴性,肠鸣音为3 次/分。肛门、外生殖器未查。脊柱生理屈度存在,关节无红肿,左上肢肌力 3 级,左下肢体肌力 2－级,右上肢体肌力 4 级,右下肢肌力 4－级,手指精细活动欠佳,肌张力正常,无不自主运动。双下肢无水肿,皮肤温痛觉、色泽正常,足背动脉搏动正常。右指鼻试验笨拙,左指鼻试验完成度差,右轮替试验笨拙,左轮替试验完成度差,右跟膝胫试验笨拙,左跟膝胫试验完成度差，双侧巴宾斯基征阴性，肱二头肌反射、肱三头肌反射、膝反射、跟腱反射存在，脑膜刺激征阴性。

（七）辅助检查

颅脑 CT 检查示小脑左侧半球、双侧基底节区、放射冠区及半卵圆中心多发脑软化灶，双侧侧脑室前后角旁脑白质脱髓鞘，双侧颈内动脉虹吸段管壁钙化。心电图示窦性心律，陈旧性下壁心肌梗死，肢导联 QRS 低电压，ST-T 改变。

全血细胞计数示血小板计数为 101×10^9/L。尿液分析＋尿沉渣定量示 pH 5.0，尿糖含量为 4 mmol/L。生化全套示丙氨酸氨基转移酶含量为 44 U/L，总胆固醇含量为 2.67 mmol/L，低密度脂蛋白胆固醇含量为 0.91 mmol/L，脂蛋白 a 浓度为 322 mg/L。

（八）初步诊断

偏瘫，脑梗死后遗症，高血压 3 级（极高危），室性早搏，冠心病，陈旧性心肌梗死，2 型糖尿病，后循环缺血，动脉硬化。

（九）诊疗经过

（1）辨证：瘀血内阻。

（2）治法：调和阴阳、疏通气血。

（3）方药：丹参 30 g、火麻仁 40 g、瓜蒌 40 g、太子参 30 g、干姜 12 g、酒苁蓉 35 g、麸炒枳实 18 g、黄芪 50 g、炒山楂 15 g、麸炒六神曲 15 g、炒麦芽 15 g、川芎 15 g、蜜旋覆花 18 g、甘草片 15 g、当归 30 g、大腹皮 12 g、地黄 50 g、地龙 13 g、锁阳 16 g、白术 50 g。每日 1 剂，水煎取汁，分早中晚 3 次温服。

（十）出院诊断

偏瘫，脑梗死后遗症，高血压 3 级（极高危），室性早搏，冠心病，陈旧性心肌梗死，2 型糖尿病，后循环缺血，动脉硬化。

二、按语

患者为老年男性，有高血压、冠心病、2 型糖尿病等多种病史，予胞磷胆碱胶囊改善脑功能、阿司匹林抗血小板凝集、阿伐他汀钙稳斑调脂、心可舒口服活血化瘀、银杏叶片口服改善脑供血等治疗。

中医认为，脑卒中多由心火亢盛、痰浊上扰、气血不足等因素引起。心火暴盛，气血上涌；饮食不节，脾失健运，痰浊内生；气血亏虚，血行不畅，均可导致脑脉瘀滞不通。此外，情志过极，如暴怒伤肝，也易引发中风。肝肾阴虚，水液输布失调，加之劳累过度、情志刺激，气血上冲于脑窍，亦能发病。总之，脑卒中的发病机理复杂多样，阴阳失调、气血逆乱为其根本。因此，预防和治疗脑卒中需综合考虑，调和阴阳，疏通气血，方能奏效。

患者脑卒中日久，瘀血阻络，气血亏虚，运化无力，配合中药汤剂共奏调和气血、润肠通便、益气养阴之效。丹参、当归、川芎活血养血，促进血行，缓解瘀滞之痛；火麻仁、瓜蒌、酒苁蓉则润肠通便，滋养肠燥，使大便通畅无阻；太子参、干姜、黄芪益气扶阳，固本培元，提升机体正气；炒山楂、麸炒六神曲、炒麦芽健脾消食，和胃化积，改善食积不化之症；蜜旋覆花降气化痰，止咳平喘，兼能和胃；甘草片调和诸药，润肺解毒，增加方剂之平和；大腹皮行气宽中，利水消肿，助力气机舒畅；地黄滋阴补肾，填精益髓，滋养一身之阴液；地龙通络祛风，清热平肝，可解痉挛之痛；锁阳补肾阳，益精血，强筋骨，为肾阳不足之要药；白术健脾益气，燥湿利水，为健脾止泻之佳品。全方配伍严谨，兼顾气血阴阳，既调脏腑功能，又解虚实之症，实为治疗气血两虚、肠燥便秘、脾胃虚弱等症的良方。中西医结合，双管齐下，效果甚佳。

（高璟瑜）

病例二十

一、病例摘要

（一）基本信息

李某某，男，81岁。

（二）主诉

左侧肢体活动不灵12日。

（三）现病史

患者12日前因左下肢活动不灵于某医院诊为脑梗死，予改善侧支循环、保护线粒体、抗血小板凝集、稳斑调脂等对症治疗，具体不详，病情稳定后出院，遗留左侧肢体活动不灵，言语不清。无发热，时有咳嗽，见黄白色黏痰，偶有喘憋，无恶心、呕吐，二便可，睡眠欠佳，饮食可。为求系统治疗转院，门诊以偏瘫将其收入院。

（四）既往史、个人史及家族史

患者有高血压2年，最高血压达25.3/12.0 kPa(190/90 mmHg)，口服拉西地平片降压，血压控制不详；有慢性支气管炎病史，于某医院住院期间予抗感染治疗，具体不详；有颅内动脉狭窄、左下肢静脉肌间血栓形成、食管裂孔疝、双肾囊肿、肝囊肿病史。否认有冠心病、糖尿病史，否认肝炎、结核等传染病史。患者6年前因左前臂骨折于某医院行手术治疗，具体不详。十余年前患者因小肠疝气于某医院行手术治疗，具体不详。否认药物过敏史、食物过敏史，预防接种史不详。

患者生于原籍，无外地久居及疫区接触史，生活规律，无吸烟、酗酒等不良嗜好，生活环境可，无毒物及放射性物质接触史。适龄结婚，配偶体健，育有1女，女体健。否认家族遗传病史、传染病史。

（五）体格检查（中医四诊）

患者体温为36.0 ℃，脉搏为94次/分，呼吸为20次/分，血压为19.2/12.5 kPa(144/94 mmHg)。患者为老年男性，发育正常，营养中等，神志清，精神欠佳，自主体位，查体欠合作，言语不清。全身皮肤、黏膜未见出血点、蜘蛛痣，全身浅表淋巴结未触及肿大。头颅、五官无畸形，额纹对称；眼睑无水肿、下垂，结膜无充血，巩膜无黄染，双眼球各方向活动正常，无眼球震颤、凝视，双瞳孔等大等圆，直径约为3 mm，对光反射灵敏；双侧鼻唇沟变浅，耳鼻无畸形，无异常分泌物；口唇无发绀，咽反射正常，伸舌左偏，咽部无充血，双侧扁桃体表面无充血。颈软，无抵抗，气管居中，无静脉曲张，甲状腺无肿大。胸形态正常，两侧对称，双侧呼吸动度一致，双侧触觉语颤对称，无胸膜摩擦感，双肺叩诊呈清音，双肺呼吸音粗，未闻及干、湿啰音。心前区无隆起，无弥散性心尖冲动，心浊音界大小正常，心率94次/分，心律齐，心音低钝，各瓣膜听诊区未闻及病理性杂音和额外心音。腹部平坦，对称，无腹壁静脉曲张、胃肠型及蠕动波，触之柔软，无压痛、反跳痛，墨菲征阴性，麦氏点无压痛，右下腹见一长约 7 cm 陈旧性瘢痕，愈合可，肝、脾肋下未触及，肝、肾区无叩痛，移动性浊音阴性，肠鸣音为 3 次/分。肛门、外生殖器未查。脊柱生理曲度存在，关节无红肿，左上肢肌力 3 级见一长约 10 cm 陈旧性瘢痕，愈合可。左下肢体肌力 3－级，右上肢肌力 5 级，右下肢体肌力 4 级，肌张力正常，无不自主运动，双下肢无水肿。右指鼻实验稳准，左指鼻实验完成度欠佳，右轮替实验稳准，左轮替实验完成度欠佳，右跟膝胫试验笨拙，左跟膝胫实验完成度差，肱二头肌反射、肱三头肌反射、膝反射、跟腱反射存在，双侧巴宾斯基征阴性，脑膜刺激征阴性。

（六）辅助检查

床边心电图示窦性心动过速，ST-T 段改变，不完全右前分支传导阻滞。肝功能＋血脂＋肾功能＋电解质 7 项检查示总蛋白浓度为 58 g/L，高密度脂蛋白胆固醇含量为 0.90 mmol/L；凝血系列检查示 D-二聚体浓度为 1.36 μg/mL；C 反应蛋白＋血清淀粉样蛋白 A 检查示超敏 C 反应蛋白浓度为 16.59 mg/L，血清淀粉样蛋白 A 浓度为 41.82 mg/L。病毒检测三项、降钙素原测定、尿液分析＋尿沉渣定量无异常。

（七）初步诊断

偏瘫，脑梗死恢复期，高血压 3 级（极高危），颅内动脉狭窄，慢性支气管炎，左下肢静脉肌间血栓形成，食管裂孔疝，双肾囊肿，肝囊肿，左前臂骨折术后，小肠疝气术后。

（八）诊疗经过

入院后给予阿司匹林肠溶片、自备氯吡格雷片口服抗血小板凝集，血塞通片口服改善循环，阿托伐他汀钙片口服稳斑调脂，佐匹克隆片口服助眠，自备卡西地平片口服降压，5%葡萄糖 50 mL、二羟丙茶碱注射液 0.5 g 静脉滴注缓解支气管痉挛，自备丁苯酞软胶囊口服保护线粒体，予吸入用布地奈德、乙酰半胱氨酸、特布他林雾吸促痰排除，氧气吸入等治疗。

普通针刺治疗：百会、四神聪、双风池、双完骨、双天柱、双头维、双丰隆、人中、极泉、三阴交、内关、委中、太冲、双患侧手三里、小海、阳陵泉、足三里、风市、内庭、太溪，30 分钟。红外线照射治疗：双下肢各 30 分钟。埋针治疗：双曲池，48 小时。手指点穴治疗：双支沟、双臂臑、双外关、双涌泉、双上巨虚、双申脉、双丰隆、大椎，以患者感酸、麻、胀、重等感觉为主。其他推拿治疗：上、下肢 20 分钟。

中药汤剂治疗：桂枝 12 g、罗布麻叶 20 g、独活 10 g、车前子 15 g、降香 9 g、丹参 20 g、天麻 12 g、黄芪 25 g、盐仲 1 g、丝瓜络 10 g、炒枳实 15 g、川芎 12 g、炒山桃仁 15 g、地龙 15 g、白术 30 g、赤 15 g、菊花 10 g、黄芩 14 g、砂仁 8 g、姜 12 g、红花 13 g、水蛭 3 g、钩藤 10 g、甘草片 10 g、豨签草 12 g。每日 1 剂，水煎取汁，分早中晚 3 次温服。

（九）出院诊断

偏瘫，脑梗死恢复期，高血压 3 级（极高危），颅内动脉狭窄，慢性支气管炎，左下肢静脉肌间血栓形成，食管裂孔疝，双肾囊肿，肝囊肿，左前臂骨折术后，小肠疝气术后，心律失常、窦性心动过速、完全右前分支传导阻滞，前列腺增生。

二、按语

老年脑卒中主要因为老年人身体机能衰退，脏腑气血阴阳亏虚。肾精渐亏，不能滋养肝木，肝阳上亢，阳亢化风，气血上逆，上扰清窍而发为中风。同时，正气虚弱，卫外不固，外邪容易入侵，也为中风发病提供了内在条件。风邪夹寒、夹热、夹湿等邪气，侵袭人体经络。气血痹阻，筋脉失养，导致口眼㖞斜、半身不遂等中风症状。其中，脉络空虚，风邪入中经络是常见的发病机制之一。

给予针灸双风池、双完骨、双天柱醒脑开窍，极泉、三阴交、内关、委中大幅度提插补法益脑髓，调气血。给予推拿治疗改善肌肉紧张和痉挛。给予中药丹参有活血化瘀、通经止痛的作用；水蛭破血逐瘀。这些药物合用可以改善脑卒中后脑部及全身的瘀血状态，促进血液循环，对于改善脑缺血、缺氧引起的神经功能损伤可能有帮助。天麻平肝息风，钩藤清热平肝、息风定惊；罗布麻叶平肝安神、清热利水，可协助控制血压，减轻因高血压等因素导致的肝阳上亢症状。黄芪补气升阳，能增强机体的抵抗力，改善气虚状态，对于脑卒中后患者身体虚弱、气虚乏力等情况有帮助；白术健脾益气，有助于运化水谷精微，增强脾胃功能，使气血生化有源。独活祛风除湿、通痹止痛，对于脑卒中后肢体麻木、疼痛、活动不利等有一定的改善作用；豨签草祛风湿、利关节；丝瓜络通络活血，可辅助改善肢体经络不通的症状。黄芩清热燥湿、泻火解毒，可清除体内热毒，对于脑卒中可能因风火痰瘀等因素引起的内热有清解作用。经过半个月的治疗患者症状好转出院。

（高璟瑜）

病例二十一

一、病例摘要

（一）基本信息

韩某某，女，79 岁。

（二）主诉

发现健忘 2 小时。

（三）现病史

患者近 4 日感冒、流涕、咳嗽，今晨于某诊所输液治疗（具体药物不详）。其家属于 11 时许发现患者出现健忘，对输液治疗情况无记忆，无吞咽呛咳，无胸闷、心慌，无胸痛，无发热，有时咳嗽、咳痰，夜间明显，肢体活动自如，无头痛、头晕，无恶心、呕吐，无意识、肢体活动障碍。就诊时患者神志清，精神尚可，言语清晰，仍健忘，对今日上午发生的事情无记忆，对远事记忆力尚可，粗查计算力、理解力等无明显异常。患者平素纳眠可，二便调。

（四）既往史

患者有冠心病、高血压、糖耐量异常病史。

（五）体格检查（中医四诊）

患者舌质暗红，苔薄黄，脉细弱。患者血压为 21.3/12.0 kPa（160/90 mmHg），神清语利，粗测计算力、理解力大致正常。额纹对称，双眼动充分灵活，对光反射灵敏，调节反射无异常，无眼震。口角无明显歪斜，伸舌居中。四肢肌力、肌张力可，颈软，脑膜刺激征阴性。

(六)辅助检查

心电图示窦性心律,部分导联 ST-T 改变。心脏及双侧颈部血管彩超示左心舒张功能减低,双侧颈动脉粥样斑块形成。经颅多普勒超声检查示所测颅内动脉呈硬化频谱,血流速度在正常范围;双侧大脑动脉未显示血流信号。颅脑磁共振示双侧多发脑梗死,双侧筛窦、右侧上颌窦炎症。胸部 CT 检查示双侧肺内感染征象。

血常规、尿常规、血脂、肝肾功能、凝血五项、心肌酶检查无明显异常。电解质检查示钾离子含量为 3.14 mmol/L。空腹血糖含量为 6.65 mmol/L,糖化血红蛋白为 5.5%。大便常规无异常。

(七)诊断

(1)中医诊断:健忘(髓海空虚)。

(2)西医诊断:脑梗死,高血压 3 级(极高危)。

(八)诊疗经过

(1)治法:填精补髓。

(2)方药:扶老丸加减。熟地 20 g、山茱萸 15 g、当归 15 g、玄参 30 g、麦冬 10 g、人参 10 g、黄芪 30 g、炒白术 15 g、茯苓 20 g、菖蒲 10 g、郁金 10 g、白芥子 10 g、柏子仁 30 g、炒枣仁 30 g、丹参 30 g、炒麦芽 30 g。6 剂,每日 1 剂,水煎取汁 400 mL,分早晚 2 次饭后温服。

(九)随诊

未再出现健忘症状,对近事记忆力尚正常,前方继服。

二、按语

患者临床表现为健忘 2 小时,舌质暗红,苔薄黄,脉细弱。本病当属中医学“健忘”之范畴,证属“髓海空虚”。肾藏精,生髓,上通于脑,脑为元神之府,精髓之海。《类证治裁 健忘论治》曰:“老人健忘者,脑渐空也。”患者为老年女性,年过古稀,五脏俱虚。精气亏虚,不能上充于脑,髓海空虚,神明失聪,则健忘。舌脉俱为佐证。

盖补肾之味多于补心,精足而心之液生,液生而心之窍启,窍启而心之神清,何至昏昧而善忘哉。

(王 鹏)

病例二十二

一、病例摘要

(一)基本信息

李某,女,38 岁。

(二)主诉

反复呕吐清水和胃内容物 2 周,加重 3 日。

(三)现病史

患者平素工作压力大，情绪急躁，2周前因家庭纠纷出现恶心、呕吐，初起偶发，近3日加重，每日呕吐3～5次，进食后尤甚，伴胃脘胀满，嗳气频作，口苦，大便偏干，小便正常。曾服用西药止吐药(具体不详)效果不显。

(四)体格检查(中医四诊)

患者面色萎黄，舌质偏红，苔薄黄腻，舌边有齿痕。呕吐物酸腐，嗳气有食臭味。胃脘胀痛连及两胁，情绪波动后症状加重，夜间易醒。脉弦滑，左关脉尤甚。

(五)诊疗经过

(1)辨证：肝郁气滞、胃气上逆。

(2)治法：疏肝和胃、降逆止呕。

(3)方药：柴胡疏肝散合旋覆代赭汤加减。柴胡12 g、白芍15 g、枳壳10 g、旋覆花10 g(包煎)、代赭石15 g(先煎)、姜半夏9 g、陈皮10 g、茯苓15 g、黄连6 g、山茱萸3 g、白术12 g、生姜3片、炙甘草6 g。水煎取汁，每日1剂，分早晚2次温服。

二、按语

患者情志不遂，肝气郁结，横逆犯胃，致胃失和降，气逆于上，故见呕吐、嗳气；肝郁化火，灼伤胃阴，故口苦、便干；气机壅滞，脾胃运化失司，湿浊内生，故舌苔黄腻、脉滑；舌边齿痕提示兼有脾虚湿蕴之象。此病例以“肝胃不和”为核心病机，结合患者情志诱因、脉象弦滑及呕吐特点，紧扣“肝气犯胃，胃气上逆”辨证，以疏肝降逆为主，兼顾健脾化湿，体现“治肝安胃”之思路。现代医学中，此类证型常见于功能性呕吐、慢性胃炎等疾病，中医通过调和气机、标本兼顾，常获良效。

(冯　硕)

病例二十三

一、病例摘要

(一)基本信息

李某某，女，31岁。

(二)主诉

腹泻3日。

(三)现病史

患者3日前暴怒后出现腹痛、腹泻，阵阵发作，泻后腹痛不减，腹胀雷鸣，两胁撑胀，嗳气声高，胃不思纳，无缓解。

(四)既往史

患者既往体健，否认高血压、冠心病史，否认肝炎、结核病史及其密切接触史，无手术史、外伤史及输血史，无过敏史，预防接种按计划进行。

(五)个人史和家族史

患者生于原籍，无外地久居史，无疫水接触史，无传染病流行区居住史，无毒物、粉尘及放射性物质接触史，生活较规律。无冶游史，无性病史。经量中等，无痛经，月经规律。适龄结婚，配偶体健，育有1女，女体健，家庭和睦。无其他家族性遗传病、传染病史，无冠心病家族史，无糖尿病、高血压家族史。

(六)体格检查(中医四诊)

患者面色暗黄无光泽，精神状态不佳，表情烦躁，舌质淡红，舌苔薄白。时常嗳气，声高，泄泻气味自述不是特别臭秽，大便溏稀，有腹痛，胁肋胀满疼痛，食欲缺乏，进食量减少，食后胃脘胀满不舒，脉弦数。

(七)诊断

(1)中医诊断：泄泻。

(2)西医诊断：腹泻。

(八)诊疗经过

(1)辨证：肝脾不和。

(2)治法：调和肝脾。

(3)方药：痛泻要方加味。白术9 g、白芍9 g、陈皮9 g、防风9 g、茯苓9 g、白扁豆15 g、山药15 g、薏苡仁15 g、乌梅9 g、木瓜9 g、佛手9 g、木香6 g、麦芽9 g、葛根9 g、甘草6 g。7剂，水煎取汁。

(九)随诊

3剂时腹痛止，6剂时痊愈。

二、按语

本案患者以腹痛、腹泻为主症，正如《医方考》所云："泻责之脾，痛责之肝，肝责之实，脾责之虚，脾虚肝实，故令痛泄。"从其腹胀雷鸣，两胁撑胀，嗳气声高，胃不思纳，舌质淡红苔薄白，脉弦数。该病辨证为肝脾不调、肝火旺为主之证。

给予痛泻要方加减治疗调和肝脾，取白术健脾燥湿为君；白芍柔肝缓急为臣；佐以陈皮理气醒脾，防风散肝舒脾。四药合用有"扶土抑木"之妙。患者久泻伤脾，见湿浊困阻、运化无权之象，故加茯苓、白扁豆、山药、薏苡仁，四药成阵，共奏健脾渗湿、培土止泻之功；配伍乌梅、木瓜，取其酸收之性以涩肠止泻，又防利湿太过伤阴；更入佛手、木香疏肝和胃，麦芽消食助运，葛根升发清阳，甘草调和诸药。

全方融疏肝、健脾、渗湿、涩肠、理气、升清诸法于一炉：白术、茯苓、白扁豆等培补中州以实脾，白芍、防风、佛手等柔肝疏木以解痉，薏苡仁、葛根分利湿浊而升清阳，乌梅、木瓜酸涩收敛以固肠腑，更以麦芽、木香醒脾助运，令补而不滞。此方以"治泻必先调气，调肝即调脾"之旨，既承痛泻要方调和肝脾之精髓，直击肝脾不和之本，又据病情叠加健脾渗湿、理气升清之品，实为治疗肝脾不和、湿浊久泻之良方。故患者服用3剂药后腹痛停止，6剂药时痊愈，患者恢复健康，诸症悉除。

(秦照梅)

病例二十四

一、病例摘要

(一)基本信息

马某某,女,57 岁。

(二)主诉

双下肢水肿 2 年。

(三)现病史

患者 5 月在某医院查尿蛋白(+++),自诉双下肢水肿伴酸困,腰痛,多汗,饮食可,睡眠可,小便正常,偶有便秘,舌质红,苔黄,脉滑。8 月在某医院查尿蛋白(++),自诉多汗、腰痛、腹痛、口干,舌质暗。9 月查抗磷脂酶 A2 受体抗体为 74.88 RU/mL,肾穿刺诊断为膜性肾病,眼睑水肿,下肢水肿减轻,舌质暗,苔黄腻,脉滑。本次复诊晨起头晕,手抽筋;舌质暗,苔微腻,脉滑。

(四)辅助检查

24 小时尿蛋白定量检测示 24 小时尿蛋白总量为 12.9 g。尿沉渣定量检测示上皮细胞计数为 55.80/μL,非鳞状上皮细胞计数为 5.80/μL。

(五)诊断

(1)中医诊断:水肿(湿热内蕴证)。

(2)西医诊断:膜性肾病。

(六)诊疗经过

(1)处方:醋酸泼尼松片,口服,每日 1 次,每次 30 mg,用 100 日;雷贝拉唑钠肠溶片,口服,每日 1 次,每次 10 mg,用 1 日;骨化三醇软胶囊,口服,每日 1 次,每次 0.25 μg;百令片,口服,每日 1 次,每次 1.32 g,用 16 日。

(2)方药:炒苦杏仁 6 g、麸炒薏苡仁 15 g、白茅根 18 g、水蛭 6 g、蜜金樱子 9 g、麸炒芡实 9 g、泽兰 9 g、猪苓 9 g、菟丝子 9 g、覆盆子 9 g、黄芪 45 g、白芍 9 g、川芎 9 g、川牛膝 18 g、烫骨碎补 18 g、续断 18 g、盐车前子 18 g(包煎)、土鳖虫 6 g、灾淫羊藿 18 g、青风藤 18 g。7 剂,水煎取汁 200 mL,分早晚 2 次口服。

(七)随诊

二诊时下肢水肿减轻,减少利水以防伤正,减盐车前子用量;湿邪渐化,侧重活血与固摄,去泽兰、猪苓;配合西药补钙,防治骨质疏松,加碳酸钙 D3 颗粒。

二、按语

患者年过五旬,肾气渐衰,脾虚失运,水湿内停。久病耗气,脾肾气虚,固摄无权,精微外泄。湿热毒邪内蕴,阻滞三焦水道,水湿泛溢肌肤则水肿;湿瘀互结,脉络痹阻,故见舌质暗、舌下脉络青紫、腰痛、手抽筋;湿热上扰清窍则头晕。脾肾气虚为本,湿热瘀毒互结为标,兼夹风动(手抽筋)、阴虚(口干、舌红)之象。病位在肾、脾,涉及三焦、膀胱;病性为本虚标实,虚实夹杂。

方中炒苦杏仁、麸炒薏苡仁、白茅根、猪苓、盐车前子清热利湿；水蛭、泽兰、土鳖虫活血化瘀；黄芪、菟丝子、覆盆子、芡实、金樱子健脾益肾；烫骨碎补、续断、淫羊藿补肾强骨；川芎、白芍、川牛膝调和气血；青风藤祛风通络。本案以脾肾气虚为本，湿热瘀毒为标，治以清热利湿、活血化瘀、补肾固摄。中药与西药协同，既缓解临床症状，又减轻激素不良反应。

（张云霞）

病例二十五

一、病例摘要

（一）基本信息

李某某，男，45 岁。

（二）主诉

双下肢水肿 1 个月，加重伴泡沫尿 1 周。

（三）现病史

患者 1 个月前无明显诱因出现双下肢轻度水肿，晨起时明显，活动后稍减轻，未予重视。1 周前水肿加重，蔓延至腰骶部，伴尿中泡沫增多，尿量减少（每日约 800 mL），乏力明显，纳差，偶有头晕。自服利尿剂效果不佳，遂来院就诊。

（四）既往史

有高血压病史 5 年，长期服用硝苯地平，血压控制尚可。否认糖尿病、肾脏病史，无药物过敏史。

（五）个人史

平素饮食偏咸，喜食海鲜，饮酒史 10 年（白酒每日约 100 mL）。工作压力大，熬夜较多，缺乏运动。

（六）体格检查

患者体温为 36.5 ℃，脉搏为 82 次/分，呼吸为 20 次/分，血压为 21.3/13.3 kPa（160/100 mmHg）。双下肢凹陷性水肿，腰骶部轻度压痛，余无异常。舌淡胖，苔白腻，脉沉细。

（七）辅助检查

尿常规示尿蛋白（3＋），红细胞（－），24 小时尿蛋白定量为 6.8 g。生化检查示血清白蛋白为 25 g/L，总胆固醇为 8.2 mmol/L，肌酐为 120 μmol/L。肾超声检查示双肾大小正常，皮质回声增强。

（八）诊断

（1）中医诊断：水肿（脾肾阳虚证）。

（2）西医诊断：肾病综合征。

(九)诊疗经过

1.中医治疗

(1)辨证:脾肾阳虚、水湿泛滥。

(2)治法:温补脾肾、利水消肿。

(3)方药:真武汤加减。附子 10 g(先煎)、白术 15 g、茯苓 20 g、白芍 10 g、生姜 10 g、黄芪 30 g、泽泻 15 g。每日 1 剂,水煎服,分 2 次温服。

2.西医治疗

泼尼松片 50 mg,每天 1 次(晨服);缬沙坦 80 mg,每天 1 次;阿托伐他汀 20 mg,睡前口服。

(十)医嘱

低盐饮食(每日不超过 3 g),摄入优质蛋白(每日 0.8 g/kg)。避免劳累,预防感冒,定期监测血压、尿常规及肾功能。中药与激素同服,注意观察激素不良反应。

二、按语

患者因久病耗伤脾肾,加之饮食不节、劳倦过度,致脾失健运、肾阳不足、水湿内停泛溢肌肤。治疗以温补脾肾为主,配合激素抑制免疫反应,标本兼顾。需警惕激素使用中的不良反应,如血糖升高、骨质疏松等,定期随访调整方案。

(张云霞)

病例二十六

一、病例摘要

(一)基本信息

张某某,女,44 岁。

(二)主诉

发现血肌酐升高 1 年余。

(三)现病史

患者 1 年前在某中医院行内镜逆行胰胆管造影术时发现血肌酐升高,血肌酐为 380 μmol/L。今年 4 月请肾病科会诊,肾穿刺确诊局灶增生硬化型 Ig 肾病,少数小动脉呈血栓性微血管病样改变。某医院建议使用泰他西普治疗,患者拒绝使用。7 月某中医院复查血肌酐为 694 μmol/L,纳差,舌质红,苔黄腻,脉滑。8 月服用中药后,乏力明显减轻,恶心减轻,颈部不适症状减轻,查血肌酐为 583 μmol/L,血肌酐降低 111 μmol/L,尿蛋白降至(++)。

(四)诊断

(1)中医诊断:关格(湿热内蕴证)。

(2)西医诊断:慢性肾衰竭。

(五)诊疗经过

(1)辨证:脾肾气虚、湿热瘀毒。

(2)治法:清热利湿、逐瘀通络。

(3)方药:黄芪 15 g、当归 10 g、蜜金樱子 15 g、白茅根 15 g、菟丝子 10 g、覆盆子 10 g、川牛膝 15 g、醋莪术 10 g、醋五灵脂 10 g、茯苓 10 g、党参 10 g、麸炒薏苡仁 15 g、蒲黄炭 10 g(包煎)、水蛭 3 g、酒大黄 6 g、土鳖虫 3 g。15 剂,每日 1 剂,分早晚 2 次温服,100 mL 水煎,中药口服。

(六)随诊

二诊增黄芪、当归,加强补气养血,改善乏力;加瓜蒌、薤白,宽胸理气,缓解颈部不适;加芡实,增强固肾摄精。

三诊加连翘,清热解毒,抑制免疫炎症反应;增水蛭,加强逐瘀,配伍蒲黄炭防出血。西药联用非布司他降尿酸、沙库巴曲缬沙坦钠。

二、按语

患者为中年女性,脾肾气虚,气化失司,水湿代谢障碍,湿浊内停;久病及肾,肾络瘀阻,精微外泄。湿热毒邪蕴滞三焦,湿浊化热伤络,血不归经则血尿;湿瘀互结,阻滞肾络,致血肌酐升高;湿热上犯脾胃则纳差、恶心,蒙蔽清窍则头晕。脾肾气虚为本,湿热瘀毒互结为标,兼夹络损、风动之象。病位在肾、脾,涉及三焦、膀胱,病性为本虚标实,虚实夹杂。

本案以脾肾气虚为本,湿热瘀毒为标,治以清热利湿、逐瘀通络为主,辅以健脾益肾、止血护络。方中白茅根、茯苓、麸炒薏苡仁清热利湿;醋莪术、醋五灵脂、水蛭、土鳖虫活血化瘀;黄芪、党参、菟丝子、覆盆子、金樱子健脾益肾;酒大黄通腑泄浊;蜜蒲黄炭止血护络。

(张云霞)

病例二十七

一、病例摘要

(一)基本信息

张某某,男,45 岁。

(二)主诉

小便频数、灼热涩痛 5 日,加重伴腰痛 1 日。

(三)现病史

患者 5 日前因饮酒后出现小便频数,尿色黄赤,排尿时尿道灼热涩痛,无明显发热,自行服用“三金片”后症状稍缓解。1 日前劳累后症状加重,小便时刺痛明显,伴腰骶部酸胀、疼痛,尿色深黄,排尿不畅,无肉眼血尿,尿中无砂石排出。现为求进一步诊治来院就诊。

(四)既往史

患者既往体健,否认糖尿病、高血压史。有反复尿频、尿急史 2 年,未系统治疗。否认药物过敏史。

(五)个人史

患者平素喜食辛辣、肥甘，饮酒频繁(每日饮啤酒约 500 mL)。工作久坐，缺乏运动。

(六)体格检查(中医四诊)

患者舌质红，苔黄腻，脉滑数。患者体温为 36.8 ℃，脉搏为 80 次/分，呼吸为 18 次/分，血压为 16.7/10.7 kPa(125/80 mmHg)。双肾区无叩击痛，输尿管走行区无压痛，膀胱区无膨隆。腰骶部轻度压痛，余无异常。

(七)辅助检查

尿常规示白细胞(3+)，红细胞(+)，亚硝酸盐(+)，尿蛋白(-)。泌尿系超声检查示双肾、输尿管、膀胱未见明显结石及占位。血常规示白细胞计数为 10.5×10^9/L，中性粒细胞比例为 78%。

(八)诊断

(1)中医诊断：淋证(湿热下注证)。

(2)西医诊断：尿路感染。

(九)诊疗经过

(1)辨证：湿热蕴结。

(2)治法：清热利湿、通淋止痛。

(3)方药：八正散加减。萹蓄 15 g、瞿麦 15 g、车前子 15 g(包煎)、滑石 20 g(包煎)、栀子 10 g、大黄 6 g(后下)、甘草梢 6 g、蒲公英 20 g、黄柏 10 g。每日 1 剂，水煎分 2 次服，连服 7 日。配合热淋清颗粒(每次 1 袋，每日 3 次，冲服)、三金片(每次 3 片，每日 3 次)。

二、按语

患者过食辛辣肥甘，饮酒无度，酿生湿热，下注膀胱，气化不利，故见小便频数、灼热涩痛；劳累后正气耗伤，湿热蕴结加重，故症状加剧；舌红苔黄腻、脉滑数为湿热内蕴之象。病位在膀胱、肾，病性为实证、热证。

患者应忌辛辣、酒类、油腻之品，多饮水(每日 2 000 mL 以上)。宜食冬瓜、薏苡仁、绿豆等清热利湿之品。保持外阴清洁，避免憋尿，注意休息，避免劳累、久坐，治疗期间禁房事。

(张云霞)

病例二十八

一、病例摘要

(一)基本信息

李某某，男，52 岁。

(二)主诉

排尿困难、尿线细、点滴而短 3 日，加重伴下腹胀满 1 日。

(三)现病史

患者3日前无明显诱因出现排尿困难,尿线细如针尖,排尿费力,尿后滴沥,伴下腹部胀闷不适,自行口服坦索罗辛后症状稍缓解。1日前久坐后症状加重,排尿时下腹坠胀明显,尿量减少,无肉眼血尿,无发热。现为求系统诊治来院。

(四)既往史

患者既往体健,否认糖尿病、高血压史。有长期尿频、尿等待史3年,未规范治疗。否认药物过敏史。

(五)个人史

患者平素嗜食肥甘厚味,饮酒频繁(白酒每日约200 mL)。工作久坐,饮水较少,运动不足。

(六)体格检查(中医四诊)

患者舌质暗红,苔白腻,脉弦涩。患者体温为36.7 ℃,脉搏为78次/分,呼吸为18次/分,血压为17.3/11.3 kPa(130/85 mmHg)。下腹部膨隆,叩诊呈浊音,膀胱区有压痛。前列腺Ⅱ度增大,表面光滑,中央沟变浅,触之无压痛。

(七)辅助检查

尿常规示白细胞(+),红细胞(-),亚硝酸盐(-),尿蛋白(-)。泌尿系超声检查示前列腺增大(52 mm×38 mm),残余尿量为150 mL;双肾、输尿管未见异常。血常规示白细胞计数为6.8×10^{9}/L,中性粒细胞比例为55%。

(八)诊断

(1)中医诊断:癃闭(气滞血瘀证)。

(2)西医诊断:良性前列腺增生伴急性尿潴留。

(九)诊疗经过

(1)辨证:气滞血瘀、通路壅塞。

(2)治法:行气活血、通利水道。

(3)方药:沉香散加减。沉香6 g(后下)、王不留行籽15 g、滑石20 g(包煎)、木香10 g、牛膝15 g、黄柏10 g、川芎10 g、甘草6 g。每日1剂,水煎取汁,分早晚2次温服,连服7日。配合前列通瘀胶囊(每次3粒,每日3次)。

二、按语

患者久坐伤气,气机郁滞;嗜食肥甘,酿生湿浊,阻滞下焦;年过五旬,肾气渐衰,膀胱气化无力。气滞血瘀,通路壅塞,故见排尿困难、尿线细;下腹胀满为气滞血瘀之象;舌暗红、苔白腻、脉弦涩为瘀血内阻之征。病位在膀胱、肾,病性为本虚标实。

患者应忌辛辣、生冷之物;多饮水(每日2 000 mL以上)。宜食山药、核桃、黑豆等补肾益气之品,少食韭菜、羊肉等温燥食物。避免久坐,适当运动(如八段锦、散步)。保持情绪舒畅,忌急躁恼怒。定期复查泌尿系超声,监测前列腺和残余尿量变化。

(张云霞)

病例二十九

一、病例摘要

(一)基本信息

林某某,男,30岁。

(二)主诉

小便不利半年。

(三)现病史

患者半年前出现咳嗽、恶寒,就诊于当地医院,诊断为感冒,口服药物治疗(具体不详),服用药物后大汗淋漓,时时欲脱。后就诊于陆军总医院急诊科,测血压为33.3/21.3 kPa(250/160 mmHg),血肌酐为600 μmol/L,诊断为急性肾衰竭。后转入某医院行透析治疗,每日行腹膜透析3～4组,血肌酐维持在500 μmol/L左右。刻下症见:精神萎靡,面色晦暗,尿少。

(四)体格检查(中医四诊)

患者舌淡嫩、胖大,苔白,脉沉。

(五)诊断

(1)中医诊断:癃闭。

(2)西医诊断:肾衰竭。

(六)诊疗经过

(1)辨证:湿毒内盛、脾肾亏虚。

(2)治法:解毒利湿。

(3)方药:五苓散加减。茯苓30 g、泽泻15 g、白术15 g、猪苓15 g、桂枝15 g、赤芍15 g、车前草30 g、夏枯草30 g、虎杖12 g、竹叶6 g。14剂。

(七)随诊

复诊时肌酐已经降至440 μmol/L,血压为17.3/10.7 kPa(130/80 mmHg),面色润泽,尿量较前明显增多。具体方药如下。①1号方:麻黄3 g、连翘15 g、桂枝15 g、赤芍15 g、车前草30 g、桑白皮10g g、夏枯草30 g、瞿麦30 g、竹叶6 g、白术15 g、薏苡仁30 g、玉米须6 g。3剂。②2号方:黄芪30 g、白术15 g、防风6 g、茯苓30 g、泽泻15 g、桂枝15 g、赤芍15 g、车前草30 g、夏枯草30 g、益母草30 g、香附15 g、干姜10 g、甘草6 g。14剂。

三诊时肌酐降至374 μmol/L,血压正常,建议停止透析。具体方药:麻黄5 g、桂枝15 g、赤芍15 g、车前草30 g、玉米须6 g、夏枯草30 g、瞿麦30 g、益母草30 g、泽泻10 g、茯苓30 g、虎杖10 g、槟榔6 g。14剂。

后患者肌酐稳定在300 μmol/L左右,未再透析。

二、按语

急性肾衰竭是肾脏本身或肾外原因引起肾脏泌尿功能急剧降低,不能维持人体体液电解质平衡和排泄代谢产物，而导致以高血钾、代谢性酸中毒及急性尿毒症综合征为主要症状的疾病，临床称为急性肾功能不全。

人体的水液代谢依赖于肺之通调水道、脾之运化、三焦之决渎，膀胱之气化，水液运化的根本在于肾。本病病位在肾，涉及肺、脾、三焦、膀胱，病机多认为是脾肾亏虚为本，瘀水互结，浊毒内盛，治疗当务之急为祛除体内湿浊。

初诊时主方为五苓散加减，方中泽泻甘淡寒，淡渗水湿，寒胜热邪，直达膀胱，以渗湿利水；茯苓淡能利窍，甘以助阳，为除湿之圣药，味甘平补阳，益脾逐水；猪苓苦以泄滞，甘以助阳，淡以利窍，能除湿利小便；白术甘温，脾恶湿，水饮内蓄，则脾气不运，益脾胜湿必以甘为助，故佐以白术燥湿，健脾助土，使水之堤防以制水也；桂枝可温化膀胱之气而利小便；桂枝、赤芍配伍可解脏腑之表，从现代医学的角度讲，两药配伍可以增加毛细血管的通透性，促进水液的代谢；车前草、虎杖、竹叶俱可利湿祛浊。

复诊时患者症状好转，肌酐下降，但湿浊之邪未尽。改用麻黄、连翘、薏苡仁，三味药取麻黄连翘赤小豆汤之意，上可透表，下可渗湿，透邪力道更强；桑白皮、瞿麦、玉米须均可利湿去浊，因此方透邪力度较大有伤正之弊，故不可多用，仅用 3 剂。后换用玉屏风散扶正，再加益母草、茯苓、泽泻等利湿祛浊。

三诊时患者症状持续好转，肌酐继续下降，已建议患者停止透析，继用解表透邪利湿治法治疗。

（张佳璐）

病例三十

一、病例摘要

（一）基本信息

李某某，男，48 岁。

（二）主诉

阳痿 3 个月，加重伴焦虑 1 周。

（三）现病史

患者 3 个月前无明显诱因出现阳痿，性生活时阴茎不能勃起或勃起不坚，无法完成性交，未系统诊治。近 1 周因工作压力大，症状加重，伴情绪焦虑、自责，偶有头晕、耳鸣。自行服用“补肾壮阳”中成药（具体不详）后无明显改善。现为求系统诊治来院。

（四）既往史

否认糖尿病、高血压史，否认外伤史、手术史。有长期熬夜史，近 1 年体重增加 10 kg。否认药物过敏史。

（五）个人史

患者平素嗜食肥甘厚味，吸烟 20 年（每日 10 支），饮酒频繁（每日饮白酒约 200 mL）。工作压力大，睡眠不足，缺乏运动。

（六）体格检查（中医四诊）

患者舌质淡胖，苔白腻，脉沉细弱。患者体温为36.5 ℃，脉搏为75次/分，呼吸为18次/分，血压为17.3/11.3 kPa(130/85 mmHg)。患者阴茎外观正常，触诊无硬结，睾丸双侧对称，大小正常（约为3 cm×4 cm×5 cm），质地中等，无压痛。腰膝酸软，神疲乏力，余无异常。

（七）辅助检查

性激素六项检查示睾酮含量为3.2 nmol/L，催乳素浓度为18.5 ng/mL。阴茎血流检测示夜间勃起功能正常，动脉血流阻力指数轻度增高。心理评估示焦虑自评量表评分为62分（轻度焦虑）。

（八）诊断

(1)中医诊断：阳痿（肾虚证）。

(2)西医诊断：勃起功能障碍（器质性合并心理性）。

（九）诊疗经过

(1)辨证：肾阳不足、宗筋失养。

(2)治法：温补肾阳、健脾祛湿。

(3)方药：右归丸合补阳还五汤加减。地黄20 g、山药15 g、山茱萸12 g、枸杞子15 g、杜仲12 g、肉苁蓉15 g、黄芪30 g、当归10 g、赤芍10 g、川芎10 g、桃仁10 g、红花6 g。每日1剂，水煎取汁，分早晚2次温服，连服14日。

二、按语

患者年近五旬，肾气渐衰；平素嗜食肥甘、吸烟饮酒，损伤肾阳；久坐熬夜，耗伤精气，致肾阳不足，宗筋失养，故阳痿不举；肾虚及心，心神失养，则焦虑不安；舌淡胖苔白腻、脉沉细弱为肾阳虚衰之象。病位在肾，兼脾虚湿阻，病性属本虚标实。

患者应忌肥甘厚味、烟酒；宜食羊肉、韭菜、核桃、黑豆等温补肾阳之品。每日饮水1 500 mL，避免久坐，适度运动（如八段锦、慢跑）。调节情绪，避免焦虑，必要时配合心理疏导。配合西药治疗（如遵医嘱短期应用5型磷酸二酯酶抑制剂）。定期复查性激素水平和心理状态。

（张云霞）

病例三十一

一、病例摘要

（一）基本信息

李某某，男，28岁。

(二)主诉

频繁梦遗3个月，伴腰膝酸软、头晕耳鸣1周。

(三)现病史

患者近3个月频繁出现梦遗，每周4～5次，多发生于夜间，醒后神疲乏力，偶有滑精。1周前因工作压力大、熬夜后症状加重，伴腰膝酸软、头晕耳鸣，注意力下降，夜间多梦，口干咽燥。自服药物2周，效果不显，遂来就诊。

(四)既往史

患者既往体健，否认高血压、糖尿病史。有手淫史5年，近1年频率增加(每周2～3次)。否认药物过敏史。

(五)个人史

患者长期熬夜(每日睡眠不足6小时)，喜食辛辣烧烤，饮酒(每周饮酒3～4次，每次约为200 mL白酒)。工作久坐，缺乏运动。

(六)体格检查(中医四诊)

患者舌红，少苔，脉细数。患者体温为36.5 ℃，脉搏为75次/分，呼吸为18次/分，血压为15.8/10.0 kPa(118/75 mmHg)。腰骶部轻度压痛，阴囊无红肿，余无异常。

(七)辅助检查

精液常规示精液量为2.5 mL，pH 7.8，精子活力正常，未见异常细胞。前列腺液常规示白细胞为(5～8)/HP，卵磷脂小体正常。性激素六项(血清)示睾酮水平正常，催乳素轻度升高(300 mIU/L)。

(八)诊断

(1)中医诊断：遗精(肾虚不固证)。

(2)西医诊断：原发性遗精症。

(九)诊疗经过

(1)辨证：肾精亏虚、腰府失养。

(2)治法：滋肾固精、交通心肾。

(3)方药：交泰丸合金锁固精丸加减。黄连6 g、肉桂3 g、沙苑子15 g、菟丝子15 g、覆盆子12 g、益智仁10 g、山药15 g、覆盆子12 g、龙骨30 g(先煎)、牡蛎30 g(先煎)、茯苓15 g。每日1剂，水煎分2次服，连服7日。配合龟鹿二仙胶口服液(每次10 mL，每日2次)。

二、按语

患者长期熬夜、纵欲过度，耗伤肾精，肾气不固，精关失摄，故见梦遗频繁、滑精；肾精亏虚，腰府失养，故腰膝酸软；阴虚火旺，上扰心神，则头晕耳鸣、多梦；舌红少苔、脉细数为肾阴不足、虚火内生之象。病位在肾，兼心火偏亢，属本虚标实。

患者应忌辛辣、煎炸之物，忌过食温燥之品(如羊肉、韭菜)。宜食山药、黑芝麻、枸杞子、桑葚等补肾固精之品，多食清淡蔬菜。调整作息，保证每日睡眠7～8小时，避免熬夜。适度运动(如太极拳、八段锦)，避免久坐。节制房事，减少手淫频率，保持情志舒畅。定期复查精液常规和性激素水平，监测疗效。

(张云霞)

病例三十二

一、病例摘要

(一)基本信息

李某某,男,32岁。

(二)主诉

性交时间短、早泄3个月,加重1周。

(三)现病史

患者3个月前因工作压力大,出现性交时阴茎勃起后难以控制射精,常在插入后1～2分钟内射精,伴焦虑、自责,自行服用金匮肾气丸未见明显改善。1周前因熬夜加班后症状加重,射精时间更短,伴腰膝酸软、失眠多梦。现为求系统诊治来院。

(四)既往史

否认高血压、糖尿病史。有手淫史10年,频率较高(每周3～4次)。否认生殖系统感染史。否认药物过敏史。

(五)个人史和婚姻史

患者长期久坐,缺乏运动;饮食不规律,喜食辛辣油腻;近期熬夜频繁(每日睡眠不足6小时)。已婚2年,配偶孕前检查正常,未采取避孕措施。

(六)体格检查(中医四诊)

患者舌质红,少苔,脉细数。患者体温为36.5 ℃,脉搏为72次/分,呼吸为18次/分,血压为16.0/10.7 kPa(120/80 mmHg)。阴茎发育正常,无红肿、硬结;睾丸双侧对称,无触痛;前列腺无压痛,肛门括约肌肌张力正常。

(七)辅助检查

前列腺液常规示白细胞为(5～8)/HP,卵磷脂小体(2+),未见明显异常。性激素六项示睾酮含量为12.5 nmol/L,催乳素含量为180.0 mIU/L。心理评估示焦虑自评量表评分为62分(轻度焦虑)。

(八)诊断

(1)中医诊断:早泄(肾阴虚证)。

(2)西医诊断:原发性早泄。

(九)诊疗经过

(1)辨证:阴虚内热、精关失固。

(2)治法:滋肾阴、降虚火、固涩精关。

(3)方药:知柏地黄丸加减。知母10 g、黄柏10 g、熟地黄15 g、山茱萸10 g、山药15 g、茯苓12 g、泽泻10 g、菟丝子15 g、龙骨30 g(先煎)、酸枣仁15 g。每日1剂,水煎取汁,分早晚2次温服,连服14日。

(十)随访

1周后复诊,调整中药剂量;4周后评估性功能改善情况和心理状态。

二、按语

患者长期手淫、熬夜耗伤肾精，阴虚内热，相火妄动，精关失固，故见早泄、腰膝酸软；阴虚及心则失眠多梦；舌红少苔、脉细数为肾阴不足之象。病位在肾，兼心火偏亢，属本虚标实。

患者应忌辛辣、咖啡、酒精；宜食黑豆、桑葚、枸杞子、牡蛎等滋肾食物。每日饮水 1 500 mL，避免久坐，增加有氧运动(如慢跑、游泳)。与配偶沟通，减轻焦虑情绪，必要时联合心理科干预。保证每日睡眠 7～8 小时，避免熬夜和过度劳累。避免频繁手淫，节制性生活。

(张云霞)

病例三十三

一、病例摘要

(一)基本信息

吴某，男，30 岁。

(二)主诉

患者早泄 1 年余，伴自汗怕冷、心烦不寐。

(三)现病史

患者年少无知，很早即染上手淫习惯，且次数频繁。结婚 1 年余来，每遇房事，均不到 2 分钟即草草了事，闷闷不乐。经多方治疗，屡服补肾壮阳之剂，均未见效。因每次房事妻子均未能满意，几近离异边缘，遂就诊。

(四)诊断

(1)中医诊断：早泄(肾阴阳两虚)。

(2)西医诊断：早泄。

(五)诊疗经过

1.初诊

自诉早泄 2 年余，伴自汗怕冷、心烦不寐、腰酸腿软。时介初春，屋外尚冷，但见其人稍动即汗出涔涔，心慌意乱，可是又不敢随便减衣，总觉畏寒怕冷。诊其舌淡苔白，脉细弱，查得尿常规、前列腺常规均正常。此乃肾阴阳两虚，法当调和阴阳，兼固精安神，桂枝加龙骨牡蛎汤主之。处方：桂枝 20 g、白芍 20 g、生姜 10 g、炙甘草 6 g、大枣 10 g、生龙骨 30 g、生牡蛎 30 g。10 剂，水煎温服，每日 2 次。

2.复诊

服用前方后，自汗怕冷、心烦不寐基本消失，腰酸腿软略有减轻，交合时间可达 3～4 分钟，但离平素 10 分钟的水平尚有差距，要求继续服药。考虑腰酸乃肾虚所致，前方补肾强筋、固摄之力尚嫌不足，遂在原方中增添补肾固摄之剂。处方：桂枝 20 g、白芍 20 g、生姜 10 g、炙甘草 6 g、大枣 10 g、生龙骨 30 g、生牡蛎 30 g、杜仲 15 g、续断 30 g、山药 20 g、金樱子 30 g、芡实 15 g。10 剂，水煎温服，每日 2 次。

3.三诊

服用上方后，诸症消失，房事时间已达 10 分钟。

二、按语

本病起因为年少精气未盛又长期频繁手淫，损伤肾阴，久之阴损及阳，终至肾阴阳两虚，固摄无权。肾阳虚卫表不固，故自汗怕冷，因“卫出下焦”也；肾阴虚，心阴也虚，心火独亢，心神被扰，故心烦不寐，因“心主神明”也；腰酸腿软为肾虚之故，因“腰为肾之府”也。舌淡苔白，脉细弱也是肾阴阳两虚之证。桂枝加龙骨牡蛎汤乃《金匮要略·血痹虚劳病》所主“男子失精”之主方。徐彬在《金匮要略论注》中谓：“桂枝汤外证得之，能解肌祛邪气；内证得之，能补虚调阴阳。”

方中桂枝合炙甘草辛甘化阳，白芍合炙甘草酸甘化阴，共奏阴阳双调之功；生姜配大枣辛温甘补，调补脾胃，以固后天，也具阴阳调和之妙。加生龙骨、生牡蛎意在摄精安神。方证合拍，故疗效满意。至于二诊尚有腰酸腿软，并且要求进一步延长射精时间，知肾虚病久乃至，非一时一刻所能求也，故于前方中加强补肾强筋、补肾固摄之剂，如杜仲、续断、山药、金樱子、芡实之辈，终至性事满意。本案乃肾阴阳两虚，非独肾阳虚也，故前医屡投补肾壮阳之剂，徒增“壮火食气”，自然难以取效。肾乃水火之宅，内寓肾阴肾阳，只有阴阳和调、水火既济，肾气乃固。

（温天桥）

病例三十四

一、病例摘要

（一）基本信息

王某某，女，63 岁。

（二）主诉

发现尿蛋白 2 年。

（三）现病史

患者发现尿蛋白 2 年，诊断为肾病综合征 2 年。目前尿蛋白为(3+)，舌质红，苔黄腻，脉滑。

（四）中医四诊

舌质暗，苔黄腻，脉滑。

（五）辅助检查

尿常规示尿蛋白为(2+)，潜血为(3+)。最高尿蛋白定量为 3.78 g。血肌酐为105 μmol/L。

（六）诊断

(1)中医诊断：尿浊(湿热内蕴证)。

(2)西医诊断：肾病综合征。

（七）诊疗经过

(1)处方：缬沙坦胶囊，口服，每日 1 次，每次 80 mg，用 1 日；金水宝片，口服，每日 3 次，每次 1.68 g，用 15 日。

(2)配方：黄芪 30 g、当归 15 g、蜜金樱子 15 g、山药 15 g、白茅根 15 g、菟丝子 15 g、覆盆子

15 g、醋五灵脂 15 g、醋莪术 10 g、绵萆薢 15 g、茯苓 15 g、党参 15 g、麸炒薏苡仁 15 g、蒲黄炭 15 g(包煎)、酒大黄 6 g、川芎 10 g、麸炒芡实 15 g、水蛭 3 g。15 剂,每日 1 剂,分早晚 2 次温服,水煎取汁 100 mL,中药口服。

(八)随诊

二诊加紫草,凉血解毒,针对潜血;加三七粉,化瘀止血,增强止血疗效;减酒大黄,防通腑过度伤正。

三诊减当归用量,防补血过燥,加重湿热;加土茯苓,解毒除湿,针对湿热毒邪。西药联用非布司他降尿酸、缬沙坦降压。

二、按语

患者年过六旬,脾肾气虚,气化失司,水液代谢失常,精微不固。湿热毒邪壅滞三焦,湿瘀互结,阻滞肾络,血溢脉外则潜血;湿热上扰脾胃则纳差,蒙蔽清窍则头晕。脾肾气虚为本,湿热瘀毒互结为标,兼夹络损、风动之象。病位在肾、脾,涉及三焦、膀胱,病性为虚实夹杂,以湿热瘀毒为主,兼气虚、血瘀。

本案以脾肾气虚为本,湿热瘀毒为标,治以清热利湿、逐瘀通络为主,辅以健脾益肾、凉血止血。中药配伍注重攻补兼施,止血而不留瘀。方中白茅根、茯苓、麸炒薏苡仁、绵萆薢清热利湿;水蛭、醋莪术、醋五灵脂活血化瘀;黄芪、党参、山药、菟丝子、覆盆子健脾益肾;蒲黄炭止血护络;酒大黄通腑泄浊。

(张云霞)

病例三十五

一、病例摘要

(一)基本信息

刘某某,男,71 岁。

(二)主诉

诊断为膜性肾病 2 年。

(三)现病史

患者自诉 2 年前因全身水肿就诊于当地医院,疗效欠佳。后就诊于某医院,行肾脏穿刺诊断为期膜性肾病,予泼尼松、他克莫司、缬沙坦治疗。在某医院查 24 小时尿蛋白定量为 4.82 g,最高为 14 g,清蛋白为 28.7 g/L,尿蛋白为(2+),尿潜血为(2+)。后转入某医院查 24 小时尿蛋白定量为 4.11 g,现服激素 1 片(已服用 2 个月)、他克莫司早晚各 3 粒、利妥昔单抗(5 支)输注 3 次,无明显效果。刻下症见:下肢水肿,饮食可,睡眠可,舌质红,苔薄黄,脉滑。

(四)诊断

(1)中医诊断:尿浊(湿热内蕴证)。

(2)西医诊断:膜性肾病。

(五)诊疗经过

配方：黄芪 15 g、蜜金樱子 18 g、麸炒芡实 18 g、水蛭 6 g、土鳖虫 6 g、肉苁蓉 9 g、菟丝子 9 g、覆盆子 9 g、茯苓 15 g、合欢花 9 g、川芎 9 g、当归 9 g、醋五味子 9 g、炒僵蚕 9 g。14 剂，每日2 次，水煎取汁 200 mL，中药口服。

(六)随诊

二诊因患者症状无明显改善，维持逐瘀化痰治法，故原方不变。加百令片，补肺肾、益精气，协同中药增强疗效。

三诊患者睡眠可，减安神药以防滋腻，故减合欢花。加小剂量醋酸泼尼松与中药协同，减轻免疫炎症反应。

二、按语

患者年过古稀，肾气渐衰，脾气虚弱，水液代谢失常，精微不固；久病耗气，脾肾气虚，封藏失职。湿热毒邪壅滞肾络，湿瘀互结，损伤肾小球基底膜，致蛋白漏出；湿浊上泛则水肿，湿热内扰则舌红、苔黄、脉滑。脾肾气虚为本，湿热瘀毒互结为标，久病入络，痰瘀胶结。本病病位在肾、脾，涉及三焦、膀胱；病性为虚实夹杂，以湿热瘀毒为主，兼气虚、血瘀。

本案以脾肾气虚为本，湿热瘀毒痰结为标，治以清热利湿、逐瘀化痰为主，辅以健脾益肾、固摄精微。中药配伍虫类药破血通络，结合西药免疫抑制剂，攻补兼施。方中茯苓健脾利湿；合欢花解郁安神，防肝郁化火；水蛭、土鳖虫破血逐瘀，改善肾络瘀阻；黄芪补气升阳，肉苁蓉、菟丝子、覆盆子温肾固精；蜜金樱子、麸炒芡实固摄精微；炒僵蚕祛风化痰、散结通络；川芎、当归、醋五味子调和气血。

(张云霞)

病例三十六

一、病例摘要

(一)基本信息

王某某，女，48 岁。

(二)主诉

双手近端指间关节、腕关节肿胀、疼痛，伴晨僵 3 个月，加重 1 周。

(三)现病史

患者 3 个月前无明显诱因出现双手近端指间关节、腕关节对称性肿胀、疼痛，晨起时僵硬约 2 小时，活动后稍缓解，未系统诊治，自行服用布洛芬后症状可暂时减轻。1 周前受凉后关节肿痛加重，晨僵时间延长至 3 小时，伴关节活动受限，握力下降，影响日常工作。无发热、皮疹，无雷诺现象。

(四)既往史

患者既往体健，否认糖尿病、高血压史。有慢性胃炎 5 年，规律服药。否认药物过敏史。

(五)个人史

患者平素喜食生冷,较少运动,无吸烟、饮酒史。工作久坐,近期因教学任务繁重劳累。

(六)体格检查(中医四诊)

患者舌质淡胖,苔白腻,脉沉紧。患者体温为36.5 ℃,脉搏为78次/分,呼吸为18次/分,血压为16.0/10.7 kPa(120/80 mmHg)。双手近端指间关节、掌指关节对称性肿胀,有压痛,活动受限;腕关节肿胀,活动度减少。无皮肤溃疡、瘀斑。

(七)辅助检查

血常规示白细胞计数为6.2×10^9/L,中性粒细胞比例为52%。免疫指标检测示类风湿因子含量为120 IU/mL,抗环瓜氨酸肽抗体含量为65 U/mL,C反应蛋白浓度为25 mg/L。关节超声检查示双手近端指间关节滑膜增厚,关节腔少量积液,骨质未见明显破坏。X线检查示双腕关节间隙轻度变窄,骨质疏松。

(八)诊断

(1)中医诊断:痹证(风寒湿痹证)。

(2)西医诊断:类风湿性关节炎。

(九)诊疗经过

(1)辨证:气血不畅、痰瘀互结。

(2)治法:温经散寒、祛湿通络、益气活血。

(3)方药:桂枝芍药知母汤加减。桂枝12 g、赤芍15 g、生姜9 g、白术12 g、炮附子6 g(先煎)、知母9 g、防风10 g、桂枝12 g、麻黄6 g、甘草6 g、当归10 g、川芎10 g、地黄15 g。每日1剂,水煎分2次服,连服14日。配合雷公藤多甙片(每次30 mg,每日3次,口服)。

二、按语

患者久居寒湿环境,加之情志不畅、劳累耗气,导致风寒湿邪侵袭经络,气血运行不畅,痰瘀互结,故见关节对称性肿痛、晨僵;舌淡胖、苔白腻、脉沉紧为寒湿内阻之象。病位在肝肾、经络,病性为寒湿痹阻,虚实夹杂。

患者应忌生冷、海鲜、辛辣;宜食温补散寒食物,如羊肉、生姜、核桃、山药。每日饮水1 500 mL,避免关节过度负重。避免受寒,注意关节保暖,可佩戴护具。适度进行关节功能锻炼(如握力球、游泳)。定期复查血常规、肝功能及关节影像检查。进行情绪疏导,避免过度焦虑加重病情。

(张云霞)

病例三十七

一、病例摘要

(一)基本信息

李某某,男,32岁。

(二)主诉

左膝关节肿痛伴晨僵3周，加重伴右踝关节肿胀2日，伴排尿不适1日。

(三)现病史

患者3周前无明显诱因出现左膝关节肿胀、疼痛，活动后加重，伴晨僵(约1小时)，未系统治疗。2日前劳累后右踝关节肿胀、疼痛明显，行走受限，伴腰骶部酸痛。1日前出现尿频、尿道灼热感，无发热。现为求系统诊治来院。

(四)既往史

否认糖尿病、高血压史，否认外伤史。反复腹泻3年(未明确诊断)。1个月前有腹泻，自服抗生素后缓解。否认药物过敏史。

(五)个人史

患者有吸烟史10年(每日15支)，偶尔饮酒。因工作久坐，运动较少。

(六)体格检查(中医四诊)

患者体温为36.5 ℃，脉搏为72次/分，呼吸为18次/分，血压为16.0/10.0 kPa(120/75 mmHg)。左膝关节肿胀，压痛(+)，浮髌试验(+)；右踝关节红肿，压痛(+)，活动受限。腰骶部压痛(+)，双侧跟腱附着处压痛(+)。全身皮肤、黏膜无皮疹、结膜充血。病理征均未引出。

(七)辅助检查

血常规示白细胞计数为6.8×10^9/L，中性粒细胞比例为52%。C反应蛋白浓度为35 mg/L，红细胞沉降率为50 mm/h。人白细胞抗原B27检测为阳性。尿常规示白细胞(+)，亚硝酸盐(-)，尿蛋白(-)。

双膝关节X线检查未见骨质破坏，关节间隙正常。腰骶关节MRI检查示骶髂关节炎Ⅰ期(骨髓水肿)。

(八)诊断

(1)中医诊断：湿热痹(湿热蕴结、经络阻滞)。

(2)西医诊断：反应性关节炎、膀胱炎。

(九)诊疗经过

(1)辨证：湿热内蕴、复感外邪。

(2)治法：清热利湿、通络止痛。

(3)方药：四妙散合当归拈痛汤加减。苍术12 g、黄柏9 g、牛膝15 g、威灵仙12 g、当归9 g、川芎9 g、羌活9 g、葛根15 g、荆芥穗6 g、地肤子12 g、生甘草6 g。每日1剂，水煎分2次服，连服7日。配合湿热痹颗粒(每次1袋，每日3次，冲服)。

二、按语

患者久居湿地，吸烟伤阴，湿热内蕴，复感外邪，邪气循经入络，阻滞关节，气血运行不畅，故见关节肿痛、晨僵；湿热下注，膀胱气化不利，故尿频灼热；腰骶和跟腱压痛为湿热蕴结于下焦之象。病位在关节、下焦，病性属湿、热、瘀。

患者应忌辛辣、油腻及海鲜发物，戒烟、限酒。宜食冬瓜、赤小豆、绿豆等利湿之品。避免久坐、久站，适度活动关节(如游泳、拉伸)。保持皮肤、会阴清洁，避免交叉感染。定期复查血常规、C反应蛋白、骶髂关节MRI。若出现视力模糊、腹泻加重，及时就诊。 **(张云霞)**

病例三十八

一、病例摘要

（一）基本信息

李某某，女，32 岁。

（二）主诉

四肢关节肿痛伴皮肤红斑、脱屑 3 个月，加重 1 周。

（三）现病史

患者 3 个月前无明显诱因出现双手近端指间关节、右膝关节肿胀、疼痛，活动受限，伴头皮、双肘部皮肤红斑，表面覆银白色鳞屑，自行外用卤米松乳膏后皮肤症状稍缓解，但关节症状未改善。1 周前受凉后症状加重，关节晨僵时间延长至 2 小时，皮肤红斑范围扩大，脱屑增多，无发热、关节畸形。现为求系统诊治来院。

（四）既往史

患者 5 年前诊断为银屑病，间断外用糖皮质激素药膏，未规范系统治疗。否认高血压、糖尿病史，无药物过敏史。

（五）个人史

患者长期工作压力大，睡眠不足（每日睡眠约 5 小时），喜食辛辣刺激食物，无吸烟史、饮酒史。

（六）体格检查

患者舌质暗红，苔薄黄，脉弦滑。患者体温为 36.5 ℃，脉搏为 78 次/分，呼吸为 18 次/分，血压为 15.4/10.0 kPa（115/75 mmHg）。头皮、双肘、双膝伸侧对称分布暗红色斑片，表面有厚层银白色鳞屑，刮除鳞屑见薄膜现象及点状出血。双手近端指间关节、掌指关节肿胀压痛（+），右膝关节活动受限，无红肿，无骨擦感。

（七）辅助检查

红细胞沉降率为 45 mm/h，C 反应蛋白浓度为 28 mg/L，类风湿因子阴性，抗环瓜氨酸肽抗体阴性。

关节 X 线检查示双手近端指间关节骨质疏松，无骨侵蚀或关节间隙狭窄。

皮肤病理活检示表皮角化过度，真皮乳头层毛细血管扩张，淋巴细胞浸润。

（八）诊断

（1）中医诊断：白疕（血热瘀阻证）。

（2）西医诊断：非侵蚀性型银屑病关节炎。

（九）诊疗经过

（1）辨证：血热瘀阻。

（2）治法：凉血活血、祛风除湿。

(3)方药:消风散合桃红四物汤加减。生地黄 20 g、当归 12 g、赤芍 15 g、川芎 10 g、桃仁 12 g、红花 6 g、荆芥 10 g、防风 10 g、知母 10 g、黄柏 10 g、土茯苓 15 g、茯苓 15 g、生甘草 6 g。每日 1 剂,水煎分 2 次服,连服 14 日。

二、按语

患者素体禀赋不耐,复因情志不遂、饮食失节,导致血热内生,瘀滞肌肤,阻络不通,故见皮肤红斑、鳞屑及关节肿痛;血热灼津,故舌红苔黄;脉弦滑为血热瘀阻之象。病位在肌肤与经络,病性属本虚标实,以血热瘀阻为标。

患者应忌辛辣及海鲜、羊肉等发物,忌饮酒。宜食绿豆、冬瓜、黑芝麻等凉血润燥之品。避免受凉及皮肤外伤,适度进行关节功能锻炼(如游泳、瑜伽)。调节情绪,保证充足睡眠(建议每日睡眠 7～8 小时)。定期复查血常规、肝肾功能,监测药物不良反应。

(张云霞)

病例三十九

一、病例摘要

(一)基本信息

李某某,男,28 岁。

(二)主诉

腰骶部疼痛伴晨僵 3 个月,加重伴双侧髋关节活动受限 1 周。

(三)现病史

患者 3 个月前无明显诱因出现腰骶部隐痛,晨起时僵硬明显,活动后可稍缓解,休息不减轻,未系统治疗。1 周前症状加重,出现双侧髋关节屈伸不利,行走时疼痛,伴夜间痛醒,无下肢放射痛。无发热、体重下降。自服双氯芬酸钠可短暂止痛。为求进一步诊治来院。

(四)既往史

患者反复发作左膝关节肿痛 2 年,未明确诊断;2 年前有 1 次双眼虹膜炎病史。无糖尿病、高血压史,否认结核等传染病史。

(五)个人史和家族史

患者长期久坐办公,缺乏运动,有吸烟史 10 年(每日 15 支),偶尔饮酒。父亲有腰背痛史,未明确诊断。

(六)体格检查

患者舌质暗红,苔薄白,脉弦细。患者体温为 36.5 ℃,脉搏为 72 次/分,呼吸为 18 次/分,血压为 16.0/10.0 kPa(120/75 mmHg)。腰椎前屈、侧弯活动度受限,Schober 试验(+),“4”字试验双侧(+)。双侧髋关节屈曲受限(主动屈曲$<90°$),无红、肿、热、痛。

(七)辅助检查

血常规示白细胞计数为 $6.8×10^9$/L,C 反应蛋白浓度为 32 mg/L,红细胞沉降率为 45 mm/h。

人白细胞抗原 B27 试验阳性。

骶髂关节 CT 检查示双侧骶髂关节炎。脊柱 X 线检查示腰椎生理曲度变直，未见明显骨质融合。

(八)诊断

(1)中医诊断：痹证(肝肾不足兼湿热阻滞)。

(2)西医诊断：中轴型强直性脊柱炎。

(九)诊疗经过

(1)辨证：肝肾亏虚、湿热蕴结、阻滞经络。

(2)治法：补益肝肾、清热利湿、通络止痛。

(3)方药：独活寄生汤合四妙散加减。独活 12 g、桑寄生 15 g、杜仲 12 g、牛膝 15 g、威灵仙 10 g、蚕沙 10 g(包煎)、黄柏 10 g、苍术 12 g、川芎 10 g、土茯苓 20 g、白芍 15 g、甘草 6 g。每日 1 剂，水煎分 2 次服，连服 14 日。配合金匮肾气丸(每次 6 g，每日 2 次)。

二、按语

患者为青年男性，久坐伤肾，肝肾亏虚，筋骨失养；兼之湿热蕴结，阻滞经络，气血运行不畅，故见腰骶疼痛、晨僵；病程日久，累及髋关节，活动受限；舌暗红、苔薄白、脉弦细为肝肾不足兼湿热之象。病位在肝肾、筋骨，病性本虚标实，虚实夹杂。

患者应忌生冷、油腻、辛辣，避免饮酒。宜食黑豆、核桃、山药补肾；薏苡仁、赤小豆利湿。每日饮水 1 500 mL 以上，避免高乳制品摄入。保持规律运动(如游泳、太极、脊柱伸展操)，避免久坐。注意保暖，避免受寒潮湿。戒烟，减少炎症因子释放。定期复查骶髂关节 MRI 和炎症指标。

(张云霞)

病例四十

一、病例摘要

(一)基本信息

李某某，女，62 岁。

(二)主诉

双侧肩颈、髋部肌肉疼痛伴晨僵 3 周，加重伴活动受限 1 周。

(三)现病史

患者 3 周前无明显诱因出现双侧肩部、颈部及髋部对称性肌肉疼痛，晨起时僵硬明显(持续约 2 小时)，活动后稍缓解。近 1 周症状加重，疼痛范围扩展至大腿近端，伴上肢抬举困难、握力下降，无肢体麻木、肿胀。无发热、皮疹，但近 1 个月体重下降约 3 kg。自行服用布洛芬可短暂缓解，为系统诊治来院就诊。

(四)既往史

患者有骨质疏松症 5 年，长期口服钙剂治疗。否认高血压、糖尿病史，否认外伤史、手术史。

否认药物过敏史。

(五)个人史

患者退休后活动减少，日常久坐为主。无吸烟史、饮酒史，饮食偏清淡。

(六)体格检查

患者舌质淡红，苔薄白，脉细涩。患者体温为36.5 ℃，脉搏为75次/分，呼吸为18次/分，血压为17.3/11.3 kPa(130/85 mmHg)。双侧肩关节、髋关节压痛(++)，活动范围受限(肩外展≤60°，髋外展困难)。四肢近端肌肉无肿胀，无红斑或皮温升高。双上肢近端肌力4级，双下肢近端肌力4级。

(七)辅助检查

血常规示白细胞计数为9.2×10^9/L，中性粒细胞比例为65%。炎症指标检测示红细胞沉降率为85 mm/h，C反应蛋白浓度为42 mg/L，肌酸激酶正常。

双肩、髋关节X线未见骨质破坏或滑膜炎征象。

肌电图示低幅、多相运动单位电位，符合肌源性损害表现。

(八)诊断

(1)中医诊断：筋痹(气血不足、风寒湿阻)。

(2)西医诊断：风湿性多肌痛。

(九)诊疗经过

(1)辨证：风寒湿邪，阻滞经络。

(2)治法：益气活血、祛风除湿。

(3)方药：独活寄生汤加减。独活10 g、桑寄生15 g、杜仲12 g、牛膝12 g、当归10 g、川芎10 g、白芍12 g、地黄15 g、秦艽10 g、防风10 g、茯苓15 g、甘草6 g、川芎10 g、桂枝6 g、威灵仙10 g。每日1剂，水煎分2次服，连服14日。

二、按语

患者年过六旬，气血渐衰，肝肾不足，筋脉失养；复感风寒湿邪，阻滞经络，气血运行不畅，故见肌肉疼痛、僵硬；晨僵明显为阳气不足、寒凝经脉之象；久病气血耗伤，故伴体重下降、乏力。病位在筋脉，病性属本虚标实，虚实夹杂。

患者应避免久坐久卧，适度进行肩关节活动和下肢肌肉拉伸锻炼。注意保暖，避免受风寒湿邪侵袭，尤其肩颈、腰髋部位。饮食宜温补肝肾，多食黑豆、核桃、羊肉、韭菜等，忌生冷寒凉之品。定期监测血常规、肝肾功能及骨密度，警惕药物不良反应和并发症。

(张云霞)

病例四十一

一、病例摘要

(一)基本信息

李某某，女，52岁。

(二)主诉

口干、眼干 3 个月,加重伴关节疼痛 1 周。

(三)现病史

患者 3 个月前无明显诱因出现口干、眼干,吞咽干硬食物需多次饮水辅助,双眼晨起时干涩明显,偶有眼睑异物感,自行购买人工泪液缓解。1 周前受凉后症状加重,出现双侧肩关节游走性疼痛,伴午后低热(体温为 37.5 ℃),夜间盗汗,无皮疹、口腔溃疡。为求系统诊治来院。

(四)既往史

患者反复口腔溃疡 5 年,每年发作 2～3 次。否认糖尿病、高血压史,否认药物过敏史。

(五)个人史

患者长期熬夜备课(每日睡眠不足 6 小时),喜饮浓茶,无吸烟史、饮酒史。近 1 年体重下降约 5 kg。

(六)体格检查(中医四诊)

患者舌红,少苔,脉细数。患者体温为 36.5 ℃,脉搏为 72 次/分,呼吸为 18 次/分,血压为 15.4/10.0 kPa(115/75 mmHg)。舌面干燥,唾液分泌减少。结膜轻度充血,泪膜破裂时间缩短(4 秒)。双侧肩关节轻度压痛,无肿胀、活动受限。

(七)辅助检查

抗 SSA 抗体(+),抗 SSB 抗体(+)。红细胞沉降率为 45 mm/h,C 反应蛋白浓度为 20 mg/L。血常规示淋巴细胞比例升高(28%)。

唾液腺超声检查示双侧腮腺回声增强,腺体内可见点状高回声。肺部 CT 检查示间质性改变(磨玻璃影)。

唾液流率测定示 15 分钟唾液量为 1.2 mL。唇腺活检示灶性淋巴细胞浸润。

(八)诊断

(1)中医诊断:燥痹(阴虚燥热证)。

(2)西医诊断:原发性干燥综合征。

(九)诊疗经过

(1)辨证:阴虚内热、灼津为燥。

(2)治法:益气养阴、清热润燥。

(3)方药:沙参麦冬汤合增液汤加减。北沙参 15 g、麦冬 15 g、天冬 10 g、玉竹 12 g、生地黄 15 g、玄参 12 g、花粉 10 g、防风 6 g、当归 10 g、白芍 12 g、甘草 6 g。每日 1 剂,水煎分 2 次服,连服 14 日。

二、按语

患者以口干、眼干为主症,属阴虚为本,燥热为标。素体阴虚,津液不足,复因长期熬夜耗伤阴血,阴虚内热,灼津为燥,故见口眼干燥;阴液亏虚,关节失于濡养,则见关节疼痛;阴虚火旺,故午后低热、盗汗;舌红少苔、脉细数均为阴虚内热之象。病位在肺、胃、肾,病性属本虚标实,虚实夹杂。

患者应忌辛辣燥热及咖啡、浓茶;宜食银耳、百合、梨、蜂蜜等滋阴生津之品;每日饮水量不少于 2 000 mL,少量多次。避免长时间用眼,外出佩戴防风护目镜;定期口腔检查,使用含氟牙膏预防龋齿;适度运动以调畅气机,避免过度劳累;定期复查血常规、肺部 CT 及唾液腺功能。

(张云霞)

病例四十二

一、病例摘要

(一)基本信息

李某某,女,32岁。

(二)主诉

双下肢红色疼痛性结节伴发热3日。

(三)现病史

患者3日前无明显诱因出现双小腿伸侧对称分布的红色隆起性皮疹,触痛明显,伴低热(体温为37.8℃)、乏力。皮疹逐渐增大至蚕豆大小,表面紧张发硬,无破溃。自服布洛芬后发热稍减,但皮疹未消退。

(四)既往史

患者近1个月有上呼吸道感染史,已自愈。否认糖尿病、高血压、结核病史,既往无类似病史,无药物过敏史。

(五)个人史

患者近期无疫区旅行史,无外伤史,饮食清淡,睡眠一般,工作压力较大。

(六)体格检查(中医四诊)

患者体温为37.8℃,脉搏为82次/分,呼吸为18次/分,血压为15.8/10.0 kPa(118/75 mmHg)。双小腿前侧可见十余枚直径1.5~3 cm的鲜红色结节,表面光滑,压之褪色,触痛阳性,无破溃、渗出。双侧腹股沟淋巴结轻度肿大(大小约为1 cm×1 cm),活动度可,无压痛。余无异常。

(七)辅助检查

血常规示白细胞计数为12.0×10^9/L,中性粒细胞比例为72%。C反应蛋白浓度为25 mg/L,红细胞沉降率为45 mm/h。自身抗体检测示抗核抗体(-),抗双链DNA抗体(-),人类白细胞抗原B51(+)。

皮损活检示真皮深层及皮下组织淋巴细胞浸润,伴脂肪小叶坏死,符合结节性红斑诊断。

(八)诊断

(1)中医诊断:红斑结节(血热瘀滞证)。

(2)西医诊断:特发性结节性红斑。

(九)诊疗经过

(1)辨证:血行不畅、瘀滞成结。

(2)治法:清热凉血、活血化瘀。

(3)方药:凉血四物汤加减。生地黄15 g、当归10 g、赤芍12 g、川芎6 g、紫草10 g、地肤子15 g、白鲜皮10 g、黄芩12 g、牡丹皮10 g、甘草6 g。每日1剂,水煎分2次服,连服7日。配合连花清瘟胶囊(每次6粒,每日3次,口服)。

二、按语

患者素体阴虚，外感风热之邪，郁于肌肤，灼伤血络，血行不畅，瘀滞成结；郁久化热，故见红斑热痛；伴低热、乏力，为热邪耗气之象。病位在肌肤，病性属实热兼瘀。

患者应避免受凉及剧烈运动，减少下肢负重。饮食忌辛辣、海鲜发物，宜食绿豆、冬瓜、苦瓜等清热之品。密切观察皮损变化，若出现溃疡、化脓或全身症状加重，及时复诊。

（张云霞）

病例四十三

一、病例摘要

（一）基本信息

李某某，女，28 岁。

（二）主诉

面部出现蝶形红斑伴关节肿痛 3 个月，加重伴低热、乏力 1 周。

（三）现病史

患者 3 个月前无明显诱因出现双颧面部对称性红斑，晒后加重，伴双手近端指间关节肿胀、疼痛，晨僵约 1 小时，无皮疹、脱屑。自行外用糖皮质激素软膏后症状部分缓解。1 周前因工作劳累、熬夜后红斑扩大，累及鼻梁，伴低热（体温为 37.8 ℃）、乏力、食欲缺乏，夜间睡眠差。无光敏感、口腔溃疡及脱发，无胸痛、咳嗽。遂来院就诊。

（四）既往史

患者既往体健，否认高血压、糖尿病史。2 年前有反复口腔溃疡史，未系统诊治。否认药物过敏史，否认疫区接触史。

（五）个人史

患者近 1 年工作压力大，睡眠不足（每日睡眠＜6 小时）。喜食辛辣食物，无吸烟史、饮酒史。无长期服药史，近期未使用避孕药或其他免疫调节药物。

（六）体格检查（中医四诊）

患者舌质暗红，苔薄白，脉细数。患者体温为 37.8 ℃，脉搏为 88 次/分，呼吸为 18 次/分，血压为 14.7/9.3 kPa（110/70 mmHg）。面部有蝶形红斑（Ⅲ级），边缘轻度水肿，无鳞屑；四肢无皮疹。双手近端指间关节、腕关节肿胀压痛，无畸形。无头痛、抽搐，病理征均未引出。

（七）辅助检查

免疫学检查示抗核抗体 1∶640（斑点型），抗双链 DNA 抗体（＋），抗 Sm 抗体（＋），补体 C3、C4 降低。血常规示血红蛋白浓度为 105 g/L，白细胞计数为 3.2×10^9/L，血小板计数为 150×10^9/L。尿常规示尿蛋白（＋），红细胞（±）。24 小时尿蛋白定量为 0.8 g。

胸部 CT 检查示双肺下叶少量间质性改变。超声心动图检查未见明显心脏结构异常。

(八)诊断

(1)中医诊断:阴阳毒(瘀热互结、气血两虚证)。

(2)西医诊断:系统性红斑狼疮(活动期),轻度狼疮性肾炎(Ⅱ型)。

(九)诊疗经过

(1)治法:滋阴清热、凉血活血、益气养血。

(2)方药:玉女煎合八珍汤加减。生地黄 30 g、知母 10 g、熟地黄 15 g、当归 12 g、赤芍 12 g、黄芪 20 g、党参 15 g、白术 10 g、川芎 6 g、防风 10 g、白茅根 15 g、连翘 12 g、丹参 15 g。每日 1 剂,水煎分 2 次服,连服 14 日。

二、按语

患者阴虚为本,久病耗伤气血,复感外邪,热毒内蕴,瘀滞肌肤,故见面部红斑、关节肿痛;热毒灼伤阴津,则低热、乏力;舌暗红、脉细数为阴虚内热之象。病位涉及皮肤、关节、肝肾,病性属本虚标实,虚实夹杂。

患者应忌食辛辣、光敏性食物及海鲜,如芹菜、无花果。宜食百合、银耳、黑木耳、山药等滋阴健脾之品。每日饮水 1 500~2 000 mL,限制高蛋白饮食。避免日晒、紫外线暴露,外出使用防晒霜。规律作息,保证充足睡眠,避免过度劳累。定期监测血常规、尿常规、肝功能及肾功能。保持情绪稳定,必要时给予心理干预。

(张云霞)

病例四十四

一、病例摘要

(一)基本信息

李某某,女,52 岁。

(二)主诉

皮肤逐渐硬化伴雷诺现象 3 个月,加重伴呼吸困难 1 周。

(三)现病史

患者 3 个月前无明显诱因出现双手指端肿胀,皮肤紧绷、弹性差,遇冷后手指苍白、发绀伴疼痛(雷诺现象),自行保暖后可缓解。近 1 个月来面部、颈部皮肤硬化,口周紧绷感明显,吞咽稍困难。1 周前症状加重,出现活动后气短、干咳,无发热。为求系统诊治来就诊。

(四)既往史

患者有慢性咽炎 5 年。否认高血压、糖尿病史,否认药物过敏史。

(五)个人史和家族史

患者有吸烟史 20 年(每日 10 支),无饮酒史。职业压力大,睡眠欠佳,近期情绪焦虑。无家族遗传病史。

(六)体格检查(中医四诊)

患者体温为 36.5 ℃,脉搏为 88 次/分,呼吸为 20 次/分,血压为 15.4/10.0 kPa (115/75 mmHg)。面部、颈部及双手皮肤弥漫性增厚、硬化,弹性差;手指呈“腊肠样”改变,末端指腹萎缩。双肺底可闻及细湿啰音,呼吸音减弱。心律齐,各瓣膜听诊区未闻及病理性杂音。四肢肌力正常,病理征均未引出。

(七)辅助检查

血常规示白细胞计数为 6.8×10^9/L,淋巴细胞比例正常。自身抗体检测示抗硬皮病70抗体(+),抗着丝点抗体(-)。红细胞沉降率为 45 mm/h,C 反应蛋白轻度升高。肺功能检查示限制性通气功能障碍。

胸部 CT 检查示双肺间质纤维化改变,肺容积缩小。手部 X 线检查示无骨质破坏,软组织肿胀。

(八)诊断

(1)中医诊断:肌肤麻木(血瘀痰凝、脾肾阳虚)。

(2)西医诊断:弥漫性型系统性硬化病,合并肺间质纤维化、雷诺现象。

(九)诊疗经过

(1)治法:温阳散寒、活血化瘀、健脾化痰。

(2)方药:桃红四物汤合苓桂术甘汤加减。桃仁 10 g、红花 6 g、当归 12 g、川芎 9 g、赤芍12 g、生地黄 15 g、茯苓 15 g、白术 12 g、桂枝 9 g、甘草 6 g、干姜 6 g、地龙 10 g。每日 1 剂,水煎分2 次服,连服 14 日。配合血府逐瘀胶囊(每次 3 粒,每日 3 次)、参苓白术丸(每次 6 g,每日 2 次)。

二、按语

患者久病体虚,脾肾阳气不足,痰湿内生,瘀血阻滞肌肤,故见皮肤硬化、僵硬;阳虚不能温煦四肢,复感寒邪,血行不畅,发为雷诺现象;肺失宣降,气机壅滞,故见呼吸困难、干咳。舌暗紫、苔白腻、脉沉涩为瘀血痰湿之象。

患者宜食温补脾肾的食物,如羊肉、核桃、山药;活血食材,如黑木耳、山楂。忌食生冷寒凉、辛辣刺激、高盐的食物。避免受寒,注意四肢保暖,预防雷诺现象发作;适度进行呼吸训练,改善肺功能;每 3~6 个月复查肺功能和胸部 CT;戒烟,避免接触粉尘、化学毒物。

(张云霞)

病例四十五

一、病例摘要

(一)基本信息

李某某,男,38 岁。

(二)主诉

右下肢间歇性跛行伴冷痛2个月,加重伴静息痛3日。

(三)现病史

患者2个月前无明显诱因出现右下肢行走后疼痛,伴发凉、麻木感,休息后可缓解。未系统诊治,自行口服丹参片效果不佳。3日前症状加重,夜间静息痛明显,右足背动脉搏动减弱,足趾皮肤暗红,无溃烂。现为求进一步诊治来院。

(四)既往史

患者有吸烟史20年(每日20支),否认糖尿病、高血压、高脂血症病史。无外伤史、手术史。否认药物过敏史。

(五)个人史

患者长期久坐驾驶,缺乏运动;喜食肥甘厚味,嗜烟酒。

(六)体格检查(中医四诊)

患者舌质淡紫,苔白腻,脉沉涩。患者体温为36.5 ℃,脉搏为75次/分,呼吸为18次/分,血压为17.3/11.3 kPa(130/85 mmHg)。右下肢皮肤温度较左下肢皮肤温度低,色泽苍白,毛发稀疏;右足背动脉搏动微弱,趾端轻度发绀,无溃疡;双下肢无水肿。

(七)辅助检查

下肢动脉超声检查示右侧胫腓动脉血流速度减慢,管腔狭窄(约50%),局部血栓形成。

血常规示白细胞计数为8.2×10^9/L,中性粒细胞比例为65%。凝血功能示D-二聚体浓度为500 μg/L(升高)。

(八)诊断

(1)中医诊断:脱疽(寒湿阻络证)。

(2)西医诊断:血栓闭塞性脉管炎。

(九)诊疗经过

(1)治法:温阳散寒、活血通络。

(2)方药:阳和汤加减。麻黄6 g、桂枝10 g、炮姜炭10 g、生甘草6 g、鹿角胶10 g(烊化)、白芥子6 g、肉桂6 g、川芎10 g、当归15 g、牛膝15 g。每日1剂,水煎分2次服,连服14日。配合血府逐瘀胶囊(每次3粒,每日3次,口服)。

二、按语

患者久居寒湿,嗜食肥甘,加之外寒侵袭,寒湿凝滞血脉;长期吸烟耗伤正气,血行不畅,瘀阻脉络。故见下肢冷痛、间歇性跛行;舌淡紫、脉沉涩为寒凝血瘀之象。病位在四肢末端,病性为寒、湿、瘀。

患者应忌生冷、油腻、辛辣;宜食羊肉、韭菜、核桃等温补之品。严格戒烟。避免下肢受寒和外伤,注意保暖;适度活动,促进血液循环,但避免剧烈运动;定期复查下肢动脉超声,监测病情进展。

(张云霞)

病例四十六

一、病历摘要

(一)基本信息

刘某,女,56 岁。

(二)主诉

腰痛 1 年,加重 7 日。

(三)现病史

患者 1 年前劳累、受凉后出现腰部疼痛,伴活动受限,右臀部、右下肢疼痛,无放射性麻木,休息后略减轻。7 日前腰部疼痛加重,伴右下肢放射痛、麻木,弯腰活动受限。

(四)既往史

患者有耳鸣 10 年,右侧明显,伴轻微听力下降;有胃炎 1 年,偶有反酸、胃灼热。

(五)个人史和家族史

患者生于原籍,生活规律,无不良嗜好。适龄结婚,配偶有糖尿病病史,育有 1 女,女体健。

(六)体格检查(中医四诊)

患者面色晦暗,舌质暗淡,苔薄白,脉沉涩。患者腰椎生理曲度变直,腰部肌肉紧张,L_{2-5} 双侧棘旁、右侧臀中肌、臀筋膜、双侧内收肌压痛。"4"字试验阴性,左侧直腿抬高试验阴性、右侧直腿抬高试验阳性。双下肢肌力、肌张力正常,四肢腕关节、踝关节以下皮肤浅感觉正常。

(七)辅助检查

心电图示窦性心律。腰椎 CT 检查示腰椎退行性变,$L_{2/3}$、$L_{3/4}$、$L_{4/5}$ 椎间盘膨出并突出。

(八)诊断

(1)中医诊断:腰痛(瘀血阻络)。

(2)西医诊断:腰椎间盘突出症。

(九)诊疗经过

(1)辨证:气滞血瘀、经络受阻。

(2)治法:活血化瘀、通络止痛。

(3)方药:身痛逐瘀汤。牛膝 12 g、地龙 6 g、香附 20 g、羌活 12 g、秦艽 20 g、甘草 6 g、川芎 18 g、当归 12 g、黄芪 30 g、苍术 9 g、黄柏 15 g、五灵脂 10 g、桃红各 10 g、没药 10 g。水煎服,每日1 剂,早晚分 2 次温服。

二、按语

患者因长期劳累、坐姿不当,导致腰部气血运行不畅,瘀血阻滞经络,气机郁滞,不通则痛。同时,风寒湿邪也可能乘虚而入,痹阻经脉,加重腰痛症状。方中牛膝、地龙补肝肾强筋骨;羌活、秦艽祛风除湿;苍术、黄柏祛下焦湿热之证;当归、川芎、桃仁、红花等活血化瘀;香附、没药、五灵脂等行气活血、通络止痛。诸药合用,可改善腰部气血循环,缓解疼痛症状。 **(岳元雷)**

病例四十七

一、病例摘要

(一)基本信息

王某,男,74岁。

(二)主诉

腰部酸痛不适,伴左下肢窜痛7日。

(三)现病史

患者出现腰部酸痛不适,伴左侧下肢窜痛7日,自服药物后无明显缓解。为求系统诊治来院就诊,门诊以“腰痛”将其收入院。患者本次发病以来,精神状态稳定,睡眠时长质量正常,食欲正常,二便通畅,体重无明显变化。

(四)既往史

患者既往体健,无肝炎、结核等传染病史及其密切接触史。无手术史、输血史及外伤史。无食物过敏史、药物过敏史。预防接种史不详。

(五)个人史、婚育史及家族史

患者生于原籍,无外地旅居史。生活规律,无吸烟史、饮酒史,无毒物、放射性物质接触史。适龄结婚,配偶体健,育有3子,子体健。父母已故,兄弟姐妹5人。否认有家族传染病史和遗传病史。

(六)体格检查(中医四诊)

患者面色黄白,舌苔白腻、舌色红、舌下脉络青紫,脉浮,手足温。患者体温为36.4 ℃,脉搏为82次/分,呼吸为19次/分,血压为17.3/11.3 kPa(130/85 mmHg)。患者发育正常,营养中等,神志清楚,精神平静,自主体位,查体合作。全身皮肤、黏膜未见黄染、出血点,全身浅表淋巴结未触及肿大。头颅无畸形;眼睑无水肿,结膜无充血、苍白,双侧瞳孔等大等圆,对光反射灵敏;鼻部无畸形,鼻通气良好,无异常分泌物;口唇无发绀,牙龈、颊黏膜无出血,伸舌居中,无震颤,咽部无充血,两侧扁桃体无肿大;双侧耳郭无畸形,外耳道无异常分泌物。颈部对称,气管居中,甲状腺未触及肿大,无静脉曲张。胸廓对称,双侧呼吸运动度一致,双肺呼吸音清,未闻及干、湿啰音。心前区无隆起,心尖冲动位于第5肋间左锁骨中线内0.5 cm,未触及震颤、心包摩擦感,心率为82次/分,心音有力,节律规整,心脏各瓣膜听诊区未闻及病理性杂音。腹部平坦,质软,全腹无压痛、反跳痛,肝、脾肋下未触及,移动性浊音阴性,肠鸣音为3～5次/分。肛门、直肠、外生殖器未查。脊柱、四肢无畸形,关节无红肿,无杵状指、趾,双下肢无凹陷性水肿。腹壁反射、膝反射、跟腱反射正常。巴宾斯基征阴性,脑膜刺激征未引出。$L_{4/5}$椎体两侧椎旁肌肉紧张度较高,按压有疼痛感。两侧骶髂关节部有酸痛感。双下肢环跳、委中、承山按压均酸痛不适。以左下肢症状较为明显。挺腹试验阳性,直腿抬高试验阳性,“4”字试验阳性。

(七)辅助检查

腰部CT检查示$L_{1/2}$、$L_{2/3}$、$L_{3/4}$、$L_{4/5}$椎间盘膨出;$L_{1/2}$、$L_{2/3}$、$L_{3/4}$、$L_{4/5}$、L_5/S_1椎间盘突出;腰椎退行性变。

(八)诊断

(1)中医诊断:腰痛。

(2)西医诊断:腰椎间盘突出症。

(九)诊疗经过

入院后给予中医日间病房常规护理、三级护理,完善临床常规检查。给予中频脉冲电治疗,每日 1 次;腰椎推拿治疗,每日 1 次;普通针刺(肾俞、腰阳关、命门、环跳、委中、承山),每日 1 次;隔物灸法(6 柱),每日 1 次;中药给予当归活血汤加减。保持日常功能锻炼,观察病情变化。向患者和患者家属详细解释病情、治疗方案及预后,并取得患者和家属的理解和支持。

二、按语

患者年过七旬,肾气渐衰,筋骨失养,复因腰部劳损或外感寒湿,致气血运行不畅,气滞血瘀,经络痹阻。舌色红而舌下脉络青紫,苔白腻,脉浮,乃气滞血瘀兼夹寒湿之象。寒湿痹阻腰部经络,气血壅滞不通,故见腰部酸痛;瘀阻下肢经脉,则左下肢窜痛。挺腹试验、直腿抬高试验阳性,提示经络痹阻较重。病位在腰和下肢,涉及肾、膀胱经;病性为本虚标实,以气滞血瘀、寒湿痹阻为主,兼夹肝肾不足。

本案以气滞血瘀、寒湿痹阻为标,肝肾不足为本。治当攻补兼施,急性期以逐瘀祛湿、通络止痛为主,后期辅以补益肝肾。针灸、推拿与中药协同,配合功能锻炼,可有效改善症状,延缓病情进展。患者病程较短,体质尚可,经综合治疗后症状可缓解。但需警惕复发,需长期调护,防止寒湿侵袭和劳损。

(蒋增虎)

病例四十八

一、病历摘要

(一)基本信息

陈某某,女,46 岁。

(二)主诉

左膝关节疼痛 9 个月,加重 1 日。

(三)现病史

患者 9 个月前无明显诱因出现左膝关节疼痛,活动后明显,左侧明显,无麻木,曾于某中医院行左膝关节微创术,具体不详。1 日前无明显诱因左侧膝关节疼痛加重,伴局部红、肿、热、痛,活动后尤为明显,无明显麻木、乏力。

(四)既往史

患者高血压 4 年余,血压最高达 21.3/14.7 kPa(160/110 mmHg),未系统服药;有高脂血症 1 个月余。

(五)个人史和家族史

患者平素生活规律,无不良嗜好,无冶游史,无吸烟史、饮酒史。

(六)体格检查(中医四诊)

患者舌质红,苔黄腻,脉滑数或弦数。患者左膝关节活动度可,髌骨活动度可,左侧髌骨内缘压痛,左侧股四头肌有压痛,内收肌、髂胫束、胫骨前肌、腓肠肌无压痛。左侧浮髌试验阳性、右侧浮髌试验阴性,内外侧副韧带分离试验阴性,麦氏征阴性,髌骨加压研磨试验阴性,左侧膝过伸试验阳性、右侧膝过伸试验阴性,膝过屈试验阴性,抽屉试验阴性,“4”字试验阴性。

(七)辅助检查

左膝关节磁共振检查示左膝关节术后改变,左膝关节退行性变,左膝关节少量积液。

尿常规、血细胞分析、电解质、性激素六项、甲功五项检查均未见明显异常。

(八)诊断

(1)中医诊断:膝痹(热痹)。

(2)西医诊断:膝关节病,膝关节退行性病变,膝关节积液,高血压3级(极高危)。

(九)诊疗经过

(1)辨证:经络阻塞、湿热内蕴。

(2)治法:清热燥湿、活血通络。

(3)方药:四妙散加减。苍术9 g、黄柏15 g、薏苡仁30 g、牛膝10 g、双花15 g、连翘12 g、泽泻15 g、当归12 g、赤芍15 g、鸡血藤20 g、茯苓30 g、香附12 g。水煎服,每日1剂,早晚温服。

二、按语

患者左膝关节疼痛,活动后明显,多属于长期劳作、膝关节使用过度引发疾病。长期虚损,湿热之气乘虚而入,导致湿热下注。气为血之帅,气滞阻络,血不行于脉中,不通则痛;肝主筋,损伤经筋则见活动不利。

四妙散方中苍术、黄柏、薏苡仁清热燥湿;牛膝强筋骨、引药下行;双花、连翘清热之力较强;泽泻、茯苓祛湿;当归、赤芍、鸡血藤、香附活血行气止痛。再辅以针灸治疗配合穴位敷贴活血止痛取得了显著疗效。整体治疗方案旨在通过改善气血循环,缓解膝关节症状,提高患者生活质量。

(岳元雷)

参考文献

[1] 姚晓东.心血管疾病的功能医学及中医辨证论治[M].上海:上海交通大学出版社,2024.
[2] 赵丽丽,冯立来,李春霞,等.常见疾病现代中医治疗精粹[M].上海:上海交通大学出版社,2024.
[3] 李志刚,王滨,王立瑞.常见疾病中医辨证诊治[M].上海:上海交通大学出版社,2024.
[4] 孟泳,赵德伟,阎欣欣,等.临床中医辨证诊疗精粹[M].上海:上海科学普及出版社,2024.
[5] 赵志新,潘凤芹,赵伟娜,等.中医辨证论治与针灸推拿[M].上海:上海交通大学出版社,2024.
[6] 李乐军,唐伟,廖媛,等.中医辨证论治与病案解析[M].北京:科学技术文献出版社,2024.
[7] 赵海荣,杜贺,刘岩,等.实用中医特色辨证诊治[M].北京:科学技术文献出版社,2024.
[8] 杨雄杰,姚东坡,郑泽荣,等.中医综合应用与中医脑病学[M].上海:上海科学技术文献出版社,2024.
[9] 王耀光.中医肾病临证经验[M].太原:山西科学技术出版社,2024.
[10] 白海燕,陈国会.肝胆疾病中医辨治精要[M].北京:学苑出版社,2024.
[11] 张雪娟,郝建军.中医妇科病诊疗经验[M].太原:山西科学技术出版社,2024.
[12] 赵玉成,刘国庆,孔玉霞,等.中医临床研究与疾病诊治[M].上海:上海科学技术文献出版社,2024.
[13] 范永升,钟相根.中医临床经典[M].北京:人民卫生出版社,2024.
[14] 王娟,李佳楠,王临青,等.中医基础理论与实践[M].济南:山东大学出版社,2024.
[15] 张艳,卢秉久.中医心病临证求真[M].北京:中国中医药出版社,2024.
[16] 黄雯静,徐莹,赵哲,等.实用中医诊疗新思维[M].北京:学苑出版社,2024.
[17] 朱春梅,吕梁川,徐嵘,等.常见疾病中医诊疗精粹[M].青岛:中国海洋大学出版社,2024.
[18] 张虹玺,王莉,石羽,等.便秘诊疗常见疑问解析[M].沈阳:辽宁科学技术出版社,2024.
[19] 张东鹏,连瑄,谢卓霖.临床常见内分泌疾病中医诊疗指南及经典案例[M].兰州:甘肃科学技术出版社,2024.
[20] 司小婷,李忠娥,范宜堂,等.常见病中医诊疗精解[M].上海:上海科学技术文献出版社,2024.
[21] 李少华.中医脾胃病临证研究[M].汕头:汕头大学出版社,2024.

[22] 武哲丽.中医诊断医案导学[M].北京:人民卫生出版社,2024.
[23] 韩彦华,王秋颖,张燕丽,等.中医健康管理[M].北京:中国中医药出版社,2024.
[24] 汪栋材,吴海滨,安晓青,等.中医临床诊疗理论与实践[M].济南:山东大学出版社,2024.
[25] 彭清华.中医全科医师诊疗与处方手册[M].北京:化学工业出版社,2024.
[26] 高俊杰,李艳红.中医师诊疗与处方手册[M].北京:化学工业出版社,2024.
[27] 张振勇,刘为军,庞明杰,等.心血管疾病中西医诊疗临床实践[M].昆明:云南科技出版社,2024.
[28] 陈培芳,刘磊,殷英,等.现代针灸推拿与康复治疗[M].西安:世界图书出版西安有限公司,2024.
[29] 杜廷海,牛琳琳,温鑫.高血压特色疗法[M].郑州:河南科学技术出版社,2024.
[30] 赵文海,赵长伟,罗宗键,等.筋骨疾病的诊治[M].北京:科学出版社,2024.
[31] 张铁.临床针灸治疗概要[M].北京:科学技术文献出版社,2024.
[32] 彭筱平,唐新,郭瑞,等.临床中医诊疗精要[M].北京:科学技术文献出版社,2024.
[33] 李东,乔杰.妇科名家诊治不孕症验案集[M].北京:北京大学医学出版社,2024.
[34] 曹伟,赵诗磊,任春燕,等.针灸推拿技术与临床应用[M].哈尔滨:黑龙江科学技术出版社,2024.
[35] 任雯雯.现代常见病中医康复治疗[M].上海:上海交通大学出版社,2023.
[36] 程瑶,李旭阳,王磊,等.常见中医内科疾病诊治[M].上海:上海交通大学出版社,2023.
[37] 宫晓平,杨立兴,孙玉东,等.常见疾病中医治疗与康复[M].上海:上海交通大学出版社,2023.
[38] 王志国.浅论现代中医诊疗模式[J].中医学,2024,13(5):979-982.
[39] 吴珩金,郑瑀,翟靓帆,等.心脏神经症中医诊疗专家共识[J].世界中医药,2024,19(6):759-762.
[40] 伏蕴韬,于静,金明秀.类风湿关节炎与代谢综合征的中医诊疗特点[J].中医临床研究,2024,16(3):55-58.